新编临床护理技术操作规范

■ 主　审　钟海涛　冯　雷
■ 主　编　傅国宁　高淑红　魏　岩　刘洪梅

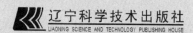

辽宁科学技术出版社
LIAONING SCIENCE AND TECHNOLOGY PUBLISHING HOUSE

内容提要

本书分常规护理技术、急救技术、专科护理技术和专项评估四个部分，共纳入170项临床护理技术操作规范，分别是53项常规/基础护理技术，10项急救技术，85项专科护理技术，22项专项评估技术。作者在编写过程中参考最新的国内外相关规范、指南，总结各科临床实践经验，使本书中涉及的操作规范切实可行，具有先进性、科学性、实用性和全面性。本书注重理论与临床实践相结合，重点突出，强调实用性及可操作性，是临床护理工作的重要工具书，亦可作为护理教育、护理科研的参考用书。本书适合护理人员参考阅读。

图书在版编目（CIP）数据

新编临床护理技术操作规范 / 傅国宁等主编 . -- 沈阳 ：辽宁科学技术出版社 , 2024.8. -- ISBN 978-7-5591-3648-0

Ⅰ . R472-65

中国国家版本馆 CIP 数据核字 2024CC6206 号

出版发行：辽宁科学技术出版社
联系电话：010-57262361/024-23284376
E-mail：fushimedbook@163.com
印 刷 者：天津淘质印艺科技发展有限公司
经 销 者：各地新华书店

幅面尺寸：210mm×285mm
字　　数：835千字
出版时间：2024年8月第1版

印　　张：29
印刷时间：2024年8月第1次印刷

责任编辑：陈　颖
封面设计：潇　潇
版式设计：天地鹏博

责任校对：梁晓洁
封面制作：潇　潇
责任印制：丁　艾

如有质量问题，请速与印务部联系

联系电话：010-57262361

定　　价：118.00元

编委会名单

主　审　钟海涛　冯　雷

主　编　傅国宁　高淑红　魏　岩　刘洪梅

副主编　韩　旭　邵媛媛　王晓璐　任丽平　梁　丹　张亚男　李　宪
　　　　轩淑红

编　委　（按姓氏笔画排序）

丁文贤	马　利	王　芳	王　琳	王　慧	王友焕	王玉凤
王玉荣	王存苓	王秀春	王明华	王秋莉	王晓云	王晓璐
王海燕	王婷婷	牛秋红	孔祥清	邓继红	甘　瑞	艾亭亭
卢　路	卢兴芳	冯　娥	冯　雷	冯　路	冯　燕	吕菲菲
朱凤先	仲竞飞	任丽平	刘　丽	刘　昆	刘　珍	刘　娜
刘　峰	刘　曼	刘　翠	刘文文	刘洪梅	许文静	孙文磊
苏雪艳	李　丽	李　荔	李　宪	李　娟	李　硕	李　雪
李　敏	李　琳	李　静	李书会	李亚莉	李秀梅	李昕幸
李贵兴	李美文	杨玲玲	轩淑红	肖　淋	吴沙沙	邱　菲
辛葱郁	宋文杰	张　丹	张　迪	张代弟	张亚男	张茂瑛
张艳红	陈　玮	陈　娇	邵媛媛	武平平	范杜娜	岳海凤
周艳梅	郑艳华	房　健	赵　丽	赵　静	胡桂菊	相广飞
钟诚诚	钟海涛	娄彦宏	秦莉莉	秦晓青	袁常秀	高　伟
高　莹	高春敏	高淑红	郭兆霞	唐向芹	姬长卫	黄凤娟
曹媛媛	常小妮	章渝昕	梁　丹	梁青华	韩　旭	傅国宁
鲁　成	谢菊平	蔡尚雯	翟　娜	颜廷霞	魏　岩	

注：单位均为济宁市第一人民医院

在医疗技术日新月异的今天，临床护理作为医疗体系中不可或缺的一环，其重要性日益凸显。护理工作的质量直接关系到患者治疗的效果、康复的速度乃至生命的安全。基于对当前我国护理现状的深刻洞察与对未来护理发展趋势的精准把握，为使广大护理人员在执行护理技术操作时更加贴近临床实际，满足人民群众日益增长的就医需求，为患者提供规范、专业、安全、优质的护理服务，我们参考了国内外先进理念，结合护理专业最新的发展动态及行业标准，组织编写了《新编临床护理技术操作规范》一书，旨在为临床护士、护理管理者及护理学生提供一部集先进性、科学性、实用性与全面性于一体的护理技术操作指南。

临床护理技术操作规范，不仅是护士日常工作的基本遵循，更是保障护理质量与安全的核心要素。它如同一盏明灯，指引着每一位临床护士在繁忙而复杂的护理工作中保持清晰的方向，确保每一项护理操作都能达到既定的标准与要求。本书覆盖了常规护理技术、急救技术、专科护理技术及专项评估技术的全方位内容，通过详尽阐述170项临床护理技术操作规范，为护士们提供了系统的知识框架，确保每位护士都能在临床实践中做到心中有数、手到擒来。

值得注意的是，临床护理技术操作规范并非一成不变。随着医学科技的飞速发展，新技术、新理念、新设备层出不穷，对护理技术提出了更高要求。本书在编写过程中，我们紧跟国内外护理领域的最新动态，参照国内外相关规范与指南，力求将最前沿的护理理念与技术融入其中。我们深知，只有不断更新护理技术操作规范，才能确保医疗水平的整体提升，为患者提供更加安全、有效、舒适的护理服务。我们也必须认识到，各医院的临床护理技术操作规范并非完全一致。这背后既有医院诊疗特色的差异，也有护理技术资源分布不均、护理管理者对操作规范更新重视程度不一等因素的影响。本书在总结共性护理技术操作规范的同时，也鼓励各医院根据自身实际情况进行适当调整与补充，以形成符合本院特色的护理技术操作规范体系。我们希望通过本书的出版，能够激发护理管理者对操作规范更新的重视与探索，推动各医院间护理技术的交流与借鉴，共同提升我国护理工作的整体水平。

护理技术的掌握与应用，离不开护士自身的持续学习与实践。但仅凭个人努力往往难以达到最佳效果，甚至可能因缺乏统一标准而导致操作不规范。因此，本书在强调护士自我提升的同时，更加注重如何将团体标准、专家共识等指导意见有效落实到临床护理工作中。通过详细解析各项护理技术操作的具体步骤、注意事项及评价标准，帮助护士们建立起规范操作的意识与习惯，确保每一项护理操作都能达到标准化、规范化的要求。

本书的出版，不仅为临床护士提供了学习资源，更为不同地区、不同医院的护理人员搭建了一个交流心得、互相借鉴的平台。我们期待通过本书的推广与应用，能够激发广大护理人员的创新精神与合作意识，共同推动护理技术的不断进步与完善。

本书从讨论、撰写到书稿完成共历时近 10 个月，收集并参阅了大量的资料，经过编委会的多次讨论，结合护理工作实际，对书稿的每一部分内容逐字斟酌，反复推敲直至定稿，确保了本书的科学性、实用性和指导性。本书为广大护理工作者进行护理技术操作训练和临床护理工作提供了很好的指导，可作为临床护士培训和考核的重要参考书，亦可作为护理教学、护理科研的参考用书。

本书虽经过了多次讨论修稿，但由于编者水平有限，时间仓促，难免有不尽如人意之处，敬请读者惠予指正。本书在编写过程中参阅了相关书籍，并得到了众多护理人员的热情支持，在此一并表示感谢！

编　者

2024 年 6 月

目 录

第一部分　常规护理技术

第二部分　急救技术

第三部分 专科护理技术

第四部分　专项评估

第一章 医院感染防控相关护理技术

第一节 洗手法

【名词定义】

洗手（handwashing） 医务人员用流动水和洗手液（肥皂）揉搓冲洗双手，去除手部皮肤污垢、碎屑和部分微生物的过程。

【适应证】

1. 接触患者前。

2. 清洁、无菌操作前，包括进行侵入性操作前。

3. 暴露于患者体液风险后，包括接触患者黏膜、破损皮肤或伤口、血液、体液、分泌物、排泄物、伤口敷料等之后。

4. 接触患者后。

5. 接触患者周围环境后，包括接触患者周围的医疗相关器械、用具等物体表面后。

【目的】

清除手部皮肤污垢和部分微生物，切断通过手传播感染的途径。

【操作流程】

洗手操作流程见表 1-1-1。

表 1-1-1 洗手操作步骤与内容

操作步骤	内容
准备	环境符合操作要求。
	修剪指甲，取下手表。
	用物：流动水洗手设施、洗手液（皂液）、干手设施，必要时备护手液。
湿手	打开水龙头，调节合适水流和水温，淋湿双手。
涂剂	关上水龙头，取适量洗手液（肥皂）均匀涂抹至整个手掌、手背、手指和指缝。
揉搓：认真揉搓双手至少15s	1. 掌心相对，手指并拢，相互揉搓。 2. 手心对手背沿指缝相互搓擦，交换进行。 3. 掌心相对，双手交叉指缝相互揉搓。 4. 弯曲手指使关节在另一手掌心旋转揉搓，交换进行。 5. 一手握住另一手大拇指旋转揉搓，交换进行。 6. 五个手指尖并拢放在另一手掌心旋转揉搓，交换进行。
冲净	打开水龙头，在流动水下彻底冲净双手。
干手	关闭水龙头，擦干双手（宜使用纸巾），必要时护手液护肤。
处理	将用完的纸巾投放入生活垃圾桶内。

【注意事项】

1. 明确选择洗手方法的原则：当手部有血液或其他体液等肉眼可见污染时，应用清洁剂和流动水洗手；当手部没有肉眼可见污染时，可用速干手消毒剂消毒双手代替洗手。

2. 遵循洗手流程，揉搓面面俱到：遵照洗手的流程和步骤，调节合适的水温、水流，避免污染周围环境；如水龙头为手触式的，注意随时清洁水龙头开关。揉搓双手时各个部位都需洗到、冲净，尤其要认真清洗指背、指尖、指缝和指关节等易污染部位；冲洗双手时注意指尖向下。

3. 戴手套不能代替手卫生，摘手套后应进行手卫生。

【制度与依据】

1. 中华人民共和国卫生行业标准 .WS/T 311–2023 医院隔离技术标准（S）.

2. 李小寒，尚少梅 . 基础护理学 [M].7 版 . 北京：人民卫生出版社，2022.

（轩淑红　魏　岩）

第二节　卫生手消毒技术

【名词定义】

卫生手消毒（antiseptic handrubbing）　医务人员用手消毒剂揉搓双手，以减少手部暂居菌的过程。

【适应证】

1. 接触患者前。

2. 清洁、无菌操作前，包括进行侵入性操作前。

3. 暴露于患者体液风险后，包括接触患者黏膜、破损皮肤或伤口、血液、体液、分泌物、排泄物、伤口敷料等之后。

4. 接触患者后。

5. 接触患者周围环境后，包括接触患者周围的医疗相关器械、用具等物体表面后。

【目的】

消毒双手，减少手部皮肤暂居菌，切断通过手传播感染的途径。

【操作流程】

卫生手消毒操作技术流程见表 1-1-2。

表 1-1-2　卫生手消毒技术操作步骤与内容

操作步骤	内容
评估	手卫生指征。
	手部污染程度。
准备	环境符合操作要求。
	修剪指甲，取下手表。
	用物：手消毒剂。
涂剂	取适量的手消毒剂于掌心，均匀涂抹双手。
六步洗手法	1. 掌心相对，手指并拢，相互揉搓。 2. 手心对手背沿指缝相互搓擦，交换进行。 3. 掌心相对，双手交叉指缝相互揉搓。 4. 弯曲手指使关节在另一手掌心旋转揉搓，交换进行。 5. 一手握住另一手大拇指旋转揉搓，交换进行。 6. 五个手指尖并拢放在另一手掌心旋转揉搓，交换进行。
揉搓时长	揉搓时间至少 15 秒，直至手部干燥。

【注意事项】

1. 选择合适的手消毒剂：卫生手消毒时首选速干手消毒剂；过敏人群可选用其他手消毒剂；针对某些对乙醇不敏感的肠道病毒感染时，应选择其他有效的手消毒剂。

2. 揉搓双手全覆盖：揉搓双手时方法正确，注意手的各个部位都需揉搓到。

3. 牢记卫生手消毒时机，遵循手卫生"两前三后"五个时刻，如果手部没有肉眼可见污染，宜使用手消毒剂进行卫生手消毒。下列情况应先洗手，然后进行卫生手消毒：接触传染病患者的血液、体液和分泌物以及被传染性病原微生物污染的物品后；直接为传染病患者进行检查、治疗、护理或处理传染患者污物之后。

【制度与依据】

1. 中华人民共和国卫生行业标准 . WS/T 311-2023 医院隔离技术标准（S）.

2. 李小寒，尚少梅 . 基础护理学 [M]. 7 版 . 北京：人民卫生出版社，2022.

（轩淑红　魏　岩）

第三节　无菌技术

【名词定义】

无菌技术（aseptic technique）　是指在医疗、护理操作过程中，防止一切微生物侵入人体和防止无菌物品、无菌区域被污染的技术。

【目的】

1. 防止一切微生物侵入机体。

2. 形成无菌区域以取放无菌物品，供治疗、护理用。

3. 保持无菌物品及无菌区域不被污染。

【操作流程】

无菌技术操作流程见表 1-1-3。

表 1-1-3　无菌技术操作步骤与内容

操作步骤	内容
准备	环境准备：清洁、宽敞、明亮、定期消毒，符合无菌操作要求。
	护士准备：衣帽整洁，取下腕表，修剪指甲，洗手，戴口罩。
	用物准备：治疗盘及纱布、无菌持物钳包、无菌治疗碗包、无菌溶液、无菌巾包、一次性无菌棉球、一次性无菌纱布、启瓶器、无菌手套、棉签、消毒液、笔、表、标记卡、弯盘、垃圾桶、手消毒剂等。
查对	检查并核对物品名称、灭菌日期、有效期、灭菌标识，检查无菌包有无潮湿、破损。
清洁治疗盘	用清洁纱布按照"Z"字形顺序擦净治疗盘，放于一侧待用。
取无菌持物钳	打开无菌持物钳包，检查包内灭菌指示卡，取出无菌持物钳及桶，在无菌持物桶上注明开启日期、时间。
取无菌巾	打开无菌巾包，检查包内灭菌指示卡，使用无菌持物钳夹取无菌巾，放于治疗盘内，放回无菌持物钳。
铺无菌巾（单巾法）	双手捏住无菌巾一边外面两角，轻轻展开，双折平铺于治疗盘上，将上层呈扇形折至对侧，开口向外。
取无菌治疗碗	打开无菌治疗碗包，检查包内灭菌指示卡，用无菌持物钳夹取无菌治疗碗放于无菌盘内；将无菌棉球、无菌纱布放于无菌盘内。合理摆放无菌物品（用无菌持物钳夹取物品时始终保持钳端向下）。

操作步骤	内容
取无菌溶液	使用清洁纱布擦净无菌溶液瓶外灰尘,再次检查并核对瓶签上的药名、剂量、浓度和有效期,瓶盖有无松动,瓶身有无裂痕,溶液有无沉淀、浑浊或变色。使用启瓶器打开无菌溶液的瓶盖,消毒瓶塞,待干后打开瓶塞;一手手持瓶塞,内面向上,另一手持无菌溶液瓶,瓶签朝向掌心,倒出少量溶液,旋转冲洗瓶口,再由原处倒出适量溶液至无菌治疗碗中,随后立即盖好瓶塞,在瓶签上注明开瓶日期及时间并签名。
铺无菌盘	用无菌持物钳调整无菌物品于无菌盘中央,双手捏住扇形折叠层治疗巾外面,遮盖于无菌物品上,对齐上下层边缘,将开口处向上翻折两次,两侧边缘分别向下折一次,露出治疗盘边缘。
记录	注明铺盘名称、日期及时间并签名,妥善放置标记卡。
戴无菌手套（一次性取、戴法）	选择尺码合适的无菌手套,打开手套外包装,将内部包袋置于清洁干燥桌面,两手同时掀开手套袋开口处,用一手拇指和示指同时捏住两只手套反折部分,取出手套,将两手套五指对准,先戴一只手,再用戴好手套的手指插入另一只手套的反折内面,同法戴好,将后一只戴好的手套翻边扣套在工作服衣袖外面,同法扣套好另一只手套。双手对合交叉检查是否漏气,并调整手套位置。
脱手套	操作结束后,用戴着手套的手捏住另一只手套污染面的边缘将手套翻转脱下,戴着手套的手握住脱下的手套,用脱下手套的手捏住另一只手套清洁面（内面）的边缘,将手套翻转脱下。用手捏住手套的里面,放入医疗废物容器内,洗手。

【注意事项】

1.严格遵循无菌操作原则。

2.无菌持物钳:取放时应先闭合钳端,不可触及容器口边缘;使用过程中始终保持钳端向下,不可触及非无菌区;就地使用,到距离较远处取物时,应将持物钳和容器一起移至操作处;干式保存法应在集中治疗前开包,4小时更换;湿式保存法每周消毒灭菌2次,同时更换器械消毒液。

3.从无菌容器内取出的物品,即使未用,也不可再放回无菌容器内。

4.倒无菌溶液时勿将标签沾湿,不可将任何物品伸入无菌溶液瓶内蘸取或直接接触瓶口倒液,已倒出的溶液不可再倒回瓶内。

5.启用的无菌容器、无菌溶液及无菌包24小时内有效;铺好的无菌盘4小时内有效。

6.戴手套时应防止手套被污染,如发现有破损或可疑污染应立即更换。

【制度与依据】

1.中华人民共和国卫生行业标准.WS/T 311-2023 医院隔离技术标准（S）.

2.李小寒,尚少梅.基础护理学[M].7版.北京:人民卫生出版社,2022.

（冯　燕）

第四节　穿脱隔离衣技术

【名词定义】

1.隔离（isolation）　是采用各种方法、技术,防止病原体从患者及携带者传播给他人的措施。

2.隔离衣（isolation gown）　是用于防止医务人员肢体、躯干被患者体液（血液、组织液等）和其他感染性物质污染的衣服。

【适应证】

1.接触经接触传播的感染性疾病患者或其周围环境,如肠道传染病患者、多重耐药菌感染患者等时。

2可能受到患者体液（血液、组织液等）、分泌物、排泄物污染时。

3.对实施保护性隔离的患者，如大面积烧伤、骨髓移植等患者进行诊疗、护理时穿无菌隔离衣。

【目的】

保护医务人员避免受到患者体液和其他感染性物质污染；保护患者，避免交叉感染。

【操作流程】

穿脱隔离衣技术操作流程见表1-1-4。

表1-1-4 穿脱隔离衣技术操作步骤与内容

操作步骤	内容
准备	环境符合操作要求。
	取下腕表，修剪指甲。
	物品准备：挂衣架，隔离衣（污染区污染面向外，衣领对折，边缘对齐，挂放得当），工作所需物品，手消毒剂。
评估	1.患者的病情、意识、活动能力、所采取的隔离种类及措施，隔离衣型号、使用情况及穿隔离衣的环境。 2.患者对所患疾病有关防治、消毒隔离知识的了解情况。 3.患者对穿隔离衣进行护理的接受及配合程度。
穿隔离衣	1.洗手，戴口罩，戴圆帽遮盖全部头发，卷袖过肘。 2.手持衣领取下隔离衣，使清洁面朝向自己；将衣领两端向外折齐，露出肩袖内口。 3.一手持衣领，另一手伸入袖内，持衣领的手向上拉衣领，露出手；换手持衣领，同法穿好另一袖。 4.两手持衣领，由衣领中央顺着边缘向后，将领扣（带）扣（系）好。 5.扣好袖扣或系上袖带。 6.解开腰带活结，将隔离衣一边（约在腰下5cm处）渐向前拉，见到边缘捏住；同法捏住另一侧边缘。双手在背后将两侧衣边边缘对齐，向一侧折叠，一手按住折叠处，另一手将腰带拉至背后折叠处，将腰带在背后交叉，回到前面打一活结系好。
脱隔离衣	1.解开腰带在前面打一活结。 2.解开袖口，将衣袖上拉，在肘部将部分衣袖塞入工作服衣袖内，充分暴露双手，进行手消毒。 3.解开衣领扣（带）。 4.一手伸入另一侧袖口内，拉下衣袖过手；用衣袖遮盖住的手握住另一手隔离衣袖的外面，将衣袖拉下；双手转换逐渐从袖管中退出，脱下隔离衣。 5.双手持衣领，将隔离衣开口两边对齐，污染面向外悬挂在污染区；如果悬挂在污染区外，则污染面向里。不再使用时，将脱下的隔离衣，污染面向内，卷成包裹状，放入医疗废物容器内或放入回收袋中。
操作后处理	整理用物，洗手。

【注意事项】

1.隔离衣只能在规定区域内穿脱，穿前检查有无潮湿、破损，长短须能全部遮盖工作服。

2.隔离衣应每天更换、清洗与消毒，遇污染随时更换，一次性隔离衣一次性使用。接触不同病种患者时应更换隔离衣。

3.穿脱隔离衣过程中避免污染衣领、面部、帽子和清洁面，始终保持衣领清洁。

4.穿好隔离衣后，双臂保持在腰部以上，视线范围内；不得进入清洁区，避免接触清洁物品。

5.消毒手时不能沾湿隔离衣，隔离衣也不可触及其他物品。

【制度与依据】

1.中华人民共和国卫生行业标准.WS/T 311-2023 医院隔离技术标准（S）.

2.李小寒，尚少梅.基础护理学[M].7版.北京：人民卫生出版社，2022.

（冯 燕）

第五节 穿脱防护服技术

【名词定义】

医用一次性防护服（Disposable protective clothing for medical use） 是临床医务人员接触甲类或按甲类传染病管理的传染病患者时所穿的一次性防护用品，具有良好的防水、抗静电和过滤效率，由连帽上衣、裤子组成，为阻隔体液（血液、组织液等）、分泌物、颗粒物等的直接透过提供物理屏障。防护服分连体式和分体式两种。

【适应证】

1. 接触甲类或乙类按甲类管理的传染病患者时。

2. 接触传播途径不明的新发传染病患者时。

3. 为高致病性、高病死率的传染病患者进行诊疗护理操作时。

【目的】

保护医务人员和患者，避免交叉感染。

【操作流程】

穿脱防护服技术操作流程见表1-1-5。

表1-1-5 穿脱防护服技术操作步骤与内容

操作步骤	内容
准备	环境准备：清洁、宽敞。
	护士准备：穿刷手衣，戴一次性圆帽，取下腕表，修剪指甲，洗手，戴医用防护口罩。
	用物准备：防护服、手消毒用品、穿衣镜。
穿防护服	1. 检查防护服是否干燥、完好、大小是否合适，明确内面和外面。 2. 拉开拉链，将防护服卷在手中。 3. 先穿下衣，再穿上衣，然后戴好帽子，最后拉上拉链，粘贴密封条。 4. 在穿衣镜前检查防护服是否完好、穿戴合格、活动度适宜。
脱防护服	1. 洗手。 2. 脱分体式护服 （1）解开密封条，完全拉开拉链。 （2）脱帽子：向上提拉帽子使其脱离头部。 （3）脱上衣：脱袖子、上衣，将污染面向里放入医疗废物袋。 （4）脱下衣：由上向下边脱边卷，污染面向里，脱下后置于医疗废物袋内。 3. 脱连体防护服 （1）解开密封条，完全拉开拉链。 （2）脱帽子：向上提拉帽子，使帽子脱离头部。 （3）脱衣服：先脱袖子，再由上向下边脱边卷，污染面向里直至全部脱下，卷成包裹状放入医疗废物袋内。 4. 洗手

【注意事项】

1. 防护服只能在规定区域内穿脱，穿前检查有无潮湿、破损，型号是否合适。

2. 穿连体或分体防护服，均应遵循先穿裤，再穿衣，然后戴帽，最后拉上拉链的流程。

3. 接触多个同类传染病患者时，防护服可连续使用；接触疑似患者时，防护服应每次更换。

4. 防护服如有潮湿、破损或污染，应立即更换。

【制度与依据】

1. 中华人民共和国卫生行业标准.WS/T 311-2023 医院隔离技术标准（S）.

2.李小寒，尚少梅.基础护理学[M].7版.北京：人民卫生出版社，2022.

（冯 燕）

第六节 备皮法

【名词定义】

备皮法是在不破坏皮肤完整性的前提下，通过清洁皮肤、去除毛发的方式以减少皮肤细菌数量，是预防手术部位感染的重要措施。分为去毛备皮法和不去毛备皮法。

去毛备皮法 ①剪毛备皮：剪毛备皮是指用剪或推剪的方式去除手术区域的毛发。②脱毛备皮：脱毛备皮是指用化学脱毛剂脱掉手术区域毛发。

不去毛备皮 是指彻底清洁手术区域和周围皮肤的污染而不去除毛发，或仅对手术切口周围可能影响手术操作的毛发（如较长的汗毛、阴毛、腋毛等）予以去除。

【适应证】

1.手术患者。

2.检查、治疗时对局部皮肤清洁程度有特殊要求的患者。

【操作流程】

备皮操作流程见表1-1-6。

表1-1-6 备皮操作步骤与内容

操作步骤	内容
准备	环境准备：清洁明亮，温度适宜。
	护士准备：衣帽整洁，符合要求，洗手、戴口罩。
	物品准备：一次性治疗巾2块、纱布、推剪、剪刀、脱毛剂、粘毛器（小型吸尘器），松节油或75%乙醇溶液，棉签，必要时备氯己定（洗必泰），物品性能良好。
	患者准备：术前1天的下午或晚上完成洗浴清洁皮肤。
评估	评估患者手术部位；询问患者术前一日是否使用清洁剂沐浴；询问患者过敏史；观察患者术区毛发长度、生长部位是否规则，确定备皮方式。询问大小便。向患者解释操作目的、方法、注意事项和配合要点。
摆放体位	根据备皮的位置协助患者采取合适的体位，铺治疗巾。
去除毛发	1.选择备皮工具：规则区域使用推剪或剪刀，不规则区域使用脱毛剂。
	2.根据情况以温水/肥皂水湿润局部。
	3.轻柔去除毛发，备皮范围为手术区域和手术切口周围15～20cm之内。
	4.去除毛发后，使用粘毛器或吸尘器将除掉的毛发清理干净。根据情况更换治疗巾。
脱毛剂的使用	做好脱毛剂皮肤过敏试验（使用脱毛剂24小时前，将少许脱毛剂涂于患者腹前壁，观察皮肤，若出现红斑、丘疹甚至水疱者为脱毛剂过敏，不宜使用）。涂抹脱毛剂达到作用时间后，使用纱布将毛发擦除。根据情况更换治疗巾。
皮肤消毒	使用75%酒精/碘伏进行皮肤消毒，撤除治疗巾。腹腔镜手术脐部备皮：采取肥皂液或松节油浸泡脐孔，待软化污垢后，用温水棉签擦拭干净，最后用酒精消毒（酒精过敏者可使用氯己定）。
安慰患者	缓解患者术前紧张情绪。
整理用物、洗手、记录	将备皮工具中的毛发清除干净，用75%酒精擦拭消毒。洗手、记录。

【注意事项】

1. 正确准备手术部位皮肤，彻底清除手术切口部位和周围皮肤的污染。

2. 术前 1 天进行洗浴，细菌栖居密度较高的部位（如手、足），或不能接受强刺激消毒剂的部位（如面部、会阴部），术前可用氯己定（洗必泰）反复清洗。腹部手术者应注意脐部清洁。若皮肤上有油脂或胶布粘贴的残迹，用松节油等擦净。

3. 术前备皮应在手术当日进行。

4. 若手术区域毛发细小，可不必去毛；确需去除手术部位毛发时，应当使用不损伤皮肤的方法，避免使用刀片刮除毛发。

【相关知识】

1. 常用手术皮肤准备的范围　见表 1-1-7

表 1-1-7　常用手术皮肤准备的范围

手术部位	备皮范围
颅脑手术	剃除全部头发及颈部毛发、保留眉毛。
颈部手术	上自唇下，下至乳头水平线，两侧至斜方肌前缘。
胸部手术	上自锁骨上及肩上，下至脐水平，包括患侧上臂和腋下，胸背均超过中线 5cm 以上。
上腹部手术	上自乳头水平，下至耻骨联合，两侧至腋后线。
下腹部手术	上自剑突，下至大腿上 1/3 前内侧及会阴部，两侧至腋后线，剃除阴毛。
腹股沟手术	上自脐水平，下至大腿上 1/3 内侧，两侧至腋后线，包括会阴部，剔除阴毛。
肾手术	上自乳头水平，下至耻骨联合，前后均过正中线。
会阴部及肛门手术	上自髂前上棘，下至大腿上 1/3，包括会阴部及臀部，剔除阴毛。
四肢手术	以切口为中心，包括上、下方各 20cm 以上，一般超过远、近端关节或为整个肢体。

2.各部位手术皮肤准备　见图1-1-1。

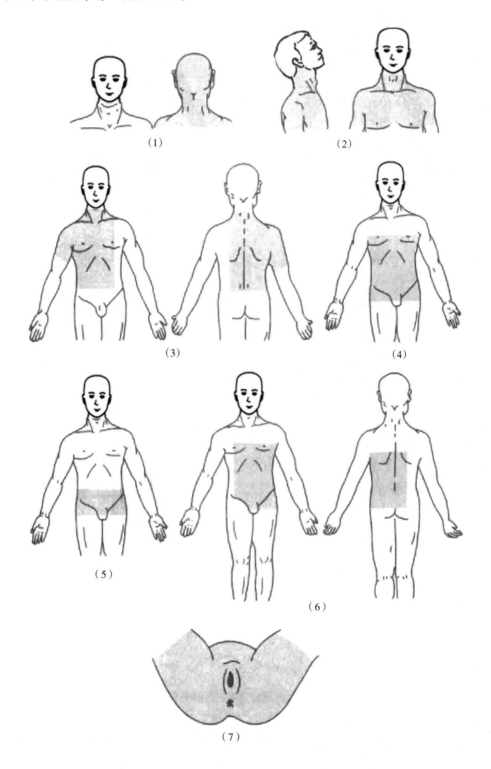

（1）

（2）

（3）

（4）

（5）

（6）

（7）

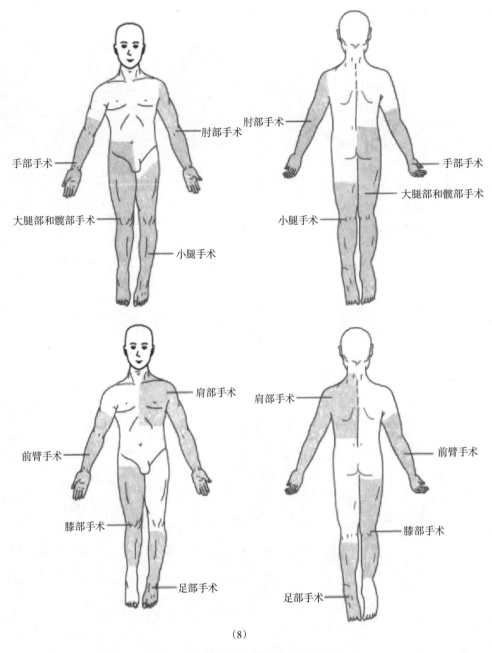

（8）

图 1-1-1　各部位手术皮肤准备范围

（1）颅脑手术；（2）颈部手术；（3）胸部手术（右）；（4）腹部手术；（5）腹股沟手术；（6）肾手术；（7）会阴部及肛门手术；（8）四肢手术。

【制度与依据】

1. 外科手术部位感染预防与控制技术指南（试行）（卫办医政发〔2010〕187 号）

2. 李乐之，路潜主编 . 外科护理学 [M]7 版 . 北京：人民卫生出版社，2021.

3. 石兰萍，唐蓉，魏莹莹，等 . 术前皮肤准备方案的构建及应用 [J]. 中华护理杂志，2020,55(05):723–726.

（秦晓青）

第二章　转运与安全相关护理技术

第一节　轮椅转运技术

【目的】

1. 护送不能行走但能坐起的患者出入院、检查、治疗、室外活动等。

2. 帮助患者下床活动，促进血液循环和体力恢复。

【操作流程】

轮椅转运技术操作流程见表1-2-1。

表1-2-1　轮椅转运技术操作步骤与内容

操作步骤		内容
准备		环境准备：移开障碍物，保证环境宽敞。
		护士准备：取下腕表，修剪指甲，洗手，戴口罩。
		用物：轮椅（性能良好）、毛毯及软枕（酌情准备）、手消毒剂。
核对解释		查对患者，解释操作目的、方法，注意事项及配合指导，取得合作。
评估		评估患者病情、体重、配合能力，有无约束，各种管路情况。
由病床移至轮椅	推轮椅	推轮椅至床旁，查对患者及腕带信息，告知患者，取得合作。
	调节轮椅	将轮椅面向床头，椅背与床尾平齐或与床头成45°角，拉起车闸，固定车轮，翻起脚踏板。
	整理衣物	协助患者坐起，穿好衣裤；嘱患者以手掌撑于床面，双足垂于床缘，维持坐姿，协助穿好鞋子。
	移动患者	嘱患者双手置于护士肩部，护士双手环抱患者腰部，协助下床；协助患者转身，嘱患者用手扶住轮椅把手，坐于轮椅中；放平脚踏板，协助患者双脚置于其上，两手臂放于扶手上，帮助患者扣好安全带（根据患者需要，使用软枕，或加盖毛毯）。
	推送患者	观察患者，确认患者无不适，松开车闸，推患者前往目的地（推行过程中注意观察患者病情变化；过门槛时跷起前轮，避免过大震动；下坡时嘱患者抓紧扶手，后背紧贴靠背，减速倒行，保证患者安全）。
由轮椅转移至病床	调节轮椅	推轮椅到床旁，面向床头，椅背与床尾平齐或与床头成45°角；拉起车闸，固定车轮，翻起脚踏板，解除安全带。
	移动患者	嘱患者双手置于护士肩部，护士双手环抱患者腰部，协助站起；协助患者转身，坐于床边；脱去外衣及鞋，扶患者躺于床上，根据病情协助患者取合适体位。
	再次核对	再次核对检查单、患者及腕带信息。

【注意事项】

1. 改变体位时注意避免发生体位性低血压。

2. 下坡时应减速倒行；上坡或过门槛时应翘起前轮，使患者头、背部后倾，并嘱患者抓紧扶手，以免发生意外。

3. 保证患者安全、舒适。

4. 根据室外温度适当地增加衣服、备毛毯，以免患者着凉。

5. 生命体征不平稳者禁止转运。

6. 转运时，注意扣好安全带，告知患者如感不适立刻向护士说明，防止意外发生。

【制度与依据】

1. 李小寒，尚少梅. 基础护理学 [M].7 版. 北京：人民卫生出版社，2022.

2. 郭锦丽，王香丽. 基础护理操作流程及考核标准 [M]. 北京：科学技术文献出版社，2016.

（王 芳）

第二节 平车转运技术

【目的】

运送不能起床的患者出入院、检查、治疗、手术或转运。

【操作流程】

平车转运技术操作流程见表 1-2-2。

表 1-2-2 平车转运技术操作步骤与内容

操作步骤		内容
准备		环境符合操作要求。
		取下腕表，修剪指甲，洗手，戴口罩。
		平车（性能良好）、过床易（清洁完整无破损）、枕头、盖被、一次性中单（酌情准备）、快速手消毒剂。
核对解释		查对患者，解释操作目的、方法、注意事项及配合指导，取得合作。
评估		评估病情、配合能力，损伤部位，有无约束，各种管路情况。
推平车		推平车至床旁。
过床易	患者准备	1. 协助患者穿衣，妥善固定管路。
	平车准备	2. 推平车与床平行并紧靠床边（间距在 10cm 以下），大轮靠近床头，调节车面与床面等高，制动闸制动固定平车。
	搬运准备	3. 两人分别站于床与平车两侧并再次检查平车固定情况，一人协助患者向床侧翻身，另一人将"过床易"放于患者身下三分之一或者四分之一处，患者双上肢交叉放于体前。一人一手置于患者肩部，一手置于患者大腿外侧，轻抬患者将其重心转移到过床易上。颈部损伤者注意保护患者头部。
	搬运患者	4. 平车侧人员一手置于患者肩部，一手置于患者大腿外侧，往近侧轻抬患者，和床侧人员一起使患者随外层滑布一起平稳移向平车。到平车后，拉起平车床挡，协助患者向平车侧翻身，取出"过床易"，拉起对侧床挡，为患者盖好盖被。
挪动术	患者准备	1. 移开床旁桌椅，松开盖被。
	平车准备	2. 将平车推至床旁与床平行，大轮端靠近床头，紧靠床边抵住，并闸住车下脚轮。
	挪动患者	3. 协助患者按上半身、臀部、下肢的顺序向平车挪动，使患者头部卧于大轮端，并根据病情需要给患者安置舒适卧位。
单人搬运术	患者准备	1. 将床旁椅移至对侧床尾，松开盖被。
	平车准备	2. 推平车至床尾，大轮端靠近床尾，并使平车头端与床尾呈钝角。
	搬运者准备	3. 搬运者站于床边，两脚一前一后，稍屈膝。搬运者一手自患者腋下伸入至对侧肩外侧，一手伸入至对侧大腿下，屈曲手指，嘱患者双臂交叉附于搬运者颈部。
	搬运患者	4. 抱起患者，稳步移动转向平车，放低前臂于平车上，使患者平卧。

操作步骤		内容
两人或三人搬运术	患者准备	1.将床旁椅移至对侧床尾，松开盖被。
	平车准备	2.推平车至床尾，并使平车头端与床尾呈钝角。
	搬运者准备	3.两人或三人站于床的同侧，姿势同单人法： （1）两人法：甲一手臂托住患者头颈部及肩部，一手托住腰部；乙一手托住患者臀部，一手托住腘窝处。 （2）三人法：搬运时，甲托住患者的头、肩胛部；乙托住患者的背、臀部；丙托住患者的腘窝和小腿处。
	搬运患者	4.合力抬起同时移步转向平车，使患者平卧。
四人搬运法	患者准备	1.移开床旁桌椅，在患者身下铺一中单或大单。
	平车准备	2.将平车与病床纵向紧靠在一起。
	搬运者准备	3.甲站于床头托住患者的头及肩部；乙站于床尾托住患者的两腿；另外两人分别站于平车及病床的两侧，抓住中单四角。
	搬运患者	4.由一人喊口令，四人合力同时抬起患者，轻轻放于平车中央并取合适位。
再次核对		再次核对患者。
检查固定		检查各管路是否在位，并妥善固定。
询问患者		询问患者感觉，告知注意事项。
观察		转运途中护士应位于患者头部，随时观察病情变化、询问不适；上下坡时患者头部位于高处；转弯、进出门或电梯等避免碰撞；车速适宜，确保患者安全、舒适；有输液和引流管路时需妥善固定；平车如有大小轮时，患者头部位于大轮一侧。
操作后处理		1.正确处理用物，过床易有肉眼可见的血液、体液、分泌物污染或者传染病患者使用后，将过床易外层滑布清洗干净，用2000mg/L含氯消毒剂浸泡消毒30分钟后洗净晾干备用，内层转移板使用含氯消毒剂湿巾擦拭待干备用。 2.洗手。 3.做好交接班，必要时记录：转运及返回病房时间、转运过程中患者的病情变化及护理措施、签全名。

【注意事项】

1.挪动法适用于能在床上配合移动者。

2.单人搬运法适用于小儿或体重较轻患者。

3.转运前协助患者大小便，妥善固定各种引流管，尽量保证患者的持续性治疗不受影响。

4.运送的过程中护士应站在患者的头侧，密切观察病情，发生心跳呼吸骤停、窒息等情况时就地抢救。

5.如平车一端为大轮，一端为小轮，则以大轮端为头端。上下坡时患者头部应位于高位。拉起护栏，不合作或躁动的患者使用保护性约束带。

6.如为一级护理病人，必须医护陪同检查并备好抢救物品、药品；颅脑损伤、颌面部外伤及昏迷患者应将头偏向一侧；搬运颈椎损伤的患者时头部应保持中立位，必要时颈托固定。

7.生命体征不平稳者禁止转运，搬运时应注意动作轻稳、准确，确保患者安全舒适。

8.患者如有颈部损伤，使用"过床易"时注意保护患者头部。

9.使用"过床易"时，推平车与床平行并紧靠床边（间距在10cm以下），调节车面与床面等高；过床时，动作轻柔，避免速度太快，发生意外。

【制度与依据】

1.郭锦丽，王香丽.基础护理操作流程及考核标准[M].北京：科学技术文献出版社，2016.

2.曹梅娟，王克芳.新编护理学基础[M].4版.北京：人民卫生出版社，2022.

3.过床易的产品使用说明书.

（王　芳）

第三节　轴线翻身技术

【名词定义】

轴线翻身技术是指将头与脊柱成一直线，以这条线为轴线进行体位交换。

【适应证】

主要适用于颅骨牵引、脊柱损伤、脊柱术后、髋关节术后的患者翻身，起到预防压力性损伤、保持患者舒适，预防脊柱损伤及髋关节脱位的作用。轴线翻身可能发生的并发症有坠床、继发性脊髓神经损伤、植骨块脱落、椎体关节突骨折、管道脱落、压力性损伤等。

【目的】

1.协助颅骨牵引、脊柱损伤、脊柱手术、髋关节术后的患者在床上翻身。

2.预防脊柱再损伤及关节脱位。

3.预防压疮，增加患者舒适感。

4.满足治疗护理的需要，如背部皮肤护理。

【操作流程】

轴线翻身技术操作流程见表1-2-3。

表1-2-3　轴线翻身技术操作步骤与内容

操作步骤	操作内容
准备	洗手、戴口罩。
	衣帽整洁，符合要求，仪表大方，举止端庄，语言亲切，态度和蔼。
	准备用物：软枕两个、翻身记录卡、笔、表、快速手消毒剂。必要时备颈托。 患者：未进行治疗或进餐。
评估	1.了解患者病情，评估意识、自理情况、合作状态、伤口部位及管路情况。 2.了解患者心理状况及情绪反应。 3.评估操作环境：环境清洁，温湿度适宜。
操作过程	1.携用物至患者旁，查对患者、腕带信息（2个以上查对点）及翻身记录卡。 2.解释操作目的、操作方法、注意事项和配合要点，取得患者合作。 3.协助病人由平卧位变换左侧卧位，甲乙两名护士分别站于患者左右两侧。 4.嘱患者及时反映自己的感觉和不适，观察患者管路情况并妥善固定。 5.放下两侧床挡，松开盖被，观察患者皮肤情况，并根据病情需要给予适当的皮肤护理。 6.将患者两臂交叉于胸前，甲乙两名护士分别抓紧近侧翻身单，同时用力将患者平移至右侧，护士乙站于患者右侧，抓紧翻身单，护士甲站于患者左侧，双手分别置于患者肩部与髋部，两人协助将其翻转至左侧卧位。 7.如患者有头颈损伤时，需三位护士共同完成。一位护士站在床头固定患者头部，纵轴向上略加牵引，另两位护士分别站在患者两侧，一位护士发口令，三人同时动作，使头、颈、躯干保持在同一水平位翻动。 8.观察患者背面皮肤，并给予适当的皮肤护理，根据病情需要给予拍背。 9.将一软枕放于患者背部支撑身体，调整患者肩部位置，调整枕头位置，使患者保持舒适，另一软枕放于两膝之间并使双膝呈自然弯曲状。 10.支起两侧床挡，管路妥善固定并保持通畅。

操作步骤	操作内容
核对	再次核对翻身记录卡、患者与腕带信息。
宣教	告知患者注意事项，整理床单位，进行健康指导。
整理	整理用物，洗手，记录翻身时间及皮肤状况，做好交接班。
整体评价	熟练程度，无菌观念，爱伤观念，语言沟通表达能力，心理素质，应急能力等。

【注意事项】

1. 操作时应注意节力原则，如尽量让患者靠近护士，使重力线通过支撑面来保持平衡，缩短重力臂而省力。

2. 翻身时密切注意观察患者的生命体征，生命体征不平稳者禁止翻身；如有不适立即停止翻身。确保各种导管或输液装置通畅，防止脱落、移位、扭曲、受压。

3. 翻身时注意使用床挡防止坠床，并注意保暖。

4. 评估患者病情及皮肤受压情况（观察顺序：从上至下），确定翻身间隔的时间。如发现皮肤发红或破损应及时处理，酌情增加翻身次数，同时准确记录翻身时间，并做好交接班。

5. 移动患者时动作应轻稳，协调一致，不可拖拉，以免擦伤皮肤。翻身后需用软枕垫好肢体，以维持舒适而安全的体位。

6. 根据患者病情翻身时要保持脊柱平直，避免加重病情。如有头颈损伤时需三位护士共同完成，一位护士站在床头固定患者头部，另两位护士分别站在患者两侧，一位护士发口令，三人同时动作，使头、颈、躯干保持在同一水平位翻动。为手术患者翻身前应先检查伤口敷料是否潮湿或脱落，如已脱落或被分泌物浸湿应先更换敷料，并固定妥当后再行翻身。

7. 颈椎或颅骨牵引者，翻身时不可放松牵引，使头、颈、躯干保持同一水平翻动，翻身后注意牵引方向、位置以及牵引力是否正确。

8. 颅脑手术者，头部转动过剧烈可引起脑疝，导致突然死亡，故应卧于健侧或平卧。

9. 石膏固定者，应注意翻身后患处位置及局部肢体的血运情况，防止受压。

【制度与依据】

1. 李小寒，尚少梅. 基础护理学 [M].7 版. 北京：人民卫生出版社，2022.

2. 曹梅娟，王克芳. 新编护理学基础 [M].4 版. 北京：人民卫生出版社，2022.

（李书会）

第四节　保护性约束技术

【名词定义】

美国 JCAHO 组织将约束定义为任何妨碍患者移动、活动或肢体活动的物理的或药物的方式。约束带是一种保护患者安全的装置，用于有自伤或坠床危险的躁动患者，也用于治疗需要固定身体某一部位时限制其身体及肢体活动的患者。

【适应证】

1. 高热、谵妄、昏迷、躁动等意识不清的患者易发生坠床、撞伤、抓伤而加重病情，甚至危及生命。为防止这些意外的发生，必须采取必要的保护措施，以确保患者安全。

2. 患者有抓伤、自行拔管等行为。

3.患者躁动、有攻击性行为。

4.患者使用支持生命的治疗/设备，且有躁动和攻击性行为。

【目的】

1.限制患者身体或肢体活动，确保患者的安全。

2.保证各种治疗、护理顺利进行。

【操作流程】

保护性约束技术操作流程见表1-2-4。

表 1-2-4　保护性约束技术操作步骤与内容

操作步骤	内容
评估	评估患者病情、意识状态、合作程度、肢体活动程度。
准备	环境准备：环境符合操作要求（环境宽敞、光线充足或足够的照明）
	护士准备：衣帽整洁，修剪指甲，洗手、戴口罩。
	用物准备：按需准备约束用具（如绷带、肩部约束带、手肘约束带、肘部保护器、约束手套、约束衣、膝部约束带）若干、棉垫等，放置合理有序。
核对	携用物至患者床旁，使用标准化核对流程，告知患者或监护人或委托人约束的相关内容，共同决策并签署知情同意书。紧急情况下，可先实施约束，再行告知。
评估	1.评估患者约束部位皮肤颜色、温度及完整性等。评估患者意识状态、肌力、RASS 评分及治疗/设备类型以确定约束工具。 2.根据患者病情及肢体活动情况，选择合适约束用具及固定方法（遵循产品使用说明进行操作）。
舒适体位	协助患者取合适体位，充分暴露约束部位，注意保暖。
约束	约束部位应予以皮肤保护，保持平整，松紧以能容纳 1～2 横指为宜，确保约束肢体不脱出、不影响血液循环，并保持约束部位肢体的功能位及一定活动度。
妥善固定	将约束具固定于床挡，于患者不可及处，不应固定于可移动物体上；并将床制动并降至最低位。
保暖	及时为患者盖好约束部位，注意保暖并再次检查约束部位。
核对	再次核对患者，观察患者反应，询问患者感觉，告知注意事项。
整理床单位	协助患者卧位舒适，整理床单位。
操作后处理	整理用物，洗手。
观察记录	约束过程中定时观察约束松紧度、局部皮肤颜色、温度、感觉，约束肢体末梢循环状况，约束部位皮肤有无损伤。记录约束的原因、部位、用具、执行时间、实施者等。
解除约束	正确评估患者病情，适时解除约束。

【注意事项】

1.约束时应执行查对制度，并进行身份识别。

2.保护具的使用应遵循产品使用说明。

3.使用保护具时，应保持肢体及各关节处于功能位及一定活动度，并协助患者经常更换体位，保证患者的安全、舒适。

4.使用约束带时，首先应取得患者及家属的知情同意。使用时，约束带下须垫衬垫，固定松紧适宜，松紧度以能容纳 1～2 横指为宜，并定时松解，每 2 小时放松约束带一次。应动态观察患者约束松紧度、局部皮肤颜色、温度、感觉，局部血运等情况。每 15 分钟观察一次，一旦出现并发症，及时通知医生。必要时进行局部按摩，促进血液循环。

5. 约束用具应固定在患者不可及处，不应固定于可移动物体上。

6. 约束中宜使用床挡，病床制动并降至最低位。

7. 确保患者能随时与医务人员取得联系，如呼叫器的位置适宜或有陪护人员监测等，保障患者的安全。

8. 约束解除指征：①患者意识清楚，情绪稳定，精神或定向力恢复正常，可配合治疗及护理，无攻击、拔管行为或倾向；②患者深度镇静状态、昏迷、肌无力；③支持生命的治疗 / 设备已终止；④可使用约束替代措施。

9. 如多部位约束，宜根据患者情况逐一解除并记录，记录使用保护具的原因、部位、用具、执行时间、实施者等。

【制度与依据】

1. 郭锦丽，王香丽 . 基础护理操作流程及考核标准 [M]. 北京：科学技术文献出版社，2016.

2. 李小寒，尚少梅 . 基础护理学 [M].7 版 . 北京：人民卫生出版社，2022.

3. 曹梅娟，王克芳 . 新编护理学基础 [M].4 版 . 北京：人民卫生出版社，2022.

4. 中华护理学会团体标准 .T/CNAS 04–2019. 住院患者身体约束护理 [S]. 北京：国家卫生健康委员会，2019.

（姬长卫）

第三章 清洁与舒适相关护理技术

第一节 口腔护理技术

【名词定义】

口腔护理（oral care） 根据患者病情及口腔情况，采用恰当的口腔护理溶液，运用特殊的口腔护理手段，为患者清洁口腔的方法。

【适应证】

高热、昏迷、危重、禁食、鼻饲、口腔疾患、术后及生活不能自理的患者。

【目的】

1. 保持口腔的清洁，湿润，预防口腔感染等并发症；

2. 去除口腔异味，促进食欲，确保患者舒适；

3. 评估口腔情况（如黏膜、舌苔及牙龈等），提供患者病情动态变化的信息。

一、棉球法

【操作流程】

操作流程见表 1-3-1。

表 1-3-1 棉球法口腔护理技术操作步骤与内容

操作步骤	内容
评估患者	1. 解释：向患者及家属解释口腔护理的目的、方法、注意事项及配合要点。 2. 评估：患者年龄、病情、意识、心、心理状态、自理能力、配合程度及口腔卫生状况。
准备	环境准备：环境符合操作要求（环境宽敞、光线充足或足够的照明） 护士准备：衣帽整洁，修剪指甲，洗手、戴口罩。 用物准备： 1. 治疗车上层：治疗盘内备口腔护理包（内有治疗碗或弯盘盛棉球、弯盘、弯止血钳或镊子两把、压舌板）、水杯（内盛漱口溶液）、吸水管、棉签、液体石蜡、手电筒、纱布数块、治疗巾及口腔护理液。治疗盘外备手消毒液。必要时备开口器和口腔外用药。 2. 治疗车下层：生活垃圾桶、医疗垃圾桶。 患者准备： 1. 了解口腔护理的目的、方法、注意事项及配合要点。 2. 取舒适、安全且易于操作的体位。
核对	备齐用物，携至患者床旁，核对患者身份信息。
体位	协助患者侧卧或仰卧，头偏向一侧，面向护士
铺巾置盘	铺治疗巾于患者颈下，弯盘置于口角旁。
湿润并清点棉球	倒漱口液，润湿并清点棉球数量。
湿润口唇	防止口唇干裂者直接张口时破裂出血。
漱口	协助清醒患者漱口，擦净口周（昏迷患者禁止漱口）。

操作步骤	内容
口腔评估	嘱病人张口，护士一手持手电筒，一手持压舌板观察口腔情况（口唇、舌头、牙齿、牙龈、黏膜、气味等），必要时使用压舌板。昏迷或牙关紧闭者可用开口器协助张口。
按顺序擦拭	用弯止血钳夹取含有口腔护理液的棉球，拧干。嘱患者咬合上、下齿，用压舌板轻轻撑开对侧颊部，纵向擦洗牙齿对侧外侧面，由臼齿擦向门齿。同法擦洗牙齿近侧外侧面。嘱患者张开上、下齿，擦洗牙齿对侧上内侧面、上咬合面、下内侧面、下咬合面，弧形擦洗对侧颊部。同法擦洗近侧牙齿。最后擦洗舌面、舌下、硬腭部。擦洗过程中随时检查棉球的完整性，擦洗完毕，再次清点棉球数量。
再次漱口	协助患者再次漱口，纱布擦净口唇。有义齿者协助患者佩戴义齿。
再次评估口腔情况	确定口腔清洁是否有效、口腔黏膜有无溃疡，局部用药。
润唇	口唇涂石蜡油或润唇膏（按需）。
操作后处理	撤去弯盘及治疗巾；协助患者取舒适卧位，整理床单位，保持呼吸道通畅，密切监测患者生命体征变化，必要时给予人工通气；弃口腔护理用物于医用垃圾桶内。
记录与监测	洗手，记录口腔异常情况、护理效果、口咽通气道置入时间。

【注意事项】

1. 昏迷患者禁止漱口，以免引起误吸。

2. 棉球应干湿适宜，如过湿，需拧干，以不能挤出液体为宜，防止因水分过多造成误吸。

3. 棉球应包裹止血钳前端，扣紧止血钳，勿直接接触黏膜及牙龈，擦洗时动作应轻柔，以免造成损伤或引起患者的不适。

4. 棉球不可重复使用，一个棉球擦洗一个部位。止血钳需夹紧棉球，每次一个。操作前后应当清点棉球数量，防止棉球遗留在口腔内。对于昏迷患者无法配合张口时可使用开口器，将开口器前端用纱布包裹闭合，从患者臼齿处放入后固定。

5. 如患者有活动性义齿，应先取下再进行操作。

二、冲吸式牙刷法

操作流程见表 1-3-2。

表 1-3-2　冲吸式牙刷法口腔护理技术操作步骤与内容

操作步骤	内容
核对	核对医嘱，正确识别患者身份
评估	1. 意识、生命体征、血氧饱和度、配合程度。 2. 潮气量、气道压力。 3. 气道通畅情况。 4. 气管插管末端至门齿的距离、气囊压力。
准备	环境准备：环境符合操作要求（环境宽敞、光线充足或足够的照明）。
	护士准备：衣帽整洁，修剪指甲，洗手，戴口罩。
	用物准备：治疗盘、治疗碗 2 个、冲吸式牙刷、弯盘、压舌板、吸水管、水杯、治疗巾、纱布、棉签、手电筒、口腔护理液、石蜡油或润唇膏。必要时备开口器和口腔外用药。
	患者准备： 1. 清醒患者解释操作目的、方法、配合注意事项。 2. 无禁忌证，抬高床头 ≥ 30°，将头偏向操作者一侧。 3. 充分吸净气管内和口鼻腔分泌物，必要时清理气囊上滞留物。

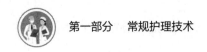

续表

操作步骤	内容
操作过程	操作者去除固定带,再次检查气管插管置入深度,协助者固定气管插管(以下颌为支点,以拇指、示指固定气管插管),湿润口唇,检查口腔内状况(牙齿、牙龈、舌、黏膜、唾液、口唇、气味等)及口周皮肤,必要时使用压舌板。打开负压吸引器,调节负压吸引至 –80 ～ –120mmHg。
	戴手套,用注射器抽取口腔护理液,用口腔护理液湿润海绵头,连接负压吸引装置。
	协助者将气管插管移到近侧白齿处。
	再次核对患者,用口腔护理液进行冲洗并刷洗,按顺序刷洗口腔,先对侧后近侧。擦拭对侧牙齿、咬合面,颊部、舌面、舌下、硬腭、气管插管外面。同法擦拭近侧,直到口腔清洁、牙齿无肉眼可见碎屑及软垢、口腔内无明显分泌物。按需进行口鼻、气道、声门下吸引。
	在擦洗的过程中注意观察患者病情变化,吸引液的颜色、性质、量。
	再次检查口腔内状况,检查气管插管置入深度,湿润口唇,更换牙垫,变换气管插管固定位置,擦净口周,润唇,脱手套,手卫生。
检查确认	监测气囊压力;听诊双肺呼吸音;检查气道通畅情况;检查呼吸机运行情况等。
整理	协助患者取舒适体位,整理用物,洗手。

【注意事项】

1. 对于患有呼吸道传染性疾病的患者,应按照 WS/T 311 中的规定进行隔离和自我防护。

2. 应每 6 ～ 8 小时进行 1 次口腔护理。

3. 应双人操作,保持气管插管末端至门齿的距离不变。

4. 应首选冲洗结合刷洗法,对于Ⅱ级及以上口腔黏膜炎、有出血或出血倾向的患者,宜选择冲洗结合擦拭法。

5. 可选择生理盐水、0.12% 氯己定含漱液等进行口腔护理。使用含漱液时,应确认无误吸风险。

6. 应动作轻柔,避免触及咽喉部。

7. 应将负压吸引值控制在 –80 ～ –120 mmHg,按需进行口鼻、气道、声门下吸引。

8. 应观察吸引液的颜色、性质、量,冲洗时注液速度不宜过快,擦拭时棉球以不滴水为宜。

9. 应避免气管插管及固定装置压迫舌或口唇。

10. 应监测呼吸机运行状况及患者对机械通气的反应,观察有无呼吸困难、人机对抗等。

11. 口腔护理中若出现气管插管脱出、受损等异常情况,应及时处理。

12. 操作前后手卫生应遵守 WS/T 313 的规定。

13. 应监测并维持气管插管气囊压力在 25 ～ 30cmH_2O。

14. 对于无禁忌证患者,应抬高床头 ≥ 30°,头偏向一侧。

15. 应以下颌为支点,以拇指和示指固定气管插管。

16. 清洁一侧口腔时,应将气管插管移向对侧白齿处。

【并发症】

(一)窒息

1. 原因

①护理人员操作不规范,未用血管钳夹紧棉球,或一次夹取多个棉球,致使棉球滞留在口腔,被患者误吸。

②有假牙的患者，操作前未将假牙取出，操作时假牙脱落，造成窒息。或患者有牙齿松动现象，操作中动作粗暴导致牙齿脱落导致误吸。

③兴奋、躁动患者，因不配合操作，剧烈摆动头部或用牙齿咬合棉球，造成擦洗的棉球松脱，掉入气管或支气管，造成窒息。

2. 临床表现　窒息患者起病急，突然出现呼吸困难、缺氧、面色口唇紫绀，如抢救不及时会出现呼吸逐渐减弱或消失、四肢厥冷、大小便失禁、抽搐、昏迷，甚至呼吸心跳停止。

3. 预防

（1）操作前向患者做好沟通解释，取得患者配合后再进行操作，如患者躁动，可待患者稍平稳后再行口腔护理。

（2）无论清醒患者还是昏迷患者，操作前都应仔细检查有无义齿及有无松动的牙齿，如有活动性义齿，操作前取下，存放于有标记的冷水杯中。

（3）操作前清点棉球数量，每次擦洗时只能夹取一个棉球，以免遗漏棉球在口腔，操作结束后，再次核对棉球数量，认真检查口腔内有无遗留物。

（4）昏迷、吞咽功能障碍的患者应将患者头部偏向一侧，夹取棉球时要夹棉球的 1/2 处并夹紧，以防棉球松脱。

4. 处理

（1）如患者出现窒息，应迅速有效清除吸入的异物，及时解除呼吸道梗阻。立即用中、示指从患者口腔中抠出或用血管钳取出异物。

（2）如异物不易取出，立即将患者倒转 180°，头面部向下，用手拍击背部，利用重力作用使异物脱出。

（3）让患者站立或坐位，从身后将其拦腰抱住，双手交叉置于腹部，以快速向上的冲力反复冲压腹部，利用空气压力将异物冲出喉部。

（4）如有吸引器，可利用吸引器吸出阻塞的痰液或液体物质。

（5）如果异物已进入气管，患者出现呛咳或呼吸受阻，应立即进行气管插管或环甲膜穿刺术，在纤维支气管镜下取出异物，必要时行气管切开术解除呼吸困难。

（二）吸入性肺炎

1. 原因　多发生于意识障碍的患者，也可见于反复剧烈咳嗽的患者，残留在口腔内的口腔护理液和口腔内分泌物误入气管，剧烈咳嗽的患者也可在剧烈咳嗽时误吸口腔护理液，成为肺炎的主要原因。

2. 临床表现　主要临床表现有发热、呼吸困难、紫绀、咳嗽、咳浆液性泡沫状痰、气促、胸痛等，叩诊呈浊音，听诊肺部有湿啰音，胸部 X 线片可见斑片状阴影。

3. 预防

（1）为昏迷患者进行口腔护理时，将患者头偏向一侧，防止口腔护理液流入呼吸道。

（2）棉球不宜过湿，昏迷患者不可漱口，以免引起误吸。

（3）剧烈咳嗽的患者，可根据病情遵医嘱先镇咳后再行口腔护理。

4. 处理

（1）出现肺炎的患者需给予吸氧，纠正缺氧。

（2）遵医嘱给予抗生素积极抗感染治疗。

（3）对症处理。高热可用物理降温或用小量退热剂，咳嗽咳痰者可用镇咳祛痰剂。呼吸困难者必要时给予呼气末正压呼吸治疗"急性呼吸窘迫综合征"。

（三）口腔黏膜及牙龈损伤

1. 原因

①擦洗口腔过程中，护理人员操作动作粗暴，止血钳碰伤口腔黏膜及牙龈。

②患有牙龈炎、牙周病的患者，龈沟内皮组织充血，炎性反应使肉芽组织形成，口腔护理对患处的刺激极易引起血管破裂出血。

③为昏迷患者牙关紧闭者进行口腔护理时，使用开口器或压舌板协助张口方法不当或力量不当，造成口腔黏膜损伤。

④使用弯血管钳夹取棉球时，操作者未能使棉球包裹血管钳头端，造成血管钳直接接触口腔黏膜，导致损伤；昏迷躁动患者头部摆动幅度大，操作时误伤。

2. 临床表现　口腔黏膜充血、出血、水肿、炎症、溃疡形成，严重者出现脱皮及坏死组织脱落。患者自诉口腔疼痛。

3. 预防

（1）为患者进行口腔护理时，动作要轻柔，血管钳头端勿直接接触口腔黏膜。护理牙龈炎或有出血性疾病的患者更应仔细。

（2）医护人员正确使用开口器、压舌板，应从臼齿处放入，并包裹纱布，牙关紧闭者不可使用暴力使其张口。

（3）选择温度适宜的漱口水，使用后，应仔细观察口腔黏膜。

（4）如患者躁动、不配合，应待患者稍平稳后再行口腔护理。

4. 处理

（1）发生口腔黏膜损伤者应用朵贝尔氏液、0.1%～0.2%双氧水含漱。

（2）如有口腔溃疡疼痛时，溃疡面用西瓜霜喷剂或锡类散喷涂，必要时用2%利多卡因喷雾止痛。

（四）口腔感染

1. 原因

（1）口腔黏膜、牙龈损伤后，如患者机体抵抗力下降、营养代谢障碍、年老体弱等，可继发口腔感染。

（2）食物残渣擦洗不干净，易在口腔内滋生细菌。

（3）口腔护理操作不正规，未严格执行无菌操作。

2. 临床表现　口腔感染分型标准。

（1）轻度：溃疡发生在舌前1/2处，独立溃疡少于3个，溃疡面直径＜0.3cm，无渗出物，边缘整齐，有疼痛感，可进低温饮食。

（2）中度：舌体有多处溃疡，大小不等，溃疡面直径＜0.5cm，可融合成片，并见炎性渗出物，边缘不规则，有浸润现象，疼痛明显，常伴颌下淋巴结肿大，进食受限。

（3）重度：溃疡面直径＞0.5cm，弥漫全舌、上腭、咽弓、牙龈，颊部充血肿胀、糜烂，张口流涎、疼痛剧烈并有烧灼感，舌肌运动障碍、进食严重受限。

3. 预防

（1）去除一切引起口腔黏膜损伤的原因。

（2）口腔护理彻底到位，不使食物残渣残留于口腔内。

（3）每次操作前后都应仔细检查口腔有无损伤或溃疡情况。

（4）加强营养，增强机体抵抗力。

4. 处理

生活能自理者，应用治疗口腔溃疡的药物，如：西瓜霜、锡类散喷剂喷涂创面，督促其经常漱口；

对于病情危重且生活不能自理者，可用止血钳夹持棉球清洗。常用药物有 1 ∶ 5000 呋喃西林液，3% 硼酸液，朵贝液，3% 碳酸氢钠，1% 过氧化氢等，每日 2 ～ 3 次。局部用药时，应先进行口腔护理，彻底除净食物残渣，然后用干净的棉签轻拭创面后再局部用药，以便药物直接黏附在溃疡面上。

（五）恶心、呕吐

1. 原因　操作时止血钳、压舌板刺激咽喉部，易引起恶心、呕吐。

2. 临床表现　恶心是一种可以引起呕吐冲动的胃内不适感，常为呕吐的前驱感觉，但也可单独出现，主要表现为上腹部的特殊不适感，常伴有头晕、流涎、出汗、脉搏缓慢、血压降低等迷走神经兴奋症状。

3. 预防　口腔护理时动作要轻柔，擦舌面及硬腭时不要过深，以免触及咽部引起恶心。

4. 处理　如患者感到恶心，立即停止操作，嘱患者深呼吸，待患者平稳，再行操作。呕吐严重者遵医嘱应用止吐药物。

（六）气管脱出

1. 临床表现　气管插管外露长度变长，喉部发声，呼吸机低潮气量或低压报警，呼吸急促、发绀、血氧饱和度下降。

2. 处理措施　立即给予吸氧或简易呼吸器辅助通气，必要时协助医生重新置管。

（七）气管插管受损

1. 临床表现　插管管腔变形或破损，气道压力过高，呼吸困难，血氧饱和度下降。

2. 处理措施　立即解除压迫，妥善固定牙垫及气管插管；若插管无法维持通气，立即气囊放气，给予吸氧或简易呼吸器辅助通气，必要时协助医生更换气管插管。

（八）气管插管误入支气管

1. 临床表现　气管插管外露长度变短，一侧胸廓起伏减弱、呼吸音减弱或消失，血氧饱和度下降。

2. 处理措施　立即行气道及口咽部分泌物吸引，气囊放气，调整气管插管末端至门齿（22 ± 2）cm，听诊双肺呼吸音对称，必要时行胸片确认。

【制度与依据】

1. 李小寒，尚少梅. 基础护理学 [M].7 版. 北京：人民卫生出版社，2022.

2. 中华护理学会团体标准. T/CNAS12-2020. 成人经口气管插管机械通气患者口腔护理.

（姬长卫）

第二节　床上洗头技术

【名词定义】

头发护理（hair care）　是维持患者舒适的重要护理操作之一。清洁、整齐、外观美丽的头发与健康、自尊及自信密切相关。在湿热的环境下，头发容易出汗、油腻；生病或心情不佳时，头发的生长速度及发质都会改变。因此，人们要经常梳理、清洁头发，保持头发的健康，防止细菌感染或寄生虫滋生。

【适应证】

1. 长期卧床　年老体弱，脑卒中后遗症等。

2. 关节活动受限　肢体偏瘫、上下肢骨折牵引、高位截瘫等肌肉张力降低：重症腿无力、低钾血症等。

3. 共济失调　小脑肿瘤、帕金森综合征。

4. 绝对卧床　心肌梗死急性期、脑卒中急性期、病情危重等特殊体位：颈椎骨折。

【禁忌证】

1. 绝对卧床：心肌梗死急性期、脑卒中急性期、病情危重等特殊体位。

2. 颈椎骨折。

【目的】

1. 维护头发整齐清洁，增进美观，促进舒适及维护自尊。

2. 去除头皮屑及污物，防止头发损伤，减少头发异味，减少感染的机会。

3. 刺激头部的血液循环，促进头发的代谢和健康。

【操作流程】

床上洗头技术操作流程见表 1-3-3。

表 1-3-3　床上洗头技术操作步骤与内容

操作步骤	内容
准备	环境符合操作要求，调节室温。
	仪表端庄，服装整洁，剪指甲，洗手，戴口罩。
	用物准备：①洗头车注水至水位指示点，接通电源，合上漏电保护，加热至所需温度（一般 42℃）。②洗头车上放洗发液、梳子、电吹风、镜子、治疗盘（浴巾、毛巾、纱布 2 块、棉球 2 个、别针）、橡胶单、中单、废物袋。
核对	将备齐用物携至患者床旁，核对患者床号和姓名，向患者解释洗头的目的、方法、注意事项和配合方法。
评估	评估患者年龄、病情、意识、自理能力、配合程度、头发卫生状况。
协助卧位	将床头放平，移床头桌，卸下床头，接通洗头车电源，协助患者取舒适卧位。
操作过程	将衣领松开向内折，毛巾围于颈部，用别针固定好。
	铺橡胶单中单于床头，患者背部靠在背托架上，颈部靠于洗发盆凹口处，棉球塞住双耳孔道，纱布遮盖双眼。
	松开头发，按下控制面板上的喷淋按钮（试水温），湿润头发。
	将洗发液倒于手心，双手揉搓，均匀涂于患者头发上并用指腹按摩头皮，由发际至脑后部反复揉搓。
	用清水冲净头发，用毛巾包裹头发，撤去棉球、纱布，一手托住颈部，一手撤洗头盆，用浴巾擦干头发及面部。
	电吹风吹干，梳理头发。
操作后处理	撤去橡胶单及中单，为患者取舒适卧位，整理用物，还原床头桌及床头。再次核对患者。
	洗手，记录洗头时间签名，整理用物。
	垃圾分类处理。

【注意事项】

1. 调节适宜的室温、水温。

2. 洗头过程中，随时观察患者病情变化，若面色、脉搏及呼吸出现异常，应立即停止操作。

3. 护士为患者洗头时，正确运用人体力学原理，身体尽量靠近床边，保持良好姿势，避免疲劳。

4. 病情危重和极度衰弱患者不宜洗头。

5. 洗头应尽快完成，避免引起患者头部充血或疲劳不适。

6. 洗头时注意调节室温和水温，避免打湿衣物和床铺，及时擦干头发，防止患者着凉。

7. 洗头时注意保持患者舒适体位，保护伤口及各种管路，防止水流入耳和眼内。

【制度与依据】

1. 王晓丽，袁文晓. 临床护理操作手册 [M]. 北京：人民卫生出版社，2014.

（王　芳）

第三节 床上擦浴技术

【名词定义】

床上擦浴技术 是指为保持卧床患者皮肤清洁舒适，促进皮肤排泄及血液循环的护理操作。

【适应证】

适用于病情较重、长期卧床、制动或活动受限（如使用石膏、牵引）及身体衰弱而无法自行洗浴的患者。

【目的】

1. 去除皮肤污垢，保持皮肤清洁，促进患者生理和心理上的舒适，增进健康。

2. 促进皮肤血液循环，增强皮肤的排泄功能，预防感染和压力性损伤等并发症的发生。

3. 促进患者身体放松，增强患者活动的机会。

4. 为护理人员提供观察患者并与其建立良好护患关系的机会。

5. 适用于制动、活动受限以及身体过于衰弱的患者。

【操作流程】

床上擦浴技术操作流程见表 1-3-4。

表 1-3-4 床上擦浴技术操作步骤与内容

操作步骤	内容
准备	环境符合操作要求，调节室温在 24℃以上
	衣帽整洁，修剪指甲，洗手，戴口罩，仪表大方，举止端庄，语言亲切，态度和蔼。
	用物：浴巾 2 条、毛巾 2 条、浴皂、指甲刀、梳子、浴毯、50% 乙醇、润肤露（或爽身粉）脸盆 2 个、水桶 2 个（一桶盛 50～52℃热水，并按年龄、季节和个人习惯增减水温；另一桶接盛污水）、清洁衣裤和被服、另备便器、便器巾和屏风。
	患者准备： 1. 病情稳定，全身状况良好。 2. 根据需要排便。
核对解释	查对患者、腕带信息（两个以上查对点），向患者及家属解释床上擦浴的目的、方法、注意事项及配合要点。
评估	评估患者的年龄、病情、意识、自理能力及配合程度；皮肤完整性及清洁度；伤口及引流管情况。
操作流程	1. 根据病情放平床头及床尾支架，松开盖被，移至床尾，将浴毯盖于患者身上。 2. 将脸盆和浴皂放于床旁桌上，倒入温水约 2/3 满。 3. 将一条浴巾铺于患者枕上，将另一条浴巾盖于患者胸部。将毛巾叠成手套状，包于护士手上。将包好的毛巾放入水中，彻底浸湿。 4. 先用温水擦洗患者眼部，使用毛巾的不同部位由内眦擦至外眦，轻轻擦干眼部。 5. 按顺序彻底洗净并擦干前额、面颊、鼻部、耳部和颈部，根据患者情况和习惯使用浴皂。 6. 为患者脱去上衣，盖好浴巾。先脱近侧后脱远侧。如有肢体外伤或活动障碍应先脱健侧，后脱患侧。 7. 移去近侧上肢浴毯，将浴巾纵向铺于患者上肢下面。 8. 将毛巾涂好浴皂，擦洗患者上肢，由远心端向近心端，至腋窝，然后用清水擦净，并用浴巾擦干。 9. 将浴巾对折，放于患者床边处。置浴盆于浴巾上。协助患者将手浸入浴盆中洗净并擦干。根据情况修剪指甲。操作后移至对侧，同法擦洗对侧上肢。 10. 根据需要换水，测试水温。将浴巾盖于患者胸部，将浴毯向下折叠至患者脐部。护士一手掀起浴巾的一边，用另一只包有毛巾的手擦洗患者胸部，女性患者擦洗中应特别注意擦净乳房下的皮肤皱褶处。必要时，可将乳房抬起擦洗褶皱处皮肤。擦洗过程中应保持浴巾盖于患者的胸部，擦干胸部皮肤。

续表

操作步骤	内容
操作流程	11. 将浴巾纵向盖于患者的胸、腹部，将浴毯向下折叠至会阴部。护士一手掀起浴巾的一边，用另一只包有毛巾的手擦洗患者的腹部，同法擦洗腹部另一侧。擦洗过程中应保持浴巾盖于患者腹部。彻底擦干腹部皮肤。 12. 协助患者取侧卧位，背向护士。将浴巾纵向铺于患者身下。 13. 将浴毯盖于患者的肩部和腿部。从颈部至臀部擦洗患者，进行背部按摩。 （1）全背按摩：将浴巾置于患者身下，用温水清洁背部，用毛巾擦干。用纱布蘸适量 50% 乙醇涂于按摩处，用手掌从患者臀部上方开始沿脊柱旁向上按摩至肩部时转向下至腰部止，反复数次按摩，再用拇指指腹由骶尾部开始沿脊柱按摩至第 7 颈椎处。 （2）局部按摩：将浴巾置于患者身下，蘸少许 50% 乙醇涂于按摩处，以手掌大、小鱼际部分紧贴皮肤，做压力均匀的按摩，由轻到重、由重到轻，每处 3 ～ 5 分钟，如局部呈现压力性损伤早期症状，可用拇指指腹以环状动作由近压力性损伤处向外按摩，必要时按摩其他受压处。 14. 协助患者穿好清洁上衣，先穿对侧，后穿近侧。如有肢体外伤或活动障碍，应先穿患侧，后穿健侧。将浴毯盖于患者胸、腹部。换水。擦洗下肢、足部及会阴部。 （1）协助患者平卧，将浴毯撤至床中线处，盖于远侧腿部。确保遮盖住会阴部。将浴巾纵向铺于近侧腿部下面，擦洗腿部。从踝部洗至膝关节处，再洗至大腿部，洗净后彻底擦干。 （2）一手托起患者的小腿部，将足部轻轻放于盆内，确保足部已接触至盆的底部。浸泡足部时可擦洗腿部。擦洗足部时确保洗净脚趾之间的部分。根据情况修剪趾甲。彻底擦干足部。如果足部过于干燥，可使用润肤用品。 （3）护士移至床对侧。将浴毯盖于洗净的腿上，同法擦洗近侧腿部和足部。擦洗后，用浴毯盖好患者。换水。 （4）协助患者取仰卧位，用浴巾盖好上肢和胸部，将浴毯盖好下肢，只暴露会阴部，洗净并擦干会阴部（见会阴护理）。
记录与监测	1. 根据需要使用护肤用品。协助患者穿好衣裤，梳头，并取舒适卧位。 2. 整理床单位，撤去脏单，放入污衣袋中，清理用物，放回原处。 3. 洗手。 4. 记录执行时间及护理效果。

【注意事项】

1. 擦浴时应注意患者保暖，控制室温，随时调节水温，及时为患者盖好浴毯，天冷时可在被内操作。

2. 操作时动作敏捷轻柔，减少翻动次数，通常于 15 ～ 30 分钟内完成擦浴。

3. 擦浴过程中应注意观察患者病情变化及皮肤情况，如出现寒战、面色苍白、脉速等征象，应立即停止擦浴，并给予适当处理。

4. 注意保护患者隐私，减少身体不必要的暴露。

5. 擦浴过程中，注意遵循节时省力原则。

6. 擦浴过程中，注意保护伤口和引流管，避免伤口受压，引流管打折或扭曲。

【制度与依据】

1. 曹梅娟，王克芳 . 新编护理学基础 [M].4 版 . 北京：人民卫生出版社，2022.

2. 李小寒，尚少梅 . 基础护理学 [M].7 版 . 北京：人民卫生出版社，2022.

（王　芳）

第四节　会阴护理技术

【名词定义】

会阴部护理（perineal care）　包括清洁会阴及其周围皮肤。会阴部有许多孔道与外界相通，病原微生物常容易由此进入体内。患病时，机体抵抗力较弱，长期卧床，会阴部空气流通不畅，加上局部温暖、潮湿，皮肤表面毛发生长较密，致病菌易于繁殖，易导致感染发生。

【适应证】

用于长期卧床、会阴有伤口或留置尿管、急性外阴炎、长期阴道流血的患者及经阴道分娩的产妇。

【禁忌证】

外阴皮肤病患者、可疑或确诊外阴癌的患者，婴幼儿皮肤稚嫩，也不宜进行外阴擦洗。

【目的】

1. 保持会阴部清洁、舒适，预防和减少感染。

2. 为导尿术、留取中段尿标本和会阴部手术做准备。

3. 保持有伤口的会阴部清洁，促进伤口愈合。

【操作流程】

1. 会阴部清洁护理 操作流程见表 1-3-5。

表 1-3-5 会阴护理技术操作步骤与内容

操作步骤	内容
准备	洗手，戴口罩。
	衣帽整洁，符合要求，仪表大方，举止端庄，语言亲切，态度和蔼。
	用物： 1. 治疗车上层：清洁棉球、无菌溶液、大量杯、镊子、一次性手套、中单、毛巾、浴巾、浴毯、清洁纸巾、手消毒液和水壶（内盛温水，温度与体温相近，以不超过40℃为宜）。 2. 治疗车下层：便盆、生活垃圾桶、医用垃圾桶。
核对	将备齐用物携至患者床旁，核对患者，确认患者床号和姓名，向患者解释，取得合作。
评估环境及遮挡隐私	环境清洁、温湿度适宜。拉好患者的隔帘或使用屏风，保护患者隐私，关闭门窗。
垫巾脱裤	将橡胶单和中单置于病人臀下；协助病人脱对侧裤腿，盖在近侧腿部，对侧腿用盖被遮盖。
体位	协助病人取屈膝仰卧位，两腿外展。
备水	脸盆内放温水，将脸盆和卫生纸放于床旁桌上，毛巾置于脸盆内。
女患者操作步骤	1. 戴一次性手套。
	2. 擦洗会阴部： （1）擦洗大腿内侧 1/3：由外向内擦洗至大阴唇边缘。 （2）"Z"字形擦洗阴阜。 （3）擦洗阴唇部位。 （4）擦洗尿道口和阴道口：分开阴唇，暴露尿道口和阴道口。由上到下从会阴部向肛门方向轻轻擦洗各个部位，彻底擦净阴唇、阴蒂及阴道口周围部分。 （5）置便盆于患者臀下。 （6）冲洗：护士一手持装有温水的大量杯，一手持夹有棉球的大镊子，边冲水边擦洗会阴部。从会阴部冲洗至肛门部，冲洗后，清洁纸巾将会阴部彻底擦干。 （7）撤去便盆。
擦洗肛周及肛门部位	协助患者取侧卧位，擦洗肛周及肛门部位。

续表

操作步骤	内容
局部用药	大、小便失禁者，可在肛门和会阴部位涂凡士林或氧化锌软膏。
操作后处理	1. 脱手套，撤除橡胶单和中单。
	2. 协助病人穿好衣裤，取舒适卧位。
	3. 整理床单位。
	4. 整理用物。
	5. 洗手。
	6. 记录。

2. 女患者会阴部冲洗 操作流程见表 1-3-6。

表 1-3-6 女患者会阴部冲洗技术操作步骤与内容

操作步骤	内容
准备	洗手，戴口罩。
	衣帽整洁，符合要求，仪表大方，举止端庄，语言亲切，态度和蔼。
	用物： 1. 治疗车上层：医用长棉签（规格20cm）、一次性中单、一次性手套、水温计、会阴冲洗器（内盛适量温开水：温度与体温相近，以不超过40℃为宜）、一次性会阴护理包、碘伏消毒液（500～1000mg/L）、清洁纸巾。 2. 治疗车下层：便盆、生活垃圾桶、医用垃圾桶。
核对	将备齐用物携至患者床旁，核对患者，确认患者床号和姓名，向患者解释，取得合作。
评估环境及遮挡隐私	环境清洁、温湿度适宜。拉好患者的隔帘或使用屏风，保护患者隐私，关闭门窗。
垫巾脱裤	将中单置于患者臀下；协助患者脱对侧裤腿，盖在近侧腿部，对侧腿用盖被遮盖。
体位	协助病人取屈膝仰卧位，两腿外展。
女患者操作步骤	1. 戴一次性手套。
	2. 置便盆于病人臀下。更换一次性手套。
	3. 左手持冲洗器，右手持大棉签，先向患者大腿内侧冲洗少许液体，询问患者温度感受。
	4. 依次冲洗对侧大腿内上 1/3、近侧大腿内上 1/3，"Z"字形冲洗阴阜、对侧大阴唇、小阴唇、近侧大阴唇、小阴唇、冲洗尿道口、阴道口、肛门。
	5. 留置尿管者，清洁尿管：更换棉签，由尿道口向远端依次擦洗尿管对侧、上方、近侧、下方。
	6. 操作过程中注意由外向内、由上至下，每冲洗一个部位更换一个棉签，直至冲洗干净。操作过程中注意询问患者感觉，动作轻柔。
	7. 更换手套，用消毒液棉签由内向外消毒会阴伤口两遍（如会阴部无伤口，此消毒步骤省略），操作中注意动作轻柔，观察伤口愈合情况。
	8. 清洁纸巾擦拭外阴、肛门及肛周，避开伤口处。
	9. 撤便盆、中单。
	10. 脱一次性手套，洗手。

操作步骤	内容
操作后处理	1. 协助病人穿好衣裤，取舒适卧位。
	2. 整理床单位，拉开隔帘或屏风。
	3. 整理用物。
	4. 洗手。
	5. 记录。

3. 女患者会阴部消毒　操作流程见表1-3-7。

表1-3-7　女患者会阴部消毒操作步骤与内容

操作步骤	内容
准备	洗手，戴口罩。
	衣帽整洁，符合要求，仪表大方，举止端庄，语言亲切，态度和蔼。
	用物： 1. 治疗车上层：医用长棉签（规格20cm）、一次性中单、一次性手套、水温计、会阴冲洗器（内盛适量温开水：温度与体温相近，以不超过40℃为宜）、一次性会阴护理包（内含无菌干棉球、无菌镊子）、碘伏消毒液（500～1000mg/L）、弯盘。 2. 治疗车下层：便盆、生活垃圾桶、医用垃圾桶。
核对	将备齐用物携至患者床旁，核对患者，确认患者床号和姓名，向患者解释，取得合作。
评估环境及遮挡隐私	环境清洁、温湿度适宜。拉好患者的隔帘或使用屏风，保护患者隐私，关闭门窗。
垫巾脱裤	将中单置于病人臀下；协助患者脱对侧裤腿，盖在近侧腿部，对侧腿用盖被遮盖。
体位	协助患者取屈膝仰卧位，两腿外展。
女患者操作步骤	1. 戴一次性手套。
	2. 置便盆于患者臀下。更换一次性手套。
	3. 左手持冲洗器，右手持大棉签，先向患者大腿内侧冲洗少许液体，询问患者温度感受。
	4. 依次冲洗对侧大腿内上1/3、近侧大腿内上1/3，"Z"字形冲洗阴阜、对侧大阴唇、对侧小阴唇、近侧大阴唇、近侧小阴唇、尿道口、阴道口、肛门。
	5. 镊子夹取棉球擦干，顺序：尿道口、阴道口、小阴唇、大阴唇、阴阜、会阴体、肛门、大腿内上1/3。
	6. 撤便盆。
	7. 消毒：无菌镊子夹取碘伏棉球消毒，顺序：阴阜、尿道口、阴道口、小阴唇、大阴唇、会阴体、肛门。
	8. 消毒范围勿超过清洁范围，一个部位使用一个棉球，严格执行无菌操作。
	9. 撤中单。
	10. 脱一次性手套，洗手。

续表

操作步骤	内容
操作后处理	1. 协助患者穿好衣裤，取舒适卧位。
	2. 整理床单位，拉开隔帘或屏风。
	3. 整理用物。
	4. 洗手。
	5. 记录。

【注意事项】

1. 进行会阴部擦洗时，每擦洗一处需变换毛巾部位。如用棉球擦洗，每擦洗一处应更换一个棉球。

2. 进行会阴部擦洗时，顺序清楚，从污染最小部位至污染最大部位清洁，避免交叉感染。

3. 护士在操作时，正确运用人体力学原则，注意节时省力。

4. 如患者有会阴部或直肠手术，应使用无菌棉球擦净手术部位及会阴部周围皮肤。

5. 操作中减少暴露，注意保暖，并保护病人隐私。

6. 擦洗溶液温度适中，减少刺激。

7. 留置导尿者，需做好留置导尿管的清洁与护理：①清洁尿道口和尿管周围，擦洗顺序由尿道口向远端依次擦洗尿管的对侧→上方→近侧→下方。②检查留置尿管及尿袋开始使用日期。③操作过程中尿管置于患者腿下并妥善固定。④操作后注意导尿管是否通畅，避免脱落或打结。

8. 女性患者月经期宜采用会阴冲洗。

9. 注意观察会阴部皮肤黏膜情况。有伤口者需注意观察伤口有无红肿、分泌物的性状、伤口愈合情况。如发现异常，及时向医生汇报，并配合处理。

【制度与依据】

1. 王晓丽，袁文晓. 临床护理操作手册 [M]. 北京：人民卫生出版社，2014.

2. 李小寒，尚少梅. 基础护理学 [M]. 7 版. 北京：人民卫生出版社，2022.

（邵媛媛）

第四章　营养与饮食相关护理技术

第一节　鼻胃管鼻饲技术

【名词定义】

鼻胃管鼻饲法　将胃管经鼻腔插入胃内，从管内灌注流质食物、水分和药物的方法。分持续性和间歇性两种。

【适应证】

1. 昏迷患者。

2. 口腔疾病或口腔手术后患者，上消化道肿瘤引起吞咽困难的患者。

3. 不能张口的患者，如破伤风患者。

4. 其他患者，如早产儿、病情危重者、拒绝进食者等。

【禁忌证】

1. 食管静脉曲张患者。

2. 食管梗阻患者。

3. 食管静脉出血的患者 3 天内禁止鼻饲。

【目的】

对不能自行进食的患者以鼻胃管供给食物和药物，以维持患者营养和治疗的需要。

【操作流程】

鼻胃管鼻饲技术操作流程见表 1-4-1。

表 1-4-1　鼻胃管鼻饲技术操作步骤与流程

操作步骤	内容
准备	环境符合操作要求。
	取下腕表，修剪指甲。
	用物：纱布、50ml 注射器、治疗巾、弯盘、水温计、温水、流质食物（38～40℃）、听诊器、快速手消毒剂，必要时备压舌板、手电筒、皮筋（检查一次性物品的质量及有效期）。
	患者准备： 1. 向患者及家属解释鼻胃管鼻饲的目的及过程。 2. 协助患者取舒适体位，抬高床头 30°～45°，无禁忌患者可坐位或半坐位，头偏向一侧。
评估	评估患者口腔内是否有异物、义齿及分泌物，口腔黏膜有无破损、出血。
确定胃管位置	检查口鼻腔情况，检查胃管的置入深度，观察有无长度改变。
确认胃管在胃内	确认胃管在胃内方法（首次喂养或给药前须进行 X 线检查）：抽到胃液；用注射器快速注入 10～20ml 空气，双人听诊胃部气过水声；胃管末端放入水中，无气泡逸出。以上方法仍不能确定的，拍片定位。
检查胃内残余量	用 ≥ 50ml 注射器检查残余量，胃残余量 > 200ml，立即床旁评估，给予腹部体格检查，观察患者有无恶心、腹胀、肠鸣音是否正常等。调整鼻饲量，或选择空肠喂养，通知医生，可使用促胃肠动力药，胃残留液丢弃或回输。

续表

操作步骤	内容
鼻饲营养液	测量水温及营养液温度（38～40℃），注入营养液前用 20～30ml 温水脉冲式冲管；鼻饲过程中，缓慢推注并询问患者感觉，观察患者反应，单次鼻饲量不超过 400ml。泵注或重力滴注者选择合适的速度，使用营养泵持续喂养时速度应从慢到快。首日速度 20～50ml/h，患者耐受的情况下，次日起每 8～12 小时可增加速度 10～20ml/h，逐渐增加至 80～100ml/h。输注过程中每 4 小时用 20～30ml 温水脉冲式冲管一次。
输注完毕	注入完毕，脉冲式注入温水 20～30ml，冲洗胃管。反折胃管，纱布包裹，妥善放置胃管，撤治疗巾。鼻饲结束后保持半卧位 30～60 分钟。
记录与监测	整理床单位，整理用物，洗手。使用重力滴注或持续输注时在营养液瓶上悬挂专用标识。

【注意事项】

1. 缓慢灌注鼻饲液，温度 38～40℃，避免过冷或过热；鼻饲混合流食应间接加温，以免蛋白凝固；新鲜果汁与奶液应分别注入，防止产生凝块；药片应研碎溶解后注入。建议每种药物分开给，尽可能使用液体制剂，速释片要换成其他剂型。其他药物研磨成细粉状，胶囊制剂打开胶囊，用无菌水溶解。不宜将肠溶药和控释片碾碎，胃管内不宜给予舌下含服片和口颊片，药物不应直接添加在营养液或营养袋中鼻饲给药，应使用清洁的注射器（注射器型号≥30ml）。

2. 鼻饲盘内用物每餐用后清洗，每日消毒一次。

3. 长期鼻饲者应每日进行口腔护理两次，并定期更换胃管。每次鼻饲前应检查胃管是否在胃内，了解上一次鼻饲时间、进食量，若胃内容物＞150ml，应通知医生减量或暂停鼻饲，每次鼻饲量不超过 200ml，间隔时间＞2 小时。

4. 每次抽吸鼻饲液后应反折胃管末端，避免灌入空气，引起腹胀。鼻饲完毕应用≥30ml 注射器注入温开水脉冲式冲净胃管，防止鼻饲液积存于胃管中变质，造成胃肠炎或堵塞管腔。

5. 长期鼻饲应定期更换胃管，晚间拔管，次晨再从另一侧鼻孔插入。到咽喉处快速拔出，以免管内残留液体滴入气管。硅胶胃管至少每 3 周更换一次，聚氨酯胃管每月更换一次。鼻肠管每 6 周更换一次。

6. 持续胃管鼻饲时每 4 小时用 20～30ml 温水脉冲式冲管一次，间歇或分次喂养时每次喂养前后用 20～30ml 温水脉冲式冲管；每次给药前后用 10～30ml 温水脉冲式冲洗胃管以减少堵管和药物腐蚀管壁的危险；免疫功能受损或危重患者建议用无菌水冲管。给药前，停止喂养并用≥15ml 温水冲管。

7. 用温水擦洗或用 75% 乙醇溶液清除患者鼻梁上的汗渍和油渍。建议采用粘着性棉布伸缩包带固定，及时更换鼻贴，确保牢固固定在鼻梁或脸颊上。

【并发症及处理】

1. 胃潴留或胃残留

（1）发生原因：一次喂饲的量过多或间隔时间过短，胃内容物多，加之胃肠消化功能差，胃肠蠕动减慢，胃排空障碍，营养液潴留于胃内。

（2）临床表现：腹部胀痛、不适，鼻饲液输注前抽吸胃液可见胃潴留量＞150ml，严重者可引起胃食管反流病。

（3）预防及处理：①鼻饲患者在开始喂养的第一个 48 小时内应每隔 4 小时检查残留量。达到喂养目标速度后，每隔 6～8 小时检查胃残留量。持续鼻饲每隔 4～8 小时检查胃残留量，间歇鼻饲每次喂养前检查胃残留量。②胃残留量大于 200ml 时，应立即进行仔细的床旁评估，结合腹部体格检查，观察有无恶心、呕吐、腹胀、肠鸣音是否正常等，再调整鼻饲量，选择合适的喂养方法。③胃残留量大于 200ml 时，可使用胃动力药物；胃残留量持续大于 200ml 时，考虑空肠喂养。④建议使用≥ 50ml 的清洁注射器检查胃残留量。⑤丢弃或回输胃残留液时，对患者的影响无差异。⑥每次鼻饲的量不超过 200ml，间隔时间不少于 2 小时。⑦每次鼻饲完后，可协助患者取高枕卧位或半坐卧位，防止食物反流。⑧在病情许可的情况下，鼓励患者多活动，促进胃肠功能恢复，并可依靠重力作用使鼻饲液顺肠腔运行，预防和减轻胃潴留。

2. 腹泻

（1）发生原因：①消化不良性腹泻：需鼻饲的患者通常消化功能不佳，如鼻饲液过多，可影响其消化功能，从而导致腹泻。②脂肪泻：如鼻饲液内脂性物质过多，可影响其消化功能，导致腹泻。③肠易激性腹泻：如鼻饲液灌注的速度太快，营养液浓度过大，温度过高或过低，刺激肠蠕动增强，导致腹泻。④感染性腹泻：鼻饲液配制过程中未严格遵循无菌原则，食物被细菌污染，导致肠道感染。⑤其他：对牛奶、豆浆不耐受者，使用部分营养液如肠内营养混悬液（能全力）时易引起腹泻。比如在鼻饲期间同时服用其他药物尤其是抗生素，可能是导致腹泻的原因。

（2）临床表现：排便次数明显超过平日习惯的频率，粪质稀薄，水分增加。每日排便量超过 200g，或含未消化食物或脓血、黏液，伴或不伴有腹痛，肠鸣音亢进。

（3）预防及处理：①鼻饲液配制过程中应防止污染，每日配制当日量，于 4℃冰箱内保存，若存放超过 24 小时，则不宜使用。临床应用时，不宜稀释已配置好的营养液，鼻饲营养袋、营养管和营养液容器 24 小时更换，食物及容器应每日煮沸灭菌后使用。②鼻饲液温度以 38 ～ 40℃最为适宜。③应用原则由低、少、慢开始，逐渐增加。④认真询问饮食史，对于乳糖不耐受的患者，给予无乳糖配方的鼻饲营养液。⑤《成人经鼻胃管喂养临床实践指南》推荐使用含纤维素、益生菌的鼻饲营养液以降低腹泻发生率。⑥腹泻发生时，应减慢鼻饲喂养速度或减少营养液总量，予以等渗营养配方，严格执行无菌操作。⑦腹泻发生时尽早查找腹泻原因，尽早治疗，并加强患者皮肤护理。

3. 上消化道出血

（1）发生原因：①鼻饲的重型颅脑损伤患者因脑干、自主神经功能障碍，胃肠血管痉挛，黏膜坏死，易发生神经源性溃疡致消化道出血。②注入食物前抽吸过于用力，使胃黏膜局部充血，导致微血管破裂出血。③躁动不安的患者，由于体位不断变化，胃管反复刺激黏膜引起胃黏膜损伤。

（2）临床表现：轻者胃管内可抽出少量鲜血，出血量较多时呈陈旧性咖啡色血液，严重者可出现失血性休克的临床表现。

（3）预防及处理：①重型颅脑损伤患者可预防性使用抑酸药物，鼻饲时间不宜过长。②鼻饲前，注意抽吸胃液的力度。③牢固固定鼻胃管，躁动不安的患者可遵医嘱适当使用镇静剂，避免伤及胃黏膜。④胃出血时暂停鼻饲，可用冰盐水洗胃，遵医嘱向胃管内注入止血药物，给予抑酸、保护黏膜药物，如奥美拉唑镁肠溶片（洛赛克）等。⑤出血停止 48 小时后，无腹胀、肠麻痹，能闻及肠鸣音，血性内容物小于 100ml，继续全量全速或全量减速（20 ～ 50ml/h）喂养，每天检测胃内容物隐血实验一次，直至 2 次均正常；血性胃内容物大于 100ml，暂停喂养，必要时改为肠外营养。⑥抽出咖啡色胃残留液，疑为消化道出血时，立即留取标本送检。

4. 再喂养综合征

（1）发生原因：热量摄入减少一段时间后，恢复或增加热量供应时发生。

（2）临床表现：在长期饥饿后再喂养（包括经口摄食、肠外肠内营养）引起的与代谢异常相关的一组表现。包括以低磷血症、低钾血症、低镁血症为突出表现的严重水、电解质失衡，葡萄糖耐受性下降和维生素缺乏等。在重新启动或大幅增加热量供应后 5 天内，血清磷、钾和（或）镁水平下降 10% ～ 20% 为轻度再喂养综合征；水平下降 20% ～ 30% 为中度再喂养综合征；水平下降大于 30% 伴或不伴器官功能障碍为重度再喂养综合征。

（3）预防及处理：对于有再喂养综合征风险的患者，建议监测其水、电解质及其他代谢参数，营养支持启动应从小剂量开始，并且在给予开始前纠正过低的生化指标，最大热量为目标热量的40%～50%。当电解质水平严重危及生命或急剧下降时，根据医生的判断和临床表现，考虑停止营养支持。

5. 胃食管反流、误吸

（1）发生原因：①体弱、年老或有意识障碍的患者可能出现贲门括约肌松弛，加之其反应差，极易造成食物反流引起误吸。②患者胃肠功能减弱，如鼻饲时注入速度过快，可出现胃内容物潴留过多，导致腹压增高，而引起反流。③有吞咽功能障碍者，易出现分泌物及食物误吸入气管和肺内，引起呛咳及吸入性肺炎。

（2）临床表现：在鼻饲过程中，患者出现呛咳、气喘、心动过速、呼吸困难、咳出或经气管吸出鼻饲液。患者体温升高，咳嗽，肺部可闻及湿性啰音和水泡音，胸部拍片有渗出性病灶或肺不张。

（3）预防及处理：①选用管径适宜的胃管，坚持匀速限速滴注。②昏迷患者翻身应在管饲前进行，以免胃因受机械性刺激而引起反流。③对危重患者，管饲前应吸净气道内痰液，管饲时和管饲后取半卧位，借重力和坡床作用可防止反流。④喂养时辅以胃肠动力药（多潘立酮、西沙必利、阿嗪米特等）可解决胃轻瘫、反流等问题，一般在喂养前半小时由鼻饲管内注入。⑤误吸发生后，立即停止管饲，取头低右侧卧位，吸除气道内吸入物，气管切开者可经气管套管内吸引，有肺部感染迹象者及时应用抗生素。

6. 鼻、咽、食管黏膜损伤和出血

（1）发生原因：①反复插管或因患者烦躁不安自行拔出胃管而损伤鼻、咽及食管黏膜。②胃管长期停留可能刺激黏膜，引起口、鼻黏膜糜烂及食管炎。

（2）临床表现：咽部不适、吞咽障碍、鼻腔流出血性液体，部分患者有发热等感染症状。

（3）预防及处理：①对长期停留胃管者，选用聚氨酯和硅胶喂养管。对需手术的患者，可在麻醉师的配合及备有麻醉机、监护仪的情况下进行。亦可选用导丝辅助置管法。对延髓麻痹昏迷的患者，可采用侧位拉舌置管法，即可顺利插管。②操作前详细告知患者可能出现的并发症，并取得患者及家属的同意及配合。置管时，操作者的动作要轻柔。③对长期留置胃管的患者，每日预防性应用石蜡油滴鼻两次，防止鼻黏膜出现干燥、出血、糜烂等情况。④每周更换胃管一次。更换胃管时，应于前一天晚上拔除，第二天早晨从另一侧鼻孔插入。测定口腔 pH 值，每日两次行口腔护理，选用适当的药物预防口腔并发症的发生。⑤患者病情允许时尽早拔出鼻饲管。鼻腔黏膜损伤引起的出血量较多时，可用冰盐水和去甲肾上腺素浸湿的纱条填塞止血；咽部黏膜损伤者可雾化吸入地塞米松、庆大霉素等，以减轻黏膜充血水肿；食管黏膜损伤出血可给予制酸、保护黏膜等药物治疗，如西咪替丁，洛赛克等。

【制度与依据】

1. 李小寒，尚少梅. 基础护理学 [M].6 版. 北京：人民卫生出版社, 2017.

2. 胡延秋，程云，王银云，等. 成人经鼻胃管喂养临床实践指南的构建 [J]. 中华护理杂志, 2016, 51(2): 133-141.

（梁　丹）

第二节　肠内营养泵使用技术

【名词定义】

肠内营养泵　一种肠内营养输注系统，是通过鼻胃管或鼻肠管连接泵管及其附件，以微电脑精确控制输注的速度、剂量、温度、输注总量等的一套完整、封闭、安全、方便的系统。应用于处于昏迷状态或需要准确控制营养输入的管饲饮食患者。

【适应证】

1. 长期进行鼻饲的患者（2～3周或更长）。

2. 需要鼻饲的老年卧床患者。

3. 血糖波动较大的患者。

4. 危重症、重大手术后刚开始鼻饲时。

5. 输注高渗的肠内营养液时，如高热量/高营养密度配方。

6. 十二指肠或空肠输注。

7. 须严格控制输注速度与持续时间者。

【禁忌证】

1. 年龄小于3个月不能耐受高渗要素饮食的婴儿。

2. 麻痹性肠梗阻、腹膜炎以及严重的腹腔感染、顽固性呕吐以及严重腹泻的患者。

3. 肠瘘患者，有功能的小肠少于100cm。

4. 早期小肠广泛切除的患者。

5. 严重吸收不良综合征者，慎用。

【目的】

1. 帮助人体的胃肠道功能尽快恢复。

2. 提供稳定持续的灌注率。

3. 避免快速灌注引起的胃肠道并发症。

【操作流程】

肠内营养泵使用技术操作流程见表1-4-2。

表1-4-2 肠内营养泵使用技术操作步骤与流程

操作步骤	内容
准备	环境符合操作要求。
	取下腕表，修剪指甲。
	用物：营养液，肠内营养输注泵，一次性使用肠内营养输注器，治疗巾，20ml、50ml注射器各一支，纱布两块，温开水。
	患者准备： 1. 向患者说明肠内营养的目的及过程。 2. 抬高床头，协助患者取半卧位或低坡卧位。
评估	评估患者胃管位置情况，判断胃管是否在胃内，评估患者胃残留量、有无腹部不适、腹泻等情况。
固定营养泵	营养泵固定于输液架或床旁合适位置。
开机	连接电源，开机自检。
连接营养液与营养管	1. 悬挂肠内营养液和肠内营养标识，打开一次性使用肠内营养输注器，将一次性营养液输注器安装于营养泵上，固定于卡槽内。 2. 按"清除设置"键，清除上次喂养设置。 3. 按"预灌注"键，进行泵管排气，按"自动预灌注"键进行泵管的自动预灌注，完成后，按"返回"键返回上级菜单。 4. 按"喂养总量"键设置总量，按"喂养速度"键设置速度，按"确认"键确认。

续表

操作步骤	内容
连接胃管与输注管	1. 再次检查胃管位置、通畅度，抽取 20ml 温开水冲洗胃管。 2. 将胃管与一次性肠内营养输注管相连接，按"运行"键开始输注，确认输注通畅。
观察	观察患者有无恶心、呕吐、腹胀等不适。
整理床单位	整理床单位，再次核对，如无禁忌，保证床头抬高 30°～45°。
健康宣教	告知注意事项，进行健康指导。
记录	记录营养液名称、剂量、浓度、时间及不良反应。
输注完毕	输注完毕，护士携用物（20ml 注射器一支，无菌纱布一块，温开水一杯）至床旁，关闭电源，断开胃肠营养输注器与胃管的连接，使用 20ml 温开水冲管，关闭胃管前端，固定。
整理用物，记录	整理用物，记录，观察患者输注后反应。

【注意事项】

1. 营养泵用后要及时充电。

2. 建议使用营养泵持续喂养时，速度由慢到快，即首日速度 20～50ml/h，在患者耐受的情况下，次日起 8～12 小时可增加速度 10～20ml/h，逐渐增加至 80～100ml/h，每日 12～24 小时输注完毕，营养不良或代谢不稳定患者缓慢泵入。

3. 持续鼻饲，每 4～8 小时检查一次胃残留量。

4. 胃残留量＞200ml 时，应暂停 2 小时后再次评估患者，调整鼻饲量，选择合适的喂养方法。

5. 使用营养泵的过程中，随时观察病情及营养液输入情况，如有无腹胀、腹泻、反流、误吸、呕吐等情况，及时给予处理。

6. 持续鼻饲时，若泵无冲洗功能，每 4 小时用 20～30ml 温水脉冲式冲管一次。

7. 发现报警须及时处理，以免影响治疗及营养泵的运行。

8. 输入营养液时，床头抬高 30°～45°，防止误吸和反流。

9. 肠内营养泵使用标配泵管，24 小时更换。

10. 如无禁忌证，鼻饲结束后床头抬高 30～45°，保持 30～60 分钟，如患者必须降低床头进行其他操作，操作结束后尽快恢复床头高度。

11. 长期鼻饲的患者，建议每天进行两次口腔护理。

【并发症及处理】

1～4 同鼻胃管鼻饲技术。

5. 便秘

（1）发生原因：①长期卧床的患者活动量减少，胃肠蠕动减弱，大便次数减少，致使粪便在肠内滞留延长，水分被过多吸收造成大便干结、坚硬和排出不畅。②鼻饲食物中含粗纤维较少，食物过于精细，饮水量不够，从而使粪便在肠道内停留时间过长，导致便秘。

（2）临床表现：大便次数减少，排便困难，粪便干结，排便时可有左腹痉挛性痛与下坠感，部分患者出现腹胀、下腹不适、排气多或头晕、疲乏等症状。

（3）预防及处理：①及时增加液体输入，调整营养液配方，在配方中加入纤维素丰富的新鲜蔬菜和水果汁的摄入，食物中可适量加入蜂蜜和香油。②培养患者养成定时排便的习惯。协助患者每天进行主动和被动活动，定时以肚脐为中心，顺时针按摩患者腹部 1～2 次／日，促进肠蠕动。③每天观察患者大便的次数、性质及量，并做好记录。④已发生便秘者，给予缓泻剂，或行开塞露通便或少量不保留灌肠。⑤老年患者因肛门括约肌较松弛，加上大便干结，往往灌肠效果不佳，需人工取便，即戴手套用手指由直肠取出嵌顿粪便。

6.吸入性肺炎

（1）发生原因：①前述引起胃食管反流、误吸的原因，均可引起吸入性肺炎。②胃管置入深度不够，鼻饲时体位不当，易导致食物反流而引起吸入性肺炎。③机械通气患者，口腔分泌物未及时清理，误吸入呼吸道，也是吸入性肺炎的重要因素。

（2）临床表现：患者出现痉挛性咳嗽、气急，体温升高；肺部可闻及湿性啰音和水泡音。胸部 X 线片示有渗出性病灶或肺不张。

（3）预防及处理：①插入胃管的长度在常规标准上加 8～10cm，使胃管的最末侧孔进入胃内，即胃管前端在胃体部或幽门处，则注入的食物不易反流，胃管长度共 60～70cm。②每次鼻饲前应用注射器回抽胃液，确定胃管是否在胃内，了解有无胃潴留及胃管堵塞现象。③气管切开机械通气患者，气囊测压应安排在鼻饲前 15 分钟进行。④保持鼻、咽、口腔的清洁卫生，根据患者情况选择合适的溶液进行口腔护理，2～3 次／日，清水清洁鼻腔，防止分泌物误吸引起吸入性肺炎。⑤发生误吸后，除立即停止鼻饲及改变体位外，吸净口、鼻反流物，必要时用纤维支气管镜吸出反流物。有肺部感染迹象者及时应用抗生素。

【制度与依据】

1.郭锦丽，王香莉.专科护理操作流程及考核标准 [M].北京：科学技术文献出版社，2017.

2.吴惠平，罗伟香.护理技术操作并发症预防及处理 [M].北京：人民卫生出版社，2014.

（邱　菲）

第三节　胃肠减压技术

【名词定义】

胃肠减压术　是利用负压吸引原理，通过胃管将积聚于胃肠道内的气体及液体吸出，以降低胃肠道内压力和膨胀程度，改善胃肠壁血液循环，有利于炎症的局限、促进伤口愈合和胃肠功能恢复的一种治疗方法。胃肠减压在腹部外科中用途广泛。

【适应证】

1.急性胃扩张、胃出血及胃肠道穿孔患者。

2.急性弥漫性腹膜炎患者。

3.各种肠梗阻患者。

4.接受腹部大中型手术，尤其是消化道吻合术的患者。

【目的】

1.解除或缓解肠梗阻所致的症状。

2.进行胃肠道手术的术前准备，以减少胃肠胀气。

3.术后吸出胃肠内气体和胃内容物，减轻腹胀，减少缝线张力和伤口疼痛，促进伤口愈合，改善胃肠壁血液循环，促进消化功能的恢复。

4.对胃肠道穿孔者可防止胃肠内容物经破口继续漏入腹腔，有利于吻合口的愈合。

5.通过对胃肠减压吸出物的判断可观察病情变化，协助诊断。

【操作流程】

胃肠减压技术操作流程见表 1-4-3。

表 1-4-3　胃肠减压技术操作步骤与内容

操作步骤	内容
准备	环境符合操作要求。
	衣帽整洁，符合要求，仪表大方，举止端庄，语言亲切，态度和蔼。
	用物： 1. 无菌治疗盘内：治疗碗、胃管或硅胶管、镊子、止血钳、压舌板、50ml 注射器、治疗巾、纱布、液体石蜡。 2. 无菌治疗盘外：无菌棉签、胶布、安全别针、手电筒、听诊器、弯盘、试纸、温开水适量（也可取患者饮水壶内的水）、水温计、负压引流盒或胃肠减压器。 3. 治疗车下层准备以下物品：污物桶 2 个，一个放置感染性废弃物（用过的注射器、棉签等），一个放置生活垃圾（用过的注射器、棉签等的外包装）。
	患者准备： 1. 向患者及家属解释放置胃肠减压的目的及过程。 2. 病情允许的情况下，协助患者取半坐卧位。
评估	1. 估患者病情、年龄、意识、生命体征、医疗诊断、置管目的、过敏史等。 2. 者鼻腔黏膜有无损伤，有无鼻中隔偏曲、鼻腔炎症、鼻腔阻塞、脑脊液鼻漏及其他不宜插管疾病，有无活动性义齿。 3. 患者的心理状态以及对插胃管胃肠减压的耐受能力、合作程度、知识水平等。
操作流程、固定	1. 同鼻饲法操作规程。 2. 用注射器抽尽胃内容物，正确连接管道和负压引流盒或胃肠减压器。 3. 检查负压引流盒，引流无异常后，用安全别针固定于枕旁或患者衣领处。 4. 清洁患者鼻孔、口腔。
整理、记录	1. 病情允许的情况下，协助患者取半坐卧位。 2. 整理床单位，清理用物。 3. 洗手，并做好记录。

【注意事项】

1. 保持有效引流。经常检查胃管和胃肠减压器的通畅情况，避免导管曲折、堵塞、漏气。保证负压，负压吸力不可过强，否则易引起消化道黏膜损伤或胃管孔堵塞。为防止管腔被内容物堵塞或导管扭曲，每 4 小时用 0.9% 氯化钠注射液冲洗胃管 1 次。

2. 持续胃肠减压时，注意患者的口腔卫生，每日口腔护理 2 次，减少谈话和不必要的刺激；每日给予雾化吸入以保护口咽部黏膜，减少对咽喉的刺激。

3. 监测引流液的性质、颜色、量及胃肠减压的效果，并详细记录。判断有无并发症，如感染、出血、吻合口瘘等；有无因引流量过多而造成水电解质、酸碱平衡紊乱等表现。如有鲜血引出，应暂停吸引，及时通知医生处理。

4. 胃肠减压期间应禁食，必须经胃管给药者，先确定胃管在胃内且通畅，再将药片碾碎充分溶解后注入，并用温开水 20～40ml 冲洗胃管，夹管暂停减压 0.5～1 小时，以免药物被吸出。

5. 做好拔管准备和拔管前护理。拔管时间由医生决定，普通腹部手术一般术后 2～3 天，食管及胃肠道手术一般术后 5～7 天，胃肠引流量减少、肠蠕动恢复、肛门排气后可考虑拔管。如系双腔管先将气囊内空气抽尽，但双腔管仍留在肠内以备反复施行胃肠减压术，直至腹胀无复发的可能时，方可将胃管拔出。

6. 拔管后注意观察患者有无腹痛、腹胀、恶心、呕吐及鼻腔黏膜有无因胃管压迫致损伤等。

7.长期置管患者，根据胃管使用期限及胃管的材质，定期更换胃管。

【制度与依据】

曹梅娟，王克芳.新编护理学基础 [M].4 版.北京：人民卫生出版社,2022.

（傅国宁　梁　丹）

第五章　排泄相关护理技术

第一节　大量不保留灌肠技术

【名词定义】

灌肠法　将一定量的液体由肛门经直肠灌入结肠，以帮助患者清洁肠道、排便、排气或由肠道供给药物或营养，达到确定诊断和治疗疾病的目的。

【适应证】

1. 大量不保留灌肠可用于软化粪便、清洁肠道、稀释和清除肠内毒素。

2. 对癌性发热不能控制者灌肠可降低体温以及某些特殊检查及手术前的准备。

【禁忌证】

孕妇，急腹症、消化道出血患者不宜灌肠。

【目的】

1. 解除便秘、肠胀气。

2. 清洁肠道：为胃肠道手术、检查或分娩做准备。

3. 减轻中毒：稀释并清除肠道内的有害物质。

4. 降低体温：灌入低温液体，为高温患者降温。

【操作流程】

大量不保留灌肠技术操作流程见表 1-5-1。

表 1-5-1　大量不保留灌肠技术操作步骤与内容

操作步骤	内容
准备	洗手、戴口罩、核对。
	衣帽整洁，符合要求，仪表大方，举止端庄，语言亲切，态度和蔼。
	检查用物：配好的灌肠液（不超过 1000ml，温度 39～41℃），一次性灌肠袋（在治疗室完成配液，必要时用肥皂冻），手套、水温计、弯盘、纸巾、棉签、石蜡油球、一次性尿垫、便盆，必要时用屏风、输液架。检查一次性物品的质量及有效期。
评估	1. 了解患者病情，评估意识、自理情况、合作及耐受程度。
	2. 了解患者排便情况，评估肛门周围皮肤、直肠黏膜状况。
	3. 评估操作环境：环境清洁，温湿度适宜。
操作过程	1. 携用物至患者旁，使用标准化核对流程。
	2. 关闭门窗，用围帘或屏风遮挡患者，保护患者的隐私。
	3. 解释操作目的、操作方法、注意事项和配合要点，取得患者合作。
	4. 协助患者取左侧卧位，双腿屈曲褪裤至膝部，臀部移至床沿，垫一次性尿垫于臀下，评估肛周黏膜情况等。
	5. 盖好被子，暴露臀部，弯盘置于臀部。
	6. 确定灌肠液温度 39～41℃（降温时用 28～32℃、中暑用 4℃）。挂于输液架上液面距肛门 40～60cm。

续表

操作步骤	内容
操作过程	7. 戴手套，润滑肛管前端，排尽管内气体，关闭开关。 8. 核对患者及药液。一手持卫生纸分开肛门，嘱患者深呼吸，一手将肛管轻轻插入直肠 7～10cm（儿童插入 4～7cm），用手固定肛管。 9. 打开开关，使液体缓缓流入，密切观察袋内液面下降速度和患者的情况（如患者有便意，适当降低灌肠筒，减慢流速；流入不畅时，可移动或挤压肛管，检查有无粪块阻塞，若患者出现心悸、气急、剧烈腹痛等立即停止灌肠）。 10. 灌肠液即将流尽时关闭开关，用卫生纸包裹肛管轻轻拔出，将肛管反折，弃于医疗垃圾桶内，擦拭肛门，脱去手套。 11. 协助患者穿好衣裤，取舒适卧位。嘱患者尽量保留 5～10 分钟后再排便。协助排便，观察排便情况。
核对	再次核对，询问感觉。
宣教	告知患者注意事项，协助患者舒适体位。
整理	整理床单位，开窗通风。整理用物，洗手。

【注意事项】

1. 对急腹症、消化道出血、严重心血管疾病患者以及妊娠早期女性禁忌灌肠。

2. 伤寒患者灌肠时溶液不得超过 500ml，压力要低（液面不得超过肛门 30cm）。

3. 肝性脑病患者禁用肥皂水灌肠，减少氨的产生和吸收；充血性心力衰竭和水钠潴留患者禁用 0.9% 氯化钠溶液灌肠。

4. 准确掌握灌肠溶液的温度、浓度、流速、压力和溶液的量。

5. 灌肠时患者如有腹胀或便意时，应嘱患者做深呼吸，以减轻不适。

6. 灌肠过程中应随时注意观察患者的病情变化，如发现脉速、面色苍白、出冷汗、剧烈腹痛、心悸、气急时，应立即停止灌肠并及时与医生联系，采取急救措施。

7. 对患者进行降温灌肠，灌肠后保留 30 分钟后再排便，排便后 30 分钟测体温。

8. 灌肠液的温度一般为 39～41℃，降温时用 28～32℃，中暑者用 4℃。

【并发症及处理】

1. 肠道黏膜损伤

（1）发生原因：①患者精神紧张，尤其是老年患者，肛提肌收缩和外括约肌痉挛，不配合，肛管插入困难而致损伤。②肛管润滑不充分，导致插管困难，若强行插入，易造成肠道黏膜的损伤。③使用的肛管质地较硬、粗细不合适，反复插管会引起肠道黏膜水肿、损伤出血。④灌肠溶液温度过高，导致肠黏膜烫伤。

（2）临床表现：肛门部疼痛，伴局部压痛，排便时加剧。损伤严重时拔出的肛管上带有血丝，还可见肛门外出血或粪便带血丝，甚至排便困难。

（3）预防：①操作前，向患者详细解释操作的目的、意义，缓解紧张心理，使之配合操作。用手指轻轻按摩肛门，缓解括约肌的紧张，指导患者深呼吸配合插管。②与患者交谈以分散其注意力，鼓励患者增强治疗的依从性。③选择质地柔软、粗细适中的肛管；尽量避免多次、反复插管。④插管前充分润滑肛管前端，以减少插管时的摩擦力。⑤操作者应掌握肠道解剖结构，手法轻柔，缓慢进入，不可强行插入，如遇阻力，调整方向，不要来回抽插及反复插管。⑥根据患者的病情需要，插入适当的深度。⑦掌握灌肠溶液的温度（39～41℃），避免溶液过热过冷。

（4）处理：肛门疼痛和已发生肠出血者，遵医嘱给予止痛、止血等对症治疗。

2. 肠道出血

（1）发生原因：①患者精神紧张，尤其是老年患者，肛提肌收缩和外括约肌痉挛，不配合插入困难而致。②患者有凝血机制障碍等全身性疾病，或存在痔疮、肛门或直肠畸形、异常时，插管增加了对肛门的机械性损伤。③使用的肛管质地较硬、粗细不合适，操作前未充分润滑，插管动作粗暴。

（2）临床表现：肛门滴血，大便带血或排便带有血丝、血凝块。

（3）预防：①全面评估患者，了解有无禁忌证。②做好心理护理，解除患者的思想顾虑及恐惧紧张心理。③操作时尊重患者，用屏风或围帘遮挡，保护个人隐私。④插管前用石蜡油润滑肛管，插管动作要轻柔，切忌强行插入。用手指轻轻按摩肛门，缓解括约肌的紧张，指导患者深呼吸配合插管。⑤选择粗细适中、质地柔软的肛管。

（4）处理：发生肠道出血，应立即停止灌肠，并报告医生。遵医嘱使用止血药物或局部治疗。

3. 肠穿孔、肠破裂

（1）发生原因：①使用的肛管质地较硬、粗细不合适或反复多次插管。②操作时动作粗暴，用力过猛，穿破肠壁。③灌入液量过多，速度过快，压力过高，肠道内压力过大致肠破裂。

（2）临床表现：灌肠过程中，患者主诉突然腹胀、腹痛，查体腹部有压痛或反跳痛，腹部B超可发现腹腔积液，继而出现生命体征的变化，如心率加快、血压下降和神志的变化等。

（3）预防：①插管前，充分润滑肛管，动作应轻柔，避免多次反复插管。②选用质地适中，大小、粗细合适的肛管。③灌肠前，用手指轻轻按摩肛门，缓解括约肌的紧张，指导患者深呼吸配合插管。若遇有阻力时，指导患者变动体位，调整插管方向。④液体灌入速度适中，压力不要过高，灌肠袋液面距患者肛门高度40～60cm。

（4）处理：若患者发生肠穿孔、肠破裂，立即停止灌肠，报告医生，立即行手术治疗。

4. 水中毒、电解质紊乱

（1）发生原因：①反复用清水或盐水等灌肠液灌肠时，大量液体经肠黏膜吸收。②灌肠后大量排便，丢失过多的水、电解质，导致脱水或低钾、低钠血症。

（2）临床表现：患者出现恶心呕吐、烦躁不安，继而嗜睡、抽搐、昏迷，高度怀疑此类并发症。查体可见球结膜水肿；脱水患者出现口渴，小便减少，尿色加深，查体皮肤干燥、心动过速、血压下降；低钾血症表现为软弱无力、腹胀、肠鸣音减弱、腱反射迟钝或消失，甚至可出现心律失常，心电图可见ST-T改变和出现U波。

（3）预防：①全面评估患者的病情，对患有心、肾疾病，老年或小儿患者尤应注意。②灌肠前，做好心理护理，了解患者饮食、排便情况，使患者配合。③灌肠时可采用左侧体位，便于吸收，必要时进行床上活动，充分软化、稀释粪便以减少灌肠次数。④禁用一种液体如清水或盐水反复多次灌肠。灌肠过程中注意记录出入量。

（4）处理：①水中毒者可静脉输注高渗盐水以缓解细胞肿胀和低渗状态；酌情使用渗透性利尿剂。②腹泻不止者，给予止泻，口服或静脉输液，及时复查血清电解质。③低钾、低钠血症可予口服或静脉补充。

5. 排便困难

（1）发生原因：①对于大便干结的患者，注入的灌肠液短时间内不能使粪便软化、溶解排出体外，直肠内干结的粪便堵塞肛门及直肠，患者仍感排便困难。②肛管紧贴肠壁或进入粪块中，肛管堵塞，阻力增大，灌肠液无法进入肠道起到润滑肠道、溶解粪便的作用。③插管的不适，导致排便中枢受抑制。

（2）临床表现：患者仍感乏力、烦躁、腹痛、腹胀及食欲不佳等症状。触诊腹部较硬且紧张。

（3）预防：①插管前用石蜡油充分润滑肛管前端，以减少插管时的摩擦力。②根据患者的病情和灌肠的目的选择不同的灌肠液和量。③掌握灌肠溶液的温度（39～41℃），避免灌肠液过热过冷。

④对于非器质性便秘，加强饮食和排便习惯方面的健康教育，协助患者建立良好的饮食、排便习惯，增加液体摄入量、适当增加运动量，必要时使用一些缓泻药物等。⑤操作时尊重患者，用屏风或围帘遮挡，保护个人隐私。⑥协助患者床上翻身，使灌肠液和粪便充分混合、溶解。⑦提供适当的排便环境，采取舒适的排便姿势，以减轻患者的思想压力。

（4）处理：①灌肠前，用手指轻轻按摩肛门，缓解括约肌的紧张，指导患者张口深呼吸配合插管。②灌肠时将肛管自肛门插入 2 ～ 4cm 后缓慢打开灌肠夹，在灌肠液流入肠腔的同时将肛管轻轻插入直肠内一定深度（7 ～ 10cm），充分润滑肠壁和粪块，便于排出。③指导患者按照肠道解剖结构，行腹部环形按摩，增加腹内压，促进排便，或给予热敷，解除痉挛，增加肠蠕动。

6. 大便失禁

（1）发生原因：①患者紧张，造成排便反射控制障碍。②长时间留置肛管，如肛管排气，降低了肛门括约肌的反应，甚至导致肛门括约肌永久性松弛。③操作动作粗暴，损伤肛门括约肌或其周围的血管或神经。

（2）临床表现：肛门括约肌不受意识的控制而不由自主地排便。

（3）预防：①操作前，解释操作方法和目的，消除患者紧张不安的情绪，鼓励患者控制排便。②操作时尊重患者，用屏风或围帘遮挡，保护个人隐私。③灌肠液温度 39 ～ 41℃，不可过高或过低（高热患者灌肠降温除外）。④肛管排气时，可选用较细的吸痰管，一般不超过 20 分钟，必要时可隔 2 ～ 3 小时后重复插管排气，减少对肛门的刺激。⑤选用柔软、粗细适中的肛管或使用吸痰管灌肠，减少刺激。⑥灌肠前，用手指轻轻按摩肛门，缓解括约肌的紧张，指导患者深呼吸配合插管。⑦拔管时，动作轻柔，减少对肛门的刺激。⑧帮助患者重建控制排便的能力，鼓励患者尽量自己排便，逐步恢复其肛门括约肌的控制能力。⑨必要时遵医嘱使用镇静剂。

（4）处理：已发生大便失禁者，切忌嘲笑患者，保持床单位平整干燥，使用一次性尿垫。

【制度与依据】

1. 曹梅娟，王克芳 . 新编护理学基础 [M].4 版 . 北京：人民卫生出版社, 2022.

2. 吴惠平，罗伟香 . 护理技术操作并发症预防及处理 [M]. 北京：人民卫生出版社, 2014.

（王明华）

第二节 保留灌肠技术

【名词定义】

保留灌肠术 将药液灌入到直肠或结肠内，通过肠黏膜吸收达到治疗疾病的目的。

【适应证】

一般用于镇静、催眠及治疗肠道感染。

【禁忌证】

妊娠期女性，急腹症、消化道出血、严重心脏病等疾病患者不宜灌肠；直肠、结肠和肛门等手术后及大便失禁的患者不宜灌肠。

【目的】

1. 镇静、催眠。

2. 治疗肠道疾病。

【操作流程】

保留灌肠技术操作流程见表 1-5-2。

表 1-5-2　保留灌肠技术操作步骤与内容

操作步骤	内容
准备	洗手、戴口罩。
	衣帽整洁，符合要求，仪表大方，举止端庄，语言亲切，态度和蔼。
	同大量不保留灌肠，肠道疾病以晚间睡眠前进行为宜，此时活动减少，药液易于保留吸收。
排便排尿	以减轻腹压，清洁肠道，利于药物保留。排便后休息 30～60 分钟，再行灌肠。
体位	根据病情为患者安置不同的卧位，臀部抬高 10cm，慢性细菌性痢疾病变部位多在直肠或乙状结肠，取左侧卧位；阿米巴痢疾病变多在回盲部，取右侧卧位。抬高臀部可防止药液溢出，利于药物保留，提高疗效。
灌入液体	嘱患者深慢呼吸，按大量不保留灌肠同样手法轻轻插入肛管 15～20cm，注入药液和 5～10ml 温开水。为保留药液，减少刺激，应做到肛管细、插入深，注入药液速度慢、量少，液面距肛门不超过 30cm。
保留液体	药液注入完毕，拔出肛管，用卫生纸在肛门处轻轻按揉片刻，嘱患者卧床休息尽量忍耐，保留药液在 1 小时以上，使药液充分被吸收。
宣教	再次核对，询问患者感觉。
整理	协助患者卧位舒适，整理床单位，清理治疗用物，观察患者反应和治疗效果，洗手。做好记录。

【注意事项】

1.保留灌肠前嘱患者排便，肠道排空有利于药液吸收。了解灌肠目的和病变部位，以确定患者的卧位和插入肛管的深度。慢性细菌性痢疾病变部位多在直肠或乙状结肠，取左侧卧位。阿米巴痢疾病变多在回盲部，取右侧卧位，以提高疗效。

2.保留灌肠时，应选择稍细的肛管并且插入要深。液量不宜过多，压力要低，灌入速度宜慢，以减少刺激，使灌入的药液能保留较长时间，利于肠黏膜吸收。

3.进行肛门、直肠、结肠手术的患者及大便失禁的患者，不宜做保留灌肠。

【并发症及处理】

1.腹泻

（1）发生原因：①保留灌肠是将药物灌于肠道内，通过肠道黏膜直接吸收药物，达到治疗疾病的目的，患者因担心疾病预后不良而出现焦虑、恐惧等不良心理，精神高度紧张，插管时致使肠道痉挛。②灌肠后患者不能耐受灌肠液的药物性刺激，不能长时间保留。

（2）临床表现：患者自感疲乏无力，出现恶心、呕吐、腹痛、肠痉挛、大便次数增多且粪便稀薄或不成形甚至呈液体状。

（3）预防：①灌肠前全面评估患者的身心状况，判断有无禁忌证。②向患者解释保留灌肠的治疗目的、意义，使其配合，并解除其心理压力。③灌肠前，用手指轻轻按摩肛门，缓解括约肌的紧张，指导患者深呼吸配合插管。④保留灌肠前嘱患者排便，左侧卧位灌肠，以减轻腹压及清洁肠道，便于灌肠液的保留和吸收。⑤使用质地柔软、细长的肛管进行操作，需要时可使用吸痰管代替，减少对肠道的刺激。⑥药物及剂量遵医嘱准备，灌肠量不超过 200ml，温度约 38℃。⑦拔管时，动作轻柔，减少肛门的刺激。⑧保留灌肠以晚上睡眠前灌肠为宜，因为此时活动减少，药液易于保留吸收。

（4）处理：①已发生腹泻的患者，卧床休息，腹部予以保暖。②保持皮肤完整性，特别是婴幼儿、老人、身体衰弱者，每次便后用温水清洗肛周及臀部皮肤，并在肛周涂油膏保护局部皮肤。③不能自理的患者应协助排便。④腹泻严重者，遵医嘱给予止泻剂或静脉输液。

【制度与依据】

李小寒, 尚少梅. 基础护理学 [M].6 版. 北京 : 人民卫生出版社 , 2017.

（王明华）

第三节 导尿术

【名词定义】

1. 导尿术（urethral catheterization） 是指在严格无菌操作下，用导尿管经尿道插入膀胱引流尿液的方法。

2. 留置导尿管术（retention catheterization） 是在导尿后，将导尿管保留在膀胱内，引流尿液的方法。

【适应证】

1. 急慢性尿潴留或膀胱颈口梗阻的患者。

2. 难治性尿失禁（需要精确监测尿量）。

3. 患者不能控制排尿。

4. 需要长时间卧床的患者。

5. 外科手术时围手术期。

【禁忌证】

怀疑尿道外伤的患者，在行诊断性导尿时应谨慎操作，不宜反复尝试。

【目的】

1. 导尿术目的

（1）为尿潴留患者引流出尿液，减轻痛苦。

（2）协助临床诊断，如留取未受污染的尿标本作细菌培养；测量膀胱容量、压力及检查残余尿液；进行尿道或膀胱造影等。

（3）为膀胱肿瘤患者进行膀胱化疗。

2. 留置导尿术目的

（1）抢救危重、休克患者时正确记录每小时尿量、测量尿比重，以密切观察患者的病情变化。

（2）为盆腔手术排空膀胱，使膀胱持续保持空虚状态，避免术中误伤。

（3）某些泌尿系统疾病手术后留置导尿管，便于引流和冲洗，并减轻手术切口的张力，促进切口的愈合。

（4）为尿失禁或会阴部有伤口的患者引流尿液，保持会阴部的清洁干燥。

（5）为尿失禁患者行膀胱功能训练。

【操作流程】

1. 女性患者导尿术 操作流程见表 1-5-3。

表 1-5-3 女性患者导尿术操作步骤与内容

操作步骤	内容
准备	洗手，戴口罩。
	衣帽整洁，符合要求，仪表大方，举止端庄，语言亲切，态度和蔼。
	用物： 1. 治疗车上层：一次性导尿包、一次性治疗巾、管路标识、导管固定贴、快速手消毒剂。 2. 治疗车下层：医用废物收集袋、生活废物收集袋。

续表

操作步骤	内容
评估	评估患者病情、意识状态、合作程度。
	评估操作环境：环境清洁，温湿度适宜。
核对解释	携用物至床旁，核对患者及腕带信息（2个以上查对点），告知患者，取得合作。
体位	脱去患者对侧裤腿，盖在近侧腿上，对侧腿和上身用盖被盖好，协助患者取仰卧屈膝位，双腿略外展，臀下垫一次性治疗巾，暴露外阴。放弯盘于近会阴处，消毒双手。
戴手套	检查并打开无菌导尿包，取出上层的外阴消毒包，置于患者两腿之间，戴手套。
消毒	打开消毒棉球置于方盘内，一手持镊子夹消毒棉球进行消毒。 消毒顺序：由外向内，自上而下，依次初步消毒阴阜、大阴唇；接着以左手分开大阴唇，同样顺序消毒小阴唇和尿道口。消毒完毕，脱下手套置弯盘内，污物放至治疗车下层，合理处置治疗碗及弯盘和手套，进行手卫生。
连接导尿管	将无菌导尿包置于患者两腿之间逐层打开，戴无菌手套，铺洞巾，使洞巾和治疗巾内层形成一无菌区，按操作顺序整理用物，取出导尿管，检查气囊完整性，用润滑棉球润滑导尿管前端，根据需要将导尿管和集尿袋的引流管连接，取消毒液棉球放于弯盘内。
再次消毒	用左手拇指、示指分开并固定小阴唇，右手持镊子夹取消毒棉球，由内向外，自上而下，依次消毒尿道口、两侧小阴唇，最后在尿道口处加强消毒一次；污棉球、弯盘和消毒用的镊子放于床尾弯盘内。
插导尿管	操作中再次核对患者及腕带信息。左手继续固定小阴唇，右手将方盘置于洞巾口旁。嘱患者张口呼吸，用另一镊子夹持导尿管，对准尿道口轻轻插入尿道至尿液流出，见尿液后再插入5～7cm，松开左手，下移固定导尿管，将尿液引入集尿袋或弯盘内。
固定导尿管	左手固定尿管，右手向水囊内注入 10～15ml 0.9% 氯化钠注射液。
确定导尿管位置	向外轻拉导尿管至遇阻力，证实导尿管已固定于膀胱内。
撤用物	撤去洞巾，整理用物，脱手套。
妥善固定	用导管固定贴固定尿管，将引流袋妥善固定于床旁。
贴标识	观察尿管引流情况，贴管路标识，注明导尿管及引流袋留置日期、时间。
再次核对	再次核对患者及腕带信息（2个以上查对点）。
整理、宣教	洗手，整理用物；协助患者采舒适卧位，整理床单位；给予患者健康指导。

2. 男性患者导尿术　操作流程见表 1-5-4。

表 1-5-4　男性患者导尿术操作步骤与内容

操作步骤	内容
准备	洗手，戴口罩。
	衣帽整洁，符合要求，仪表大方，举止端庄，语言亲切，态度和蔼。
	用物： 1.治疗车上层：一次性导尿包、一次性治疗巾、管路标识、导管固定贴、快速手消毒剂、弯盘。 2.治疗车下层：医用废物收集袋、生活废物收集袋。
评估	评估患者病情、意识状态、合作程度。
	评估操作环境：环境清洁，温湿度适宜。
核对解释	携用物至床旁，核对患者及腕带信息（2个以上查对点），告知患者，取得合作。

续表

操作步骤	内容
体位	脱去患者对侧裤腿，盖在近侧腿上，对侧腿和上身用盖被盖好，协助患者取仰卧位，双腿略外展，臀下垫一次性治疗巾，暴露外阴。
戴手套	检查并打开无菌导尿包，取出上层的外阴消毒包，置于患者两腿之间，左手戴手套。
消毒	打开消毒棉球置于小方盘内，一手持镊子夹消毒棉球进行消毒。 消毒顺序：右手持镊子取消毒液棉球消毒阴阜、阴茎、阴囊。左手取无菌纱布裹住阴茎将包皮向后推，暴露尿道口，自尿道口外向后旋转擦拭尿道口、龟头及冠状沟。污棉球、纱布置弯盘内；合理处置弯盘和手套，进行手卫生。
连接导尿管	将无菌导尿包置于患者两腿之间逐层打开，戴无菌手套，铺洞巾，使洞巾和治疗巾内层形成一无菌区，按操作顺序整理用物，取出导尿管，用润滑棉球润滑导尿管前端，根据需要将导尿管和集尿袋的引流管连接，取消毒液棉球放于小方盘内。
再次消毒	左手用纱布裹住阴茎并提起，使之与腹壁呈60°，将包皮向后推暴露出尿道口，用消毒棉球如前法消毒尿道口及龟头、冠状沟；污棉球置弯盘内。
插导尿管	操作中再次核对患者信息，左手固定阴茎，右手将小方盘置于洞巾口旁，嘱患者张口呼吸，用另一镊子夹持导尿管前端，对准尿道口轻轻插入20～22cm，见尿液流出后，插至导尿管Y形处，将尿液引入集尿袋内。
固定导尿管	左手固定尿管，右手向水囊内注入10～15ml 0.9%氯化钠注射液。
确定导尿管位置	向外轻拉导尿管至遇阻力，证实导尿管已固定于膀胱内。
撤用物	撤去洞巾，整理用物，脱手套。
妥善固定	用导管固定贴固定尿管，将引流袋妥善固定于床旁。
贴标识	观察尿管引流情况，贴管路标识，注明导尿管及引流袋留置日期、时间。
再次核对	再次核对患者信息。
整理、宣教	洗手，整理用物；协助患者采舒适卧位，整理床单位；给予患者健康指导。

【注意事项】

1.严格无菌技术操作，防止感染，消毒时每个棉球只用一次。女性遵循自上而下、先对侧后近侧的原则进行消毒。消毒尿道口时注意停留片刻，使消毒液与尿道口黏膜接触，达到消毒目的。

2.尿潴留患者首次导尿不应超过1000ml。

3.动作要轻柔，选择合适导尿管，避免损伤尿道黏膜。

4.在操作过程中注意保护患者的隐私，并采取适当的保暖措施防止患者着凉。

5.老年女性尿道口回缩，插管时应仔细检查、辨认，避免误入阴道。如误入阴道应更换无菌导尿管，重新插入。

6.为避免损伤和导致泌尿系统的感染，必须掌握男性和女性尿道的解剖特点。

7.注意观察病情，及时与患者交流，关心体贴患者。

【并发症及处理】

1.尿路感染

（1）发生原因：①术者的无菌观念不强，无菌技术不合要求。②留置导尿管期间尿道外口消毒不彻底。③使用橡胶材料的、较硬的、劣质的、易老化的导尿管。④引流装置的密闭性欠佳。⑤尿道黏膜损伤。⑥导尿管留置时间过长。⑦机体免疫功能低下。⑧留置导尿管易逆行感染，且刺激尿道使黏膜分泌增多，且排出不畅，细菌容易繁殖。⑨导管和气囊的刺激，易引起膀胱痉挛发作，造成尿液从导管外排出，也是诱发尿路感染的重要因素。⑩尿袋位置过高导致尿液反流。

（2）临床表现：主要症状为尿频、尿急、尿痛。当感染累及上尿道可有寒战、发热，尿道口可有脓性分泌物。尿液检查可有红细胞、白细胞，细菌培养可呈阳性结果。

（3）预防及处理：①尽量避免留置导尿管，尿失禁者用吸水会阴垫、阴茎套式导尿管等。必须留置导尿管时，尽量缩短留置时间。若需长时间留置，可采取耻骨上经皮穿刺置入尿管导尿或行膀胱造瘘。②严格无菌操作，动作轻柔，避免损伤尿道黏膜。保持会阴部清洁。鼓励患者多饮水，无特殊禁忌时，每天饮水量在 1500～2000ml。③尽量采用硅胶和乳胶材料的导尿管。④采用封闭式导尿回路，引流装置最好是一次性导尿袋，引流装置低于膀胱位置，防止尿液的逆流。⑤在留置导尿管过程中、拔管时、拔管后进行细菌学检查，必要时局部或全身使用抗生素，但不可滥用抗生素。

2. 后尿道损伤

（1）发生原因：多发生于前列腺增生患者。

（2）临床表现：下腹部疼痛、血尿、排尿困难及尿潴留、导尿管堵塞等。

（3）预防及处理：①导尿管插入见尿后应再前送 5～7cm，注水后牵拉导尿管能外滑 2～3cm 比较安全。②一旦发生后尿道损伤，应尽早插入气囊导尿管，以便牵拉止血或作为支架防止尿道狭窄。后尿道损伤早期，局部充血、水肿尚不明显，在尿道黏膜麻醉及充分润滑下重新插管，一般都能顺利通过。

3. 尿潴留

（1）发生原因：①长期留置导尿管。②泌尿系感染时，尿路刺激症状严重者，可影响排尿致尿潴留。③如果气囊充盈不充分，导尿管易向外滑脱离开膀胱而不能引流尿液。④导尿管对尿道黏膜的压迫，可导致尿道充血、水肿、括约肌敏感性增加，进而发生痉挛，导尿管拔除后出现排尿困难甚至尿潴留。

（2）临床表现：患者有尿意，但无法排出。严重时，下腹疼痛难忍，膀胱明显充盈胀大。

（3）预防及处理：①长期留置导尿管者，根据患者的尿意和（或）膀胱充盈度决定导尿时间。②尽可能早地去除导尿管。③对留置导尿管患者应定时检查患者膀胱区有无膨胀情况。④去除导尿管后及时做尿分析及培养，对有菌尿或脓尿的患者使用致病菌敏感的抗生素，对尿路刺激症状明显者，可口服碳酸氢钠以碱化尿液。⑤如患者 2 周后仍有尿潴留，可选用氯贝胆碱（乌拉胆碱）、酚苄明、α_1 受体阻滞剂（如哌唑嗪）。⑥经上述措施患者尿潴留仍无法解决者，需导尿或重新留置导尿管。

4. 引流不畅

（1）发生原因：①导尿管引流腔堵塞。②导尿管在膀胱内"打结"。③导尿管折断。④气囊充盈过度，压迫刺激膀胱三角区，引起膀胱痉挛，造成尿液外溢。⑤引流袋位置过低，拉力过大，导尿管受牵拉变形，直接影响尿液流畅。

（2）临床表现：无尿液引出或尿液引出减少，导致不同程度尿潴留。

（3）预防及处理：①留置尿管期间应指导患者活动，无心、肾功能不全者，应鼓励其多饮水，成人饮水量每天 1500～2000ml。②长期留置导尿管者，按时更换导尿管。③导尿管堵塞，应立即更换导尿管。④引流袋放置不宜过低，导尿管不宜牵拉过紧，中间要有缓冲的余地。⑤导尿管在膀胱内"打结"，可在超声引导下细针刺破气囊，套结自动松解后拔出导尿管。亦可于尿道口处剪断导尿管，将残段插入膀胱，在膀胱镜下用 Wolf 硬异物钳松套结取出。⑥导尿管折断者，可经尿道镜用异物钳完整取出。⑦有膀胱痉挛者，给予口服普鲁本辛或颠茄合剂等解痉药物。

5. 血尿

（1）发生原因：①持续导尿使膀胱处于排空状态，增加了尿道顶端与膀胱内壁的接触。由于异物刺激，膀胱持续呈痉挛状态，造成缺血缺氧，形成应激溃疡。②使用留置导尿管时，如导尿管过紧，气囊内充液少，患者翻身时导尿管过度牵拉，气囊变形嵌顿于尿道内，可造成尿道撕裂。③长期留置导尿管造成逆行感染，也是血尿的原因之一。

（2）临床表现：尿道疼痛，尿液外观为洗肉水样、血样或有血凝块从尿道流出或滴出。尿液显微镜检查红细胞数每高倍镜视野多于5个。

（3）预防及处理：①长期留置导尿管的患者，应采取间断导尿的方法，以减少导尿管对膀胱的刺激。②气囊内注入液体要适量，以10～15ml为宜，防止牵拉变形进入尿道。③引流管应留出足以翻身的长度，防止患者翻身时过于牵拉导尿管。④按要求更换导尿管和集尿袋，并行膀胱冲洗和使用抗生素，以预防泌尿系感染。

6. 梗阻解除后利尿

（1）发生原因：导尿后梗阻解除，大量的尿液丢失，可使血容量减少，引起电解质代谢紊乱。

（2）临床表现：偶发生于慢性尿潴留肾功能不全的患者，尿量明显增加，严重者可致低血压、昏迷，甚至死亡。

（3）预防及处理：导尿后应严密观察尿量及生命体征，根据尿量，适当补充水、电解质，以免发生低钠、低钾血症及血容量不足。但不宜按出入量对等补充，以免延长利尿时间。

【知识拓展】

1. 导尿管的种类

（1）单腔导尿管：导尿管只有一个引流腔，无气囊，一般用于间歇性导尿、膀胱尿标本的留取、膀胱内药物灌注、尿流动力学等检查、耻骨上膀胱造瘘。

（2）双腔导尿管：一个引流腔用于引流尿液，另一个引流腔用于气囊注水。

（3）三腔导尿管：三腔导尿管有3个引流腔，一个引流腔用于气囊注水，另两个引流腔引流尿液。三腔导尿管通常用于膀胱冲洗，见于泌尿外科手术后膀胱或前列腺出血而需要膀胱冲洗的患者。

2. 导尿管的材质

（1）乳胶材料导尿管：由天然橡胶制成的乳胶是一种柔韧性材料，是制作导尿管的常用材料，但它有易引起不适和快速结痂等缺点，局限于短期留置。

（2）硅胶材料导尿管：硅胶导尿管（100%硅胶）或硅胶涂层对组织刺激小，舒适性好，不易过敏，而且相同型号的硅胶尿管内径更大，具有明显降低结痂的倾向。适合于长期使用，应用于预期留置导尿管超过2周的患者。有研究显示，硅胶尿管在使用3～4周后会出现硬化现象。因此，建议硅胶尿管每4周更换1次，既减少医疗资源的浪费和护理工作量，又可降低因频繁操作或间隔时间较长增加泌尿系感染的风险。具体导尿管留置时间以说明书为准。

3. 留置导尿管的日常护理

（1）向患者及其家属解释留置导尿管的目的和护理的方法，使其认识到预防泌尿系统感染的重要性。

（2）每位患者应制订个人护理方案，以减少阻塞和结痂问题。应评估每例置管患者导管通畅情况。

（3）清洁尿道口周围区域和导尿管表面：每天洗澡或使用清水或0.9%氯化钠注射液清洁，清洁后可采用长效抗菌材料（洁悠神）喷洒尿道口周围皮肤、黏膜，导尿管体外段自尿道口往下6cm范围及导尿装置各个接口处，每日2次。

（4）鼓励患者多饮水以达到内冲洗的目的，并协助其更换卧位。发现尿液浑浊、沉淀、有结晶时应查找原因，对症处理，每周做尿常规检查一次。

（5）患者离床活动时，导尿管及集尿袋应妥善安置。搬运时夹闭引流管，防止尿液逆流。注意要及时开放引流管，以保持引流通畅。

（6）患者沐浴或擦身时应当注意对导尿管的保护，不应把导尿管浸入水中。

（7）若导尿管不慎脱出或导尿装置的无菌性和密闭性被破坏时，应立即更换导尿管。

（8）保持导尿管及集尿袋低于膀胱水平面。

（9）导尿管与集尿袋引流管接口无须使用复杂装置或者使用胶带。

（10）每天评估留置导尿的必要性，无继续留置指征时尽早拔除导尿管，尽可能缩短留置导尿时间。

（11）尿液引流不畅时，检查管道是否扭曲或打折，及时进行纠正。

4. 会阴护理　留置导尿期间每日使用清水或 0.9% 氯化钠注射液清洁尿道口及周围皮肤。

5. 会阴冲洗相关知识

（1）用物：医用 20cm 棉签、会阴冲洗器或量杯（内盛适量温开水：温度与体温相近不超过 40℃ 为宜）、水温计、一次性中单、一次性手套。

（2）冲洗顺序：对侧大腿内上 1/3—近侧大腿内上 1/3—"Z"字形冲洗阴阜—对侧大阴唇、小阴唇—近侧大阴唇、小阴唇—尿道口—阴道口—肛周—冲洗导尿管（依次冲洗尿管对侧—上侧—近侧—下侧）。冲洗中注意由外向内、由上至下。每冲洗一个部位更换一个棉签，直至冲洗干净。

【制度与依据】

1. 曹梅娟，王克芳. 新编护理学基础 [M].4 版 . 北京：人民卫生出版社，2022.

2. 吴惠平，罗伟香. 护理技术操作并发症预防及处理 [M]. 北京：人民卫生出版社，2014.

3. 李小寒，尚少梅. 基础护理学 [M]. 7 版 . 北京：人民卫生出版社，2022.

4. 黄健，张旭. 中国泌尿外科和男科疾病诊断治疗指南（2022 版）[M]. 北京：科学出版社，2022.

（章渝昕）

第四节　膀胱冲洗技术

【名词定义】

膀胱冲洗（bladder irrigation）　利用三通的导尿管，将无菌溶液灌入到膀胱内，再利用虹吸的原理将灌入的液体引流出来的方法。

【目的】

1. 对留置导尿的患者，保持尿液引流通畅。

2. 清洁膀胱。清除膀胱内的血凝块、黏液及细菌等，预防感染。

3. 治疗某些膀胱疾病，如膀胱炎，膀胱肿瘤。

【操作流程】

膀胱冲洗技术操作流程见表 1-5-5。

表 1-5-5　膀胱冲洗技术操作步骤与内容

操作步骤	内容
准备	洗手、戴口罩。
	衣帽整洁，符合要求，仪表大方，举止端庄，语言亲切，态度和蔼。
	用物：消毒液、棉棒。0.9% 氯化钠注射液 500～1000ml（或其他冲洗液）、冲洗装置 1 套（输液器、引流袋）或其他代用品、手套、弯盘、一次性尿垫、输液架，必要时备屏风。
评估	评估患者病情、意识状态、合作程度。
	操作环境：环境清洁、温湿度适宜，注意保暖。
核对解释	核对患者信息，解释有关膀胱冲洗的目的、方法、注意事项和配合要点。
检查留置导尿管	评估患者的病情、意识状态、膀胱充盈度、合作程度、尿液的性状，有无尿频、尿急、尿痛、膀胱憋尿感，是否能够排尽尿液及尿道通畅情况。
体位	松开床尾盖被，协助患者取合适卧位，暴露导尿管，注意保暖及保护患者隐私，必要时遮挡屏风。

操作步骤	内容
准备膀胱冲洗液	将膀胱冲洗溶液常规消毒后悬挂于输液架上，距床面60cm。
消毒连接	连接输液器与膀胱冲洗液，排气后关闭输液器。消毒导尿管口，将输液器针头与导尿管消毒处连接，用输液贴固定针头。
调节输液器	戴手套，垫尿垫于针头与导尿管连接处。
	夹闭尿袋，打开输液器，根据医嘱调节冲洗速度。一般60～80滴/分。夹闭输液器，打开尿袋，排出冲洗液，如此按需要反复冲洗，每次200～300ml。如果加入药液，须在膀胱内保留30分钟后再引流出体外。
观察	在持续冲洗过程中，与患者沟通，经常询问患者感受，观察患者反应及引流液性状，膀胱有无憋胀感，引流管的通畅情况；若患者感觉不适，应减慢冲洗速度及量，必要时停止冲洗。
冲洗结束	撤去输液器，妥善固定尿袋。保持尿袋高度低于耻骨联合水平，防止逆行感染。
	取出尿垫，脱手套。
宣教	再次核对，询问患者有无不适；告知注意事项。
整理	整理床单位，协助患者卧位舒适，洗手。

【注意事项】

1. 冲洗时，冲洗液瓶内液面距床面约60cm，以便产生一定的压力，利于液体流入，冲洗速度根据流出液的颜色进行调节，一般为60～80滴/分；如果滴入药液，须在膀胱内保留30分钟后再引流出体外，或者根据需要延长保留时间。

2. 冲洗时嘱患者深呼吸，尽量放松，以减少疼痛。若患者感觉不适，应当减缓冲洗速度，必要时停止冲洗，密切观察，若患者感到剧痛或者引流液中有鲜血时，应当停止冲洗，通知医师处理。

3. 寒冷气候，冲洗液应加温至38～40℃左右，以防冷水刺激膀胱，引起膀胱痉挛。

4. 冲洗过程中注意观察引流管是否通畅。

5. 避免用力回抽造成黏膜损伤。若引流的液体量少于灌入的液体量，应考虑是否有血块或脓液阻塞，可增加冲洗次数或更换导尿管。

【并发症及处理】

1. 感染

（1）发生原因：①导尿破坏了泌尿系统局部的防御机制，尿道分泌物无法排出，细菌在局部繁殖，引起逆行感染。②膀胱冲洗破坏了引流系统的密闭状态，增加了逆行感染的机会。③未严格遵守无菌操作原则。④引流管的位置过高，致使逆行感染。⑤冲洗液被细菌污染。

（2）临床表现：排尿时尿道烧灼感，常有尿急、尿频、尿痛、排尿不畅、下腹部不适等膀胱刺激症状，急迫性尿失禁，膀胱区压痛。尿常规检查可见脓尿、血尿。尿培养细菌阳性。

（3）预防及处理：①安抚患者，加强心理护理。②留置导尿管的时间尽可能缩短，尽可能不进行膀胱冲洗。③如有必要，膀胱冲洗前进行尿道口护理。④密切观察冲洗情况，使冲洗管的位置低于患者膀胱位置。⑤检查冲洗液质量及是否在有效期内。⑥必要时局部或全身使用抗生素。

2. 血尿

（1）发生原因：①导尿管损伤尿道。②冲洗液灌入过多并停留时间过长后放出，导致膀胱内突然减压使黏膜急剧充血而引起。③继发于膀胱炎。

（2）临床表现：尿外观呈洗肉水状，甚至有血凝块，尿常规每高倍镜视野红细胞多于5个。

（3）预防及处理：①预防及处理同导尿术并发症。②每次灌注的冲洗液以200～300ml为宜。

3. 膀胱刺激症状

（1）发生原因：①泌尿系感染。②冲洗液温度过低。

（2）临床表现：患者出现尿频、尿急、尿痛等症状。

（3）预防及处理：①如由感染引起，给予适当的抗感染治疗。②碱化尿液对缓解症状有一定作用。③遇寒冷气候，冲洗液应加温至38～40℃，以防刺激膀胱。

4. 膀胱痉挛

（1）发生原因：①膀胱内的异物（如血凝块）阻塞导尿管，使其引流不畅，导致膀胱压力过高。②膀胱手术后进行冲洗时速度过快（或温度过低），可能刺激手术伤口引起膀胱痉挛。③手术创伤。④引流管的刺激。⑤前列腺增生患者，手术切除后易出现逼尿肌无抑制性收缩。⑥患者的精神因素。

（2）临床表现：膀胱区或尿道阵发性痉挛性疼痛，肛门坠胀感，尿意强烈，导尿管旁有尿液涌出，患者焦躁不安。

（3）预防及处理：①做好心理护理，缓解患者的紧张情绪。术前对患者进行疾病的详细讲解，使其对疾病有充分的认识，同时保持良好的心态。术后引导患者转移注意力，以减轻其紧张情绪。②在病情允许的情况下尽早停止膀胱冲洗，使患者减轻痛苦。③冲洗时密切观察，保持管道的通畅，注意冲洗液的温度（以38～40℃为宜）和速度（每分钟60～80滴为宜），以防对膀胱造成刺激而引起痉挛。④必要时给予镇静药、止痛药以减轻患者的痛苦。⑤操作动作要轻柔，以减少对患者的刺激。⑥酌情减少导尿管气囊内的气体（或液体），以减轻对膀胱三角区的刺激。⑦教会患者应对膀胱痉挛的方法，如深呼吸法、屏气呼吸。⑧术前选用光滑、组织相容性强、型号合适的硅胶导尿管。

5. 膀胱麻痹

（1）发生原因：某些冲洗液如呋喃西林冲洗液被吸收后，可干扰神经组织的糖代谢，引起周围神经炎，导致膀胱麻痹。

（2）临床表现：既往无排尿困难，拔除导尿管后意识清醒的患者不能自行排尿，出现明显的尿潴留症状和体征，并能排除尿路梗阻。

（3）预防和处理：①重新导尿，必要时留置导尿管。②停用某些膀胱冲洗液，如呋喃西林冲洗液，改用温0.9%氯化钠注射液冲洗膀胱。③局部热敷、针灸等治疗。

【制度与依据】

1. 李小寒，尚少梅. 基础护理学 [M].7版.北京：人民卫生出版社，2022.

2. 李乐之，路潜. 外科护理学 [M].6版.北京：人民卫生出版社，2017.

3. 吴惠平，罗伟香. 护理技术操作并发症预防及处理 [M].北京：人民卫生出版社，2014.

（常小妮）

第六章　生命体征监测与床旁快速检测技术

第一节　生命体征监测技术

【名词定义】

1. 体温（body temperature，T）　也称体核温度，指身体内部胸腔、腹腔和中枢神经的温度，具有相对稳定且较皮肤温度高的特点。

2. 脉搏（pulse，P）　在每个心动周期中，由于心脏的收缩和舒张，动脉内的压力和容积也发生周期性的变化，导致动脉管壁产生有节律的搏动，称为动脉脉搏。

3. 呼吸（respiration，R）　机体在新陈代谢过程中，需要不断地从外界环境中摄取氧气，并把自身产生的二氧化碳排出体外，机体与环境之间所进行的气体交换过程。

4. 血压（blood pressure，BP）　是血管内流动着的血液对单位面积血管壁的侧压力。

【禁忌证】

1. 婴幼儿、昏迷、精神异常、口腔疾患、口鼻手术、张口呼吸患者不宜测口温。

2. 直肠或肛门手术、腹泻患者禁忌测量肛温，心肌梗死病人不宜测肛温。

3. 腋下有创伤、手术或炎症，腋下出汗较多，肩关节受伤或消瘦夹不紧体温计者不宜测腋温。

【目的】

1. 动态检查体温、脉搏、血压、呼吸有无异常。

2. 动态监测体温、脉搏、血压、呼吸变化，分析热型、间接了解心脏状况、循环系统呼吸的功能状况及伴随症状。

3. 协助诊断，为预防、治疗、康复和护理提供依据。

【操作流程】

1. 一般生命体征测量技术　操作流程见表1-6-1。

表1-6-1　一般生命体征测量技术操作步骤与内容

操作步骤	内容
操作前准备	洗手，戴口罩。
	衣帽整洁，符合要求，仪表大方，举止端庄，语言亲切，态度和蔼。
	用物： 1. 治疗车上层：体温计盒（内盛体温计）、记录单、笔、带秒针的表、水银血压计、听诊器、弯盘、纱布一块、快速手消毒剂。 2. 治疗车下层：医用废物收集袋、生活废物收集袋、利器盒。
	患者：根据病情取合适体位。
操作过程	检查体温计数目齐全、无破损。
	甩体温计水银柱至35℃以下备用。
	检查血压计盛装水银玻璃管无破损。

操作步骤	内容	
	打开水银槽开关，观察水银柱是否保持在刻度"0"处。	
	检查橡胶管和加压气球无漏气。	
	携用物至床旁，查对患者及腕带信息（2个以上查对点），告知患者，取得合作。	
	根据病情选择测量部位。	
测量体温	解开衣服，用纱布擦干腋下。	
	将体温计的水银端置于腋窝正中，紧贴皮肤。	
	协助患者屈臂过胸，夹紧体温计。	
	10分钟后取出。	
测量脉搏	嘱患者安静休息片刻。	
	取卧位或坐位，手腕伸展，手臂放舒适位置。检查者的示指、中指、无名指的指端轻触患者桡动脉搏动处或其他浅表大动脉处。	
	计数半分钟。	
	将所测的脉搏数 ×2，默记。	
测量呼吸	护士测完脉搏后，将手仍放在患者的手腕上，以转移患者的注意力。	
	注意观察患者胸部或腹部的起伏，一起一伏为一次。	
	默数30秒，乘以2，记录呼吸次数（同时记录脉搏次数）	
测量血压	测前患者应排空膀胱，静坐休息5～10分钟。	
	协助患者取舒适体位。	
	卷起衣袖充分露出一侧上臂，以不影响动脉血流为准，必要时脱袖。	
	伸直肘部，手掌平放向上。	
	放平稳血压计，驱尽袖带内空气。	
	血压计"0"点应和肱动脉、心脏处于同一水平。	
	坐位时，肱动脉平第4肋。	
	卧位时，肱动脉平腋中线。	
	袖带下缘应距肘窝上2～3cm。	
	袖带平整无皱。	
	将袖袋缠于上臂中部，松紧以能放入1～2指为宜。	
	打开水银槽开关。	
	将袖袋与压力表接通。	
	戴好听诊器。	
	于肘窝内侧摸到肱动脉搏动最明显处。	
	将听诊器胸件紧贴肘窝肱动脉搏动最明显处，轻轻加压。	

续表

操作步骤		内容
	测量血压	一手固定听诊器胸件。另一手关气门，用手握加压气球均匀充气（用力不可过猛）。
		至肱动脉搏动消失，然后再稍充气，使汞柱再上升 20 ～ 30mmHg。
		然后逐渐松动气门，使之缓缓放气，使汞柱缓慢下降，放气速度以每秒下降 4mmHg 为宜。
		视线与水银柱弯月面同一水平，观察水银柱所指刻度，当听诊器听到第一声搏动音时水银柱所指刻度为收缩压读数，当搏动音突然变弱或消失时为舒张压读数。
		松开气门上螺旋帽，解开袖带。
		将袖带自末端卷好。
		测量完毕将袖带与血压计分离，排尽袖带内空气。
		妥善整理后，将袖带放入血压计盒内固定位置。
		将血压计向右倾斜，使玻璃管内的水银全部流入水银槽中。
		关闭水银槽开关。
		关闭血压计盒并放回原处。
		协助患者穿好衣服。
		将测量结果记在记录单上。
		记录方式采用分数式，收缩压写在分子部位，舒张压写在分母部位。
	看表到 10 分钟。	
	取出体温计。	
	看明度数并记录。	
	再次核对患者及腕带信息（2 个以上查对点）	
	整理床单位，根据病情协助患者取合适体位。	
	在记录单上记录并报告体温、脉搏、呼吸、血压的测量结果。	
操作后处理	用物：依据《消毒技术规范》和《医疗废物管理条例》做相应处理，洗手。	
	记录	在记录单上记录测量时间、测量结果，签全名。
		如系危重患者，在危重护理记录单上按要求记录。

2. 电子化测量生命体征测量技术　除体温及血压有所区别，其余同上。操作流程见表 1-6-2。

表 1-6-2　电子化测量体温及血压的操作步骤与内容

操作步骤	内容
测量体温	检查体温枪在"体内模式"，将体温枪对准病人前额头正中央——眉心上方 1 ～ 5cm 并保持垂直，距离参照体温枪的使用说明，按压按钮一秒左右即出结果。与患者沟通，缓解紧张情绪。

续表

操作步骤	内容
测量血压	测前患者应排空膀胱，静坐休息 5～10 分钟。
	协助患者取舒适体位。
	协助患者暴露近侧手臂，伸直肘部，手掌向上、手臂外展，保持电子血压计、肱动脉与心脏同一水平。
	放平电子血压计，平整地将袖带缠于上臂中部，并保证箭头标志正好位于动脉上，下缘距肘窝 2～3cm，松紧以容 1～2 指为宜。
	打开电子血压计开关，按下"开始"键，等待自动充气放气，询问患者感觉。
	测量毕，排尽袖带空气，按下"停止"开关，关闭血压计，整理。
	协助患者穿好衣服。
	将测量结果记在记录单上。
	记录方式采用分数式，收缩压写在分子部位，舒张压写在分母部位。

【注意事项】

1. 体温

（1）根据患者病情选择合适的体温测量方式（腋下、口腔、直肠）。测温前后应清点体温计数目，并检查有无破损，水银是否在 35℃以下。测温时，必须保证水银端或测温探头与测温部位紧贴，并持续至测温结束。消毒液的温度要在 40℃以下，以免体温计爆裂。

（2）腋下有创伤、手术、炎症，腋下出汗较多，肩关节受伤或消瘦夹不紧体温计者禁忌腋温测量。

（3）婴幼儿、昏迷、精神异常、口腔疾患、口鼻手术、张口呼吸者禁忌口温测量，刚进食或面颊部冷敷后应间隔 30 分钟后方可测量。

（4）腹泻、直肠或肛门手术者禁忌肛温测量，心肌梗死患者不宜测肛温，坐浴或灌肠者需待 30 分钟后才可测直肠温度。

（5）为婴幼儿、昏迷患者测温时应设专人守护。

（6）发现体温和病情不相符时应在床边监测，必要时做肛温和口温对照复测。

（7）若患者不慎咬破体温计，应立即清除玻璃碎屑以免损伤口腔黏膜，立即口服大量蛋清或牛奶以保护消化道黏膜并延缓汞的吸收，病情允许者也可口服膳食纤维丰富的食物促进汞的排泄。

（8）使用额温枪前的注意事项：

①操作环境为温度（16～35℃），相对湿度（20%～80%），不要置于极端温度（低于 −20℃或高于 50℃）或过湿环境（相对湿度 >85%）中。

②测量人体温度将模式调至"体内模式"，温度范围为 32～42.5℃（"体表模式"为测量物体或环境温度，测量范围是：0～60℃）。

③不要将本产品靠近高压和强磁场，以免被电击；不能在室外或阳光强烈的地方使用。

④不能在空调出风口或风扇下等气流较大场所测量。

⑤冬季在室外使用红外线额温计时，一是要防止测温设备长时间露在外，一般不超过 3 分钟，可采用保温措施确保测温设备处于使用环境温度范围内；二是不测额头位置的温度，可测量腕部动脉或颈部动脉处的温度。

2. 脉搏

（1）不可用拇指诊脉，因拇指小动脉的搏动较强，易于与病人的脉搏相混淆。

（2）异常脉搏应测量 1 分钟；脉搏细弱难以触诊时，应测心尖搏动 1 分钟。

3. 呼吸

（1）呼吸受意识控制，因此测量呼吸前不必解释，在测量过程中不使患者察觉，以免紧张，影响测量的准确性。

（2）危重患者呼吸微弱，可用少许棉花置于患者鼻孔前，观察棉花被吹动的次数，计时应 1 分钟。

4. 血压

（1）定期检测、校对血压计。测量前检查血压计、听诊器。

（2）对需持续观察血压者，应做到"四定"，即定时间、定部位、定体位、定血压计。

（3）发现血压听不清或异常，应重测。重测时，待水银柱降至"0"，稍等片刻后再量。必要时，做双侧对照。

（4）注意测压装置（血压计、听诊器）、测量者、受检者、测量环境等因素引起血压测量的误差，以保证测量血压的准确性。

（5）测量要求：①建议初次测量左右上臂血压，以血压高的一侧作为血压测量的上肢。②当左右上臂血压（收缩压）差值＞20mmHg 时，建议进行四肢血压测量。

（6）儿童、妊娠妇女、严重贫血、甲亢、主动脉瓣关闭不全者，舒张压的第 V 时相柯氏音无法判断时，取柯氏音第 IV 时相（变音）为舒张压读数。

（7）老年人、糖尿病患者及出现体位性低血压情况者，应该加测站立位血压。站立位血压在卧位改为站立位后 1 分钟和 3 分钟时测量。

（8）心房颤动患者测量血压时，往往有较长时间的柯氏音听诊间隙，需要多次测量取均值。

（9）有条件者应进行诊室外血压测量，用于诊断白大衣高血压及隐蔽性高血压，评估降压治疗的疗效，辅助难治性高血压的诊治。

【制度与依据】

1. 李小寒，尚少梅 . 基础护理学 [M].6 版。北京：人民卫生出版社，2017.

2. 中国血压测量工作组 . 中国血压测量指南 [J]. 中华高血压杂志，2011，19（12）：1101–1114.

3. 杨红艳，张翔宇 . 人体体温筛查设备使用指南 [J]. 计量与测试技术，2020，47（2）：101-107.

4. 中华医学会心血管病学分会高血压学组，中华心血管病杂志编辑委员会 . 成人四肢血压测量的中国专家共识 [J]. 中华心血管病杂志，2021,49（10）：968–971.

（魏　岩）

第二节　心电监护使用技术

【名词定义】

心电监测（Electrocardiographic Monitoring）　急危重症常用的监测之一，是用心电监护仪表现心电活动——模拟心电图。

血压监测（Blood pressure monitoring）　血压是血液在血管内流动时对单位面积血管壁的侧压力，血压监测是最基本最常见的监测项目之一。

氧饱和度监测（Oxygen saturation monitoring）　是一种将感受器与患者的毛细血管搏动部位接触，直接测得血氧饱和度的方法，是临床上监测氧合功能的重要方法。

【适应证】

需要进行持续不间断地监测心搏的频率、节律与体温、呼吸、血压、脉搏及经皮血氧饱和度等患者。

【目的】

监测患者心率、心律、呼吸、血压、血氧饱和度的变化。

【操作流程】

心电监护使用技术操作流程见表1-6-3。

表1-6-3　心电监护使用技术操作步骤与内容

操作步骤	内容
准备	洗手，戴口罩。
	衣帽整洁，符合要求，仪表大方，举止端庄，语言亲切，态度和蔼。
	用物：心电监护仪（包括导联线、电源线）；电极贴片、治疗卡、弯盘、纱布；治疗车；必要时备电源插座。
评估	1.患者病情、意识状态、合作程度，患者皮肤状况。 2.患者周围环境、光照情况及有无电磁波干扰。 3.检查仪器性能是否完好。
核对解释	携用物至床旁，查对患者及腕带信息（2个以上查对点），向患者解释说明监测的目的及方法，取得合作。协助患者取舒适的体位。
评估	围帘遮挡，根据情况关闭门窗，评估双上肢肢体活动度及末梢循环，检查指甲有无损伤、增厚及涂抹深色指甲油。暴露胸部，评估胸部皮肤，必要时清水清洁皮肤脱脂。
开机	妥善放置监护仪，接好电源线，开机待用。
连接	连接监护导联线，先将电极片与导联线连接。
监测	再次核对患者，按照监测标示要求将电极片贴于患者胸部正确部位。 3导联：RA：右锁骨下，靠近右肩；LA：左锁骨下，靠近左肩；LL：左下腹； 5导联：RA：右锁骨下，靠近右肩；LA：左锁骨下，靠近左肩；RL：右下腹部；LL：左下腹部；V：胸壁上。
	需监护血氧饱和度时，将传感器指夹夹于患者循环良好的指（趾）端，指示灯亮的一面对着指甲（必要时也可置于耳廓处）。
	需监护血压时，将袖带按标识缠于一侧上臂，并保证记号 φ 正好位于动脉搏动最强处，下缘距肘窝2～3cm，松紧1～2指为宜，盖好棉被。测量即时血压。
调节	根据患者病情情况，选择适当的导联，选择正确模式，调节各项参数，设置合适振幅及报警界限，确保报警音为开启状态，保证监测波形清晰无干扰，调整报警上下限；必要时设置血压自动测量时间。读数告知患者或家属。
核对	再次核对患者，告知患者注意事项。
记录与监测	整理床单位，洗手记录，根据病情协助患者取舒适体位，告知注意事项，进行健康指导。
	仪器清洁擦拭，充电备用。

【注意事项】

1.电磁场会影响监护仪的性能，移动电话、X射线或MRI设备都是可能的干扰源，使用过程中应注意。

2.进行血压测量时，患者要暂停活动，并保持手臂及心脏在同一高度。

3.偏瘫患者选择健侧上臂测量。

4.放置电极片时，应避开伤口、瘢痕、中心静脉插管、起搏器及电除颤时电极板的位置部位。

5. 密切观察心电图波形，及时处理干扰和电极脱落；带有起搏器的患者要区别正常心律与起搏心律。

6. 正确设定报警界限，不能关闭报警声音。

7. 定期观察患者粘贴电极片处的皮肤，定时更换电极片和电极片位置。

8. 对躁动患者，应当固定好电极和导线，避免电极脱落以及导线打折缠绕。

9. 心电监护不具有诊断意义，如需要更详细了解心电图变化，应做常规导联心电图。

10. 监测血氧饱和度时下列情况可以影响监测结果：患者发生休克、体温过低、低血压或使用血管活性药物及贫血、偏瘫、指（趾）甲过长等。同侧手臂测量血压、周围环境光照太强、电磁干扰及涂抹指甲油等也可以影响监测结果。

11. 对患者进行持续长时间监控时，应每 2 小时检查一次脉搏血氧探头贴附的位置，并在皮肤发生变化时或每 4 小时进行适当的移动。某些患者可能需要更频繁的检查，如新生儿、具有灌注障碍或皮肤敏感者。

【并发症及处理】

1. 皮肤发红、皮损

处理措施：

（1）保持皮肤清洁，贴之前清洁皮肤，至少每两天更换一次电极片，每次更换不同部位。

（2）皮肤破损轻微者注意观察，每天给予生理盐水清洗，保持干洁。

（3）皮肤破损严重者给予生理盐水清洗后，遵医嘱处理。每班交接，观察皮肤情况。

2. 指端皮损、缺血缺氧坏死

处理措施：

（1）根据患者具体状况及时检查患者监测处皮肤变化，皮肤发生变化时及时更换不同指端。

（2）皮损轻微者加强观察指端血运情况。

（3）皮损严重或指端坏死者及时报告医生协助处理。

3. 肢体肿胀、回流不畅

处理措施：

（1）每小时观察血运袖带松紧情况，根据病情调节测血压时间，每 2 ～ 4 小时更换测压部位。

（2）抬高肿胀肢体，观察血运情况。

4. 出血、堵塞血管造瘘

处理措施：

（1）桡动脉穿刺侧肢体 3 天内禁止测血压。

（2）有血管造瘘肢体不能监测血压。

（3）出血、堵塞血管造瘘时，应立即停止测血压，观察出血或血管造瘘情况，报告医生，协助处理。

【拓展知识】

1. 目前我院使用的心电监护导联线主要有 3 导联和 5 导联两种。3 导联心电监护可以获得Ⅰ、Ⅱ、Ⅲ导联心电图，以美国标准为例，电极安放位置如图 1-6-1 所示。5 导联心电监护可以获得Ⅰ、Ⅱ、Ⅲ、aVR、aVF、aVL、V 导联心电图。以美国标准为例，5 导联的电极安放位置如图 1-6-2 所示。

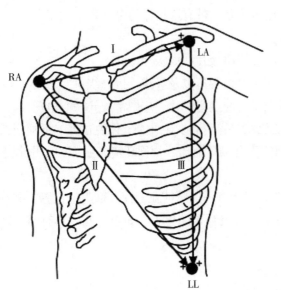

RA：安放在锁骨下，靠近右肩

LA：安放在锁骨下，靠近左肩

LL：安放在左下腹

图 1-6-1　3 导联心电监护电极安放位置

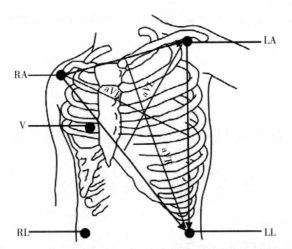

RA 电极：安放在锁骨下，靠近右肩
LA 电极：安放在锁骨下，靠近左肩
RL 电极：安放在右下腹
LL 电极：安放在左下腹
V 电极：安放在胸壁上

图 1-6-2　5 导联心电监护电极安放位置

2. 护理人员在安放电极片时，应尽量选择胸腹部平坦、肌肉少的部位，清除体毛，采用肥皂水或清水清洁皮肤，用毛巾或者纱布擦干后进行安放，同时避开骨骼隆突处、破损炎症处；及时更换电极片，推荐至少每 48 小时进行更换。如患者为敏感肌肤，且需连续监护 24 小时以上，则应每天更换电极片及粘贴位置，同时使用温水对粘贴部位皮肤进行清洁，保持干燥。电极片是一次性使用的附件，用后作为医疗废物妥善处理。

3. 贴电极片时，先把导线与电极扣相连接，再把电极片贴在患者身上。如先把电极片贴在患者身上，再接上导线时会按压患者胸壁，导致患者疼痛或不适。

4. 安装起搏器的患者，贴电极片时应避开起搏器部位；有心律失常风险患者避开除颤部位。

5. 监护导线由颈部或胸前引出，勿压在腋下，以免牵拉导线，导致接触不良或导线脱落。

6. 监护仪使用过程中，周围应留出 5 cm 的空间保证空气流通，达到散热效果。

7. 监护仪相关知识

（1）监护仪上的各种监护模式：

【监护】在正常测量情形下使用。

【诊断】在要求有诊断质量时使用。此时，显示的是未经滤波的 ECG 波形，可以看到波形中的变化，如 R 波的陷波、ST 段离散的抬高或压低等。

【手术】在信号受到高频或低频干扰时使用。高频干扰通常会引起高幅度的尖脉冲，导致 ECG 信号看起来不规则。低频干扰通常会导致基线漂移或变粗。在手术室中，选择【手术】方式可以减小伪差和来自电外科设备的干扰。在正常测量情形下，选择该方式可能会抑止 QRS 波群，使 ECG 分析受到干扰。

【ST】在进行 ST 段分析时使用。

建议在干扰较小时，尽量采用【诊断】方式对患者进行监护。

8. 不同患者生理监测参数警报阈值设置，见表 1-6-4。

表 1-6-4 不同患者生理监测参数警报阈值设置

监测参数	设置
心率	1. 正常心率（60～100 次/分）患者，若无特殊情况，上限 100 次/分，下限 60 次/分。 2. 异常心率：根据患者的具体情况设置。 （1）心动过速：上限上浮 5%～10%，最高不超过 150 次/分；下限下浮 10%～20%，或遵医嘱设置警报阈值。 （2）心动过缓：上限上浮 15%～20%，下限根据血流动力学情况，可调至 45～50 次/分，或遵医嘱设置警报阈值。 （3）有心脏起搏器：上限上浮 10%～20%，或遵医嘱设置警报阈值；下限设置起搏器下限的频率。（2D）
血压	1. 正常血压（90～140/60～90mmHg）患者，若无特殊情况，收缩压上限 140mmHg（1mmHg=0.133kPa），下限 90mmHg，舒张压上限 90mmHg，下限 60mmHg。 2. 异常血压患者： （1）需要严格控制血压或使用血管活性药物的患者（如主动脉夹层、液体复苏过程），遵医嘱设置警报阈值。 （2）高血压患者：上限在现测血压上浮 5%～10%，下限在现测血压下浮 20%～30%，或遵医嘱设置警报阈值。 （3）低血压患者：上限在现测血压上浮 20%～30%，下限在现测血压下浮 5%～10%，或遵医嘱设置警报阈值。（2D）
呼吸	1. 呼吸正常患者（12～20 次/分）：下限 10 次/分，上限 24 次/分。 2. 呼吸频率异常患者： （1）呼吸过缓（＜10 次/分）：下限不低于 8 次/分。 （2）呼吸急促（＞20 次/分）：上限不高于 30 次/分。 （3）呼吸暂停：呼吸警报设置中呼吸暂停时间，建议设置为 20 秒，某些特殊情况下遵医嘱高于 20 秒。 3. 根据医嘱设置警报阈值。（2D）
血氧饱和度	轻度低氧血症患者，警报阈值上限 100%，下限 90%，但 Ⅱ 型呼吸衰竭患者警报下限 85%；高浓度氧气吸入时，SpO_2 仍低于 95%，可根据患者的实际数据下浮 5% 作为警报下限，或根据医嘱设置警报阈值。（2D）

9. 2022 年《中国高血压临床实践指南》推荐将中国成人高血压诊断界值下调为收缩压 ≥ 130mmHg 和/或舒张压 ≥ 80mmHg。《中国高血压临床实践指南》将中国成人高血压患者按血压水平分为 1 级和 2 级。

1 级：收缩压 130～139mmHg 和/或舒张压 80～89mmHg；

2 级：收缩压 ≥ 140mmHg 和/或舒张压 ≥ 90mmHg。

医生将结合 1 级和 2 级患者的身体指标和其他综合因素，进行必要的非药物干预和药物治疗。心血管危险分层简化为"高危"和"非高危"。

《指南》对高血压患者的心血管危险分层进行了调整，过去高血压的心血管危险分层为低危、中危、高危和极高危共四种，而现在只划分为高危和非高危。

高危患者：

①收缩压≥140mmHg和/或舒张压≥90mmHg者；

②收缩压130～139mmHg和/或舒张压80～89mmHg伴临床合并症、靶器官损害或≥3个心血管危险因素者（如吸烟、血糖异常、血脂异常、肥胖等）。

非高危患者：

收缩压130～139mmHg和/或舒张压80～89mmHg且未达到上述高危标准者。

心血管危险分层为高危的患者，推荐立即启动降压药物治疗。

心血管危险分层为非高危的患者，可进行3～6个月的生活方式干预，若收缩压仍≥130mmHg和/或舒张压≥80mmHg，可考虑启动降压药物治疗。

新《指南》对患者在家量血压的建议：

①每天早、晚各测量1次血压；

②每次测量至少连续获取2次血压读数，每次读数间隔1～2分钟，取2次读数的平均值，若第1、2次血压读数差值＞10mmHg，则建议测量第3次，取后2次读数平均值。

10.测量血压前30分钟避免剧烈运动、饮酒、喝含咖啡因的饮料以及吸烟；在每次测量之前，应排空膀胱安静休息5～10分钟。

11.测量时段：早上服药前、早餐前、排尿后测量。晚上晚餐前，若错过则在睡前1小时内测量；如晚上服药，建议服药前测量。

12.初诊或血压未控制者：初诊或血压未控制稳定的患者，每周至少连续测量3天血压。

13.血压控制良好者：每周进行1～2天血压测量。

14.监护过程中，确保【报警音】处于打开状态。

15.测量血压时，血压袖带"φ"标记处对准肱动脉。袖带缠绕最紧不超过"MIN"标记，最宽不超过"MAX"标记。若双上肢均不适合测量血压时，可测量下肢血压。将袖带平整缠于大腿下部，血压袖带"φ"标记处对准腘动脉，下缘距腘窝3～5cm，袖带松紧适宜。一般情况下，安静状态下成年人的右上肢血压高于左上肢10～20mmHg，下肢血压会比上肢血压高出20～40mmHg左右。

16.不应在输液或有严重创伤侧肢体测量血压，否则会造成血液回流或伤口出血。对偏瘫患者，应在健侧手臂上测量。尽量不与血氧饱和度同侧监护。保持袖带与监护仪之间的软管畅通无阻，测量时手臂置于心脏同一水平线上。

17.监护仪保养与清洁：（1）清洁设备前，必须关闭电源并断开电源与插座连接。（2）使用柔软的棉球，吸附适量的清洁剂擦拭显示屏。（3）使用柔软的布，吸附适量的清洁剂后，擦拭设备表面。必要时使用干布擦去多余的清洁剂。（4）将设备放在通风阴凉的环境下风干。（5）可选用的清洁剂包括：稀释的肥皂水、稀释的氨水、次氯酸钠（洗涤用漂白粉）、3%双氧水，70%乙醇、70%异丙醇。

【制度与依据】

1.李小寒，尚少梅.基础护理学[M].6版.北京：人民卫生出版社，2017.

2.蔡军，孙英贤，李玉明，等.中国高血压临床实践指南[J].中华心血管杂志，2022,50（11）:1050.

3.岳丽青，李幸，刘鹏，等.多参数监护仪临床警报管理实践指南（2020版）简版[J].中国护理管理,2021,21（05）:758-765.

4.病人监护仪使用说明书.

（娄彦宏）

第三节 心电图采集技术

【名词定义】

心电图（electrocardiogram，ECG） ECG是利用心电图机自体表记录的心脏每一心动周期所产生的电活动变化的曲线图形。

【适应证】

1. 分析和鉴别各种心律失常。

2. 判断有无急性心肌缺血和心肌梗死，明确心肌梗死的性质、部位和分期。

3. 了解有无心房、心室肥大。

4. 客观评价某些药物对心肌的影响程度及心律失常的治疗效果，为临床用药的决策提供依据。

5. 为其他疾病和电解质紊乱的诊断提供依据。

6. 心电图和心电监护还广泛用于手术麻醉及各种危重病人的病情监测。

【目的】

1. 用于观察和诊断各种心律失常、心肌病及冠状动脉供血情况。

2. 了解某些药物作用、电解质紊乱对心肌的影响。

3. 指导临床治疗。

【操作流程】

心电图采集技术操作流程见表1-6-5。

表1-6-5 心电图采集技术操作步骤与内容

操作步骤	内容
准备	环境符合操作要求。
	衣帽整洁，符合要求，仪表大方；举止端庄，语言亲切，态度和蔼。
	用物：检查单、记录单、心电图机、导电液或生理盐水棉球、纱布数块、快速手消毒剂。
	嘱患者休息片刻，仰卧于床上，平静呼吸、四肢平放、肌肉放松，记录过程中不可移动四肢及躯体。
核对解释	携用物至床旁，查对患者及腕带信息（2个以上查对点），告知患者，取得合作。
开机	去除金属物品（手机、手表等），接心电图机地线，接通电源，打开开关。
录入	录入姓名、性别、年龄、住院号、诊断。
调节	走纸速度为25mm/s，定标电压为10mm/mV，必要时按下抗交流电干扰键（HUM）或去肌颤滤波键（EMG）。
体位	协助患者取仰卧位，暴露胸部、双腕部及双踝部。
连接	受检者胸部、双腕及双踝上涂导电液或用生理盐水棉球擦拭，连接电极。
	肢体导联电极位置： （1）红：右腕关节上3cm处； （2）黄：左腕关节上3cm处； （3）绿：左踝关节上7cm处； （4）黑：右踝关节上7cm处。
	胸部导联电极位置： （1）V1导联：胸骨右缘第4肋间； （2）V2导联：胸骨左缘第4肋间； （3）V3导联：V2与V4连线的中点； （4）V4导联：左锁骨中线平第5肋间； （5）V5导联：左腋前线与V4同一水平处；

操作步骤	内容
	（6）V6 导联：左腋中线与 V4 同一水平处。 临床诊断后壁心梗，需加做 V7～V9 导联，临床诊断右室心梗，需加做 V3R～V5R 导联： （7）V7 导联：左腋后线 V4 水平处； （8）V8 导联：左肩胛线 V4 水平处； （9）V9 导联：左脊椎旁线 V4 水平处； （10）V3R 导联：与 V3 相对应的右侧胸壁处； （11）V4R 导联：与 V4 相对应的右侧胸壁处； （12）V5R 导联：与 V5 相对应的右侧胸壁处。
描记	描记心电图：观察基线，如果稳定，则开始进行描记。
	描记完毕，将导联线取下。
关机	关闭开关，拔除电源。
再次核对	再次核对检查单、患者及腕带信息（2 个以上查对点）。
整理、宣教	用纱布擦净患者电极连接处皮肤。
	整理床单位，根据病情协助患者取舒适体位，告知注意事项，进行健康指导。
	心电图机清洁、擦拭后备用。

【注意事项】

1. 心电图机应放于稳固的平面，在移动时避免剧烈震动。

2. 确认各导联与肢体连接正确及性能良好。

3. 做心电图时，如出现振幅超出心电图纸范围和心率过慢过快时及时调整电压至合理范围。设定走纸速度为 25mm/s，设定电压一般定标电压为 10mm/mV。

4. 如使用除颤仪时，应注意除颤电极不要直接碰到心电图机的电极，防止产生火花烧坏设备，灼伤患者。

5. 心电图机及导联线应与外界电流隔绝。

6. 使用导电糊时应注意保持导联线吸球及电极的清洁。

7. 躁动患者做心电图时需由助手协助，改用手动模式进行描记。

8. 各导联必须安置准确。

9. 如为三项插座则不必准备地线。

【知识拓展】

1. 心电图机清洁、保管

（1）清洁步骤：①关闭电源，并断开电源线。②使用柔软的棉球，吸附适量的清洁剂，擦拭心电图机显示屏。③使用柔软的布，吸附适量的清洁剂，擦拭心电图机表面。④如为感染患者，使用 75% 乙醇溶液擦拭心电图机。⑤将心电图机放置在通风阴凉的环境下风干。

（2）如果导线上有胶布等残留物，应使用胶带去污剂擦拭；导线勿反折、受压，用后将导线整理妥善放置并保持清洁、整齐。

（3）切勿对心电图机及附件进行高温、高压及浸泡消毒，避免接触酸碱等腐蚀性气体和液体。

（4）处于备用状态的心电图机应放在通风干燥处，避免潮湿，应定期充电，一般每周一次，由专人负责保管。

（5）避免频繁开关仪器。

（6）工作人员操作前修剪指甲，以免损坏触摸按键及荧光屏。

2. 电极安放位置 见图1-6-3。

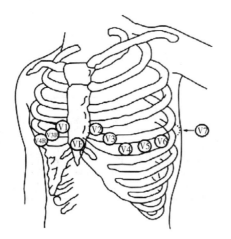

V1：胸骨右缘第4肋间
V2：胸骨左缘第4肋间
V3：V2和V4连线的中点
V4：左锁骨中线第5肋间
V5：左腋前线，水平位同V4
V6：左腋中线，水平位同V4
V3R～V5R：于胸壁右侧，其位置对应于左侧的位置
V7：背面左腋后线第5肋间
V7R：背面右腋后线第5肋间

图1-6-3 心电图机电极安放位置

（1）肢体电极安放部位：①红，右腕关节上3cm处；②黄，左腕关节上3cm处；③绿，左踝关节上7cm处；④黑，右踝关节上7cm处。

（2）胸部电极安放部位：①V1导联，胸骨右缘第4肋间；②V2导联，胸骨左缘第4肋间；③V3导联，V2与V4连线的中点；④V4导联，左锁骨中线第5肋间水平处；⑤V5导联，左腋前线与V4同一水平处；⑥V6导联，左腋中线与V4同一水平处；⑦V7导联，左腋后线V4水平处；⑧V8导联，左肩胛线V4水平处；⑨V9导联，左脊椎旁线V4水平处。

诊断后壁心肌梗死时加做V7～V9导联：V7，位于左腋后线V4水平处；V8，位于左肩胛线V4水平处；V9，位于左脊旁线V4水平处。小儿心电图或诊断右心病变需要加做V3R～V5R，电极放置在右胸部与V3～V5对称处。如为右位心患者可将左右两端电极相反连接。

3. 识别各类常见心电图 见图1-6-4。

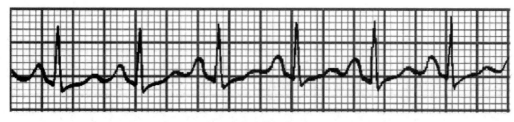

（1）窦性心律

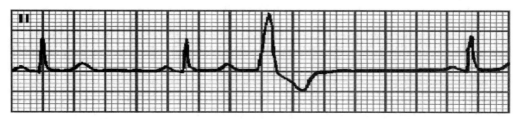

（2）室性期前收缩（室性早搏）

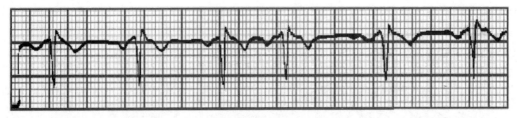

（3）房性期前收缩（房性早搏）

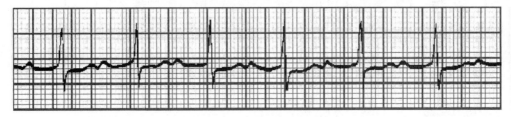

（4）Ⅰ度房室传导阻滞

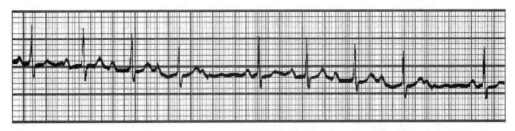

（5）Ⅱ度房室传导阻滞

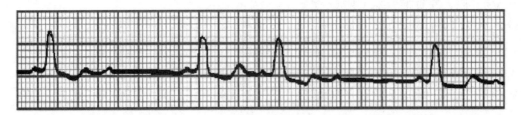

（6）Ⅲ度房室传导阻滞

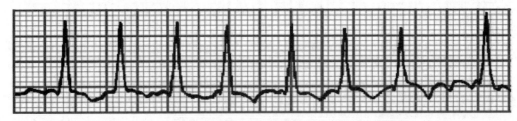

（7）心房颤动（房颤）

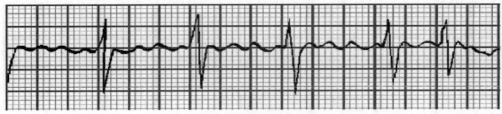

（8）心房扑动（房扑）

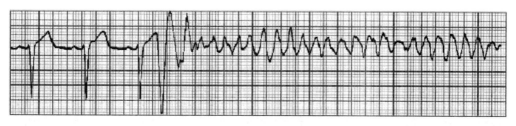

（9）心室颤动（室颤）

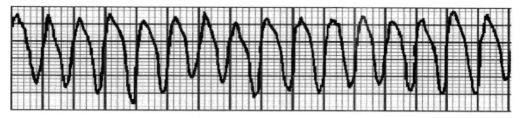

（10）心室扑动（室扑）

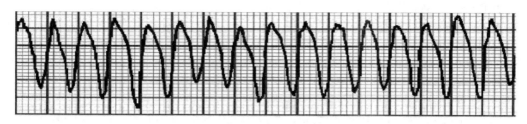

（11）室上性心动过速

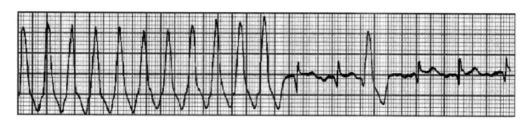

（12）室性心动过速

图 1-6-4　各类常见心电图

【制度与依据】

孙玉梅，张立力. 健康评估 [M].4 版. 北京：人民卫生出版社，2017.

（王晓璐）

第四节　床旁快速血糖检测技术

【名词定义】

血糖　是指血液中葡萄糖的含量。

【目的】

监测患者血糖水平，评价代谢指标，为临床治疗提供依据。

【操作流程】

床旁快速血糖检测技术操作流程见表 1-6-6。

表 1-6-6 床旁快速血糖检测技术操作步骤与内容

操作步骤	内容
准备	洗手、戴口罩。
	衣帽整洁，符合要求，仪表大方，举止端庄，语言亲切，态度和蔼。
	用物：治疗单、基础治疗盘（内放 75% 乙醇、棉签）、血糖仪、试纸、采血针、笔、记录单、快速手消毒剂。
评估	评估患者病情、意识状态、合作程度。
	操作环境：环境清洁、温湿度适宜。
	携用物至床旁。
核对解释	标准化核对患者，说明目的，向患者解释方法并指导配合，询问患者饮食情况。
测血糖	协助患者取舒适体位，选择合适的穿刺部位，并充分暴露。
	1. 75% 乙醇有效消毒针刺部位 2 次，待干。 2. 准备棉签于易取之处。 3. 正确取拿试纸，严禁触摸吸血区。 4. 正确安装试纸。 5. 自动开机，出现滴血信号，备好采血针。一手轻扶采血部位，另一手持采血器紧贴针刺部位，快速刺破皮肤。 6. 将第一滴血弃去。 7. 将试纸与皮肤呈 45° 进行血液吸附，吸附足量血液直至听到"嘀"声。 8. 平放血糖仪，等待 5 ～ 10 秒显示数值，用干棉签按压穿刺处至不出血。 9. 血糖数值结果显示后弃去试纸条，仪器自动关机。
宣教	再次核对，询问患者感觉。
整理	协助患者卧位舒适，整理床单位，洗手。

【注意事项】

1. 检查微量血糖仪功能是否正常，检查试纸有效期。

2. 检查微量血糖仪的试纸号码与所用试纸号码是否相同。

3. 患者手指 75% 乙醇完全干后再采血，禁忌用含碘消毒液消毒手指。

4. 针刺部位应选在手指两侧，避开指尖、指腹及甲沟处。

5. 第一滴血不可用于测试，应弃去。

6. 吸附足量的血于试纸吸血区内。

7. 避免试纸发生污染。

8. 及时记录血糖值。

【制度与依据】

1. 中华医学会糖尿病学分会. 中国血糖监测临床应用指南（2021 年版）[J]. 中华糖尿病杂志，2021，13（10）：13.

（王晓璐）

第五节 过敏原检测技术

【名词定义】

超敏反应 机体与抗原物质在一定条件下相互作用，产生致敏淋巴细胞或特异性抗体，如与再次进入的抗原结合，可导致机体生理功能紊乱和组织损害的免疫病理反应，又称变态反应。引起超敏反应的抗原物质称为变应原。

过敏原种类繁多，最常见的是食入性过敏原和吸入性过敏原，其次为接触性过敏原和输注性过敏原（药物）。食入性过敏原包括牛奶、鸡蛋、鱼类、贝类和坚果等，吸入性过敏原有尘螨、灰尘、花粉、猫狗毛皮屑、真菌等。临床上检测过敏原的方法众多：体内检测方法主要有皮肤点刺试验、皮内试验和过敏原激发试验。

【适应证】

过敏性疾病。

【目的】

将含过敏原蛋白的点刺液滴在患者的皮肤表面，用针或带针装置刺穿表皮，让过敏原蛋白渗透入皮下与机体反应，观察可能产生的潮红风团，指示何种过敏原激发 IgE 介导的阳性过敏反应。

【操作流程】

过敏原（以尘螨为例）检测技术操作流程见表 1-6-7。

表 1-6-7 尘螨检测技术操作步骤与内容

操作步骤	内容
准备	环境符合操作要求。
	着装符合要求，个人防护规范。
	物品准备：治疗盘、治疗巾（备用）、弯盘、皮肤消毒液、棉签、0.9% 氯化钠注射液、点刺针、粉尘螨点刺液、无菌手套、利器盒、笔。
	患者准备：协助患者取舒适卧位暴露检测部位。
评估	评估患者前臂掌侧的皮肤情况及合作程度。
点刺	用 0.9% 氯化钠注射液清洁前臂掌侧检测部位皮肤。由上而下依次滴入粉尘螨滴剂（粉尘螨阳性对照、粉尘螨滴剂、粉尘螨阴性对照）。用点刺针依次点刺带有粉尘螨滴剂处的皮肤。
核对	再次核对患者姓名；检查皮肤情况，根据皮肤情况填写检查报告。
查看结果	告诉患者观察期间的注意事项及看结果的时间。

【制度与依据】

1. 中国医师协会变态反应医师协会，福堂儿童医学发展研究中心，北京医师协会变态反应专科医师分会. 过敏原特异性 IgE 检测结果临床解读中国专家共识 [J]. 中华预防医学杂志，2022, 56(6): 707-725.

2. 董劲春. 过敏原特异性 IgE 抗体检测试剂盒的临床研究指南 [J]. 标记免疫分析与临床，2011, 18(3): 213-216.

3. 国家儿童医学中心儿科护理联盟小儿呼吸病（哮喘）学组. 儿童过敏原皮肤点刺试验护理实践专家共识 [J]. 中华护理杂志，2020, 55(10): 1520-1520.

（赵 丽）

第七章　呼吸促进相关的护理技术

第一节　氧气吸入

【名词定义】

1. 氧气吸入　通过吸入高于空气氧浓度的气体，以提高动脉血氧分压（PaO_2）和动脉血氧饱和度（SaO_2），增加动脉血氧含量（CaO_2），纠正各种原因造成的缺氧状态，促进组织的新陈代谢，维持机体生命活动的一种治疗方法。

2. 高压氧疗　在高气压（大于1个标准大气压）环境下呼吸纯氧或混合氧以达到治疗各种疾病的方法。

3. 控制性氧疗　针对低氧并伴有高碳酸血症（或风险）的患者，需严格控制吸入氧浓度使动脉血氧分压维持在 $7.32 \sim 7.98kPa$（$55 \sim 60mmHg$），脉搏血氧饱和度在 $88\% \sim 92\%$ 的给氧方法。

4. 高碳酸血症　标准大气压下，血液中的动脉血二氧化碳分压大于 $5.99kPa$（$45mmHg$）。

5. 储氧面罩　为提高吸氧浓度在常规面罩上附加有体积为 $600 \sim 1000ml$ 储氧囊的一种给氧装置。

6. 文丘里面罩　通过 Venturi（文丘里）气流动力学原理来调节吸入氧浓度和氧流量的精确给氧装置。

7. 经鼻高流量湿化氧疗　通过高流量鼻塞持续为患者提供可以调控并相对恒定吸氧浓度（$21\% \sim 100\%$）、温度（$31 \sim 37℃$）和相对湿度的高流量（$8 \sim 80L/min$）吸入气体的治疗方式。

【适应证】

1. 低张性缺氧　主要特点为动脉血氧分压降低，使动脉血氧含量减少，组织供氧不足。由于吸入气氧分压过低，外呼吸功能障碍，静脉血分流入动脉血所致。常见于高原病（高山病）、慢性阻塞性肺部疾病、先天性心脏病等。

2. 血液性缺氧　由于血红蛋白数量减少或性质改变，造成血氧含量降低或血红蛋白结合的氧不易释放所致。常见于贫血、一氧化碳中毒、高血红蛋白血症等。

3. 循环性缺氧　由于组织血流量减少使组织供氧量减少所致。其原因为全身性循环性缺氧和局部性循环性缺氧。常见于休克、心力衰竭、栓塞等。

4. 组织性缺氧　由于组织细胞利用氧异常所致。其原因为组织中毒、细胞损伤、呼吸酶合成障碍。常见于氰化物中毒、大量放射线照射等。

【目的】

1. 纠正各种原因造成的缺氧状态，提高动脉血氧分压（PaO_2）和动脉血氧饱和度（SaO_2），增加动脉血氧含量（CaO_2）。

2. 促进组织的新陈代谢，维持机体生命活动。

【操作流程】

1. 氧气吸入（筒装）　操作流程见表1-7-1。

2. 氧气吸入（中心）　操作流程见表1-7-2。

【注意事项】

1. 严格遵守操作规程，注意用氧安全，严禁吸烟，切实做好"四防"，即防火、防震、防热、防油。

2. 用氧前检查氧气装置有无漏气，用氧期间保持呼吸道及供氧管道通畅。

表 1-7-1　氧气吸入（筒装）操作步骤与内容

操作步骤		内容
准备		洗手、戴口罩。
		衣帽整洁，符合要求，仪表大方，举止端庄，语言亲切，态度和蔼。
		用物：筒装氧气及流量表、一次性氧气湿化瓶 1 套（含吸氧管 1 个）、一次性吸氧管 1 个、吸氧管路标签、棉签、一次性治疗碗（内盛冷开水）、弯盘、记录单、笔、快速手消毒剂、纱布（酌情准备）、手电筒（酌情准备），另备四防牌等。
吸氧	评估	评估患者病情、意识状态、合作程度。
		操作环境：环境清洁、温湿度适宜。
	核对解释	标准化核对流程，说明目的，向患者解释方法并指导配合，评估患者的鼻腔情况。
	体位	协助患者取舒适卧位。
	安装及调节	1.湿棉签清洁鼻孔，固定氧气筒，吹尘，安装流量表和氧气湿化瓶，确认流量开关处于关闭状态，打开氧气筒开关，检查有无漏气，打开流量开关，检查流量表是否完好，关闭流量开关。 2.将吸氧管连接于氧气湿化瓶的出口，根据医嘱正确调节氧流量，将吸氧管出口放于手前臂内侧皮肤处检查氧气管道是否通畅（注：球型浮标流量刻度以球心水平为准，锥型浮标流量刻度以锥型上平面为准）。
	吸氧	再次核对，正确佩戴吸氧管，妥善固定，松紧适宜。
	查看时间	看表，在标签上注明日期时间并贴于吸氧管及湿化瓶上。
	宣教	告知其用氧安全知识及注意事项。
	整理	协助患者卧位舒适，整理床单位，洗手。
停氧	评估	评估患者缺氧症状的改善情况。
	核对解释	标准化核对流程，说明目的。
	停止氧气吸入	核对，取下鼻部的吸氧管，擦净鼻部分泌物，立即关闭流量表，并分离一次性氧气湿化瓶与流量表，关氧气筒总开关，开流量表开关放净余气，关闭流量开关。
	卸流量表	查看停氧时间，卸表。
	宣教	再次核对，询问患者感觉。
	整理	协助患者取卧位舒适，整理床单位，洗手。

表 1-7-2　氧气吸入（中心供氧）操作步骤与内容

操作步骤		内容
准备		洗手、戴口罩。
		衣帽整洁，符合要求，仪表大方，举止端庄，语言亲切，态度和蔼。
		用物：流量表、一次性氧气湿化瓶 1 套（含吸氧管 1 个）、一次性吸氧管 1 个、吸氧管路标识、棉签、一次性治疗碗（内盛冷开水）、弯盘、记录单、笔、快速手消毒剂、纱布（酌情准备）、手电筒（酌情准备）。
吸氧	评估	评估患者病情、意识状态、合作程度。
		操作环境：环境清洁、温湿度适宜。
	核对解释	标准化核对流程，说明目的，向患者解释方法并指导配合，评估患者的鼻腔情况。
	体位	协助患者取舒适卧位。

操作步骤		内容
吸氧	安装及调节	1. 湿棉签清洁鼻孔，取下氧气管道出口帽，确认流量表已关闭，安装流量表，检查流量表与管道连接处、流量表是否漏气，安装湿化瓶。 2. 将吸氧管连接于氧气湿化瓶的出口，根据医嘱正确调节氧流量，将吸氧管出口放于手前臂内侧皮肤处检查氧气管道是否通畅。（注：球型浮标流量刻度以球心水平为准，锥型浮标流量刻度以锥型上平面为准。）
	吸氧	再次核对，正确佩戴吸氧管，妥善固定，松紧适宜。
	查看时间	看表，在标签上注明日期时间并贴于吸氧管及湿化瓶上。
	宣教	告知患者用氧安全知识及注意事项。
	整理	协助患者卧位舒适，整理床单位，洗手。
停氧	评估	评估患者缺氧症状的改善情况。
	核对解释	标准化核对流程，说明目的。
	停止氧气吸入	核对，取下鼻部的吸氧管，擦净鼻部分泌物，立即关闭流量表，并分离湿化瓶与流量表。
	卸流量表	查看停氧时间，卸表，盖好氧气道出口帽。
	宣教	再次核对，询问患者感觉。
	整理	协助患者卧位舒适，整理床单位，洗手。

3. 氧气筒搬运时应避免倾倒撞击。

4. 氧气筒应放于阴凉处，周围严禁烟火及易燃品，距明火至少 5m，距暖气至少 1m，以防引起燃烧。

5. 氧气表及螺旋口勿上油，也不用带油的手卸表，以免发生危险。

6. 密切观察患者氧疗效果，发现异常及时通知医生。

7. 常用湿化液灭菌蒸馏水。急性肺水肿患者，可在湿化瓶内加入 20% ～ 30% 乙醇，以降低肺泡内泡沫的表面张力使之破裂、消散，改善肺部气体交换，减轻缺氧症状。

8. 对未用完或已用尽的氧气筒，应分别悬挂"满"或"空"的标志，既便于及时调换，也便于急用时搬运，提高抢救速度。

9. 筒装氧气勿用尽，压力表至少要保留 0.5MPa（5kg/cm^2），以免灰尘进入筒内，再次充气时引起爆炸。

10. 使用氧气时，应先调节好氧流量再使用；停氧时，应先取下鼻氧管，再关闭氧气开关。

11. 吸氧过程中，如需更改氧气流量，应先分离鼻氧管与湿化瓶连接处，调节好流量后再连接，以免操作不当，大量氧气进入呼吸道而损伤肺部组织。

12. 应根据医嘱进行氧疗，紧急情况下可在无医嘱的情况下进行氧疗。

13. 使用鼻导管者，应将前端置于患者鼻孔中，深度为 1.5cm 内。

14. 两种流量表的氧流量计定位。

（1）圆珠型：流量读取应以球心水平为标准。如果读数在圆珠的最上端或者最下端，会产生读数误差，而且流量越大，相应的读数误差越大。

（2）锥型：在调整氧气流量时，应以锥状浮标上平面所指的刻度为准。

15. FiO$_2$ 为 100% 的时间宜 ≤ 6 小时，FiO$_2$ ≥ 60% 的吸氧时间不宜超过 24 小时。

【并发症及处理】

1. 无效吸氧

（1）发生原因：①供氧设备如中心供氧或氧气筒压力低，不能正常提供氧流量。②氧气表与供氧设备之间，吸氧管和氧气表之间连接不紧密、漏气。③吸氧管路不通畅，如：扭曲、打折、堵塞、脱落。④由于病情变化的原因，吸氧流量未达到要求。⑤气道分泌物过多，未及时处理，氧气不能有效进入呼吸道。⑥气管切开患者采用鼻导管或鼻塞吸氧，氧气不能有效进入呼吸道。

（2）临床表现：患者呼吸急促、自感胸闷、空气不足，吸气时间延长，呼吸费力，烦躁不安，不能平卧。口唇及指（趾）甲床发绀、鼻翼翕动，甚至出现三凹征。氧分压下降，呼吸频率、节律、深浅度均发生改变，缺氧症状无改善。

（3）预防及处理：①检查供氧压力、氧气装置、管道连接是否漏气，发现问题及时处理。②吸氧前检查吸氧管的通畅性，将吸氧管放入水中，观察气泡溢出情况。在吸氧过程中随时检查管路内压力的变化，观察吸氧导管有无堵塞。③吸氧管要妥善固定，避免打折、扭曲、脱落、移位。④遵医嘱或根据患者的病情调节吸氧流量。⑤对气管切开的患者，采用气管套管供给氧气。⑥吸氧过程中，及时清除呼吸道分泌物，保持气道通畅。分泌物多的患者，宜取平卧位，头偏向一侧。严密观察患者缺氧症状有无改善，并定时监测患者的血氧饱和度。⑦一旦出现无效吸氧，立即查找原因，采取相应的处理措施，恢复有效的氧气供给。

2. 气道黏膜干燥

（1）发生原因：①氧气是一种干燥气体，吸入后可导致黏膜干燥，气道分泌物黏稠不易咳出，且有损纤毛运动。患者因吸入的氧气湿化液不足，湿化不充分，尤其是存在发热、呼吸急速、张口呼吸等情况下体内水分丢失严重，加重气道黏膜干燥。②吸氧流量过大，氧浓度＞60%。

（2）临床表现：患者出现痰液黏稠，不易咳出或刺激性干咳等呼吸道刺激症状，严重时还出现鼻出血或痰中带血。

（3）预防及处理：①及时补充氧气湿化瓶内的湿化液。②根据患者缺氧情况调节氧流量，成人轻度缺氧 1 ～ 2L/min，中度缺氧 2 ～ 4L/min，重度缺氧 4 ～ 6L/min；小儿 1 ～ 2L/min。吸氧浓度控制在45% 以下。③加温加湿吸氧装置能防止气道黏膜干燥。对于气道黏膜干燥者，给予超声雾化吸入。超声雾化器可随时调节雾量的大小，并能对药液温和加热。

3. 氧中毒

（1）发生原因：①在常规氧治疗中极少出现氧中毒。但在患者疲劳、健康水平下降、精神紧张等情况下对氧敏感或耐力下降时可发生。或在吸氧过程中，患者或家属擅自调大氧流量导致吸入氧量过大。②氧中毒的程度取决于吸入氧的分压和时间。吸氧浓度高于60%，吸氧持续时间超过24小时，高浓度氧进入人体后产生的氧自由基或活泼性氧合物，包括过氧化氢、氢氧基和过氧化物等，能导致细胞内硫基酶失活、脱氧核糖核酸（DNA）损伤，从而使细胞死亡。这种损伤最常作用于肺血管细胞，早期毛细血管内膜受损，血浆渗入间质和肺泡中引起肺水肿，最后导致肺实质的改变。

（2）临床表现：氧中毒的特点是肺实质改变，如肺泡壁增厚、出血。表现为胸骨下不适、疼痛、灼热感，继而出现呼吸增快、恶心、呕吐、烦躁不安、干咳。

（3）预防及处理：①严格掌握吸氧指征、停氧指征，选择恰当的给氧方式。②严格控制吸氧浓度，一般吸氧浓度不超过45%。根据氧疗情况，及时调整吸氧流量、浓度和时间，避免长时间高流量吸氧。③对氧疗患者做好健康教育，告诫患者吸氧过程中勿自行随意调节氧流量。④吸氧过程中，经常做血气分析，动态观察氧疗效果。一旦发现患者出现氧中毒，立即降低吸氧流量，并报告医生，进行对症处理。

4. 晶体后纤维组织增生 仅见于新生儿，以早产儿多见。是一种增生性视网膜病变，其特征为视网膜新生血管形成、纤维增殖以及由此产生的牵引性视网膜脱离，最终导致视力严重受损甚至失明。

（1）发生原因：仅见于缺氧的新生儿，尤其是早产低体重儿，机体发育不成熟，组织器官功能差，由于长时间高浓度高流量吸氧或吸氧时氧分压大幅波动引起，视网膜新生血管形成、纤维增生以及由此产生的牵引性视网膜脱离。

（2）临床表现：其特征为视网膜血管收缩，视网膜纤维化，可造成视网膜变性、脱离，以及继发性白内障、继发性青光眼、斜视、弱视，甚至出现不可逆的失明。

（3）预防及处理：①对新生儿，尤其是早产低体重儿勿长时间、高浓度吸氧，吸氧浓度小于40%。②对于长时间高浓度吸氧后出现视力障碍的患儿应定期行眼底检查。③已发生晶体后纤维组织增生者，应早日行手术治疗。

5. 腹胀

（1）发生原因：①多见于新生儿，鼻导管插入过深，因新生儿上呼吸道相对较短，易误入食管。②全麻术后患者咽腔收缩、会厌活动度差、食管入口括约肌松弛、舌体后移，咽腔因插管而水肿，使气体排出不畅，咽部成为一个气体正压区。此时氧气的吸入流量大，正压更加明显，迫使气体进入消化道。

（2）临床表现：缺氧症状加重，患者烦躁、腹胀明显，腹壁张力大，呼吸急促表浅，胸式呼吸减弱，口唇青紫，脉搏细速，呈急性表现，严重者危及生命。

（3）预防及处理：①正确掌握鼻导管的使用方法。插管不宜过深，成人使用单鼻孔吸氧时鼻导管插入的深度以2cm为宜。新生儿鼻导管吸氧时，必须准确测量长度，注意插入方法，插入鼻导管时可将患儿头部稍向后仰，避免导管进入食道，插入不可过深。②用鼻塞吸氧法、鼻前庭或面罩吸氧法能有效地避免此并发症的发生。③如发生急性腹胀，及时进行胃肠减压和肛管排气。

6. 感染

（1）发生原因：①吸氧终端装置污染：吸氧管道、氧气湿化瓶、湿化瓶内湿化液等容易发生细菌生长。②插管动作粗暴导致鼻腔黏膜破损，而患者机体免疫力低下，抵抗力差易发生感染。

（2）临床表现：患者出现局部或全身感染症状，如畏寒、发热、咳嗽、咳痰、败血症等。

（3）预防及处理：①湿化瓶内液体为灭菌注射用水。②每日定时口腔护理。③插管动作宜轻柔，以保护鼻腔黏膜的完整性，避免发生破损。④如有感染者，去除引起感染的原因，应用抗生素抗感染治疗。

7. 鼻出血

（1）发生原因：①鼻导管质量差、硬或型号过粗，润滑不足。②由于插管不顺畅，反复插入鼻导管时，尤其是鼻中隔偏曲的患者，使鼻黏膜损伤，引起鼻出血。③鼻导管与鼻咽部分泌物粘连、干涸，更换鼻导管时，鼻咽部的黏膜被外力扯破，引起出血。④吸氧过程中湿化不足，导致鼻黏膜过度干燥、破裂。⑤使用鼻塞吸氧时，鼻塞过大、过硬导致。

（2）临床表现：血液自鼻腔流出，鼻腔黏膜干燥、出血。

（3）预防及处理：①正确掌握插管技术，插管时动作轻柔。如有阻力，要排除鼻中隔畸形的可能，切勿强行插管。必要时改用鼻塞法或面罩法吸氧。②选择质地柔软、粗细合适的吸氧管。③长时间吸氧者，注意保持室内温湿度，做好鼻腔湿化工作，防止鼻腔黏膜干燥。拔除鼻导管前，如发现鼻导管与鼻黏膜粘连，应先用湿棉签或液体石蜡湿润或雾化吸入后，再轻摇鼻导管，等结痂松脱后再拔管。④如发生鼻出血，及时报告医生，进行局部止血处理。如使用血管收缩剂或局部压迫止血。对鼻出血量多，上述处理无效者，请耳鼻喉科医生行后鼻孔填塞。

8. 肺组织损伤

（1）发生原因：给患者进行氧疗时，在没有调节氧流速的情况下，直接与鼻导管连接进行吸氧，导致大量高压、高流量氧气在短时间内冲入肺组织所致。

（2）临床表现：呛咳、咳嗽，严重者可产生气胸。

（3）预防及处理：①在调节氧流量后才可与鼻导管连接。②原面罩吸氧患者在改用鼻导管吸氧时，要及时将氧流速减低。

9.高碳酸血症

（1）发生原因：①慢性缺氧患者高浓度给氧。因慢性缺氧患者长期二氧化碳分压高，其呼吸主要靠缺氧刺激颈动脉体和主动脉弓化学感受器，沿神经上传至呼吸中枢，反射性地引起呼吸。高浓度给氧，则缺氧反射性刺激呼吸的作用消失，导致呼吸抑制，二氧化碳滞留更严重。②吸氧过程中，患者或家属擅自调节吸氧装置，加大氧气流量。

（2）临床表现：神志迷糊，嗜睡，脸色潮红，呼吸浅、慢、弱，皮肤湿润，情绪不稳，行为异常。

（3）预防及处理：①应加强气道管理，保持气道通畅。②存在高碳酸血症风险者，应给予控制性氧疗。③如患者出现血氧饱和度下降、神志改变、呼吸变快进而变慢、心率变快或减慢、尿量减少等变化，则有高碳酸血症可能，应根据医嘱给予动脉血气分析。④应在血气分析指导下调整氧疗方案，维持目标血氧饱和度，密切监测二氧化碳分压变化。⑤必要时遵医嘱给予呼吸兴奋剂或机械通气以增加通气量，从而纠正高碳酸血症。

【拓展知识】

1.给氧方式　各类氧疗装置特点见表1-7-3。

表1-7-3　各类氧疗装置特点

氧疗装置	提供氧流量（L/min）	适用人群	优点	缺点
鼻导管	1～5	无高碳酸血症风险的低氧血症患者	简便、耐受好	吸入氧浓度不稳定、不能提供高浓度氧
普通面罩	5～10	严重的单纯低氧血症患者，不宜应用于伴高碳酸血症的低氧血症患者	简便、经济	幽闭感，可能造成 CO_2 的重复吸入
储氧面罩	6～15	有高氧疗需求的患者，不宜应用于伴高碳酸血症的低氧血症患者	适用于严重缺氧患者	有增加吸气负荷或导致 CO_2 重复吸入的风险
文丘里面罩	2～15	低氧血症伴高碳酸血症的患者	精准给氧、基本无 CO_2 的重复吸入	费用高、湿化效果一般，吸入氧浓度有限
经鼻高流量湿化氧疗装置	8～80（空氧混合），氧浓度21%～100%	需高浓度氧疗的患者，高碳酸血症患者慎用	精准给氧、良好的温湿化	需专门的设备和导管

（1）氧流量需求在1～5L/min时，宜选择鼻导管给氧。

（2）氧流量需求在5～10L/min时，不存在高碳酸血症风险时，宜选择普通面罩。

（3）氧流量需求在6～15L/min时，不存在高碳酸血症风险时，宜选择储氧面罩。

（4）氧流量需求在2～15L/min时，存在高碳酸血症风险时，宜选择文丘里面罩。

（5）氧流量需求在8～80L/min、pH≥7.3时，可选择经鼻高流量湿化氧疗，氧流量需求≥15L/min者尤其适用。

2.缺氧程度的判断　根据临床表现及动脉血氧分压 PaO_2 和动脉血氧饱和度 SaO_2 判断缺氧程度。

（1）轻度低氧血症：PaO_2 ＞6.67kPa（50mmHg），SaO_2 ＞80%，无发绀，一般不需要氧疗。如有呼吸困难，可给予低流量、低浓度（氧流量1～2L/min）氧气。

（2）中度低氧血症：PaO_2 4～6.67kPa（30～50mmHg），SaO_2 60%～80%，有发绀、呼吸困难，此时需给予氧疗。

（3）重度低氧血症：$PaO_2 < 4kPa$（30mmHg），$SaO_2 < 60\%$，显著发绀、呼吸极度困难，出现"三凹征"，是氧疗的绝对适应证。

3. 氧气浓度与流量的关系　吸氧浓度（%）=21+4×氧流量（L/min）

【制度与依据】

1. 李小寒，尚少梅. 基础护理学 [M].7 版. 北京：人民卫生出版社，2022.

2. 中华护理学会团体标准 .T/CNAS 08–2019: 成人氧气吸入疗法护理 [S]. 北京：国家卫生健康委员会，2019.

3. 吴惠平，罗伟香. 护理技术操作并发症预防及处理 [M]. 北京：人民卫生出版社，2014.

（刘　娜）

第二节　排痰技术

【名词定义】

1. 咳嗽　一种防御性呼吸反射，可排出呼吸道内的异物、分泌物，具有清洁、保护和维护呼吸道通畅的作用。

2. 叩击　指用手叩打胸背部，借助振动，使分泌物松脱而排出体外。

3. 体位引流　置患者于特殊体位，将肺与支气管所存积的分泌物，借助重力作用使其流入大气管并咳出体外。

【适应证】

1. 叩击震动排痰

（1）预防呼吸系统疾病，如肺炎、肺脓肿、肺不张等疾病的发生。

（2）用于改善肺部血液循环，产生咳嗽反射，促进机体康复。

（3）对其他疾病或手术前后患者进行呼吸道护理，预防呼吸道感染等并发症的发生。

2. 体位引流技术

（1）分泌物滞留于末梢气管中，用咳嗽和呼气压迫法不能完全排出的患者。

（2）插管和气管切开患者在通过气管内吸痰法不能完全排出分泌物者。

（3）患有肺不张、肺脓肿、支气管扩张症、囊泡性肺纤维症的患者。

（4）分泌物多，呼吸功能障碍的患者。

3. 使用物理治疗仪（振动排痰机）

（1）治疗呼吸系统疾病，有效清除呼吸系统分泌物，减少细菌感染，改善肺部血液循环，如哮喘、支气管扩张、慢性阻塞性肺疾病、慢性支气管炎、急性肺炎、职业性肺疾病、肺囊性纤维性病变、艾滋病等。

（2）术后或体弱、昏迷患者的呼吸道护理，保持呼吸道通畅，预防呼吸道感染等并发症，如外科手术后、气管切开术后等患者。

【禁忌证】

1. 未经引流的气胸、肋骨骨折、有病理性骨折史、咯血、血流动力学不稳定、肺水肿等患者禁忌胸背部叩击。

2. 对严重高血压、心力衰竭、高龄、极度衰弱、意识不清等情况患者禁忌体位引流。

【目的】

1. 清除呼吸道分泌物，保持呼吸道通畅。

2. 促进呼吸功能，改善肺通气。

3.预防并发症的发生。

【操作流程】

1.叩击震动排痰　操作流程见表1-7-4。

2.体位引流　操作流程见表1-7-5。

3.使用物理治疗仪（振动排痰机）　操作流程见表1-7-6。

表1-7-4　叩击震动排痰操作步骤与内容

操作步骤	内容
准备	洗手、戴口罩。
	衣帽整洁，符合要求，仪表大方，举止端庄，语言亲切，态度和蔼。
	用物：水杯、漱口水、纸巾、听诊器、弯盘、快速手消毒剂等。
评估	评估患者病情、生命体征、意识状态、合作程度和进食时间。
	操作环境：环境清洁，温湿度适宜，注意保暖。
核对解释	标准化核对流程，说明目的，向患者解释方法并指导配合。
叩击前评估	评估伤口及引流情况，患者疼痛程度，咳嗽及咳痰能力，呼吸及痰液情况。
	正确听诊双肺呼吸音，确认痰液位置，注意保暖、保护患者隐私。 由肺尖开始，自上而下，前胸—侧胸—背部，左右对比，上下对比。
体位	注意保护伤口，如有引流，妥善固定引流管。摇高床头，取合适体位（病情不允许时可采用侧卧位）。
叩击	护士站于患者患侧，嘱患者身体前倾，用健侧手扶住刀口处（患者腹部手术后双手保护刀口）。护士用一只手的上臂环住患者，另一手叩背，手指和拇指并拢、手掌弓成杯形，以手腕力量，自下而上、由外向内，避开刀口、脊柱、肩胛区域，迅速而有节律地叩击胸壁。叩击时发出空而深的拍击音表明叩击手法正确。鼓励患者咳嗽，以促进痰液排出。叩背频率100～180次/分，叩背的同时观察患者面色，如患者有任何不适，应立即停止（必要时双手叩击，每侧肺叶反复叩击1～3分钟）。
咳痰	嘱患者深吸一口气，屏气2～3秒，用力咳出痰液，观察痰液的颜色、性状和量。
排痰后评估	协助漱口，再次听诊双肺呼吸音，评价排痰效果。
宣教	核对患者，询问患者感觉并告知相关注意事项。
整理	整理床单位，协助患者取舒适卧位，洗手。

表1-7-5　体位引流操作步骤与内容

操作步骤	内容
准备	洗手、戴口罩。
	衣帽整洁，符合要求，仪表大方，举止端庄，语言亲切，态度和蔼。
	用物：水杯、漱口水、纸巾、听诊器、弯盘、快速手消毒剂等。
评估	评估患者病情、生命体征、意识状态、合作程度和进食时间。
	操作环境：环境清洁，温湿度适宜，注意保暖。
核对解释	标准化核对流程，说明体位引流的目的，向患者解释方法并指导配合。
体位引流前评估	评估生命体征及呼吸型态。
	正确听诊双肺呼吸音，结合胸片确认痰液滞留位置，注意保暖、保护患者隐私。
监测及湿化	使用动脉血氧监测仪，根据医嘱，湿化气道。

续表

操作步骤	内容
体位	仰卧位：适用于肺上叶的尖段和前段、肺下叶背段的体位引流。
	后倾侧卧位（侧卧位附加向后 45° 倾斜）：适用于肺中叶和肺上下舌段的体位引流。
	侧卧位：适用于两肺下叶外基段和患侧肺叶的体位引流。
	前倾俯卧位（从侧卧位再向前倾斜 45° 的体位）：适用于右肺上叶后段，左肺下叶背段、内基段以及后基段（用于替代俯卧位）的体位引流。
	俯卧位：适用于左肺下叶背段、内基段以及后基段的体位引流。
	分泌物的滞留部位不确定，使用其他体位有困难时，可以采取将患侧向上保持 40° ～ 60° 夹角的侧卧位。
指导	保持体位期间，指导患者进行腹式呼吸。
	必要时使用呼气压迫法：把手放在可以促使患者排痰的部位，在患者呼气的同时缓慢增加压迫力度；在呼气终了时，施加压力以达到最大呼气的目的。
有效咳嗽	在开始前先进行腹式呼吸，然后，慢慢地深吸一大口气，憋气 2 秒，接着将气体尽最大力量"哈"的一声强行呼出。
记录及报告	记录实施后的体位、所用时间、实施期间的生命体征以及其他观察结果。
	记录痰量、性状、实施后的呼吸音变化等。
体位引流后评估	协助漱口，再次听诊双肺呼吸音，评价排痰效果。
宣教	核对患者，询问患者感觉并告知相关注意事项。
整理	整理床单位，协助患者卧位舒适，洗手。

表 1-7-6　使用物理治疗仪（振动排痰机）的操作步骤与内容

操作步骤	内容
准备	洗手、戴口罩。
	衣帽整洁，符合要求，仪表大方，举止端庄，语言亲切，态度和蔼。
	用物：振动排痰机 1 台、快速手消毒剂等。
评估	评估患者病情、生命体征、意识状态、合作程度和进食时间。
	操作环境：环境清洁、温湿度适宜，注意保暖。
核对解释	标准化核对流程，说明目的，向患者解释方法并指导配合。
准备振动排痰仪	戴手套，选择合适的叩击头。
	连接叩击连接器，若为轭状海绵叩击头套上一个塑料套。
	外面罩上 1 个一次性叩击头套。
	连接电源，设置初始频率。
操作过程	根据患者病情取合适的体位，一般为侧卧位或坐位。
	将叩击头放置在肺底部，按照由下向上、由外向内顺序振动。
	调节频率。
	重点治疗部位应先叩击 3 ～ 5 分钟，再振动 3 ～ 5 分钟。
	治疗时间一般为 10 ～ 20 分钟，每天 2 ～ 4 次。
随后护理及监测	观察患者反应及排痰量、颜色、性质，血氧饱和度，呼吸音，心率的变化情况。
	记录治疗时间。

续表

操作步骤	内容
宣教	核对患者，询问患者感觉并告知相关注意事项。
整理	整理床单位，协助患者取舒适卧位，洗手。

【注意事项】

1. 叩击震动排痰

（1）叩击操作力度和时间须合适。叩击力量适中，以患者不感到疼痛为宜；每次叩击时间以 5～15 分钟为宜，应安排在餐后 2 小时或餐前 30 分钟完成，避免治疗中呕吐，持续鼻饲患者操作前 30 分钟应停止鼻饲。

（2）操作过程中应密切观察病情、生命体征及呼吸情况。

（3）翻身过程中注意患者的安全，避免拖拉患者，保护局部皮肤。

（4）体重轻者，单人给予翻身时注意正确使用床栏，防止碰伤和坠床事件的发生。对于躁动患者除使用床栏外，必要时加用约束带。

2. 体位引流

（1）依据患者的情况随时调整体位。

（2）密切观察患者的生命体征、血氧饱和度、呼吸状态，判断患者有无呼吸困难和咳嗽等。

（3）实施过程中，随时听诊，确认气道有无分泌物滞留。

（4）密切观察排出的痰量和痰的性状。

3. 使用物理治疗仪（振动排痰机）

（1）操作过程中要注意患者的情况：如果患者很放松，且护士和患者都不觉得疲劳，则适当延长治疗时间，下次治疗间隔也可延长。操作时要密切注意患者的面部表情、呼吸、咳嗽、咳痰、氧合情况，有无憋气、胸闷、呼吸困难等不适。根据患者的情况选择合适的频率。

（2）出现下列情况时要立即停止操作：操作部位出现瘀点、瘀斑，有新出现的血性痰，危重患者使用过程中出现明显心悸、血压等生命体征的改变。

（3）振动排痰机的保养与维护：每次治疗后用含氯消毒剂 400～700mg/L 的巴氏消毒液擦拭叩击头、机箱、导线、手柄、支架和托盘，由专业人员定期进行检查、校正等保养与维护。

【并发症及处理】

1. 疼痛　预防及处理：协助患者取舒适体位，有伤口者，排痰时应注意保护伤口。叩击力度应适中，以患者不感到疼痛为宜。排痰过程中注意观察患者反应，询问患者感觉。

2. 呕吐　预防及处理：患者需行辅助排痰时，应在餐后 2 小时至餐前 30 分钟完成，避免治疗中呕吐。持续鼻饲患者操作前 30 分钟应停止鼻饲。体位引流者应观察患者反应，时间不宜过长，防止胃食管反流。若排痰过程中患者发生不适应立即停止。

3. 憋喘　预防及处理：长期卧床、咳痰无力者有憋喘的危险，排痰期间可配合支气管湿化、雾化吸入、胸部扩张练习、呼吸控制等措施增加疗效。

【制度与依据】

1. 李小寒，尚少梅 . 基础护理学 [M].6 版 . 北京：人民卫生出版社，2017.

2. 李乐之，路潜 . 外科护理学 [M].6 版 . 北京：人民卫生出版社，2017.

3. 吴惠平，罗伟香 . 护理技术操作并发症预防及处理 [M]. 北京：人民卫生出版社，2014.

4. 李庆印，陈永强 . 重症专科护理 [M]. 北京：人民卫生出版社，2018.

（王海燕）

第三节　吸痰技术

【名词定义】

1. 吸痰术　经口、鼻或人工气道将呼吸道内的分泌物吸出来的一种方法。

2. 气道内吸引（endotracheal suctioning）　将吸引（吸痰）管置入人工气道，吸引出气道内的痰液、血液、误吸的胃内容物及其他异物的技术操作。

3. 开放式气道内吸引（open-endotracheal suctioning）　将患者的人工气道与呼吸机的连接断开后，吸引（吸痰）管通过人工气道置入气道内进行吸引的方法。

4. 密闭式气道内吸引（closed-endotracheal suctioning）　吸引装置与呼吸机结合，允许患者在呼吸机不断开的情况下，吸引（吸痰）管通过人工气道置入进行吸引的方法。

5. 声门下吸引（subglottic secretion drainage）　应用带有声门下吸引装置的气管导管，通过负压吸引直接吸引积聚在气囊上方的分泌物的方法。

【适应证】

危重，昏迷，老年，大手术后，麻醉未醒，胸部外伤等呼吸道被呕吐物、分泌物堵塞，出现各种呼吸困难，以及因各种原因导致的不能有效咳嗽使分泌物不能咳出的患者；为有人工气道的患者留取痰液标本时。

【目的】

1. 清除呼吸道的分泌物，保持呼吸道通畅。

2. 促进呼吸功能，改善肺通气。

3. 预防吸入性肺炎、肺不张、窒息等并发症的发生。

【操作流程】

1. 经口鼻吸痰（电动吸引器）　操作流程见表 1-7-7。

表 1-7-7　经口鼻吸痰（电动吸引器）操作步骤与内容

操作步骤	内容
准备	洗手、戴口罩。
	衣帽整洁，符合要求，仪表大方，举止端庄，语言亲切，态度和蔼。
	用物：查看执行单，电动吸引器、灭菌注射用水或 0.9% 氯化钠注射液、手电筒 1 个、听诊器 1 个、一次性吸痰管数根、纱布 2 块、快速手消毒剂。必要时备开口器、舌钳、压舌板，负压吸引装置 1 套（处于备用状态）。
评估	评估患者病情、意识状态、合作程度。
	操作环境：环境清洁、温湿度适宜。
核对解释	标准化核对流程，向清醒患者告知操作目的、方法、配合要点。
评估吸痰指征	查看监护仪，评估患者的排痰能力及缺氧程度，必要时进行肺部听诊等。
检查	评估患者口、鼻腔情况，黏膜有无破损，有活动义齿取出。
提高吸氧浓度	根据病情适当调高氧流量（> 5L/min）。
体位	根据病情取舒适的体位，抬高床头，头转向操作者，头部略后仰。
连接负压	打开灭菌注射用水或 0.9% 氯化钠注射液，接通电源，打开吸引器开关，连接负压连接管，调节负压［口述：一般成人 -20 ～ -11kPa（-150 ～ -80mmHg）］，洗手。
取吸痰管	打开吸痰管外包装，暴露末端，戴手套，铺无菌纸巾，取出吸痰管，将吸痰管与吸引管连接，试通畅。

操作步骤	内容
口腔内吸痰	先对侧、后近侧，插入深度约 5cm，咽喉部深度约 7cm，吸净痰液。嘱患者头略向后仰、张口（昏迷患者可用压舌板和开口器协助张口），后将吸痰管无负压插入口咽 10～15cm，清醒患者鼓励其咳嗽，开放负压，边旋转边向上提拉，吸净痰液，冲洗吸引管。
经鼻腔内吸痰	先经对侧鼻腔、后经近侧鼻腔缓缓插入，深度 10～15cm，充分吸引后于患者深吸气时插入气道，深度 20～30cm。开放负压，边旋转边向上提拉，吸净气道内及鼻腔内痰液，清醒患者鼓励其咳嗽，吸引后冲洗导管。成人及年长儿童每次吸引时间不超过 15 秒。
观察	吸痰过程中注意观察患者病情变化，观察痰液的性质及量，如出现异常情况应立即停止吸痰，必要时通知医生。
吸痰结束	手套包裹吸痰管后丢入医疗垃圾桶，冲洗负压连接管，关闭吸引器开关，洗手。
再评估	擦净面部、鼻部分泌物，给予患者吸氧，必要时加大氧流量，评估吸痰效果：听诊双肺呼吸音，检查口、鼻腔情况。
宣教	告知注意事项。
整理并记录	协助患者取舒适卧位，整理床单位，洗手，记录吸出物性状、颜色。

2. 经气道吸痰（中心负压）　操作流程见表 1-7-8。

见表 1-7-8　经气道吸痰（中心负压）操作步骤与内容

操作步骤	内容
准备	洗手、戴口罩。
	衣帽整洁，符合要求，仪表大方，举止端庄，语言亲切，态度和蔼。
	用物：查看执行单，灭菌注射用水或 0.9% 氯化钠注射液、纱布、听诊器、手电筒、一次性吸痰管数根、快速手消毒剂。检查一次性物品的质量及有效期。中心吸引装置（负压装置处于备用状态），必要时备压舌板、开口器。
评估	评估患者病情、意识状态、合作程度。
	操作环境：环境清洁、温湿度适宜。
核对解释	标准化核对流程，向清醒患者告知操作目的、方法、配合要点，根据患者意识状态指导患者咳嗽咳痰。
评估吸痰指征	如查看监护仪、呼吸机监测面板，评估患者的排痰能力及缺氧程度，（必要时）进行肺部听诊等。
体位	根据病情取舒适的体位，抬高床头。
检查	1. 检查气管插管方式（如经口气管插管或气管切开状态）以确认患者气道内吸引深度。 2. 气管插管的型号、插入深度、气囊压力、有无囊上吸引管及导管的固定情况。 3. 口、鼻腔有无分泌物。 4. 查看呼吸机模式、参数设置。 5. 检查管路、积水瓶有无冷凝水。
提高吸氧浓度	用呼吸机者给予纯氧吸入 30～60 秒。
调节负压	调节合适的负压〔口述：一般成人调节负压为 -20～-11 kPa（-150mmHg～-80mmHg）〕。打开灭菌注射用水或 0.9% 氯化钠注射液，洗手。
连接吸痰管	打开吸痰管外包装，戴手套，铺无菌纸巾，取出吸痰管，将吸痰管与吸引管连接，试通畅。

续表

吸痰	1. 根据患者情况，为患者进行口咽部和（或）鼻咽部分泌物的吸引，每更换一个部位即重新更换吸痰管。有囊上吸引管时，还需进行囊上分泌物吸引。 2. 更换吸痰管，一手断开呼吸机与气管插管连接处，将呼吸机接头放于无菌纸巾上，另一手持吸痰管前端轻柔而迅速插入气道内，置入过程中感觉有阻力或刺激咳嗽时，应将吸引（吸痰）管退出1～2cm，然后轻柔旋转提吸，从置入到退出吸引（吸痰）管，宜在15秒内。 3. 指导清醒患者配合咳嗽，利于深部痰液的吸出。
观察	1. 吸痰过程中注意观察气道是否通畅。 2. 患者的病情变化（面色、呼吸、心率、血压、血氧饱和度等）。 3. 吸出痰液的颜色、性状、量。
吸痰结束	连接氧气或呼吸机，适当调高氧流量（用呼吸机者给予纯氧吸入30～60秒）。手套包裹吸痰管后丢入医疗垃圾桶。冲洗负压连接管（开放式气道内吸引可用清水），妥善放置，使之处于备用状态。洗手。
评估吸痰效果	观察患者症状是否得到改善（清醒患者可以询问憋喘症状是否改善），通过评估血氧饱和度、呼吸音和机械通气波形根据医嘱调整吸氧浓度，检查口、鼻腔情况。肺部听诊，协助患者取舒适卧位。
检查导管	查看气管插管的固定刻度、气囊压力及导管的固定情况。
宣教	告知注意事项。
整理并记录	整理床单位，洗手，记录吸出物性状、颜色。

【注意事项】

1. 严格执行查对制度和无菌操作原则。吸痰前充分做好对患者的评估，选择合适的吸痰管及吸引方式（开放式吸引或密闭式吸引）。

2. 评估吸引装置，吸引负压应控制在 -20 ～ -11 kPa（-150 ～ -80mmHg）。

3. 吸引前后应给予30 ～ 60秒纯氧。

4. 开放式气道内吸引应使用无菌手套，密闭式气道内吸引可使用清洁手套。

5. 置入吸引（吸痰）管过程中应不带负压。

6. 置入过程中感觉有阻力或刺激咳嗽时，应将吸引（吸痰）管退出1 ～ 2cm，然后轻柔旋转提吸。

7. 从置入到退出吸引（吸痰）管，宜在15秒内。

8. 应先进行口咽部和（或）鼻咽部吸引，再进行气道内吸引。

9. 更换吸引部位时，应更换吸引（吸痰）管。

10. 密闭式吸引（吸痰）管更换频率参照产品说明书，出现可见污染或套囊破损时应立即更换。

11. 吸引过程中应观察患者的面色、呼吸、血氧饱和度、心率/律和血压。如发现患者出现气道痉挛、发绀、生命体征变化等，立即停止吸痰，配合医生采取必要的处理措施，缓解后再吸痰。

12. 吸引后应评估患者的血氧饱和度、呼吸音和机械通气波形，记录吸引物的颜色、性状和量。如患者痰液黏稠，不易吸引可加强气道湿化，进行气道温湿化，Y型管温度应在34 ～ 41℃之间、相对湿度100%，协助患者变换体位，鼓励咳痰，通过震动排痰配合叩击、雾化吸入等方法，提高气道廓清效果，使之易于吸出。

13. 每次吸引结束后应及时、充分地冲洗管路。密闭式气道内吸引应使用灭菌注射用水或无菌0.9%氯化钠注射液，开放式气道内吸引可用清水。

14. 条件允许时可持续监测气囊压。

15. 对于插管时间超过48 ～ 72小时的患者，宜使用带有声门下吸引的气管导管，每1 ～ 2小时进行声门下吸引。

【并发症及处理】

1. 低氧血症

（1）发生原因：①一次吸痰时间过长。②连续吸痰无有效间隔，吸引过频。③吸痰前后未有效高浓度给氧。④吸痰负压过高。⑤吸痰管型号选择不当。⑥吸痰过程中无有效氧供。以上原因导致患者呼吸受限，气体交换受损，导致缺氧。

（2）临床表现：一般可有呼吸深快、脉速、血压升高等表现；缺氧进一步加重时，表现为疲劳，精细动作失调，注意力减退，反应迟钝，思维紊乱似酒醉者；严重时出现头痛、眼花、恶心、呕吐、耳鸣、发绀、全身发热，不能自主运动和说话，很快出现意识丧失、心跳减弱、血压下降、抽搐、张口呼吸，继而出现呼吸心跳停止。

（3）预防措施：①根据患者年龄、体型、气管插管内径等选择型号合适的吸痰管，吸痰管的外径不能超过气管导管内径的 1/2。②使用呼吸机患者，应尽量采用密闭式吸痰法；不能采取此法的，应尽量缩短呼吸机脱离时间。③每次吸痰一般应少于 15 秒。④吸痰前后给予纯氧或高流量氧气吸入 30～60 秒，以提高血氧浓度。⑤吸痰时密切观察患者生命体征的变化，若出现血氧下降，应停止操作，立即给予吸氧，使用呼吸机者连接呼吸机，待血氧饱和度回升后再进行吸痰。

（4）处理：已发生低氧血症者，立即加大吸氧流量或给予面罩加压吸氧，酌情适时静注阿托品、氨茶碱、地塞米松等药物，必要时行机械通气。

2. 呼吸道黏膜损伤

（1）发生原因：①吸痰管型号选择不当，管径过大，质硬，易致气管黏膜损伤。②吸引负压过高。③吸痰动作粗暴或患者不配合导致黏膜直接损伤。④吸痰时固定部位吸引导致局部持续负压致黏膜损伤。⑤呼吸道黏膜有炎症水肿及炎性渗出，黏膜相对脆弱，易受损。

（2）临床表现：气道黏膜受损可吸出血性痰；纤支镜检查可见受损处黏膜糜烂、充血肿胀、渗血，甚至出血；口唇黏膜受损可见有表皮的破溃，甚至出血。

（3）预防措施：①使用优质吸痰管，吸引前先试吸无菌 0.9% 氯化钠注射液使其润滑。②选择型号适当的吸痰管。有气管插管者，选择外径小于 1/2 气管插管内径的吸痰管。③吸痰管的插入深度适宜，当遇到阻力时应退回少许再施加负压。④每次吸痰的时间不宜超过 15 秒。若痰液一次未吸净，可暂停 3～5 分钟再次抽吸。⑤调节合适的吸引负压。一般成人 −20～−11kPa（−150～−80mmHg）。⑥对于不合作的患者，可双人协作，一人固定患者头部，一人行吸痰操作。⑦吸痰时可刺激患者咳嗽或在充分排痰的基础上行人工气道内吸引，避免造成气道损伤。⑧吸痰时注意旋转吸痰管。⑨仔细观察口腔黏膜有无损伤、牙齿有无松脱。如发现口腔黏膜糜烂、渗血等，应及时预防感染。

（4）处理：发生气管黏膜损伤时，可用止血药进行超声雾化吸入或纤维支气管镜直视下局部应用止血药物，防止气道再出血；生长因子促进黏膜细胞再生；抗生素控制感染。

3. 感染

（1）发生原因：①吸痰时未严格按照无菌操作要求实施。②各种导致呼吸道黏膜损伤的原因，严重时均可引起感染。③痰液吸引不彻底，口鼻腔内分泌物未清理干净，人工气道气囊上分泌物进入气道。

（2）临床表现：口鼻局部黏膜感染时，出现局部黏膜充血、肿胀、疼痛，严重时有脓性分泌物；肺部感染时出现寒战、高热、痰多、黏液痰或脓痰，听诊肺部有湿啰音，X 线检查可发现散在或片状阴影，痰液培养可找到致病菌。

（3）预防措施：①吸痰操作时尽量避免口鼻腔黏膜损伤，形成感染源。②吸痰时严格遵守无菌技术操作原则，吸痰管不可重复使用，口鼻腔与气道内吸痰管应分开使用。③充分引流痰液。④加强口鼻腔护理，口腔护理2次/天。⑤使用人工气道患者，及时清理气囊上分泌物，气囊压力应适当，防止漏入气道。⑥做好气管切开护理，及时更换污染的切口纱布，保持局部清洁干燥。

（4）处理：发生局部感染者，予以对症处理。出现全身感染时，根据药敏试验结果选择抗生素治疗。

4. 心律失常、血压升高

（1）发生原因：①吸痰时不适感增加，患者情绪紧张。②在吸痰过程中，反复吸引时间过长。③吸痰刺激使儿茶酚胺释放增多。④各种导致低氧血症的原因，严重时均可引起心律失常甚至心跳骤停。⑤吸痰管插入刺激迷走神经，导致心率减慢。

（2）临床表现：在吸痰过程中患者出现各种血流动力学异常，常见血压升高、心律的改变。轻者可无症状，重者可影响血流动力学而致乏力、头晕等症状。原有心脏病者可因此而诱发或加重心绞痛或心力衰竭。听诊心律不规则，脉搏触诊间歇性脉搏缺如；严重者可致心跳骤停，确诊有赖于心电图检查。

（3）预防措施：①吸痰前应评估患者病情，对严重心衰者应尽量减少外源性刺激。②所有防止低氧血症的措施均适合于防止心律失常。③吸痰前应对患者做好解释，取得配合，减轻其紧张情绪。

（4）处理：①如发生心律失常，立即停止吸引，通知医生，并给予吸氧或加大吸氧浓度。②一旦发生心跳骤停，立即通知医生并施行准确有效的胸外心脏按压，开放静脉通道，实施抢救措施。③对血压严重升高的患者应严密观察患者神志、瞳孔变化，必要时使用降压药。

5. 阻塞性肺不张

（1）发生原因：①吸痰管型号选择不当，过粗。②吸痰时间过长、负压过高。

（2）临床表现：急性大面积的肺不张，可出现咳嗽、喘鸣、咳血、脓痰、畏寒和发热，或因缺氧出现唇、甲发绀。X线胸片呈沿着肺叶、肺段分布的致密影。

（3）预防措施：①选择合适的吸痰管，一般保证吸痰管的外径不超过人工气道内径的1/2。②采用间歇吸引的办法，连续操作不超过3次，每次持续不宜超过15秒，负压不宜过高。③定时翻身叩背、排痰，必要时进行雾化吸入等治疗，保证痰液有效引出。④吸痰前后听诊肺部呼吸音的情况，并密切观察患者的呼吸频率、呼吸深度、血氧饱和度、血气分析结果及心率的变化。

（4）处理：①肺不张一经明确，根据引起的原因采取必要的措施。对严重肺不张者，应采取多种治疗措施，如机械通气、肺复张、机械辅助排痰、体位引流等。②阻塞性肺不张常合并感染，需酌情应用抗生素。

6. 气道痉挛

（1）发生原因：有哮喘病史长期发作的患者，因插管刺激使气管痉挛，加重缺氧。

（2）临床表现：气道痉挛常表现为呼吸困难、喘鸣和咳嗽。双肺听诊可闻及大量哮鸣音。呼吸机通气患者，流速时间曲线表现为峰流速减低，气道压力过高。

（3）预防措施：①为防止气道痉挛，对气道高度敏感的患者，吸痰前用1%利多卡因少量滴入。②操作时动作应轻柔，尽量减低对气道黏膜的刺激。

（4）处理：气道痉挛发作时，应暂停气道吸引，给予β_2受体兴奋剂吸入。

7. 气管套管阻塞

（1）发生原因：①呼吸道分泌物多且黏稠，吸痰不及时或不彻底，未及时清理套管内黏滞分泌物等，导致气管套管阻塞。②气管切开后呼吸道未充分湿化，痰液干燥结痂阻塞气管套管。③使用塑料气管套管质地过于柔软，导管气囊充气过多致使压力过高，压迫气管导管，使导管内径变小，产生呼吸道梗阻。④气管黏膜损伤，导致痂皮形成，若有黏液黏附于痂皮上，易阻塞气管套管。⑤气管套管远端开口嵌顿于气管侧壁。⑥气囊疝出嵌顿套管远端开口。

（2）临床表现：患者呼吸困难、发绀，吸痰管插入受阻，气道阻力高，检查气管套管可见有痰痂或血凝块阻塞。

（3）预防措施：①对于呼吸道炎性病变或伤口感染的患者，发现患者咳嗽或气管中有痰鸣音时，及时吸痰，每次吸痰应尽量吸净，避免反复抽吸。②加强气道温湿化，吸入气体温度在37℃左右。③定时翻身、叩背，适时吸痰，动作轻柔，以保持呼吸道通畅，并注意观察痰液的量、颜色、气味和黏稠度，根据痰液性质配制湿化液。④定时测量气囊内的压力，一般为2.45～2.94kPa（25～30cmH$_2$O）。⑤应用带内管的金属套管。⑥保持气管套管位置正确。⑦检查气囊是否正常；监测气囊压力，防止过充与不足，防止气囊疝形成。⑧定期更换气管套管。

（4）处理：一旦发生气道梗阻，应采取以下措施：调整人工气道位置、抽出气囊气体、试验性插入吸痰管。如气道梗阻仍不缓解，则应立即拔除气管插管或气管切开管，然后重新建立人工气道。

8. 气管套管脱出或旋转

（1）发生原因：①气管套管未妥善固定，患者烦躁不合作，剧烈咳嗽或术后皮下气肿加重。②金属套管型号选择不当，内外套管不匹配。③支撑呼吸机管道的支架调节不当。④吸痰等操作不当。

（2）临床表现：气管套管全部或部分脱出气管外，患者出现不同程度的呼吸窘迫及其他症状。

（3）预防措施：①对气管切开患者应妥善固定气管套管，同时加强巡视，定时查看。②使用金属套管时内外套管型号应匹配。③气管切开术后无特殊禁忌者，床头应抬高30°～45°；轴线翻身；应用呼吸机患者翻身时暂时将管道从支架上取下并注意固定，翻身后根据患者体位调整管道位置，防止牵拉过度。④对不合作或烦躁者给予适当约束，必要时应用镇静剂。

（4）处理：①套管完全脱出者，立即清理气道及口鼻腔分泌物，无菌操作下更换气管套管。②套管移位、旋转未完全脱出时，立即清理气道及口鼻腔分泌物，气囊充分放气后将套管摆正位置置入并妥善固定。

【拓展知识】

1. 吸痰时机

（1）《成人气道分泌物的吸引专家共识（草案）》中推荐，按需吸痰较按时吸痰不良反应明显减少，可以减少每日吸痰次数，减少对气道黏膜的损伤，降低痰液细菌培养阳性率和肺部感染的发生率，提高患者的舒适度。

（2）气道内有可听见、看到的分泌物；听诊可闻及肺部粗湿啰音；考虑与气道分泌物相关的血氧饱和度下降和（或）血气分析指标恶化；排除呼吸机管路抖动和积水后，呼吸机监测面板上流量和（或）压力波形仍呈锯齿样改变；考虑与气道分泌物增多相关的机械通气时潮气量减小，或容积控制机械通气时吸气峰压增大；考虑吸入上呼吸道分泌物或胃内容物等状况时；需留取痰标本。

2. 吸痰途径及方式　可以经人工气道，如气管切开，经鼻气管插管，经口气管插管进行吸痰，一般情况下应选择开放式气道内吸引。符合以下条件之一，宜选择密闭式气道内吸引：①呼气末正压≥0.99kPa（10cmH$_2$O）；②平均气道压≥1.96kPa（20cmH$_2$O）；③吸气时间≥1.5秒；④吸氧浓度≥60%；⑤断开呼吸机将引起血流动力学不稳定；⑥有呼吸道传染性疾病（如肺结核）；⑦呼吸道多重耐药菌感染。

没有人工气道的，如没有禁忌，可以直接经口鼻吸痰。

3. 吸痰管的选择

（1）吸痰管是气道分泌物吸引的主要用品之一，不同样式的吸痰管所产生的效果亦不相同。有侧孔的吸痰管在吸痰时不容易被分泌物阻塞，其效果优于无侧孔的吸痰管，并且侧孔越大效果越好。吸痰管的管径越大，吸痰负压在气道内的衰减就越小，吸痰效果也就越好，但吸痰过程中所造成的肺塌陷也越严重。当吸痰管的管径超过人工气道内径的50%时，将显著降低气道内压力和呼气末肺容积。

（2）《成人气道分泌物的吸引专家共识（草案）》推荐意见：选择吸痰管时，其管径不宜超过人工气道内径的 50%，有侧孔的吸痰管吸痰效果优于无侧孔的（推荐级别：D 级）。

（3）密闭式气道内吸引时，应使用密闭式吸引（吸痰）管。密闭式吸引（吸痰）管更换频率参照产品说明书，出现可见污染或套囊破损时应立即更换。

4. 吸痰装置　包括中心负压装置和负压吸引器。吸引负压应控制在 –20 ～ –11kPa（–150 ～ –80mmHg），电动吸引器由马达、偏心轮、气体过滤器、负压表、安全瓶、储液瓶组成。安全瓶和储液瓶可储液 1000ml，瓶塞上有两个玻璃管，并通过橡胶管互相连接。接通电源后，马达带动偏心轮从吸气孔吸出瓶内空气，并由排气孔排出，不断地循环转动，使瓶内产生负压，将痰液吸出。负压瓶和集痰袋满 2/3 及时倾倒或更换。

5. 痰液黏稠度

（1）Ⅰ度（稀痰）：痰如米汤或白色泡沫样，吸痰后管内壁上无痰液滞留。

（2）Ⅱ度（中度黏痰）：较Ⅰ度黏稠，稀痰后有少量痰液在内壁滞留，但易被水冲洗干净。

（3）Ⅲ度（重度黏痰）：痰的外观明显黏稠，常呈黄色，吸痰管常因负压过大而塌陷，内壁有大量痰液且不宜用水冲净。

6. 吸痰手法

（1）气道内吸引应快速轻柔地无负压地插入气管插管，感觉有阻力或刺激咳嗽时，应将吸引（吸痰）管退出 1 ～ 2cm，然后轻柔旋转提吸，从置入到退出吸引（吸痰）管宜在 15 秒内，应先进行口咽部和（或）鼻咽部吸引，再进行气道内吸引；更换吸引部位时，应更换吸引（吸痰）管。

（2）无气道经口鼻腔吸引：嘱患者张口，先对侧、后近侧，插入深度约 5cm，咽喉部深度约 7cm，吸净痰液。嘱患者头略向后仰、不可过度后仰，以免气管插管头端抵到气管壁引起气管插管堵塞，影响吸痰效果及气体交换。昏迷患者可用压舌板和开口器协助张口，一手持吸痰管前端，插入口咽部 10 ～ 15cm。如果患者处于清醒状态，应鼓励其咳嗽。开放负压，边旋转边向上提拉，每次吸引时间不超过 15 秒，并注意观察患者的面色、呼吸。在吸引过程中，如患者咳嗽厉害，应稍等片刻后再行吸出，吸净痰液，冲洗吸引管。鼻腔内吸引先经对侧鼻腔、后经近侧鼻腔缓缓插入，深度 10 ～ 15cm，充分吸引后于患者深吸气时插入气道，深度 20 ～ 30cm。开放负压，边旋转边向上提拉，吸净气道内及鼻腔内痰液。

对于清醒患者，经口腔置管吸痰虽然可行，但容易引起患者恶心、呕吐，增加患者的痛苦。对昏迷、躁动、不合作的患者，因不能张口配合，且易咬吸痰管导致插管困难，可采用经鼻腔吸痰法，以减少对患者的刺激并可缩短吸痰时间。颅底骨折患者禁止经鼻腔内吸痰。

【制度与依据】

1. 李小寒，尚少梅 . 基础护理学 [M]. 6 版 . 北京：人民卫生出版社，2017.

2. 中华护理学会团体标准 .T/CNAS 10-2020: 成人有创机械通气气道内吸引技术操作 [S]. 北京：国家卫生健康委员会，2020.

3. 中华医学会呼吸病学分会呼吸治疗学组 . 成人气道分泌物的吸引专家共识 (草案)[J]. 中华结核和呼吸杂志，2014, 37(11): 809-811.

4. 吴惠平，罗伟香 . 护理技术操作并发症预防及处理 [M]. 北京：人民卫生出版社，2014.

（王海燕）

第八章　标本采集技术

第一节　静脉血标本采集技术

【名词定义】

静脉血标本采集　是自静脉内抽取血标本的方法。

【目的】

1.全血标本　主要用于对血细胞成分的检查，如血细胞计数和分类、形态学检查等。

2.血浆标本　主要用于凝血因子测定和游离血红蛋白以及部分临床生化检查，如内分泌激素、血栓等检查。

3.血清标本　主要用于大部分临床生化检查和免疫学检查，如测定肝功能、血清酶、脂类、电解质等。

4.血培养标本　主要用于培养检测血液中的病原菌。

【操作流程】

静脉血标本采集技术操作流程见表1-8-1。

表1-8-1　静脉血标本采集技术操作步骤与内容

操作步骤	内容
准备	洗手、戴口罩。
	衣帽整洁，符合要求，仪表大方，举止端庄，语言亲切，态度和蔼。
	用物： 1.治疗车上层：皮肤消毒剂、注射器或一次性采血针2支、持针器、采血试管、棉签、胶布（备用）、止血带、检验条码、医用手套、治疗巾。 2.治疗车下层：生活垃圾桶、医疗垃圾桶、锐器回收盒。
评估	评估患者病情、意识状态、合作程度和过敏史（皮肤消毒剂、乳胶等）。
	操作环境：环境清洁、温湿度适宜。
核对解释	标准化核对流程，说明目的，向患者解释方法并指导配合。
	评估患者局部皮肤及血管状况。了解患者是否按照要求进行采血前准备，例如是否空腹、采血需要试管的类型，知晓查找方法等。
体位	协助舒适卧位，选择合适静脉、穿刺点。
消毒	铺治疗巾，戴手套，在穿刺点上方约5～7.5cm处系止血带，以穿刺点为中心，消毒皮肤两遍，直径不少于5cm，待干。
固定	连接持针器和采血针，固定。
穿刺采血	再次核对，嘱患者握拳，用一次性注射器或采血针呈30°左右的角度刺入静脉，见回血后再进少许抽（吸）取所需血量（如为真空采血器采血，见回血后将采血针另一端垂直插入真空管，采血至所需量，以旋转向外的方式转动拔出试管）。

操作步骤	内容
拔针按压	嘱患者松拳，松止血带，从采血针/持针器上拔出最后一支采血管，从静脉拔出采血针，用干棉签沿血管方向三指按压穿刺点5分钟，至不出血为止（患者可协助按压）。
混匀	将血液注入试管，抗凝试管宜立即轻柔颠倒混匀5～8次。需要抗凝剂的血标本应将血液与抗凝剂混匀；取血清标本时避免振荡，防止红细胞破坏；采血培养标本时，应轻轻摇匀。将采血针放入锐器回收盒内。
核对	再次核对患者和试管信息。
观察	观察针眼处皮肤，撤治疗巾和止血带，脱手套。
宣教	告知相关注意事项。
整理	协助患者卧位舒适，整理床单位，洗手。

【相关知识】

1. 常用静脉

（1）首选手臂肘前区静脉，优先顺序依次为正中静脉、头静脉及贵要静脉。

（2）手背浅表静脉。

（3）颈部浅表静脉。

（4）股静脉。

2. 试管的分类

（1）试管的选择方法：采血条码上标识、钉钉内钉盘资料、电话咨询检验科等。

（2）采血后血液注入试管的顺序：血培养瓶、柠檬酸钠抗凝采血管、血清采血管（含有促凝剂和/或分离胶）、含有或不含分离胶的肝素抗凝采血管、含有或不含分离胶的EDTA抗凝采血管、葡萄糖酵解抑制采血管。

（3）使用蝶翼针且仅采集柠檬酸钠抗凝标本时，宜弃去第一支采血管。被弃去的采血管用于预充采血组件的管路，无需完全充满。

（4）特殊情况只能从静脉留置管中采血时，对于凝血功能检测宜弃去最初的5ml或6倍管腔体积的血液，对于其他检测宜弃去最初的2倍管腔体积的血液。

3. 检查试管内容　有效期、密闭性、与抽血项目是否相符。

4. 影响血标本检验的相关因素

（1）溶血：①溶血原因：采血不顺利、止血带扎的时间过长、运送途中激烈震荡、患者个人因素（阵发性睡眠性血红蛋白尿、遗传性球型红细胞症）等引起成熟红细胞破碎，血红蛋白释放入血浆或血清中。②溶血对检验结果的影响：溶血对所有的结果均有影响，如肝功、心肌酶谱、电解质、神经元特异性烯醇化酶、胰岛素、心梗三项、肾素/醛固酮比值、血氨、DNA等。

（2）脂血：①生理性脂血：常见饮食因素，脂肪乳输注。②病理性脂血：高脂血症，胰腺疾病。③影响凝血、生化等比浊原理的检验项目。④处理方式：清淡饮食2～3天，空腹抽血，停用脂肪乳。

（3）标本抽凝：检验结果血小板减少。

（4）标本量少：比例欠佳。凝血项目要求严格，抗凝剂与血液1:9（仔细查看所需血量）。

（5）输液：宜在输液结束3小时后采血；对于输注成分代谢缓慢且严重影响检测结果（如脂肪乳剂）者宜在下次输注前采血。紧急情况必须在输液时采血时，宜在输液的对侧肢体或同侧肢体输液点的远端采血，并告知检验人员。

（6）血糖降解：将标本放置 1 小时、2 小时、3 小时测定的血糖浓度值分别与 30 分钟测定的结果相比较，见表 1-8-2。

表 1-8-2　标本放置后血糖浓度变化（血糖单位：mmol/L）

时间 \ 标本号	1	2	3	4	5	检测时间点
半小时	8.8	6.2	6.1	9.3	5.8	8:40
1 小时	7.5	5.7	5.6	8.7	5.2	9:40
2 小时	7.4	5.4	5.3	8.3	4.9	10:00
3 小时	7.0	5.1	5.0	8.0	4.5	11:40

（7）EDTA（乙二胺四乙酸血常规抗凝剂）敏感（或者 EDTA 依赖），主要是影响血小板（血小板降低），处理方式：重新采血复查，加抽一蓝管。

（8）采血针的使用方式：使用真空采血应以旋转向外方式转动拔出换管。

5. 患者的要求

（1）患者在采血前不宜改变饮食习惯，24 小时内不宜饮酒。空腹要求至少禁食 8 小时，以 12 ～ 14 小时为宜，但不宜超过 16 小时。宜安排在上午 7:00 ～ 9:00 采血。空腹期间可少量饮水。需要空腹采血的检测项目包括（不限于）：①糖代谢：空腹血糖、空腹胰岛素、空腹 C 肽等。②血脂：总胆固醇、甘油三酯、高密度脂蛋白胆固醇、低密度脂蛋白胆固醇、载脂蛋白 A₁、载脂蛋白 B、脂蛋白 a、载脂蛋白 E、游离脂肪酸等。③血液流变学（血黏度）。④骨代谢标志物：骨钙素、Ⅰ型胶原羧基端肽 β 特殊序列、骨碱性磷酸酶等。⑤血小板聚集率（比浊法）。

（2）采血前 1 天，最好洗澡或将双臂洗干净，这样采血时会消毒更彻底，避免伤口感染。采血当天，不要穿袖口过小或过紧的衣服。无需空腹采血的患者采血时可适当饮水（如果是检测血液黏稠度、血脂等项目时应避免喝水，以免造成结果误差），采血过程中应叮嘱患者放松，避免因极度紧张而造成血管收缩，增加采血的难度。

6. 扎止血带要求　穿刺点上方 5 ～ 7.5cm，使用时间不宜超过 1 分钟。

7. 消毒要求　旋转、用力、无缝隙、范围规范。

8. 拔针按压　沿血管方向迅速拔针、按压，按压过早会引起拔针疼痛，血管损伤；按压过慢会出现皮下血肿或出血。按压时沿血管方向三指垂直按压 5 分钟，直到不出血为止（凝血功能异常者宜适当延长时间）。不沿血管方向按压会导致血管上的针眼未被按住而继续出血，形成皮下血肿。

9. 血液注入试管　血液标本采入抗凝管后应将试管上下轻轻颠倒 5 ～ 8 次，以使抗凝剂与血液充分混匀，保持全血状态。

【制度与依据】

1. 李小寒，尚少梅. 基础护理学 [M]. 7 版. 北京：人民卫生出版社，2022.

2. 中华人民共和国卫生行业标准 .WS/T661-2020：静脉血标本采集指南.

3. 中华人民共和国卫生行业标准 .WS/T503-2017：临床微生物实验室血培养操作规范.

4. 袁素娥，陈煜，蔡小芳，等. 安全采集成人静脉血标本专家共识 [J]. 中国感染控制杂志，2021，20（9）：7.

（张　迪）

第二节 血培养采集技术

【名词定义】

一套血培养 从同一穿刺点采集的血液标本，通常分别注入需氧和厌氧培养瓶。

【适应证】

可疑感染患者出现以下任一指征时，可考虑采集血培养：

1. 体温＞ 38℃或＜ 36℃。

2. 寒战。

3. 外固血白细胞技术增多（计数＞ 10.0×10^9/L，特别有"核左移"时）或减少（计数＜ 4.0×10^9/L）。

4. 呼吸频率＞ 20 次 / 分或动脉血二氧化碳分压（$PaCO_2$）＜ 32mmHg。

5. 心率＞ 90 次 / 分。

6. 皮肤黏膜出血。

7. 昏迷。

8. 多器官功能障碍。

9. 血压降低。

10. 炎症反应参数如 C 反应蛋白、降钙素原（PCT）、1，3–β–D 葡聚糖（G）试验升高等。

【禁忌证】

有严重出血倾向者慎用。

【目的】

培养检测血液中的病原菌。

【操作流程】

血培养采集技术操作流程见表 1-8-3。

表 1-8-3 血培养采集技术操作步骤与内容

操作步骤	内容
准备	洗手、戴口罩。
	核对检验条码和培养瓶质量、类型，将检验条码贴于培养瓶上，在培养瓶标签上标记预采血量。
	用物： 1. 治疗车上层：皮肤消毒液、注射器或一次性采血针 2 支、血培养瓶、棉签、胶布（备用）、止血带、检验条码、医用手套、治疗巾。 2. 治疗车下层：生活垃圾桶、医疗垃圾桶、锐器回收盒。
评估	患者病情、意识状态、合作程度和过敏史（皮肤消毒剂、乳胶等）。
	操作环境：环境清洁，温湿度适宜。
核对解释	标准化核对流程，解释采集血培养目的，评估患者局部皮肤及血管状况。了解患者是否使用抗生素，何时使用抗生素。判断患者发热体温所属分期（体温上升期、高热持续期、退热期）。
体位	协助患者取合适体位，选择合适静脉，铺治疗巾。
消毒瓶塞	打开培养瓶塑料盖，用 75% 乙醇或 70% 异丙醇消毒培养瓶橡胶塞两遍，自然干燥 60 秒，戴手套，在穿刺点上方约 5 ～ 7.5cm 处扎止血带。

操作步骤	内容
消毒皮肤	以穿刺点为中心，消毒皮肤范围直径 3cm 以上。 三步法：75% 乙醇消毒待干 30 秒以上，1%～2% 碘酊作用 30 秒或 1% 碘伏作用 60 秒，75% 乙醇擦拭碘酊或碘伏消毒过的区域进行脱碘。对碘过敏的患者，在第一步基础上再用 75% 乙醇消毒 60 秒，待干后采血。 一步法：0.5% 葡萄糖酸洗必泰作用 30 秒（不适用于 2 个月以内的新生儿），或 70% 异丙醇消毒后自然干燥（适用于 2 个月以内的新生儿）。 注意：穿刺点消毒后不可再碰触。
固定	取注射器固定针头、试通畅或使用软连接式采血针并固定软连接后端。
穿刺	再次核对，嘱患者握拳，用一次性注射器或采血针以与手臂呈 30° 左右的角度刺入静脉，见回血后再进少许抽（吸）取所需血量。如使用软连接采血针，见回血后，固定针翼，将采血针另一端垂直插入培养瓶内，采血至所需量，保持血培养瓶直立。注射器采血先采集厌氧瓶后需氧瓶，软连接采血针先需氧瓶后厌氧瓶。
拔针	嘱患者松拳，松止血带，从采血针/持针器上拔出血培养瓶，从静脉拔出采血针。
按压	用干棉签三指按压穿刺点 5 分钟，至不出血为止（患者可协助按压）。
混匀	注射器采血，将血液注入培养瓶。 采血针采血，以旋转向外的方式转动拔出培养瓶。 将培养瓶颠倒混匀，以防血液凝固。
查看时间	再次核对患者和培养瓶上信息，查看时间。
标记	在培养瓶上注明使用抗生素情况、采集部位、采集时间、标本采集人姓名、工号。
观察	观察针眼处皮肤，撤治疗巾和止血带，脱手套。
宣教	告知患者注意事项。
整理	协助患者取舒适体位，整理床单位，洗手。

【注意事项】

1. 寒战或发热初起时采集。抗菌药物应用之前采集最佳。

2. 成人每次采集 2～3 套，每套从不同穿刺点进行采集，2～5 天内无需重复采集。如怀疑感染性心内膜炎，应重复采集多套。儿童通常仅采集需氧瓶。

3. 成人每瓶采血量 8～10ml，或按照说明书采集；婴幼儿及儿童采血量不应超过患儿总血量的 1%，具体采血量参考说明书。

4. 若采血量充足，注射器采集的血液先注入厌氧瓶，后注入需氧瓶，蝶形针采集的血液反之。若采血量不足，优先注入需氧瓶。

5. 用注射器无菌穿刺取血后，勿换针头（如行第二次穿刺，换针头），直接注入血培养瓶，不应将抗凝血注入血培养瓶。

6. 血液接种到培养瓶后，轻轻颠倒混匀以防血液凝固。

7. 血培养瓶应在 2 小时之内送至检验室孵育或上机；如不能及时送检，应将血培养瓶置于室温下，切勿冷藏或冷冻。

【消毒要求】

1. 皮肤消毒程序　皮肤消毒严格执行以下三步法：① 75% 的乙醇消毒静脉穿刺部位，待干 30 秒以上；② 1%～2% 碘酊作用 30 秒或 1% 碘伏作用 60 秒，从穿刺点向外画圈消毒，消毒区域直径达 3cm 以上；

③ 75% 乙醇擦拭碘酊或碘伏消毒过的区域进行脱碘。对碘过敏的患者，在第一步基础上再用 75% 乙醇消毒 60 秒，待酒精挥发干燥后采血。

一步法：0.5% 葡萄糖酸洗必泰作用 30 秒（不适用于 2 个月以内的新生儿），或 70% 异丙醇消毒后自然干燥（适用于 2 个月以内的新生儿）。

注意穿刺点消毒后不可再碰触。

2. 培养瓶消毒程序　75% 乙醇或 70% 异丙醇消毒，自然干燥 60 秒。

【制度与依据】

1. 李小寒，尚少梅 . 基础护理学 .7 版 . 北京：人民卫生出版社，2022.

2. 中华人民共和国卫生行业标准 .WS/T503–2017：临床微生物实验室血培养操作规范 .

3. 中华人民共和国卫生行业标准 .WS/T661–2020：静脉血液标本采集指南 .

（刘　翠）

第三节　动脉血标本采集技术

【名词定义】

动脉血标本采集（arterial blood sampling）　是自动脉抽取血标本的方法。常用动脉有股动脉、肱动脉、桡动脉。

【适应证】

1. 判断呼吸功能。

2. 监测组织氧和状态。

3. 判断酸碱平衡紊乱。

4. 检测电解质。

【目的】

1. 采集动脉血进行血液气体分析。

2. 判断患者氧合及酸碱平衡情况，为诊断、治疗、用药提供依据。

3. 做乳酸和丙酮酸测定等。

【操作流程】

动脉血标本采集技术操作流程见表 1–8–4。

表 1–8–4　动脉血标本采集技术操作步骤与内容

操作步骤	内容
准备	洗手、戴口罩。
	衣帽整洁，符合要求，仪表大方，举止端庄，语言亲切，态度和蔼。
	用物：治疗盘、弯盘、治疗巾、垫枕、橡胶塞、碘伏、棉签、手消、医嘱单、采血条码，抽取少量肝素、湿润注射器后排净，或使用专用动脉采血针。必要时备无菌手套及无菌棉球或纱布。血气分析仪处于备用状态。
评估	评估患者病情、意识状态、合作程度。 查看病例，评估血小板计数、凝血功能有无异常，是否使用抗凝药物及过敏史。
	操作环境：环境清洁、温湿度适宜。
核对、解释	携用物至床旁。标准化核对患者，说明目的，向患者解释方法并指导配合。
	评估穿刺处皮肤有无创伤、感染、硬结、皮疹、破溃及动脉搏动情况，有无皮肤淤紫。为患者行 Allen 实验。 评估患者体温、血压、呼吸是否平稳，氧疗方式、呼吸机模式及参数、吸氧浓度。 注：如予以吸痰、调节呼吸机模式或吸氧浓度，需等待 20 ～ 30 分钟后再进行标本采集。

续表

操作步骤	内容
消毒	协助舒适卧位,充分暴露穿刺部位。垫软枕,铺治疗巾(必要时戴手套)。 手指触及搏动最强点,自内向外进行消毒,消毒范围≥8cm,消毒2次,消毒剂需与皮肤保持接触至少30秒,待自然干燥后方可穿刺。消毒操作者非优势手示指及中指,范围为第1、2指节掌面及双侧面。
再核对、采血	再次核对患者。取出动脉采血针并检查,将动脉血气针针栓调整到预设位置。以消毒手指再次确认穿刺点,使穿刺点固定于手指下方。另一只手,单手以持笔姿势持动脉采血器,针头斜面向上逆血流方向缓慢穿刺,见回血后停止进针,待动脉血自动充盈采血器至预设位置后拔针。
按压止血	拔针后立即用棉球或纱布按压,至少按压3～5分钟,直至出血停止。 注:如高血压、凝血功能异常(凝血时间延长)或应用抗凝药物时,应延长按压时间。如未能止血或开始形成血肿,应重新按压直至完全止血。不可使用加压包扎替代按压止血。
混匀抗凝	拔针后立即封闭动脉采血器(若血标本中有气泡,应翻转采血器,将纱布置于动脉采血器上端,轻推针栓,缓慢排出气泡)。 混匀标本:轻柔地将采血器颠倒混匀5次,掌心搓动55秒。
送检	(脱手套)洗手。核对患者及标签信息无误后,贴于标本上立即送检。
宣教	询问患者感觉。观察穿刺处皮肤,撤治疗巾和软枕。告知相关注意事项。
整理	协助患者卧位舒适,整理床单位,洗手。

【注意事项】

1. 严格执行查对制度和无菌技术操作原则。

2. 自桡动脉穿刺采集动脉血标本前,应进行艾伦试验(Allen 试验)检查。

3. 穿刺针抗凝采血空针需要抗凝,若不抗凝容易导致血液凝固。一般使用肝素盐水抗凝。但肝素盐水呈弱酸性,若肝素过量,可改变气体分压、pH 和血钠的水平,影响检测结果的准确性。因此,穿刺针内多余肝素盐水应完全排出。

4. 防止气体逸散采集血气分析样本,抽血时注射器内不能有空泡,抽出后立即密封针头,隔绝空气(因空气中的氧分压高于动脉血,二氧化碳分压低于动脉血)。做二氧化碳结合力测定时,盛血标本的容器亦应加塞盖紧,避免血液与空气接触过久,影响检验结果,所以采血后应立即送检。

5. 拔针后局部用无菌纱布或无菌棉签或沙袋加压止血,以免出血或形成血肿,压迫止血至不出血为止。

6. 患者饮热水、洗澡、运动,需休息 30 分钟后再行采血,避免影响检查结果。

7. 标本运送:采血后应立即送检,并在 30 分钟内完成检测。如果无法在采血后 30 分钟内完成检测(需远程运输或外院检测),应在 0～4℃ 低温保存。标本在运送过程中,应避免使用气动传送装置,避免造成血标本剧烈震荡,影响 PaO_2 检测值的准确性。

8. 有出血倾向者慎用动脉穿刺法采集动脉血标本。

9. 合理有效使用条形码,杜绝差错事故的发生。

【制度与依据】

1. 李小寒,尚少梅 . 基础护理学 [M]. 7 版 . 北京:人民卫生出版社,2022.

2. 邱海波,黄英姿 .ICU 监测与治疗技术 [M]. 上海:上海科学技术出版社,2009.

3. 孙红,李春燕 . 成人动脉血气分析临床操作实践标准 (第二版). 北京护理学会,2022.

(蔡尚雯)

第四节　尿液标本采集技术

【名词定义】

尿标本采集(Urine specimen collection) 是采集尿标本做物理、化学、细菌学等检查,以了解病情、协助诊断或观察疗效的方法。

【目的】

1. 尿常规标本　用于检查尿液的颜色、透明度，测定比重，检查有无细胞和管型。

2. 尿培养标本　用于细菌培养或细菌敏感试验，以了解病情，协助临床诊断和治疗。

3. 12 小时或 24 小时尿标本　用于各种生化检查和尿浓缩查结核杆菌等。

【操作流程】

尿液标本采集技术操作流程见表 1-8-5。

表 1-8-5　尿液标本采集技术操作步骤与内容

操作步骤	内容
准备	洗手、戴口罩。
	衣帽整洁，符合要求，仪表大方，举止端庄，语言亲切，态度和蔼。
	用物： 1. 尿常规标本：标本容器（50ml 或 100ml）。 2. 尿培养标本：有盖培养试管、外阴消毒液、无菌纱布、消毒液棉球（置治疗碗内）、无菌棉签、试管夹、导尿包（必要时）、便器及便巾、无菌手套。 3.12 小时或 24 小时尿标本。有盖便器、防腐剂（依检验项目而定），贴好检验单标签或条形码。
评估	评估患者病情、意识状态、合作程度。
	操作环境：环境清洁、温湿度适宜。
核对解释	携用物至床旁，核对患者及腕带信息（2 个以上查对点），告知患者，取得合作。
操作步骤	收集尿标本： 1. 尿常规标本 （1）嘱患者将晨起第一次中段尿留于标本容器内；告知患者留取所需试验的最小标本量一般 2 ～ 10ml 即可。 　①晨尿浓度较高，未受饮食影响，所得检验结果较准确。 　②不可将粪便混于尿液中，女患者月经期不宜留取尿标本，以免影响检验结果的准确性。 （2）对不能自理的患者应协助其留尿。 2. 尿培养标本 （1）中段尿留取法： 　①嘱患者晨起先用消毒液清洗外阴，男患者须将包皮翻开清洗，再用无菌纱布擦干外阴（防止外阴部杂菌污染尿培养标本，应在晨间患者膀胱充盈时留尿）。 　②戴无菌手套，分开女性患者阴唇或持住男性患者阴茎，用消毒棉球消毒尿道口。 　③用试管夹夹住试管管身（以防杂菌污染标本）。 　④嘱患者排尿，弃去前段尿，用试管接取中段尿 5 ～ 10ml（患者应持续不停顿排尿，前段尿起到冲洗尿道的作用）。 　⑤随即盖紧试管（标本不得倒置，以免受污染）。 　⑥清洁外阴，协助患者穿裤、整理床单位、清理用物。 （2）导尿术留取法：通过插入导尿管的方法将尿液引出，留取标本，具体步骤见导尿术。 3. 12 小时或 24 小时尿标本 （1）取有盖便器，贴上检验单标签（或条形码），注明起止日期、时间（留 12 小时尿标本，时间为晚上 7 时至次晨 7 时，留 24 小时尿标本，时间为早晨 7 时至次晨 7 时）。 （2）嘱患者于晨 7 时或晚 7 时排空膀胱，弃去尿液后开始留尿，至次晨 7 时留完最后一次尿，将 24 小时或 12 小时的全部尿液于容器中送检。不得将粪便混于尿液中，盛尿容器加盖置阴凉处，并根据检验要求加入防腐剂（表 1-8-6），避免尿液久放变质。必须是全部的尿液，检验结果才准确。 （3）及时送验标本，并记录。

操作步骤	内容
宣教	告知其注意事项，再次核对，询问患者感觉。
整理	协助患者卧位舒适，整理床单位，洗手。

【注意事项】

1. 会阴部分泌物过多时，应先清洁或冲洗会阴后再留取。

2. 避免经血、白带、精液、粪便或其他异物混入标本。

3. 选择在抗生素应用前留取尿培养标本。

4. 不能留取尿袋中的尿液标本送检。

5. 留取尿标本前不宜过多饮水。

6. 尿标本留取后要及时送检。

【拓展知识】

常见防腐剂的作用及用法见表 1-8-6。

表 1-8-6 常见防腐剂的作用及用法

名称	作用	用法	举例
甲醛	固定尿中有机成分，防腐	24 小时尿液加 40% 甲醛 1～2ml	爱迪计数
浓盐酸	防止尿中激素被氧化，防腐	24 小时尿液加 5～10ml	内分泌系统的检查，如 17-酮类固醇、17-羟类固醇等
甲苯	保持尿液的化学成分不变，防腐	每 100ml 尿液加 0.5%～1% 甲苯 2ml（甲苯应在第一次尿液倒入后再加，使形成薄膜覆盖于尿液表面，防止细菌污染）	尿蛋白定量、糖定量、钠、氯、肌酐、肌酸等

【制度与依据】

1. 曹梅娟，王克芳 . 新编护理学基础 [M].4 版 . 北京：人民卫生出版社，2022.

（孔祥清）

第五节 粪便标本采集技术

【名词定义】

粪便标本的检验结果有助于评估患者的消化系统功能，为协助诊断、治疗疾病提供依据。根据检验目的的不同，其标本的留取方法也不同，且留取方法与检验结果密切相关。

【目的】

1. 常规标本 用于检查粪便的性状、颜色、细胞等。

2. 隐血标本 用于检查粪便内肉眼不能察见的微量血液。

3. 培养标本 检查粪便中的致病菌。

4. 寄生虫标本 检查粪便中的寄生虫、幼虫以及虫卵计数。

【操作流程】

粪便标本采集技术操作流程见表 1-8-7。

表 1-8-7 粪便标本采集技术操作步骤与内容

操作步骤	操作内容
准备	洗手、戴口罩。
	衣帽整洁，符合要求，仪表大方，举止端庄，语言亲切，态度和蔼。
	查对医嘱、检验单、标签（或条形码）。根据检验目的，准备符合检验要求的标本容器，贴检验单标签（或条形码）于标本容器上。
评估	1. 了解患者病情，评估意识、自理情况、合作及耐受程度。 2. 评估操作环境：环境清洁，温湿度适宜。
操作步骤	1. 携用物至患者旁，使用标准化核对流程（核对患者床号、姓名、腕带）。 2. 解释操作目的、操作方法、注意事项和配合要点，取得患者合作。 3. 隔帘遮挡，让患者在排便前排尿。 4. 收集粪便标本。 　（1）常规标本：嘱患者排便在清洁便器内，用检便匙取脓、血、黏液部分或粪便表面、深处及分段多 　　　处取材约 5g。 　（2）培养标本： 　　①嘱患者排便于消毒便器内。 　　②用无菌的检便匙取异常部分（有黏液、脓液和血液的部分）2～5ml 粪便混悬液或 2～5g 粪便 　　　标本置于无菌标本容器内。 　　③患者无便意时，用无菌长棉签蘸无菌生理盐水，插入肛门 6～7cm，轻轻旋转后退出，将棉签 　　　置于无菌培养管内。 　（3）寄生虫及虫卵标本： 　　①检查寄生虫卵：在粪便不同部位取带血或黏液部分 5～10g 送检。 　　②检查蛲虫：在患者睡前或清晨患者刚清醒，排便前，将透明胶带贴在肛门周围处，取下并将黏 　　　有虫卵的透明胶带面黏贴在载玻片上，立即送检。 　　③检查阿米巴原虫：将便器加温至接近人的体温，排便后，将标本在 30 分钟内连同便器送检。 　（4）隐血标本：按常规标本留取。
核对	再次核对患者信息。
宣教	告知患者注意事项，协助患者舒适体位，整理床单位，开窗通风。
整理	整理用物、消毒、清洁便器、洗手。
整体评价	熟练程度，无菌观念，爱伤观念，语言沟通表达能力，心理素质，应急能力等。

【注意事项】

1. 采集隐血标本时，嘱患者检查前 3 天禁食肉类、动物肝、动物血和含铁丰富的药物和食物，3 天后采集标本，以免造成假阳性。

2. 患者腹泻时的水样便应盛于容器中送检。

【健康教育】

1. 留取标本前根据检验目的不同向患者介绍粪便标本留取的方法及注意事项。

2. 向患者说明正确留取标本对检验结果的重要性。

3. 教会患者留取标本的正确方法，确保检验结果的准确性。

4. 提供安全、隐蔽的环境，消除紧张情绪。

【知识拓展】

1. 做血吸虫孵化检查或服用驱虫药后，应留全部粪便。

2. 蛲虫常在午夜或清晨时爬到肛门处产卵。

3. 保持阿米巴原虫的活动状态，防止阿米巴原虫死亡，在收集标本前几天，不应给患者服银剂、油质或含金属的泻剂，以免金属制剂影响阿米巴虫卵或胞囊的显露。

【制度与依据】

1. 李小寒，尚少梅. 基础护理学 [M]. 7 版. 北京：人民卫生出版社，2022.

（孔祥清）

第六节　呼吸道标本采集技术

一、口咽拭子采集技术

【名词定义】

咽拭子　是指用消毒的医用长棉签从待检测者的咽部蘸取少量分泌物，然后进行呼吸道的病毒检测。

【目的】

从咽部或扁桃体采集分泌物做细菌培养或病毒分离，协助临床诊断。

【操作流程】

口咽拭子采集操作流程见表 1-8-8。

表 1-8-8　口咽拭子采集操作步骤与内容

操作步骤	内容
准备	洗手、戴口罩。
	衣帽整洁，符合要求，仪表大方，举止端庄，语言亲切，态度和蔼。
	用物：无菌咽拭子培养管、压舌板、手电筒等。
评估	评估患者病情及口腔情况、意识状态、合作程度。
	操作环境：环境清洁、温湿度适宜。
核对解释	携用物至床旁，核对患者及腕带信息（2 个以上查对点），告知患者，取得合作。
操作步骤	1. 请患者坐下，头后倾，张大嘴，去除鼻前孔中表面的分泌物。 2. 采样者用压舌板固定舌头，用涤纶或藻酸钙拭子越过舌根到咽后壁及扁桃体隐窝、侧壁等处。 3. 反复擦拭 3～5 次，收集黏膜细胞。 4. 轻轻取出拭子，避免触及舌头、悬雍垂、口腔黏膜和唾液。 5. 拭子插回采样装置中或适宜的转运装置中。
整理	协助患者卧位舒适，整理床单位，洗手。

【注意事项】

1. 操作过程中，应注意瓶口消毒，保持容器无菌。

2. 最好在使用抗菌药物治疗前采集标本。

3. 避免在进食后 2 小时内留取咽拭子标本，以防呕吐，棉签不要触及其他部位，以免影响检验结果。

4. 脓性咽炎，口咽拭子细菌培养主要用于筛查 A 群 β-溶血链球菌和溶血隐秘杆菌。

5. 当检验口咽拭子中的淋病奈瑟菌时，临床需提前告知实验室。

6. 对于儿科患者，宜常规报告流感嗜血杆菌。

7. 一般情况下，不单独选用咽拭子标本诊断上呼吸道感染，宜与鼻咽拭子或鼻咽吸取物联合检验以提高呼吸道感染的病原检出率。

【制度与依据】

1. American Society for Microbiology. Manual of clinical microbiology. 11th Edition. 2015

2. American Society for Microbiology. Clinical Microbiology procedures handbook. 3rd Edition. 2010

3.Baron EJ, Miller JM, Weinstein MP, et al. A guide to utilization of the microbiology laboratory for diagnosis of infectious diseases: 2013 recommendations by the Infectious Diseases Society of America（IDSA）and the American Society for Microbiology （ASM）[J]. Clin Infect Dis, 2013,57:e22–e121.

4.Johns Hopkins Medical Microbiology. Specimen collection guidelines. 2013

5.American Society for Microbiology. A guide to specimen management in clinical microbiology. 2nd edition. 1998

6.American College of Physicians. Expert Guide to Infectious Diseases.2nd edition. 2002

7. 中华人民共和国国家卫生和计划生育委员会 . 可感染人类的高致病性病原微生物菌（毒）种或样本运输管理规定 . 中华人民共和国卫生部令第 45 号 . 2005

8.Nair B, Stapp J, Stapp L, et al. Utility of gram staining for evaluation of the quality of cystic fibrosis sputum samples[J]. J Clin Microbiol, 2002, 40:2791–2794.

9.CLSI. Principles and procedures for blood cultures; approved Guideline. CLSI document M47–A. 2007.

10.Osmon DR, Berbari EF, Berendt AR, et al. Diagnosis and management of prosthetic joint infection: clinical practice guidelines by the Infectious Diseases Society of America[J]. Clin Infect Dis, 2013, 56:e1–e25.

11.Kalil AC, Metersky ML, Klompas M, et al. Management of adults with hospital–acquired and ventilator–associated pneumonia: 2016 clinical practice guidelines by the Infectious Diseases Society of America and the American Thoracic Society[J]. Clin Infect Dis, 2016, 63:e61–e111.

12.CLSI M40–A2. Quality control of microbiological transport systems; approved standard, 2nd Edition. （2014）

13.CLSI M54–A. Principles and procedures for detection of fungi in clinical specimens direct examination and culture; approved guideline.（2012）

14. 曹梅娟，王克芳 . 新编护理学基础 [M].4 版 . 北京：人民卫生出版社 , 2022.

二、鼻咽拭子采集技术

【目的】

从鼻咽部采集分泌物作细菌培养或病毒分离，协助临床诊断。

【基本原则】

严格无菌操作，防止交叉感染，动作迅速敏捷。

【操作流程】

鼻咽拭子采集技术操作流程见表 1–8–9。

表 1-8-9 鼻咽拭子采集技术操作步骤与内容

操作步骤	内容
准备	环境符合操作要求。
	衣帽整洁，符合要求，仪表大方，举止端庄，语言亲切，态度和蔼。
	用物： 1. 治疗车上层：化验标本登记本，标识好条形码的无菌鼻咽拭子培养管、0.9% 氧化钠溶液 10ml 1 瓶、温开水、手电筒、快速手消毒剂。 2. 治疗车下层：医用废物收集袋、生活废物收集袋。
	患者准备： 1. 向患者及家属解释采集鼻咽拭子的目的及过程，取得合作。 2. 协助患者取合适体位。
评估	评估患者鼻腔内是否有异物、分泌物，鼻中隔有无弯曲、破损。
清理鼻腔	取出鼻腔异物；清除口腔分泌物。
评估	嘱被采集人头向后仰，查看被采集人有无鼻腔黏膜粘连或者有无出血情况。
检查	检查采集管的密闭性，是否在有效期内、保存液有无变色。拭子袋密封是否完好，将检验条码整齐地贴在标本采集管上。
采样	在打开拭子包装前预估好操作时要插入的深度，可以在拭子柄上做好标记。
	操作时，从侧面看拭子垂直于被采集者的面部。缓慢将拭子头自下鼻道送入被采集者的鼻咽后壁，遇到阻力后即到达后鼻咽，停留数秒吸取分泌物（15 ~ 30 秒），应旋转拭子 3 ~ 5 次。
	轻轻旋转取出拭子，置于转运培养基中。
送检	用于病毒学检验的拭子，将拭子头浸入病毒运送液，尾部弃去，旋紧管盖； 用于细菌学检验的拭子，插回采样装置或适宜的转运装置中。
核对	再次核对被采集人的信息，将采集标本管装入标本袋内送检。
记录与监测	记录采集时间；安置适当体位，保持呼吸道通畅，密切监测患者生命体征变化，并在化验标本登记上打钩、记录时间，签全名。

【注意事项】

1. 做真菌培养时，必须在口腔溃疡面上采集分泌物。

2. 棉签不要触及试管口及其他部位，避免标本被污染，影响检验结果。

3. 采集过程中，容器应保持无菌。

4. 避免交叉感染。

5. 避免在进食后 2 小时内取标本，动作敏捷而轻柔，避免刺激咽部引起呕吐。

6. 最好在使用抗菌药物治疗前采集标本。

7. 不推荐鼻咽拭子做普通细菌培养，特殊细菌除外，如百日咳鲍特菌、脑膜炎奈瑟菌。

8. 若怀疑百日咳鲍特菌感染，需提前通知实验室，准备特殊的转运培养基（Regan-Lowe）。条件许可时可提供接种培养基，直接床旁接种后转运至实验室。

9. 鼻咽拭子不能用于检验鼻窦炎的病原菌。

【制度与依据】

1. 曹梅娟，王克芳 . 新编护理学基础 [M].4 版 . 北京：人民卫生出版社，2022.
2. 中华人民共和国卫生行业标准：WS/T 503—2017 临床微生物实验室血培养操作规范 .

三、痰液标本采集技术

【名词定义】

痰标本采集 是收集肺泡、支气管和气管的分泌物。痰液检查对呼吸系统疾病的诊断、治疗和预后判断有一定价值。

【目的】

1. 常规痰标本检查痰液中的细菌虫卵或癌细胞等。
2. 痰培养标本检查痰液中的致病菌，为选择抗生素提供依据。
3. 24 小时痰标本检查 24 小时的痰量，并观察痰液的性状，协助诊断或作浓集结合杆菌检查。

【操作流程】

1. 咳痰法 操作流程见表 1-8-10。

表 1-8-10 咳痰法操作步骤与内容

操作步骤	内容
准备	洗手、戴口罩。
	衣帽整洁，符合要求，仪表大方，举止端庄，语言亲切，态度和蔼。
评估	1. 了解患者病情，评估意识、自理情况、自主咳痰情况、合作及耐受程度。 2. 评估操作环境：环境清洁，温湿度适宜。
核对解释	携用物至患者旁，使用标准化核对流程。无误后贴检验申请单（条形码）于吸痰培养器外壁上（经气道留取痰标本需留取后粘贴条码）。向清醒患者或患者家属（昏迷患者）解释操作目的、注意事项及配合指导，取得合作。
评估	协助患者取舒适体位，评估患者排痰情况及配合程度；评估患者口腔清洁及口腔黏膜的完整性。
清洁	协助患者清水刷牙，勿用牙膏，清洁口腔，或患者用温开水漱口 3 次，有假牙者应取下假牙。
咳痰	嘱患者深吸气数次后用力咳出气管深部痰液，置于痰盒中，不少于 1ml，盖好盖子。
观察	观察痰液的颜色、性质、量、分层、气味、黏稠度和有无肉眼可见的异常物质及患者的反应。
核对	再次核对患者、痰标本的种类，并于容器上注明留取时间。
送检	及时送检。
记录与监测	告知患者注意事项，协助患者舒适体位，整理床单位。
	整理用物，洗手。
	熟练程度，无菌观念，爱伤观念，语言沟通表达能力，心理素质，应急能力等。

2. 吸痰法 操作流程见表 1-8-11。

表 1-8-11 吸痰法操作步骤与内容

操作步骤	操作内容
准备	洗手、戴口罩。
	衣帽整洁，符合要求，仪表大方，举止端庄，语言亲切，态度和蔼。
	用物准备：负压吸引器、生理盐水、一次性吸痰管（一次性吸痰管包含无菌手套）、痰标本采集无菌容器、化验条码单。
评估	1. 了解患者病情，评估意识、自理情况、自主咳痰情况、合作及耐受程度。 2. 评估操作环境：环境清洁，温湿度适宜。
核对解释	携用物至患者旁，使用标准化核对流程。向清醒患者或患者家属（昏迷患者）解释操作目的、注意事项及配合指导，取得合作。
评估	协助患者取舒适体位，评估患者排痰情况及配合程度；评估患者口腔清洁及口腔黏膜的完整性。
清洁	协助患者刷牙，清洁口腔，或患者用温开水漱口 3 次，有假牙者应取下假牙。
调节	打开无菌痰标本容器包装，拆开一次性吸痰管，调节吸引器至适宜负压：成人 -80 ~ -150mmHg（-11 ~ -20kPa）。
检查	将一次性吸痰管外包装去除，戴手套持吸痰管试吸生理盐水，检查管道是否通畅。撤除吸痰管，将无菌痰标本容器连接负压装置。
吸引	折叠无菌痰标本容器吸痰管末端，插入口腔或鼻腔或人工气道至适宜深度，放开吸痰管末端，轻柔、灵活、迅速地左右旋转上提吸痰管吸痰。见吸痰管内有痰液吸出，将折叠一次性吸痰管退出，再将一次性吸痰管与吸引器分离（使用人工呼吸机者，一次吸痰时间不超过 15 秒，吸痰前后需吸入高浓度氧气 30 ~ 60 秒）。
核对	再次核对患者、痰标本的种类，并贴检验申请单（条形码）于吸痰培养器外壁上，于容器上注明留取时间。
送检	及时送检。
记录与监测	告知患者注意事项，协助患者舒适体位，整理床单位。
	整理用物，洗手。
	熟练程度，无菌观念，爱伤观念，语言沟通表达能力，心理素质，应急能力等。

【注意事项】

1. 采集标本的最佳时机应在使用抗菌药物之前。

2. 及时送检标本，防止标本中的原始菌的死亡或繁殖，最好在 0.5 小时内，不得超过 2 小时。延迟送检或待处理标本应置于 4℃保存，保存标本应在 24 小时内处理。

3. 收集痰液时间宜选择在清晨，因此时痰量较多时，痰内细菌也较多，可提高阳性率。

4. 勿将漱口水、口腔鼻炎分泌物（如唾液、鼻涕）等混入痰液中。

5. 如查癌细胞，应用 10% 甲醛溶液或 95% 乙醇溶液固定痰液后立即送检。

6. 做 24 小时痰量和分层检查时，应嘱患者将痰吐在无色广口大玻璃瓶内，加少许防腐剂（如苯酚）防腐。

7. 留取痰培养标本时，应用朵贝氏液及冷开水漱口数次，尽量排除口腔内大量杂菌。

8. 真菌和分枝杆菌诊断宜连续采集多套痰标本。

9. 痰标本不能进行厌氧培养。

10. 痰涂片革兰染色镜检对痰培养结果具有参考价值。

【相关知识】

1. 痰标本采集包括自然咳痰法、诱导咳痰法、气管吸出物、人工气道留取痰的方法。

2. 正确地采集痰培养标本、及时报告痰液细菌药敏结果，对选用抗菌药物依据尤为重要。

3. 痰标本采集的基本做法

（1）根据患者的不同情况，选择适宜的痰标本留取方法，尽可能在抗生素使用之前留取痰标本。

（2）对于咳嗽无力、昏迷、气管切开的患者，用无菌吸痰培养器接吸引器留取痰标本，标本量 2 ～ 5ml 可以减少污染，并且方便护理人员操作。

（3）对于痰量少或无痰的患者则用 3% 氯化钠溶液 3 ～ 5ml 雾化吸入，以湿润呼吸道，有利于痰液稀释及痰标本的留取。如果能在气管镜引导下直接采集标本，培养的阳性率通常较高。

（4）采集痰培养标本工作中，采用早期留痰、指导留痰、及时送检的方法，指导临床医师合理用药。

4. 运送与保存

（1）应在 2 小时内送至实验室，否则应 4℃ 保存。

（2）放置时间不可超过 24 小时。

【并发症及处理】

1. 低氧血症

（1）发生原因：①一次吸痰时间过长。②连续吸痰无有效间隔，吸引过频。③吸痰前后未有效高浓度给氧。④吸痰负压过高。⑤吸痰管型号选择不当。⑥吸痰过程中无有效氧供。以上原因均可导致患者呼吸受限，气体交换受损，进而导致缺氧。

（2）临床表现：一般可有呼吸深快、脉速、血压升高等表现；缺氧进一步加重时，表现为疲劳，精细动作失调，注意力减退，反应迟钝，思维紊乱似酒醉者；严重时出现头痛、眼花、恶心、呕吐、耳鸣、紫绀、全身发热，不能自主运动和说话，很快出现意识丧失、心跳减弱、血压下降、抽搐、张口呼吸，继而出现呼吸心跳停止。

（3）预防措施：①根据患者年龄、体型、气管插管内径等选择型号合适的吸痰管，吸痰管的外径不能超过气管导管内径的 1/2。②使用呼吸机患者，应尽量采用密闭式吸痰法；不能采取此法者，应尽量缩短呼吸机脱离时间。③每次吸痰一般应少于 15 秒。④吸痰前后给予纯氧或高流量氧气吸入 30 ～ 60 秒，以提高血氧浓度。⑤吸痰时密切观察患者生命体征的变化，若出现血氧下降，应停止操作，立即给予吸氧，使用呼吸机者连接呼吸机，待血氧饱和度回升后再进行吸痰。

（4）处理：已发生低氧血症者，立即加大吸氧流量或给予面罩加压吸氧，酌情适时静注阿托品、氨茶碱、地塞米松等药物，必要时行机械通气。

2. 呼吸道黏膜损伤

（1）发生原因：①吸痰管型号选择不当，管径过大，质地僵硬，易致气管黏膜损伤。②吸引负压过高。③吸痰动作粗暴或患者不配合导致黏膜直接损伤。④吸痰时固定部位吸引，导致局部持续负压致黏膜损伤。⑤呼吸道黏膜有炎症水肿及炎性渗出，黏膜相对脆弱，易受损。

（2）临床表现：气道黏膜受损可吸出血性痰；纤支镜检查可见受损处黏膜糜烂、充血肿胀、渗血甚至出血；口唇黏膜受损可见有表皮的破溃，甚至出血。

（3）预防措施：①用优质吸痰管，吸引前先试吸无菌生理盐水使其润滑。②使用型号适当的吸痰管。有气管插管者，选择外径小于 1/2 气管插管内径的吸痰管。③吸痰管的插入长度适宜，置入过程中感觉有阻力或刺激咳嗽时，应将吸痰管退出 1 ～ 2cm，然后轻柔旋转提吸。④吸痰的时间不宜超过 15 秒。若痰液一次未吸净，可暂停 3 ～ 5 分钟再次抽吸。⑤合适的吸引负压。一般成人 –11 ～ –20kPa。⑥对于不合作的患者，可双人协作，一人固定患者头部，防止头位移动，一人行吸痰操作。⑦吸痰时可刺激患者咳嗽或在充分排痰的基础上，行人工气道内吸引，避免造成气道损伤。⑧吸痰时注意旋转吸痰管。⑨仔细观察口腔黏膜有无损伤、牙齿有无松脱，如发现口腔黏膜糜烂、渗血等，应及时预防感染。

（4）处理：发生气管黏膜损伤时，可用止血药进行超声雾化吸入或纤维支气管镜直视下局部应用止血药物，防止气道再出血；生长因子促进黏膜细胞再生；抗生素控制感染。

3. 感染

（1）发生原因：①吸痰时未严格按照无菌操作要求实施。②各种导致呼吸道黏膜损伤的原因，严重时均可引起感染。③痰液吸引不彻底，口鼻腔内分泌物未清理干净，人工气道气囊上分泌物进入气道。

（2）临床表现：口鼻局部黏膜感染时，出现局部黏膜充血、肿胀、疼痛，严重时有脓性分泌物；肺部感染时出现寒战、高热、痰多、黏液痰或脓痰，听诊肺部有湿啰音，X 线检查可发现散在或片状阴影，痰液培养可找到致病菌。

（3）预防措施：①吸痰操作时尽量避免口鼻腔黏膜损伤，形成感染源。②吸痰时严格遵守无菌技术操作原则，吸痰管不可重复使用，口鼻腔与气道内吸痰管应分开使用。③充分引流痰液。④加强口鼻腔护理，口腔护理 2 次 / 天。⑤使用人工气道患者，及时清理气囊上分泌物，气囊压力应适当，防止漏入气道。⑥做好气管切开护理，及时更换污染的切口纱布，保持局部清洁干燥。

（4）处理：发生局部感染者，予以对症处理。出现全身感染时，根据药敏试验结果选择抗生素治疗。

4. 心律失常、血压升高

（1）发生原因：①吸痰时不适感增加，患者情绪紧张。②在吸痰过程中，反复吸引时间过长。③吸痰刺激使儿茶酚胺释放增多。④各种导致低氧血症的原因，严重时均可引起心律失常甚至心跳骤停。⑤吸痰管插入刺激迷走神经，导致心率减慢。

（2）临床表现：在吸痰过程中患者出现各种血流动力学异常，常见血压升高、心律的改变。轻者可无症状，重者可影响血流动力学而致乏力、头晕等症状。原有心脏病者可因此而诱发或加重心绞痛或心力衰竭。听诊心律不规则，脉搏触诊间歇性脉搏缺如；严重者可致心跳骤停，确诊有赖于心电图检查。

（3）预防措施：①吸痰前应评估患者病情，对严重心衰者应尽量减少外源性刺激。②所有防止低氧血症的措施均适合于防止心律失常。③吸痰前应对患者做好解释，取得配合，减轻其紧张情绪。

（4）处理：①如发生心律失常，立即停止吸引，通知医生，并给予吸氧或加大吸氧浓度。②一旦发生心跳骤停，立即通知医生并施行准确有效的胸外心脏按压，开放静脉通道，实施抢救措施。③对血压严重升高的患者应严密观察患者神志、瞳孔变化，必要时使用降压药。

5. 阻塞性肺不张

（1）发生原因：①吸痰管型号选择不当，过粗。②吸痰时间过长、负压过高。

（2）临床表现：急性大面积的肺不张，可出现咳嗽、喘鸣、咳血、脓痰、畏寒和发热，或因缺氧出现唇、甲紫绀。X 线胸片呈沿着肺叶、段分布的致密影。

（3）预防措施：①选择合适的吸痰管，一般保证吸痰管的外径不超过人工气道内径的 1/2。②采用间歇吸引的办法，连续操作不超过 3 次，每次持续不宜超过 15 秒，负压不宜过高。③定时翻身叩背、排痰，必要时进行雾化吸入等治疗，保证痰液有效引出。④吸痰前后听诊肺部呼吸音的情况，并密切观察患者的呼吸频率、呼吸深度、血氧饱和度、血气分析结果及心率的变化。

（4）处理：①肺不张一经明确，根据引起的原因采取必要的措施。对严重肺不张者，应采取多种治疗措施，如机械通气、肺复张、机械辅助排痰、体位引流等。②阻塞性肺不张常合并感染，需酌情应用抗生素。

6. 气道痉挛

（1）发生原因：有哮喘病史长期发作的患者，因插管刺激使气管痉挛，加重缺氧。

（2）临床表现：气道痉挛常表现为呼吸困难、喘鸣和咳嗽。双肺听诊可闻及大量哮鸣音。呼吸机通气患者，流速时间曲线表现为峰流速减低，气道压力过高。

（3）预防措施：①为防止气道痉挛，对气道高度敏感的患者，吸痰前用 1% 利多卡因少量滴入。②操作过程时动作应轻柔，尽量减低对气道黏膜的刺激。

（4）处理：气道痉挛发作时，应暂停气道吸引，给 β_2 受体兴奋剂吸入。

【制度与依据】

1. 李小寒，尚少梅 . 基础护理学 [M]. 7 版 . 北京：人民卫生出版社，2022.

2. 中华人民共和国卫生行业标准 .WS/T499—2017：下呼吸道感染细菌培养操作指南 .

3. 中华人民共和国卫生行业标准：WS/T 503—2017：临床微生物实验室血培养操作规范 .

（郭兆霞　李亚莉）

第九章　给药相关技术

第一节　口服给药技术

【名词定义】

口服给药　药物经口服后被胃肠道吸收入血液循环，从而达到局部治疗和全身治疗目的的方法。在临床上适用范围广，是最常用、安全、经济、方便的给药方法。

【适应证】

适用于可以经口服给药的患者。

【禁忌证】

不适用于急救、意识障碍、呕吐不止、禁食等患者。

【目的】

1. 协助患者遵照医嘱安全、正确地服用药物。

2. 治疗疾病、减轻症状、维持正常生理功能。

3. 协助诊断、预防疾病。

【操作流程】

口服给药技术操作流程见表1-9-1。

表1-9-1　口服给药技术操作步骤与内容

操作步骤	内容
操作前准备	护士准备：衣帽整齐，修剪指甲，洗手，戴口罩。
	1. 中心药房摆药：中心药房设在医院内且距离病区适中的地方，负责全院各病区患者的日间用药。中心药房工作人员根据医嘱执行单使用全自动摆药机或人工摆药摆放患者一天的药物并送至病区，病区护士在发药前再核对一次，然后分发给患者。 2. 病区摆药：由病区护士在病区负责准备自己病区患者的所需药品。以下操作以病区摆药为例。
	用物准备：药车、服药本、小药卡、水壶（内盛温开水），速干手消毒液等。必要时备饮水管。
评估	评估患者：①病情（尤其肝、肾功能）、年龄、意识状态及治疗情况；②患者饮食时间与用药时间、患者的吞咽能力，有无口腔、食管疾患，有无恶心、呕吐状况；③患者的用药遵医行为；④患者对药物的相关知识了解程度。
	评估环境：环境清洁、安静、光线充足。
操作过程	洗手，携带服药本，备温开水，送药至患者床前。
	核对姓名、床号及腕带、药名、剂量、浓度、方法、时间等。
	向患者或家属解释服药的目的、方法及注意事项。
	倒温开水或使用饮水管，帮助患者服药，视患者服下方可离开。
	药杯放回时再次核对。

续表

操作步骤	内容
整理与记录	协助患者取舒适卧位，整理床单位。
	发药完毕，推车至治疗室，整理、清洁药盘，清洗消毒药杯，小药卡放回药柜。
	洗手、脱口罩，必要时做记录。

【注意事项】

1. 严格按医嘱给药、执行查对制度和无菌操作原则。

2. 对于生活不能自理的患者，应取半卧位喂药，切勿让患者平躺喂药，以防药液进入气管，发生呛咳或误吸。

3. 通常饮用 40 ～ 60℃温开水行口服用药，禁用茶水、咖啡、饮料等服药。

4. 婴幼儿、上消化道出血患者服用固体药时，需研碎再口服。

5. 对于肠溶片、控释片、缓释片、舌下含片，切忌研碎或嚼碎。

6. 遵医嘱增加或停用某种药物时，应及时告知患者。

7. 服用多种药物时，注意药物间的配伍禁忌。

8. 对牙齿有腐蚀作用或使牙齿着色的药物，如酸类和铁剂，应用吸水管吸服后漱口，以保护牙齿。

9. 缓释片、肠溶片、胶囊吞服时不可嚼碎；舌下含片应放于舌下或两颊黏膜与牙齿之间。

10. 健胃药宜在饭前服；助消化药及对胃黏膜有刺激性的药物宜在饭后服；催眠药在睡前服；驱虫药宜在空腹或半空腹服用。

11. 抗生素及磺胺类药物应注意准时服药，以保证有效的血药浓度。磺胺类药物主要经肾脏排出，尿少时易析出结晶堵塞肾小管，损害肾脏，服药后宜多饮水。

12. 服用对呼吸道黏膜起安抚作用的药物，如止咳糖浆后不宜立即饮水。

13. 发放口服强心苷类药物前，需监测心率及节律变化，当脉率低于 60 次 / 分或节律不齐时应暂停发药，并告知医生。用药期间需加强对血压、心率、心律、心电图及电解质等监测，及时发现毒性反应。

【制度与依据】

1. 曹梅娟，王克芳 . 新编护理学基础 [M].4 版 . 北京：人民卫生出版社，2022.

2. 李小寒，尚少梅 . 基础护理学 [M].7 版 . 北京：人民卫生出版社，2022.

（刘　峰）

第二节　雾化吸入技术

【名词定义】

1. 雾化吸入法　应用雾化吸入装置将药液分散成细小的雾滴，经鼻或口吸入呼吸道，以达到预防和治疗疾病的目的。

2. 氧气雾化吸入法　借助高速氧气气流，使药液形成雾状，随吸气进入呼吸道的方法。

3. 超声雾化吸入术　应用超声波将药液变成细微的气雾，再由呼吸道吸入，以预防和治疗呼吸道疾病的方法。

【目的】

1. 湿化气道　常用于呼吸道湿化不足、痰液黏稠、气道不畅者，也可作为气管切开术后常规治疗手段。

2. 控制感染　消除炎症，控制呼吸道感染。常用于咽喉炎、支气管扩张、肺炎、肺脓肿、肺结核等疾病患者。

3. 改善通气 解除支气管痉挛，保持呼吸道通畅。常用于支气管哮喘等疾病患者。

4. 祛痰镇咳 减轻呼吸道黏膜水肿，稀释痰液，帮助祛痰。

【原理】

1. 氧气雾化吸入 利用高速氧气流通过毛细管口并在管口产生负压，将药液由相邻的管口吸出，所吸出的药液又被毛细管口高速的氧气流撞击成细小的雾滴，呈气雾状喷出，随患者呼吸进入呼吸道而达到治疗的作用。

2. 超声雾化吸入 超声波发生器通电后，输出的高频电能通过水槽底部晶体换能器转换为超声波声能，声能发生震动并透过雾化罐底部的透声膜作用于罐内的药液，使药液表面张力被破坏而形成细微雾滴，在患者深吸气时进入呼吸道。

【操作流程】

1. 氧气雾化吸入 操作流程见表1-9-2。

表 1-9-2 氧气雾化吸入法操作步骤与内容

操作步骤	内容
准备	洗手、戴口罩。
	衣帽整洁，符合要求，仪表大方，举止端庄，语言亲切，态度和蔼。
	用物：一次性氧气雾化器1个、氧气流量表1个、雾化装置1个、治疗盘1套、纸巾、漱口杯、漱口液、药液。
评估	评估患者病情、意识状态、合作程度和过敏史。
	操作环境：环境清洁、温湿度适宜。
核对解释	标准化核对流程，说明目的，向患者解释方法并指导配合。
评估	评估患者呼吸道是否通畅，有无支气管痉挛、呼吸道黏膜水肿，痰液情况，面部及口腔黏膜情况。
体位	协助患者取坐位或半卧位。
安装	再次核对，将药液注入雾化器的药杯内，将药杯与雾化器旋紧，安装氧气流量表及雾化装置，连接雾化器的接气口与氧气装置的出氧口。
雾化	调节氧流量为6～8L/min，喷出雾状液体，协助患者将雾化器戴于口鼻处，松紧适宜，并询问患者有无不适。
指导并观察	指导患者用口深吸气，用鼻呼气，观察患者反应。
治疗后	治疗完毕，再次核对，取下雾化器，关闭氧气开关，协助患者漱口、擦脸。
宣教	告知患者相关注意事项。
整理	协助患者取舒适的卧位，整理床单位，洗手。

2. 超声雾化吸入 操作流程见表1-9-3。

表 1-9-3 超声雾化吸入操作步骤与内容

操作步骤	内容
准备	洗手、戴口罩。
	衣帽整洁，符合要求，仪表大方，举止端庄，语言亲切，态度和蔼。
	用物：超声雾化机、冷蒸馏水、水温计、药液、治疗巾、患者毛巾，按需要备电源插座。
评估	评估患者病情、意识状态、合作程度。
	操作环境：环境清洁、温湿度适宜。
核对解释	标准化核对流程，说明目的，向患者解释方法并指导配合，评估患者的鼻腔情况。

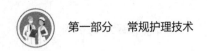

续表

操作步骤	内容
加药	检查机器各部位，连接正确。
	水槽内加入冷蒸馏水，水量要求浸没雾化罐底透声膜，将药液用生理盐水稀释至 30～50ml，倒入雾化罐内，盖紧水槽盖。
核对并准备	携用物至床旁，核对患者住院号、姓名，确认患者，向患者解释取得其合作，协助患者取舒适卧位。
	患者颌下放置治疗巾。
雾化吸入	接通电源，先开电源总开关，再开雾化开关，调节雾量，定好时间 15～20 分钟。
	将面罩或口含嘴放置于适当位置，指导患者做均匀深呼吸，学会用口吸气、鼻呼气。
雾化结束	治疗毕，取下口含嘴或面罩，先关雾化开关，再关电源。
宣教	再次核对，询问患者感觉。
整理	协助患者卧位舒适，整理床单位，洗手。

【注意事项】

1.氧气雾化吸入

（1）当患者呼吸道分泌物多时，可先拍背咳痰，让呼吸道尽可能保持通畅，减少阻碍，提高雾化治疗的效果。

（2）正确使用供氧装置，注意用氧安全，室内避免火源。

（3）氧气湿化瓶内勿盛水，以免液体进入雾化器内使药液稀释影响疗效。

（4）密切关注患者雾化吸入治疗中潜在的药物不良反应。

（5）观察及协助排痰，注意观察患者痰液排出情况，如痰液仍未咳出，可予以拍背、吸痰等方法协助排痰。

2.超声波雾化吸入

（1）当患者呼吸道分泌物多时，可先拍背咳痰，让呼吸道尽可能保持通畅，减少阻碍，提高雾化治疗的效果。

（2）密切关注患者雾化吸入治疗中潜在的药物不良反应。出现急剧频繁咳嗽及喘息加重，如是雾化吸入过快或过猛导致，应放缓雾化吸入的速度；出现震颤、肌肉痉挛等不适，不必恐慌，及时停药，如为短效 β_2 受体激动剂类药物，如特布他林引起，一般停药后即可恢复，及时告知医生。若出现呼吸急促、感到困倦或突然胸痛，应立即停止治疗并报告医生。

（3）观察患者痰液排出是否困难，若因黏稠的分泌物经湿化后膨胀致痰液不易咳出时，应予以拍背以协助痰液排出，必要时吸痰。

【并发症及处理】

1.过敏反应

（1）发生原因：患者在雾化吸入药物过程中可能出现过敏。过敏原因与其他给药途径一样。

（2）临床表现：在雾化吸入过程中患者出现喘息或原有的喘息加重，全身出现过敏性的红斑并伴有全身的寒战，较少会出现过敏性休克。

（3）预防与处理：①在行雾化吸入之前，询问患者有无药物过敏史。②患者出现过敏症状时，马上终止雾化吸入。③观察生命体征，建立静脉通路，协助医生进行治疗，应用抗过敏药物，如地塞米松、氯丙嗪等。

2.感染

（1）发生原因：①最常见的原因是雾化器重复使用。②年老体弱的患者自身免疫功能减退，较长时间使用抗生素雾化吸入，可诱发口腔的真菌感染。

（2）临床表现：①雾化器重复使用引起的感染主要是肺部感染，表现为不同程度的高热；肺部听诊有啰音；肺部X线片有炎性改变；痰细菌培养可见细菌生长。②如为患者自身免疫力下降引起的口腔感染，则多为真菌感染，舌头和口腔内壁可能会出现乳黄色或白色的斑点，患者自觉口腔疼痛，甚至拒绝进食。

（3）预防及处理：①氧气雾化器一次性使用。②如有口腔真菌感染，需注意口腔卫生，加强局部治疗：a.用2%～4%的碳酸氢钠溶液漱口，使口腔呈碱性，抑制真菌生长；b.用2.5%的制霉菌素甘油涂于患处，每天3～4次，有抑制真菌的作用，一般无需全身使用抗真菌药物。③给予富含维生素或富含营养的食物。④肺部感染者选择适当的抗生素治疗。

3.呼吸困难

（1）发生原因：①由于黏稠的分泌物具有吸水性，长期积聚支气管的黏稠分泌物因雾化吸入吸水后膨胀，使原部分堵塞的支气管完全堵塞。②雾化吸入水分过多，引起急性肺水肿的发生，导致呼吸困难。③雾化吸入时间过长，使机体处于一个慢性缺氧状态，同时又需要患者做深慢吸气快速呼气，增加了呼吸肌的负担。④长时间吸入气雾颗粒可引起气道湿化过度或支气管痉挛而导致呼吸困难。

（2）临床表现：雾化吸入过程中出现胸闷、呼吸困难，不能平卧，口唇、颜面发绀，表情痛苦，甚至烦躁、出汗等。

（3）预防及处理：①选择合适的体位，如协助患者取半卧位，以利于呼吸；帮助患者拍背，鼓励其咳嗽，促进痰液排出，必要时吸痰，保持呼吸道通畅。②持续吸氧，以免雾化吸入过程中血氧分压下降。③加强营养，以增加患者呼吸肌的贮备功能。④对于某些患者，如慢阻肺的患者或哮喘持续状态的患者湿化量不宜太大，遵医嘱给予适当氧流量雾化吸入；不宜应用高渗盐水。

4.缺氧及二氧化碳潴留

（1）发生原因：①氧气雾化雾滴的温度低于体温，大量低温气体的刺激使呼吸道痉挛进一步加重，导致缺氧。②大量雾滴短时间内冲入气管，使气道阻力增加，呼吸变得浅促，呼吸末气道内呈正压，二氧化碳排出受阻，造成缺氧和二氧化碳潴留。

（2）临床表现：患者诉胸闷、气短等不适。查体示：呼吸浅快，皮肤、黏膜发绀，心率加快，血压升高；血气分析结果显示氧分压下降，二氧化碳分压升高。

（3）预防及处理：①使用以氧气为气源的氧气雾化吸入，氧流量为6～8L/min。②由于婴幼儿的喉及气管组织尚未发育成熟，呼吸道的缓冲作用相对较小，对其进行雾化吸入时，雾量应较小，为成年人的1/3～1/2，且以面罩吸入为佳。

5.哮喘发作和加重

（1）发生原因：①患者对吸入的某种药物发生过敏反应。②原有哮喘的患者，吸入低温气体诱发支气管痉挛。③哮喘持续状态的患者，因超声雾化气体氧含量较低，缺氧而诱发病情加重。

（2）临床表现：雾化吸入过程中或吸入停止短时间内，患者出现喘息或喘息加重，口唇、颜面发绀，双肺听诊有哮鸣音。

（3）预防及处理：①哮喘持续状态的患者湿化雾量不宜过大，遵医嘱调节雾化吸入氧流量及雾化时间。②湿化液的温度以不超过50℃为宜。③一旦发生哮喘立即停止雾化，予以半坐卧位并吸氧，严密观察病情变化；有痰液堵塞立即清理，保持呼吸道通畅。④经上述处理病情不能缓解、缺氧严重者，应予气管插管，人工通气。

【制度与依据】

1. 李小寒, 尚少梅. 基础护理学 [M].6 版. 北京：人民卫生出版社, 2017.

2. 吴惠平, 罗伟香. 护理技术操作并发症预防及处理 [M]. 北京：人民卫生出版社, 2014.

3. 李小寒, 尚少梅. 基础护理学 [M].7 版. 北京：人民卫生出版社, 2022.

（张亚男）

第三节　皮内注射（药敏试验）技术

【名词定义】

皮内注射法（intradermal injection）　将少量药液或生物制品注射于表皮与真皮之间的方法。

【目的】

1. 进行药物过敏试验，以观察有无过敏反应。

2. 预防接种。

3. 局部麻醉的起始步骤。

【操作流程】

皮内注射（药敏试验）技术操作流程见表 1-9-4。

表 1-9-4　皮内注射（药敏试验）技术操作步骤与内容

操作步骤	内容
准备	洗手、戴口罩。
	衣帽整洁，符合要求，仪表大方，举止端庄，语言亲切，态度和蔼。
	用物： （1）治疗车上层：治疗单，基础治疗盘（内有复合碘消毒液、75% 乙醇、棉签），一次性注射器 1ml 1 支、5ml 1 支，启瓶器，青霉素 80 万单位 1 支，0.9% 氯化钠溶液 10ml 1 瓶，无菌盘内置药液（按医嘱准备），红蓝铅笔，小标签，定时器，0.1% 盐酸肾上腺素 1 支，治疗巾 1 块，皮试标尺 1 把，快速手消剂。 （2）治疗车下层：医用废物收集袋、生活废物收集袋、利器盒。
评估	评估患者病情、意识状态、合作程度。
	操作环境：环境清洁、温湿度适宜。
核对解释	标准化核对流程，向患者解释方法、目的和注意事项；详细询问用药史、过敏史、家族史。若患者有该药物的过敏史，应停止进行过敏试验并报告医生。
消毒	选择注射部位，以 75% 乙醇溶液消毒皮肤，待干。再核对，并排尽注射器内空气。若患者对乙醇过敏，可选择 0.9% 氯化钠溶液进行皮肤清洁。
注射	左手绷紧局部皮肤，右手以平执式持注射器，使针尖斜面向上，与皮肤呈 5° 角刺入皮内，待针尖斜面全部进入皮内后，放平注射器，左手拇指固定针栓，注入药液 0.1ml 使局部形成一皮丘。
拔针	注射完毕，迅速拔针，看表计时，切勿按揉针眼。
再核对	再次核对，交代注意事项，确保无误。嘱咐患者：不可用手拭去药液，不可按揉皮丘；20 分钟内不可离开病房或注射室，不可剧烈活动；如有不适及时报告。
整理与记录	整理用物，整理床单位，使者舒适，用物严格按消毒隔离原则处理。
	1. 洗手、脱口罩，按时观察反应，并记录。 2. 20 分钟后观察结果。 3. 若需做对照试验，应在另一侧前臂相同部位注入 0.1ml 0.9% 氯化钠注射液做对照。 4. 将过敏试验结果记录在病历上，阴性用蓝笔或黑笔标记"-"，阳性用红笔标记"+"，并告知患者或家属，不能再用该种药物。

【注意事项】

1. 做药物过敏试验前，护士应详细询问患者的用药史、过敏史及家族史，如患者对所要用的药物有过敏史，则不可做皮试，应及时与医生联系，更换其他药物。

2. 做药物过敏试验消毒皮肤时忌用含碘消毒剂，以免着色影响对局部反应的观察及与碘过敏反应相混淆。

3. 进针角度以针尖斜面能全部进入皮内为宜，进针角度过大易将药液注入皮下，影响结果的观察和判断。

4. 在为患者做药物过敏试验前，要备好急救药品，以防发生意外。

5. 对皮试结果阳性者，应在病历、床头或腕带、门诊病历上醒目标记，并将结果告知医师、患者及家属。

6. 若需作对照试验，另备注射器及针头，在另一前臂相应部位注入 0.1ml 0.9% 氯化钠注射液，20 分钟后对照观察反应。

【并发症及处理】

1. 疼痛

（1）发生原因：①皮内有丰富的血管、淋巴管和神经末梢。皮肤的痛觉神经比其他任何组织都多，而且针刺的部位越接近皮肤表面痛觉越明显，皮内注射要求针刺入表皮与真皮之间，即从皮肤表面透视其针孔斜面，所以做皮试有明显疼痛感。有皮内注射经历的患者或惧怕注射的患者，注意力高度集中在注射过程和注射部位，精神高度紧张、恐惧，造成疼痛阈值降低。②传统进针法，取前臂掌侧下段，然后持注射器，注射器进针与腕横纹皮肤纹垂直位，和皮肤呈 5° 角刺入皮肤，皮内张力高，阻力大，推注药物时使皮纹发生机械断裂而产生撕裂样疼痛，局部疼痛亦可引起假阳性反应。③疼痛与药物配制的浓度、推注的速度相关，若药物浓度过高、推注速度过快或推药速度不均匀，均可使皮肤游离神经末梢（感受器）受到药物刺激，引起局部定位特征的痛觉。④针头选择不恰当：若注射针头过粗、欠锐利或有倒钩，或因操作者未掌握无痛注射，操作时皮肤张力过大，均可引起疼痛。⑤注射时皮肤消毒剂未完全待干，消毒剂随针头进入皮内，刺激引起疼痛。

（2）临床表现：进针时有轻微疼痛感，推注药物时注射部位疼痛感尖锐、加重。若疼痛剧烈或患者过于紧张时可伴全身疼痛反应，如肌肉收缩、呼吸加快、心率加快、出汗、血压下降，严重者出现晕针、虚脱的情况。患者疼痛感一般在完成注射后逐渐减轻。

（3）预防：①护士及时给予心理护理。操作前向患者解释注射的目的、部位、方法和配合事项，取得患者配合，缓解其紧张、恐惧情绪。②准确掌握药物浓度，正确配制药液，避免药液浓度过高对机体造成刺激。注射时准确注入药量，缓慢匀速推注，以减轻药物刺激。③改进针头穿刺方向：可采用横刺进针法（注射器与腕横纹皮肤呈平行位进针，和皮肤呈 5° 角刺入皮肤）。④可选用神经末梢分布较少的部位进行注射，研究发现腕横纹三横指正中，此处为尺、桡神经末梢分布最少部位，且皮肤较薄，注射时进针方向与皮纹平行，机械损伤小，注射药物顺流无阻力，不易起皱纹，可收到微痛和无痛效果，且更具敏感性。⑤护士掌握无痛注射技术，如采用指压法：常规消毒皮肤后，让患者另一手在离穿刺点上方 5cm 处握住前臂并用拇指与其余四指用力按压，护士按常规皮内注射法持针刺入皮内，待药液注入拔出针头后，方可将按压之手松开。此方法通过对表皮神经施加一种机械性压迫，影响了神经纤维机能的完整性，造成痛觉神经传导暂时阻滞，使机体对疼痛刺激产生的感觉和反应均受到抑制，产生无痛效果。⑥注射针头型号的不同决定其斜面长度不同，从而导致进针深度有所不同，操作时宜选用口径较小、锋利无倒钩的针头进行注射，避免由于进针过深而造成疼痛，同时影响对结果的判断。⑦皮肤消毒剂对局部皮肤有刺激作用，注射应在消毒剂干燥后进行，以免由于局部刺激引起疼痛。

（4）处理：患者疼痛一般在完成注射后逐渐缓解，对疼痛剧烈者，遵医嘱予以止痛药对症处理；对发生晕针或虚脱者，应立即停止注射，并进行相应的处理和急救（详见肌肉注射章节）。

2. 注射失败

（1）发生原因：①患者因紧张、惧怕注射，不予配合，甚至发生晕针或虚脱的情况。多见于婴幼儿、躁动、精神异常及无法正常沟通的患者。②操作前未详细告知患者配合注意事项，操作过程中患者由于疼痛、紧张等因素活动手臂，导致注射针头脱出。③注射部位暴露不充分，如穿衣过多、衣服袖口狭窄等。④操作者未掌握操作要点或操作欠熟练，如进针角度过深或过浅；针头与注射器乳头连接欠紧密导致推药时药液外漏；进针用力过猛，针头贯穿皮肤。⑤注射药物剂量欠准确，如药液推注量过多或不足，致皮丘过大或过小，影响结果判断。

（2）临床表现：注射部位无皮丘或皮丘过大、过小，药液外漏，针眼处有出血现象或皮肤上有两个针眼。

（3）预防：①注射前详细解释注射的目的、方法、配合事项、注射后注意事项等，耐心做好沟通，尽量取得患者配合。②特殊情况下，对不合作者，必要时可行肢体约束和固定。③注射前需充分暴露注射部位：穿衣过多或袖口狭窄者，可在注射前协助患者将选择注射的一侧上肢衣袖脱出。④提高护士注射操作技能，掌握注射的角度与力度。如婴幼儿皮肤薄嫩，而且不予配合，注射时采用平行下压进针比较容易掌握进针角度与深度，另可选用前额皮肤进行皮内注射，易于固定和观察。

（4）处理：对无皮丘或皮丘过小、药物外渗等注射失败者，可重新选择部位进行注射。

3. 过敏性休克

（1）发生原因：①操作者在注射前未询问患者用药史及药物过敏史。②患者对注射的药物发生速发型过敏反应。

（2）临床表现：①呼吸道症状：由喉头水肿、支气管痉挛、肺水肿引起，表现为胸闷、气促、哮喘、呼吸困难等；②循环系统症状：由于周围血管扩张导致有效循环血量不足引起，表现为面色苍白、冷汗、发绀、脉细弱、血压下降等；③中枢神经系统症状：由脑组织缺氧引起，表现为头晕眼花、四肢麻木、意识丧失、抽搐、二便失禁等；④其他过敏反应表现有发热、关节肿痛、皮肤发痒、荨麻疹、恶心、呕吐、腹痛及腹泻等。

（3）预防：①注射前必须仔细询问患者用药史、过敏史和家族史，尤其是易引起过敏的药物，如有过敏史者则停止该试验。对有其他药物过敏史或变态反应疾病史者应慎用。②试验结果为可疑阳性，应在对侧手臂皮肤相同部位用 0.9% 氯化钠注射液作对照试验。③皮试观察期间告知患者：不可用手拭去药液和按压皮丘；20 分钟内不可离开、不可剧烈活动；如有不适及时告知医务人员。正确判断皮试结果，阴性者可使用该药，若为阳性结果则不可使用（破伤风抗毒素除外，可采用脱敏注射）。④配备急救药物和设备，如盐酸肾上腺素注射液、地塞米松、吸氧装置等，以防万一。

（4）处理：一旦发生过敏性休克必须争分夺秒、迅速及时、就地急救。①立即停药，患者就地平卧，报告医生，进行抢救。②立即皮下注射 0.1% 肾上腺素 0.5 ～ 1ml，小儿按 0.01mg/kg 体重计算（单次药大剂量 0.3ml）。症状如不缓解，每隔 15 分钟可重复皮下或深部肌内注射肾上腺素 0.5ml，直至脱离危险期。③维持呼吸：给予氧气吸入，改善缺氧症状。呼吸受抑制时，立即进行口对口人工呼吸，并肌内注射尼可刹米或洛贝林等呼吸兴奋剂。喉头水肿影响呼吸时，可行气管插管或气管切开术。④抗过敏：根据医嘱，立即静脉注射地塞米松 5 ～ 10mg，或氢化可的松 200 ～ 400mg 加入 5% ～ 10% 葡萄糖溶液 500ml，静脉滴注；应用抗组胺类药，如肌内注射盐酸异丙嗪 25 ～ 50mg 或苯海拉明 40mg。⑤补充血容量：静脉滴注 10% 葡萄糖溶液或平衡溶液扩充血容量。如血压仍不回升，可按医嘱使用低分子右旋糖酐，必要时可用多巴胺或去甲肾上腺素静脉滴注。如为链霉素引起的过敏性休克，可同时应用钙剂，以 10% 葡萄糖酸钙溶液或 5% 氯化钙溶液静脉缓慢推注，使链霉素与钙离子结合，从而减轻或消除链霉素的毒性症状。⑥若发生呼吸心跳骤停，立即进行复苏抢救。如施行体外心脏按压、气管内插管或人工呼吸等急救措施。⑦纠正酸中毒。⑧密切观察病情，记录患者生命体征、神志和尿量等病情变化；不断评价治疗与护理的效果，为进一步处置提供依据。

【知识拓展】

1. 过敏性试验药品目录见表 1-9-5。

表 1-9-5 过敏性试验药品目录

药品	相关规定
青霉素钠 注射用苄星青霉素 氨苄西林 舒巴坦 阿莫西林胶囊 阿莫西林克拉维酸钾 哌拉西林 阿洛西林	使用前必须做青霉素皮试，阳性判定者禁用。对于口服青霉素类药物，给药前需详细询问药物过敏史，并进行皮试，既往 5 年内有青霉素过敏史或皮试阳性者禁用。对于 24 小时内使用过青霉素注射剂，由注射剂改为口服给药者，可不进行皮试，医生在处方中标注"继用"。凡停用青霉素类药物 3 天及 3 天以上者，或更换不同批号的青霉素，均应重做药物过敏试验。 1. 青霉素皮试液的配制：注射用青霉素 80 万单位加 0.9% 氯化钠注射液 4ml 溶解后，制成 20 万 U/ml 青霉素溶液；抽取 0.1ml 20 万 U/ml 青霉素溶液加 0.9% 氯化钠注射液至 1ml 后摇匀，制成 2 万 U/ml 青霉素溶液；抽取 2 万 U/ml 青霉素溶液 0.1ml，加 0.9% 氯化钠注射液至 1ml，制成 2000U/ml 青霉素溶液；抽取 2000U/ml 青霉素溶液 0.25ml，加 0.9% 氯化钠注射液至 1ml，即得 500U/ml 青霉素皮试液。 2. 青霉素皮试液的保存：青霉素水溶液在室温不稳定，故皮试液必须现配现用。 3. 青霉素皮试方法及结果判定：用 75% 乙醇消毒前臂屈侧腕关节上约 6.6cm 处皮肤；抽取皮试液 0.05 ～ 0.1ml，作皮内注射成一皮丘（小儿注射 0.02 ～ 0.03ml）；20 分钟后，如注射局部出现红肿、红晕，直径大于 1cm 或周围有伪足伴局部痒感，为阳性；对可疑阳性者，应在另一前臂用 0.9% 氯化钠注射液做对照试验。 4. 注意事项：极少数患者，可在皮试时发生过敏性休克，常于注射后数秒至 5 ～ 20 分钟内发生，先皮肤瘙痒、四肢麻木，继而气急、胸闷、心跳加速、大汗等，如不及时抢救可导致死亡。故皮试处附近应常备盐酸肾上腺素、氢化可的松、中枢兴奋药和抗过敏药等，做好抢救准备。
鲑降钙素注射液	怀疑对降钙素过敏的患者，用药前应做皮试。 用 1ml 注射器，取原液 0.2ml 用 0.9% 氯化钠注射液稀释成 1.0ml，前臂内侧皮下注射 0.1ml，15 分钟后观察结果，出现中度红斑或水疱为阳性反应，不适合本品治疗（药品说明书）。
破伤风抗毒素注射液	1. 破伤风抗毒素皮试液的配制：用 1ml 注射器吸取抗毒素（1500U/ml）0.1ml，加生理盐水稀释至 1ml（内含抗毒素 150U），即可供皮试使用。 2. 破伤风抗毒素的皮试方法及结果判定：在前臂掌侧皮内注射 0.05 ～ 0.1ml，观察 20 分钟，观测皮试结果。注射部位无明显反应者，即为阴性，可在严密观察下直接注射抗毒素。如注射部位出现皮丘增大、红肿、浸润，特别是形似伪足或有痒感者，为阳性反应，必须用脱敏法进行注射。如注射局部反应特别严重或伴有全身症状，如荨麻疹、鼻咽刺痒、喷嚏等，则为强阳性反应，应避免使用抗毒素。如必须使用，则应采用脱敏注射，并做好抢救准备，一旦发生过敏休克，立即抢救。无过敏史者或过敏反应阴性者，也并非没有发生过敏休克的可能。为慎重起见，可先注射小量于皮下进行试验，观察 20 分钟，无异常反应，再将全量注射于皮下或肌内。 3. 脱敏注射法：患者需签署脱敏注射知情同意书。在一般情况下，可用 0.9% 氯化钠注射液将抗毒素稀释 10 倍，分小量数次作皮下注射，每次注射后观察 20 分钟。第一次可注射 10 倍稀释的抗毒素 0.2ml，观察无发绀、气喘或显著呼吸短促、脉搏加速时，即可注射第二次 0.4ml，如仍无反应则可注射第三次 0.8ml，如仍无反应即可将安瓿中未稀释的抗毒素全量作皮下或肌内注射。有过敏史或过敏试验强阳性者，应将第一次注射量和以后的递增量适当减少，分多次注射，以免发生剧烈反应（药品说明书）。

续表

药品	相关规定
盐酸普鲁卡因注射液	给药前必须作皮内敏感试验，遇周围有较大红晕时应谨慎，必须分次给药，有丘肿者应作较长时间观察，每次不超过 30 ～ 50mg，证明无不良反应时，方可继续给药；有明显丘肿主诉不适者，立即停药。皮试液推荐为 0.25% 的本品溶液［以 1% 普鲁卡因（0.1g/10ml）为例，取出 0.25ml 药液加 0.9% 氯化钠注射液稀释到 1ml 即得］（药品说明书）。
复方泛影葡胺注射液	在应用前应做碘过敏试验（药品说明书）。 静脉注射试验方法：将 0.3% 本品 1ml 缓慢输入静脉，观察 15 分钟，无过敏反应再注射［《中华人民共和国药典临床用药须知（2010 版）》］。
碘化油注射液	用本品作支气管造影、子宫输卵管造影和肌内注射者，应先做口服碘过敏试验；瘘管、窦道造影等，碘化油不在体内贮留，可免做过敏试验（药品说明书）。 口服碘过敏试验参考：口服 10% 碘化钾，10ml/ 次，每日 3 次，连服 3 天，观察有无过敏反应。结果判定：有口麻、头晕、心慌、恶心、呕吐、荨麻疹等症状为阳性。［《中华人民共和国药典临床用药须知（2010 版）》］
荧光素钠注射液	如怀疑会发生过敏反应，应在静脉注射前进行荧光素钠皮试，给药前 10 ～ 15 分钟先用 1% 的本品溶液 5ml 注入静脉做过敏试验，若无反应再全量推入。在推注本品和给药后数小时内应严密观察患者反应。（药品说明书）
注射用头孢米诺钠	本品可能引起休克，使用前应仔细问诊，如欲使用，应进行皮试。
注射用头孢替安	由于有发生休克的可能性，给药前应详细问诊，最好在注射前做皮肤敏感试验。
注射用纤溶酶	本品是一种蛋白酶制剂，有一定的抗原性，临床使用前应用 0.9% 氯化钠注射液稀释成 1U/ml 进行皮试，15 分钟观察结果，红晕直径不超过 1cm 或伪足不超过 3 个为阴性。皮试阳性反应者应禁用。
注射用门冬酰胺酶	凡首次采用本品或已用过本品但已停药 1 周或 1 周以上的患者，在注射本品前须做皮试。皮试的药液可按下列方法配制：加 5ml 的灭菌注射用水或 0.9% 氯化钠注射液入小瓶内摇动，使小瓶内 10000 单位的门冬酰胺酶溶解，抽取 0.1ml（每 1ml 含 2000 单位），注入另一含 9.9ml 稀释液的小瓶内，制成浓度约为 1ml 含 20 单位的皮试药液。用 0.1ml 皮试液（约为 2.0 单位）做皮试，至少观察 1 小时，如有红斑或风团即为皮试阳性反应。
注射用糜蛋白酶	肌内注射偶可致过敏性休克，用前应先做皮肤过敏试验。

2. 无具体皮试液配制方法者，请参照药品说明书进行皮试液的配制。

3. 结核菌素试验

（1）皮试液配制：配制成 5U/ml 的皮试液，皮内注射 0.1ml。

（2）结核菌素试验结果判断：①阴性：无硬结或硬结平均直径＜ 5mm 者。②阳性：硬结平均直径在 5mm 或 5mm 以上者为阳性，5 ～ 9mm 为弱阳性，10 ～ 19mm 为中度阳性，20mm 以上局部有水疱、出血、坏死及淋巴管炎者均为强阳性。

【制度与依据】

1. 李小寒，尚少梅. 基础护理学 [M].6 版. 北京：人民卫生出版社，2017.

2. 曹梅娟，王克芳. 新编护理学基础 [M].4 版. 北京：人民卫生出版社，2022.

3. 吴惠平，罗伟香. 护理技术操作并发症预防及处理 [M]. 北京：人民卫生出版社，2014.

4. 李小寒，尚少梅. 基础护理学 [M].7 版. 北京：人民卫生出版社，2022.

（赵　静）

第四节　皮下注射技术

【名词定义】

皮下注射法（hypodermic injection，H）　是将少量药液注入皮下组织的方法。即针尖穿过皮肤，在皮肤与肌肉之间进行注射。进针角度不超过 45°。常见于需在一定时间内达到药效且不能或不宜经口服给药、局部麻醉用药、预防接种等时采用。

【目的】

1. 需在一定时间内产生药效，而不能或不宜用口服给药时。

2. 预防接种。

3. 局部麻醉用药。

【部位】

1. 上臂三角肌下缘（上臂外侧中 1/3 段）。

2. 双侧腹部（上起自最低肋缘下 1cm，下至耻骨联合上 1cm，避开脐周 2cm 的双侧腹部）。

3. 大腿前外侧（大腿上 1/3 段的前侧和外侧）。

4. 臀部外上侧。

5. 背部。

【操作流程】

皮下注射技术操作流程见表 1-9-6。

表 1-9-6　皮下注射技术操作步骤与内容

操作步骤	内容
准备	环境符合操作要求。
	取下腕表，修剪指甲，洗手，戴口罩。
	用物：治疗盘内放皮肤消毒剂、棉签、注射器 2 支（根据药物剂量选择 1ml 或 2ml 注射器）、药物、弯盘、利器盒、治疗巾（必要时）、皮试针头 2 个（必要时）。
	患者准备： 1. 询问患者身体状况，询问药物过敏史，解释操作目的，告知药物作用，取得配合。 2. 酌情关闭门窗，围帘或屏风遮挡，保护隐私。
评估	询问并选择注射区域，暴露注射部位皮肤（必要时采取保暖措施），观察注射部位的皮肤有无炎症、瘢痕、硬结、皮肤受损等。
消毒	以穿刺点为中心，消毒皮肤两遍，第二遍小于第一遍，由内向外，消毒范围直径＞5cm，待干。
抽吸药液	准备注射器，固定针栓，针头斜面对刻度，试通畅。按无菌操作原则抽吸药液，抽吸药液剂量准确，必要时更换皮试针头（治疗巾酌情使用）。
排气	排尽注射器内空气，无污染和药液浪费。
注射	再次查对患者及药物，左手绷紧局部皮肤，右手持注射器，以示指固定针栓，使针头斜面向上，与皮肤成 30°～40° 角，快速刺入皮下，刺入针头的 1/2～2/3（过瘦者可捏起注射部位皮肤，同时角度可减小），松开绷紧皮肤的手，抽吸无回血后方可缓慢推注药液。观察患者反应，做好沟通。
拔针	1. 注射完毕，快速拔针，以棉签轻压针眼处至不出血为止，勿揉搓。 2. 针头直接分离入利器盒。 3. 再次查对患者及药物。
宣教及整理	告知用药后注意事项，给予健康指导，协助患者取舒适体位，整理床单位。

【并发症及处理】

1. 出血　拔针后针眼少量出血者，予以重新按压注射部位。形成皮下血肿者，可根据血肿的大小采取相应的处理措施。皮下小血肿早期采用冷敷促进血液凝固，48 小时后应用热敷促进瘀血的吸收和消散。皮下较大血肿早期可采取 5% 碘伏消毒后用无菌注射器穿刺抽出血液，再加压包扎；血液凝固后，可行手术切开取出血凝块。

2. 硬结　已形成硬结者，可选用以下方法外敷：

（1）用 50% 硫酸镁湿热敷。

（2）取新鲜马铃薯切片敷硬结处。

（3）山莨菪碱红花醇液湿热敷能改善血液循环，增加组织的灌流量，改善微循环，较一般热敷效果佳。

3. 局部组织反应　对已发生局部组织反应者，进行对症处理，预防继发感染。出现局部皮肤瘙痒者，告诫患者勿抓、挠，可用 5% 碘伏外涂；局部皮肤有水疱者，先用 5% 碘伏消毒，再用无菌注射器将水疱内液体抽出，必要时可用 5% 硼酸软膏涂敷，严防继发感染；注射部位出现溃烂、破损，则需进行外科换药处理。

【注意事项】

1. 严格执行查对制度，杜绝差错事故。严格执行注射原则，防止感染。

2. 皮下注射不宜用刺激性强的药物，且药液需现配现用。

3. 长期皮下注射者应更换注射部位，并建立轮流交换注射部位的计划，以免局部产生硬结。

4. 对较瘦弱者可捏起注射部位皮肤并适当减小进针角度进行注射。

5. 注射不足 1ml 的药液时，应使用 1ml 注射器抽吸药液，以保证药物剂量的准确性。

【制度与依据】

1. 曹梅娟，王克芳. 新编护理学基础 [M]. 4 版. 北京：人民卫生出版社，2022.

2. 李小寒，尚少梅. 基础护理学 [M]. 7 版. 北京：人民卫生出版社，2022.

3. 吴惠平，罗伟香. 护理技术操作并发症预防及处理 [M]. 2 版. 北京：人民卫生出版社，2023.

（李　宪）

第五节　预充式抗凝剂皮下注射技术

【名词定义】

预充式抗凝剂皮下注射　是将预充式针剂中的少量抗凝剂注入深部皮下组织的方法。

【适应证】

1. 预防静脉血栓栓塞症（venous thromboembolism，VTE）

（1）大手术围手术期患者。

（2）存在 VET 中、高危风险的卧床患者。

（3）高凝状态且物理预防措施无效的患者。

2.VTE 治疗

（1）深静脉血栓（deep venous thrombosis，DVT）伴有肺血栓栓塞症（pulmonary thromboembolism，PTE）。

（2）急性周围性 DVT 伴有血栓延伸。

（3）中央型和混合型 DVT。

（4）癌症相关血栓形成。

（5）口服抗凝效果欠佳的复发性 VTE。

（6）肝硬化伴有门静脉血栓形成。

（7）急性脑静脉窦血栓形成。

（8）内脏静脉急性血栓形成。

3. 其他治疗领域

（1）急性冠状动脉综合征。

（2）弥散性血管内凝血。

（3）缺血性脑卒中。

（4）糖尿病肾病。

（5）由抗磷脂综合征、自身免疫病等因素引起反复自然流产等疾病的抗凝治疗。

【禁忌证】

1. 绝对禁忌证

（1）肝素或其衍生物过敏。

（2）严重凝血功能障碍（与肝素治疗无关的弥散性血管内凝血除外）。

（3）活动性出血（如脑出血、消化道溃疡出血、术后活动性出血等），或有出血倾向的器官损伤。

（4）急性感染性细菌性心内膜炎。

2. 相对禁忌证

（1）急性大面积缺血性脑卒中伴或不伴意识障碍。

（2）严重肝肾功能不全。

（3）难以控制的高血压。

（4）同时应用乙酰水杨酸、非甾体抗炎药、右旋糖酐、噻氯匹定、皮质类固醇治疗时，有增加出血的危险。

【目的】

防止血栓形成和再扩大。低分子肝素主要抗凝原理是抑制凝血因子Xa和IIa的活性，阻断凝血功能，达到抗凝目的。

【操作流程】

预充式抗凝剂皮下注射技术操作流程见表1-9-7。

表1-9-7　预充式抗凝剂皮下注射技术操作步骤与内容

操作步骤	内容
准备	洗手、戴口罩。
	衣帽整洁，符合要求，仪表大方，举止端庄，语言亲切，态度和蔼。
	核对执行条码和药物：查看患者床号、姓名，核对药名、剂量、浓度、用法、时间，检查药品有效期及质量。
	用物：治疗盘内放皮肤消毒剂、棉签、药物、弯盘、利器盒、执行条码，检查一次性物品的质量及有效期（必要时备肾上腺素）。
评估	根据病历评估患者病情、意识状态、合作程度、有无凝血功能障碍和过敏史。
	操作环境：环境清洁、温湿度适宜。
核对解释	携用物至患者旁，使用标准化核对流程。询问患者身体状况，有无出血倾向及过敏史，解释操作目的，告知药物作用，取得配合。
保护隐私	关闭门窗，围帘或屏风遮挡，保护隐私。

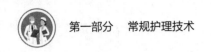

操作步骤	内容
选取注射部位	告知注射区域，暴露腹部，注意保暖。使用腹部定位卡选择注射部位。无定位卡时，询问上次注射部位，选择腹部注射区域（上起自最低肋缘下 1cm，下至耻骨联合上 1cm，左右至脐周 10cm，避开脐周 2.5cm 以内的环形区域，避开系腰带处），并选择与上次注射部位间隔 2cm 以上的部位进行注射。观察注射部位的皮肤有无炎症、瘢痕、硬结、皮肤受损、皮下血肿或淤血等。嘱患者屈膝仰卧位，放松腹部。
消毒皮肤	以穿刺点为中心，消毒皮肤两遍，第二遍小于第一遍，由内向外，消毒范围直径＞5cm，待干。
空气处理	横向缓慢拔下针头保护帽，针头向下，将药物注射器内预留的空气弹至药液上方。
再次核对	再次查对患者及药物。
注射药物	左手拇指、示指和中指（拇指、示指间隔 5～6cm）提捏皮肤成一皱褶约 2.5cm 的距离，右手以执笔式持针，在皮褶最高点垂直快速进针，将针头全部刺入皮肤，保证针尖在皮下。全程提捏皮肤，单手缓慢匀速推注药液，推注时间不小于 10 秒。注射全程保持皮肤皱褶的存在。观察患者反应，做好沟通。注射完毕，针尖在皮下停留至少 10 秒钟，快速拔针，松开左手，以棉签轻拭针眼处，观察无出血。
再次核对	再次查对患者及药物。注射针筒直接放入利器盒。
宣教	告知用药后注意事项，给予健康指导。协助患者取舒适体位，整理床单位。
观察注射部位	15～20 分钟后，再次观察注射部位皮肤有无出血。
整理	整理用物，洗手，必要时记录。

【并发症及处理】

1. 出血、瘀斑、血肿 抗凝剂注射后，应指导患者针眼处禁忌热敷、理疗或用力按揉，皮带、裤带不能扎得过紧等，防止出血的发生。若局部出血，建议轻压针眼处 3～5 分钟，切勿按摩。若局部出血不止或全身出血者遵医嘱对症处理。遵医嘱改用其他抗凝药物，监测患者凝血指标。

2. 过敏 若患者发生抗凝剂过敏，应立即停药。轻微过敏症状对症处理，过敏休克者进行抢救。

3. 疼痛 注射时选择所含神经纤维较少部位，避开毛囊根部。消毒皮肤后完全待干再注射。针头距离皮肤高度适中，以腕部力量穿刺，进针轻、稳、准。有规律地轮换注射部位，避免在同一部位重复注射，2 次注射点间距 2cm 以上，可以明显降低注射局部药液浓度过高引起的出血及注射部位疼痛等不适症状。

4. 渗（漏）液 与注射时针尖刺入注射部位过浅、注射后针头停留时间过短、注射部位皮下组织疏松、局部按摩有关，其中针头停留时间过短是主要原因。护理人员应严格按照标准进行抗凝剂皮下注射。注射后如发现皮肤渗液，则需适当压迫，压迫力度以皮肤下陷 1cm 为宜。

【注意事项】

1. 药物的准备：抗凝剂注射器内预留空气约 0.1ml，使用时无需排气。针头横向缓慢拔出橡胶针帽，防止药液吸出。

2. 注射时，针尖向下，将针筒内空气轻弹至药液上方，注射完毕将注射器内空气完全推入，空气正好填充于注射器乳头和针梗内，并在皮下形成空气栓。既保证了药物剂量准确，又避免了针尖上附着药液对局部皮肤的刺激，减少局部淤斑、硬结的发生。

3. 注射时，右手以执笔姿势在褶皱的最高点垂直进针。如倾斜进针，针头在皮肤内行程较长，损伤组织较多，增加了皮下淤血的风险，并且成角度进针导致皮肤内外穿刺点不一，不易及时察觉深部出血。

4. 注射时不抽回血，因为皮下组织由结缔组织和脂肪小叶构成，结构疏松，少有毛细血管。临床操作时左手全程提捏皮肤，右手垂直进针，很难抽回血，如换手操作，容易导致针尖移位，加重组织损伤。

5. 推注药物速度：缓慢推注药液，使用推注 10 秒、停留 10 秒的方法进行注射，可明显减少注射部位皮下出血发生率和出血面积。

6. 拔针后针眼按压问题：拔针后无需按压，如有出血或渗液，以穿刺点为中心，垂直向下按压 3 ～ 5 分钟，使皮肤下陷不超过 1cm。

7. 注射 15 ～ 20 分钟后观察针眼处，小于 2mm×2mm 瘀点无需处理，3 ～ 5 天可自行消退；大于 2mm×2mm 瘀斑，可冷敷，减轻出血面积及疼痛感。临床上可用于治疗皮下瘀斑的药物有硫酸镁湿敷贴、水胶体敷料、云南白药、多磺酸黏多糖乳膏等。

8. 抗凝剂不良反应：①常见不良反应：不同部位的出血，一过性的转氨酶升高，注射部位出现瘀斑、瘀点，大小便出血，皮下硬结，肝素过敏，血小板下降。②严重不良反应：注射部位皮肤坏死、血肿；脑出血；严重肝肾功能损害；严重过敏等。

【知识拓展】

1. 注射部位的选择：抗凝剂禁忌肌内注射，一旦注入肌内，由于药物的刺激性较强，患者会出现剧烈疼痛，并且极易形成深部皮下血肿。不同注射部位药液吸收速度不同，依次为腹部＞上臂＞大腿＞臀部。

（1）首选注射部位是腹壁。抗凝剂皮下注射时，宜首选腹部进行深部皮下注射，腹部区域皮下组织层较厚，可降低药液注入肌内风险；所含神经纤维较少，痛感相对较轻；注射面积大、药物吸收快、不受运动影响；易被患者接受，便于操作。患者宜取屈膝仰卧位，嘱患者放松腹部。①注射部位上起左右最低肋缘下 1cm，下至耻骨联合上 1cm，左右至脐周 10cm，避开脐周 2.5cm 以内区域，避开系腰带处（图 1-9-1）。每次注射轮换注射部位，连续注射点之间至少间隔 2cm。②注射时建议使用腹部注射定位卡（图 1-9-2），卡片中空处对准肚脐，中间大孔为禁止注射区域，其余小孔按数字自小至大依次选择，每次注射去掉一个小孔，能有效保证两次注射点间隔 2cm 以上，并有规律进行轮换。

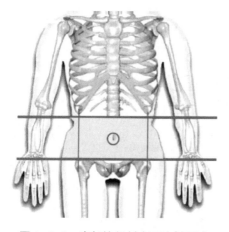

图 1-9-1　腹部抗凝剂皮下注射区域

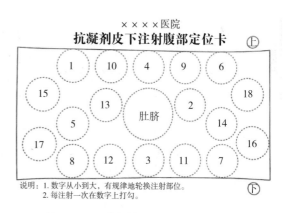

图 1-9-2　腹部抗凝剂皮下注射定位卡

2. 当腹部不能进行注射时，可选择其他注射部位。

（1）上臂外侧中 1/3 段，注射时患者宜取平卧位或坐位。平卧位注射时，三角肌能够完全放松；坐位注射时应使上臂外展 90°（可置于椅背），摆放时嘱患者放松肩部。

（2）大腿前外侧上 1/3 段，相对大腿其他部位较为安全。

（3）臀部外上侧，此处捏皮较为困难，不推荐。

3. 特殊人群注射部位选择：儿童宜选择臀部或大腿；妊娠晚期（妊娠 28 周至临产前 48 小时），患者若选择腹部注射，应经 B 超测定皮下组织厚度。

【制度与依据】

1. 贾芸 .2016 版中国糖尿病药物注射技术指南解读 [J]. 上海护理 , 2018, 18: 5-9.

2. 朱红芳, 汤磊雯, 贺晓莉, 等. 抗凝剂皮下注射护理规范的循证实践 [J]. 中华护理杂志, 2015, 50: 33-37.

3. 中国静脉介入联盟, 中国医师协会介入医师分会外周血管介入专业委员会. 抗凝剂皮下注射护理规范专家共识 [J]. 介入放射学杂志, 2019, 28: 709-716.

4. 李小寒, 尚少梅. 基础护理学 [M]. 7 版. 北京: 人民卫生出版社, 2022.

（李　宪）

第六节　胰岛素笔皮下注射技术

【名词定义】

皮下注射胰岛素　将少量胰岛素注入皮下组织的方法。

【适应证】

1. 1 型糖尿病、2 型糖尿病患者口服药物降糖效果不佳者。

2. 糖尿病伴有酮症酸中毒、大手术前后。

3. 妊娠期糖尿病。

4. 继发性糖尿病。

【禁忌证】

1. 低血糖患者。

2. 胰岛素过敏者。

【目的】

准确、及时注射胰岛素，控制血糖。

【操作流程】

胰岛素笔皮下注射技术操作流程见表 1-9-8。

表 1-9-8　胰岛素笔皮下注射技术操作步骤与内容

操作步骤	内容
准备	洗手、戴口罩。
	衣帽整洁，符合要求，仪表大方，举止端庄，语言亲切，态度和蔼。
	核对执行条码或医嘱执行单，查看患者床号、姓名，双人核对胰岛素类型、剂量、浓度、用法、时间，检查药品有效期及质量。用物：治疗盘内放 75% 乙醇（如患者乙醇过敏可备 0.9% 氯化钠注射液或不含乙醇的皮肤消毒剂）、棉签、胰岛素笔、胰岛素笔用针头 2 个、弯盘、执行条码（或医嘱执行单）、表、利器盒，检查一次性物品的质量及有效期。（口述：必要时备 50% 葡萄糖注射液。）
评估	根据病历评估患者病情、意识状态、合作程度及过敏史。（根据患者情况口述汇报。）
	操作环境：环境清洁、温湿度适宜。
核对解释	携用物至患者旁，使用标准化核对流程。询问患者身体状况，解释药物作用及注意事项，取得配合。评估患者血糖情况。根据胰岛素种类询问患者备餐情况。
体位及保护隐私	询问同一时间段的注射部位，确定注射区域。关闭门窗，围帘或屏风遮挡，保护隐私。
选取注射部位	暴露注射部位，避开硬结、疼痛、水肿、感染、凹陷及皮下脂肪增生处，选择皮下脂肪层丰富的部位，并与上次注射部位间隔 1cm 以上。取正确的姿势，注意保暖。 口述常用注射部位： 1. 腹部：腹部边界为耻骨联合以上约 1cm，最低肋缘以下约 1cm，脐周半径 2.5cm 以外的双侧腹部。 2. 上臂：上臂外侧中 1/3 段。 3. 大腿：大腿前外侧上 1/3 段。 4. 臀部：双侧臀部外上侧。

操作步骤	内容
消毒皮肤	以穿刺点为中心，消毒皮肤两遍，第二遍小于第一遍，由内向外，消毒范围直 > 5cm，待干。
核对药物	核对药物，75% 乙醇消毒橡皮膜两遍，第二遍小于第一遍，待干。评估笔用针头型号，垂直安装针头，固定。
消毒排气	混悬胰岛素笔在室温下 5 秒内双手水平滚动 10 次，然后 10 秒内上下翻转 10 次，观察胰岛素转变为云雾状白色液体。选择 2U，拔下针头保护帽，针尖向上直立，手指轻弹笔芯架数次，使空气聚集在上部后，按压注射键，垂直向上排气，直至有一滴胰岛素从针头溢出。
再次核对	按照医嘱调拨所需剂量，再次查对患者。
注射药物	根据针头的长度、患者体型及注射部位皮肤厚度选择注射方法。 捏皮注射的方法：用拇指、示指和中指提起注射部位皮肤形成皮褶（两皮褶间隔约 2.5cm），以握笔式在皮褶中央垂直进针。 说明：使用较短（4mm、5mm）针头时，大部分成年患者 90° 进针，无需捏起皮肤，在四肢和脂肪较少的腹部注射时，也可捏皮注射。消瘦及儿童可根据针头长度选择 45° 或 90° 进针。注射完毕，针尖在皮下停留至少 10 秒（药物剂量较大时有必要超过 10 秒），以刺入时的相同角度拔出针头（针头拔出前应始终按压注射键）。松开皮褶，以棉签轻拭针眼处，观察无出血。 单手回套外针帽，将针头卸下放入利器盒内，或采用取针器卸取针头，看表。
再次核对	再次查对患者及药物。
观察注射部位	再次观察注射部位皮肤情况。
宣教	协助患者整理衣物，告知用药后注意事项及进餐时间，给予健康指导。整理床单位。
整理	整理用物，洗手。使用中的胰岛素笔放置在 15 ～ 30℃ 的室温下保存。

【知识拓展】

1. 注射部位选择

（1）胰岛素常用注射部位（图 1-9-3）：①腹部边界如下：耻骨联合以上约 1cm，最低肋缘以下约 1cm，脐周 2.5cm 以外的双侧腹部。②上臂外侧的中 1/3。③双侧大腿前外侧面的上 1/3。④双侧臀部外上侧。

（2）不同注射部位吸收胰岛素速度快慢不一，腹部最快，其次依次为上臂、大腿和臀部。不同情况下的胰岛素注射部位选择见表 1-9-9。

（3）注射部位的轮换：注射胰岛素需规律轮换注射部位，包括不同注射部位之间的轮换和同一注射部位的轮换（图 1-9-4），指南推荐将注射部位分为四个等分区域（大腿或臀部可等分为两个等分区域），每周使用一个等分区域并始终按顺时针方向轮换。

注射部位不同，其胰岛素吸收速率不同。因此，为了准确预测每次注射胰岛素后的药效，必须严格遵守 "每天同一时间，注射同一部位" "每天不同时间，注射不同部位" 或 "左右轮换"。一旦发现注射部位有疼痛、凹陷、硬结的现象，立即停止该部位的注射，直至症状消失。

（4）特殊人群的胰岛素注射：①早期妊娠：不需要改变注射部位或技术。中期妊娠：选择腹部外侧远离胎儿的皮肤。晚期妊娠：在确保正确捏皮的情况下，可经腹部注射胰岛素，有顾虑的患者可以使用大腿、上臂或臀部外侧自行注射。②患有糖尿病（任何类型）的孕妇应当使用 4mm 针头。③儿童患者注射中长效胰岛素时，最好选择臀部或者大腿。

2. 常见胰岛素种类及作用时间

（1）常见胰岛素类型见表 1-9-10。

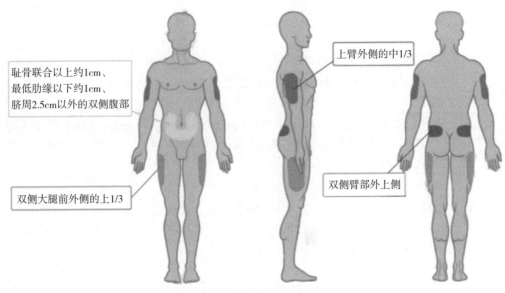

图 1-9-3　胰岛素常用注射部位示意图

表 1-9-9　不同情况下胰岛素注射部位的选择

不同情况		注射部位
胰岛素剂型	餐时短效胰岛素	腹部
	中效或长效胰岛素	臀部、大腿
特殊人群	妊娠中期	腹部外侧远离胎儿的区域
	妊娠晚期	腹部（使用捏皮技术）、大腿、上臂
	儿童	臀部、大腿

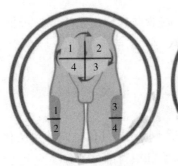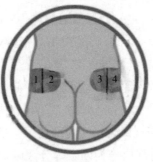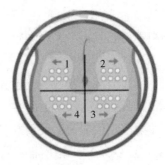

a.同一注射部位轮换示意图　　　　　　　　b.同一注射部位内的小范围轮换

图 1-9-4　注射部位轮换示意图：数字表示可供转换的不同区域

表 1-9-10　常用胰岛素类型

作用特点	胰岛素类型	通用名
速效	胰岛素类似物	门冬胰岛素注射液 赖脯胰岛素注射液 谷赖胰岛素注射液
短效	动物胰岛素	胰岛素注射液
	人胰岛素	生物合成人胰岛素注射液 重组人胰岛素注射液

作用特点	胰岛素类型	通用名
中效	动物胰岛素	低精蛋白锌胰岛素注射液
	人胰岛素	低精蛋白生物合成（重组）人胰岛素注射液 精蛋白锌重组人胰岛素注射液
长效	动物胰岛素	精蛋白锌胰岛素注射液
	胰岛素类似物	甘精胰岛素注射液 地特胰岛素注射液 德谷胰岛素注射液
预混	动物胰岛素	精蛋白锌胰岛素注射液（30R）
	人胰岛素	精蛋白生物合成人胰岛素注射液（预混30R） 精蛋白锌重组人胰岛素混合注射液30/70 30/70混合重组人胰岛素注射液 50/50混合重组人胰岛素注射液
	胰岛素类似物	门冬胰岛素30注射液 门冬胰岛素50注射液 精蛋白锌重组赖脯胰岛素混合注射液（25） 精蛋白锌重组赖脯胰岛素混合注射液（50）
双胰岛素	胰岛素类似物	德谷门冬双胰岛素注射液70/30

（2）常用胰岛素及作用时间见表1-9-11。

表1-9-11 常用胰岛素及其作用特点

胰岛素制剂	起效时间（小时）	峰值时间（小时）	作用持续时间（小时）
短效人胰岛素（RI）	0.25～1.00	2～4	5～8
门冬胰岛素	0.17～0.25	1～2	4～6
赖脯胰岛素	0.17～0.25	1.0～15	4～5
谷赖胰岛素	0.17～0.25	1～2	4～6
中效人胰岛素（NPH）	2.5～3.0	5～7	13～16
长效胰岛素（PZI）	3～4	8～10	20
甘精胰岛素L100	2～3	无峰	30
甘精胰岛素U300	6	无峰	36
地特胰岛素	3～4	3～14	24
德谷胰岛素	1	无峰	42
预混人胰岛素（30R.70/30）	0.5	2～12	14～24
预混人胰岛素（40R）	0.5	2～8	24
预混人胰岛素（50R）	0.5	2～3	10～24
预混门冬胰岛素30	0.17～0.33	1～4	14～24
预混门冬胰岛素50	0.25	0.50～1.17	16～24

续表

胰岛素制剂	起效时间（小时）	峰值时间（小时）	作用持续时间（小时）
预混赖脯胰岛素 25	0.25	0.50 ～ 1.17	16 ～ 24
预混赖脯胰岛素 50	0.25	0.50 ～ 1.17	16 ～ 24
双胰岛素类似物（德谷门冬双胰岛素 70/30）	0.17 ～ 0.25	1.2	＞ 24

（3）根据胰岛素起效速度及作用时间推荐的注射部位：①超短效（速效）胰岛素类似物的吸收速率不受注射部位的影响，可以在任何部位皮下注射。②短效胰岛素在腹部皮下的吸收速度较快，因此注射部位首选腹部。③为降低夜间低血糖风险，单独使用中效胰岛素应尽量在睡前给药，避免在晚餐时给药。④长效胰岛素类似物可以在任一部位注射。⑤早餐前注射常规的预混胰岛素制剂，首选注射部位是腹部皮下，以加快常规（短效）胰岛素的吸收，便于控制早餐后血糖波动。⑥晚餐前注射的预混胰岛素，首选注射部位是臀部或大腿皮下，以延缓中效胰岛素的吸收，减少夜间低血糖的发生。⑦速效胰岛素类似物和预混胰岛素类似物，宜在进餐前即刻注射；双胰岛素类似物，宜在主餐前即刻注射；短效胰岛素和预混胰岛素，宜在餐前 15 ～ 30 分钟注射；中效胰岛素，宜在睡前注射；长效胰岛素，应在固定时间注射。

3. 消毒液的选择　注射部位皮肤应干净干燥，当注射部位不洁净或患者处于感染易于传播的环境（如医院或疗养院），注射前应消毒注射部位。

4. 胰岛素的储存与携带

（1）未开封的胰岛素（包括瓶装胰岛素、胰岛素笔芯、胰岛素预充注射笔）：储藏在 2 ～ 8℃环境中，避免冷冻和阳光直射，防止反复震荡。冰箱内储存的胰岛素必须复温 30 分钟后使用。

（2）开启后的胰岛素，应当在 15 ～ 30℃室温下储存。如果室温超过 30℃，正在使用的胰岛素应当储存在冰箱中，注射前使其回暖，比如可在手掌之间滚动使其回暖。

（3）已开启的胰岛素，有效期应依据药品说明书。

（4）胰岛素的携带：不管是否开封，必须随身携带，因托运舱温度过低，不能放于行李箱中托运。

5. 胰岛素的混匀　NPH 和预混胰岛素为云雾状的混悬液，在注射前须摇晃混匀，若混匀不充分易造成胰岛素注射浓度不稳定，导致吸收不稳定，不利于血糖的平稳控制。

指南推荐：

（1）翻转是指将注射笔或笔芯上下充分颠倒，滚动是指在手掌之间的水平旋转。在室温下 5 秒内双手水平滚动胰岛素笔芯 10 次，然后 10 秒内上下翻转 10 次。

（2）每次滚动和翻转后，肉眼检查确认胰岛素混悬液是否充分混匀，如果笔芯中仍然有晶状物存在，则重复操作。

（3）若摇晃后瓶底、瓶壁或液体中有悬浮或沉淀，则不能使用。

6. 糖尿病药物注射工具

（1）胰岛素注射笔（图 1-9-5）：可以分为胰岛素预充注射笔和笔芯可更换的胰岛素注射笔。为防止传染性疾病的传播，不能共用胰岛素笔、笔芯及药瓶。一人一笔。

（2）胰岛素专用注射器（图 1-9-6）：带有可拆式针头的注射器不适用于胰岛素注射。固定针头的注射器剂量准确性更佳，针管直径较小，死腔较少。建议使用胰岛素专用注射器，使用时无需换算单位，直接抽吸到所用单位即可。①根据胰岛素浓度选择胰岛素注射器。浓度为 40IU/ml 的胰岛素，应选择 U-40 规格的注射器（图 1-9-6 为 40IU/ml 的注射器）。对于浓度为 100IU/ml 胰岛素，应选择 U-100 规格的注射器。②胰岛素注射笔不同，注射器内活塞推压到位即可拔出，无需在皮下停留 10 秒。③同时使用中效胰岛素与短效胰岛素 / 速效胰岛素类似物时，应先抽取短效胰岛素 / 速效胰岛素类似物，再抽取中效胰岛素。

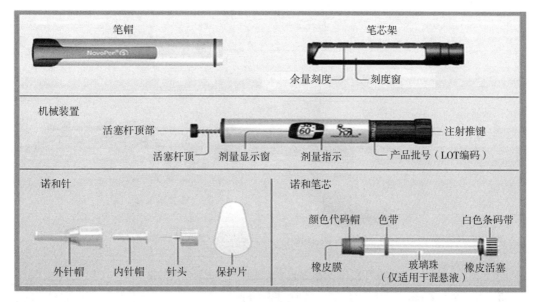

图 1-9-5　胰岛素注射笔

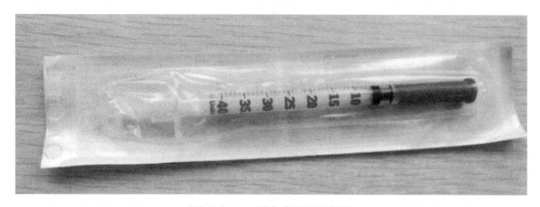

图 1-9-6　胰岛素专用注射器

（3）无针注射器（图1-9-7）：无针注射又称射流注射，是利用动力源产生的瞬时高压使注射器内药物通过喷嘴形成高速、高压的喷射流，从而使药物穿透皮肤外层到皮下、皮内等组织层释放药效的医疗器械装置。无针注射能够帮助患者克服恐针，减轻疼痛，避免感染以及不规范的注射行为导致的皮下组织增生、出血、疼痛、血糖控制不佳等并发症。

7. 胰岛素笔注射针头及注射手法的选择　针头越短安全性越高，耐受性越好。总原则：根据患者的体型、注射部位皮肤厚度及针头长度，以确定是否需要捏皮注射及进针角度。具体见表1-9-12。

8. 胰岛素注射操作中的注意事项

（1）捏皮：腹壁注射时根据针头的长度、患者体型及注射部位皮肤厚度选择是否捏皮。在大腿及臀部注射时不建议捏皮，在上臂注射时需采取捏皮注射。正确的捏皮方法（图1-9-8）：拇指、示指、中指捏起皮肤，提捏时避免将肌肉及皮下组织一同捏起，进行肌内注射。

（2）胰岛素笔注射前应排气。将剂量调节旋钮拨至2U，每次排气完整按压至少一个单位，听到"咔啪"声停止，避免剩余药液剂量不准确。

（3）在完全按下注射按钮后，针尖应在皮内至少停留10秒，从而确保药物全部被注入体内，同时防止药液渗漏。剂量较大时，有必要超过10秒。

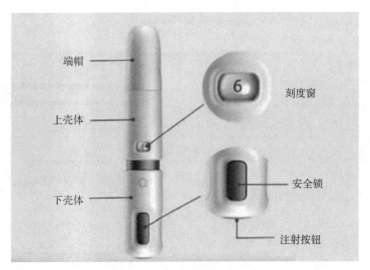

图 1-9-7　无针注射器

表 1-9-12　常见胰岛素笔针头捏皮与进针角度的推荐

人群	针头长度（mm）	是否捏皮	进针角度
成人	4、5	否	90°
	6	消瘦 – 是	90°
		正常及肥胖 – 否	90°
儿童	4	否	90°
	5	否	90°
		消瘦 – 是	90°
	6	是	90°

注：使用4mm针头时，多数患者可不采取捏皮注射。但极瘦的患者，尤其是医护人员考虑存在肌内注射风险者，应采取捏皮或呈角度注射。

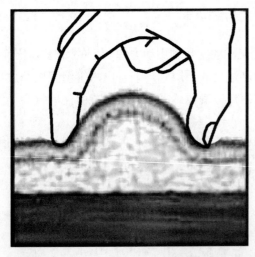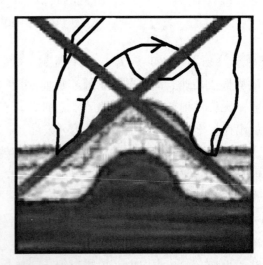

图 1-9-8　捏皮正确与错误对比

（4）注射完毕，拇指始终按压注射按钮直至针头完全拔出（以穿刺时进针的相同角度拔出），避免血液或体液反流至针头或胰岛素笔芯中。

（5）为防止空气或其他污染物进入笔芯和药液渗漏，影响剂量准确性，注射笔的针头在使用后应废弃，不得留在注射笔上。

（6）笔用针头重复使用的危害：①针头一次性使用，使用后立即卸下，这样可以避免空气或其他污染物进入笔芯或笔芯内药液外溢，进而影响注射剂量的准确性。②注射笔用针头重复使用后，针头中残留的药液会影响注射剂量的准确性，残留的胰岛素形成结晶，会堵塞针头妨碍注射。③注射后的针头留在胰岛素笔上，由于热胀冷缩的原因还会引起胰岛素注射剂量的不准确。④反复使用针头增加皮下脂肪增生的发生率。⑤针头多次使用后会造成针尖钝化，切面受损，针头表面的润滑层脱落，增加疼痛及注射部位炎症的改变。⑥胰岛素笔芯共用的危害：血液反流入笔芯，注射时会增加传染性疾病传播的风险。

9. 告知患者和家属不同胰岛素注射后进餐的时间

（1）速效和预混速效（优泌乐、优泌乐 25、优泌乐 50、诺和锐、诺和锐 30）：注射后即刻进餐或进餐后 15 分钟内补注射。

（2）短效和预混短效（优泌林 R、混合优泌林 70/30、诺和灵 R、诺和灵 30R、甘舒霖 50）：注射后 30 分钟内。

（3）中效胰岛素（诺和灵 N、优泌林 N）：如果进食的话，则在注射后 45 分钟到 1 小时。

（4）长效胰岛素（甘精胰岛素、地特胰岛素）：与进食时间无关，因其吸收无高峰，但需固定时间注射。

10. 配伍禁忌　胰岛素和维生素 C 不能混合使用，会导致胰岛素失活。

【制度与依据】

1. 纪立农，郭晓蕙，黄金，等. 中国糖尿病药物注射技术指南（2016 年版）[J]. 中华糖尿病杂志，2017，9（02）：79-105.

2. 中华医学会糖尿病学分会. 中国 2 型糖尿病防治指南（2020 年版）[J]. 中华糖尿病杂志，2021，13(04)：315-409.

3. 中华护理学会团体标准 .T/CNAS 21-2021：胰岛素皮下注射 [S]. 北京：国家卫生健康委员会，2021.

（钟诚诚）

第七节　胰岛素泵皮下注射技术

【名词定义】

胰岛素泵治疗　是采用人工智能控制的胰岛素输注装置，以程序设定的速率持续皮下输注胰岛素，最大程度地模拟人体胰岛素的生理性分泌模式，从而达到更好地控制血糖的一种胰岛素治疗方法。

【适应证】

1. 短期胰岛素泵治疗的适应证

（1）所有需要胰岛素强化治疗的糖尿病患者的住院期间。

（2）需要短期胰岛素强化治疗的新诊断或已诊断的 2 型糖尿病患者。

（3）2 型糖尿病患者伴应激状态。

（4）妊娠糖尿病、糖尿病合并妊娠、糖尿病患者孕前准备。

（5）糖尿病患者的围手术期血糖控制。

2. 长期胰岛素泵治疗的适应证

胰岛素泵治疗只适用于有较强的良好控制血糖意愿并具有很好的糖尿病自我管理能力的个体。以下人群使用胰岛素泵治疗可获得更多收益：

（1）1 型糖尿病患者。

（2）需要长期多次胰岛素注射治疗的 2 型糖尿病患者。

（3）需要长期胰岛素替代治疗的其他类型糖尿病（如胰腺切除术后等）。

【禁忌证】

1.不需要胰岛素治疗的糖尿病患者。

2.糖尿病酮症酸中毒急性期、高渗性昏迷急性期。

3.伴有严重循环障碍的高血糖患者。

4.对皮下输液管或胶布过敏的糖尿病患者。

5.不愿长期皮下埋置输液管或长期佩戴泵，心理上不接受胰岛素泵治疗的患者。

6.患者及其家属缺乏相关知识，接受培训后仍无法正确掌握使用者。

7.有严重的心理障碍或精神异常的糖尿病患者。

8.生活无法自理，且无监护人的年幼或年长的糖尿病患者。

9.没有自我血糖监测条件或不接受家庭自我血糖监测的糖尿病患者。

【目的】

1.平稳控制血糖，减少血糖波动，降低糖尿病并发症的发生风险。

2.明显减少低血糖发生的风险。

3.加强糖尿病围术期的血糖控制。

4.提高患者生活质量。

【操作流程】

胰岛素泵皮下注射技术操作流程见表 1-9-13。

表 1-9-13　胰岛素泵皮下注射技术操作流程

操作步骤	内容
准备	洗手、戴口罩。
	衣帽整洁，符合要求，仪表大方，举止端庄，语言亲切，态度和蔼。
	用物： 1.治疗车上层：治疗单、胰岛素泵（MMT-712）、复温后的胰岛素、助针器、胰岛素输注装置（内有储药器、输注管路）、基础治疗盘（内有 75% 乙醇、棉签、透明贴膜）、胰岛素基础率分布表、快速手消毒剂。 2.治疗车下层：医用废物收集袋、生活废物收集袋、利器盒。
	必要时备屏风。
	患者：根据病情取合适体位。
	双人核对治疗单与药物。
评估	根据病历评估患者病情、意识状态、合作程度及过敏史。
	操作环境：环境清洁、温湿度适宜。
基础率设定及管路安装	调试胰岛素泵至备用状态。 双人根据医嘱参照胰岛素基础率分布表设置基础率。 马达复位。 用正确方法抽吸胰岛素于储药器内。 连接输注管路。 将储药器安装于胰岛素泵卡槽内，输注管路进行排气，针尖有一滴胰岛素溢出即可。排气后将胰岛素泵置于治疗盘内备用。

续表

操作步骤	内容
核对解释	携用物至患者旁，使用标准化核对流程。询问患者身体状况，解释药物作用及注意事项，取得配合。
体位及保护隐私	协助患者取平卧位，暴露操作部位皮肤，关闭门窗，围帘或屏风遮挡，保护隐私。
消毒皮肤	以穿刺点为中心，用75%酒精消毒皮肤两遍，第二遍小于第一遍，由内向外，消毒范围直径>5cm，待干。
核对	核对患者信息、药物、胰岛素泵基础率。
埋置皮下输注装置	将针头放入助针器中，取下针头部分胶贴透明衬贴，按住蓝色针尖保护帽，直至听到"咔嗒"声，将助针器倒置，针头不掉落即可。取下针头保护帽，将助针器放在消毒部位，按下两边白色按钮，弹簧将针头扎入皮下后，取下助针器，拔出钢针，植入完毕。必要时用透明贴膜二次固定穿刺部位，妥善固定管路。
开启胰岛素泵	设置定量充盈。
整理	整理床单位，协助患者整理衣物并取合适体位。
再次核对	再次核对治疗单、患者、腕带信息（2个以上查对点）。
宣教	告知注意事项，进行健康指导。
整理	整理用物，洗手记录。
撤除胰岛素泵	
核对解释	携用物至患者旁，使用标准化核对流程。告知患者，取得配合。
操作	必要时去除透明贴膜，拔除针头，用棉签按压穿刺部位至无渗液。
整理	整理床单位，协助患者整理衣物并取合适体位。
操作后处理	胰岛素泵撤除后，检查胰岛素泵设备是否完好并将基础率和剂量设置归零，清洁备用。 用物：依据《消毒技术规范》和《医疗废物管理条例》做相应处理。 护士：洗手、记录。

【注意事项】

1. 三餐备好后方可输注餐前大剂量，剂量要准确，防止过量输入导致低血糖。

2. 严密观察低血糖的发生，及时发现及时处理。

3. 每日检查输注管路及储药器至少3次，检查输液管路有无裂缝或连接松动胰岛素有无溢漏。

4. 每日检查注射部位皮肤有无红肿、皮下脂肪萎缩、硬结或疼痛，针头有无脱出。注射部位应经常轮换，建议3～5天轮换1次。如有硬结或疼痛，应及时变换注射部位，通过注射针头视窗观察注射部位皮肤。

5. 加强巡视，防止导管打结、折死或从中间滑脱，并观察泵的运行情况。

6. 如手术前需取下胰岛素泵时，请将胰岛素泵置于室温下保存（勿放入冰箱）。

【知识拓展】

1. **植入和输注部位的选择**　胰岛素泵植入部位的首选腹部脐周3cm以外皮肤，其次可依次选择上臂、大腿外侧、后腰、臀部等部位皮肤，需避开腹中线、瘢痕、胰岛素注射硬结、腰带位置、妊娠纹和脐周2～3cm以内。

2. **胰岛素泵报警的处理**　当胰岛素泵在输注胰岛素的过程中出现问题时会发出报警（蜂鸣、振动或指示灯亮），屏幕上出现相应的信息提示，此时应立即查明原因，根据报警类型的优先等级及时解决问题，胰岛素泵报警处理方法详见各产品说明书。

3. 低血糖反应

（1）发生原因：药物因素常见有胰岛素输注过量、不合理地使用磺脲类药物等，某些药物会增加低血糖发生概率，如水杨酸盐、普萘洛尔、戊双胍、丙吡胺、奎宁等。另外，追加胰岛素量时未考虑体内活性胰岛素的量也可导致低血糖发生。非药物因素有运动过度、空腹饮酒、禁食、食物摄入不及时或不足、腹泻、胃肠道手术史患者、血糖目标值设置过低、植入部位不当、参数设置与医嘱不符等。

（2）临床表现：突然出现饥饿感、头晕、心悸、乏力、出冷汗，重者虚脱、昏迷，甚至死亡。

（3）低血糖处理：尽量避免上述引起低血糖的诱因，怀疑低血糖时立即测定血糖以确诊，不能测定血糖时按低血糖处理。使用胰岛素泵治疗的患者应暂停泵治疗。意识清楚者迅速给予 15 ~ 20g 糖类食品（葡萄糖为佳）；意识障碍者，给予静脉注射 50% 葡萄糖液或肌内注射胰升糖素 0.5 ~ 1.0mg；15 分钟后复测指尖血糖，直至恢复到 > 3.9mmol/L。认真检查泵是否工作正常；时间、基础输注率、餐前大剂量、每日总量等设定程序是否正确；检查状态屏和储药器，如储药器内的胰岛素量少于状态屏的显示量，可能为胰岛素泵输注胰岛素过量。

4. 高血糖的发生原因与处理

（1）与胰岛素泵系统相关的原因：①电池：电力不足或电池失效。②操作或胰岛素泵本身问题：关机后未开机或停机状态未恢复、报警未解除、胰岛素泵本身故障。③输注管路：更新输液管时未排气导致无胰岛素输注、输液管裂缝或连接松动导致胰岛素溢漏、输注管路使用时间过长。④储药器：储药器内胰岛素已用完、气泡阻塞储药器出口、储药器前端破裂致胰岛素漏出而未能进入人体。⑤输液管前端：皮下胰岛素输注装置脱出致胰岛素未输入人体、输液管前端与输液管连接处松动或破裂造成胰岛素漏出。⑥针头埋置部位：埋置在感染、硬结、瘢痕、腰带位置及处在腰带摩擦处，致胰岛素吸收障碍。⑦胰岛素结晶堵塞输液管或胰岛素失效。

（2）其他原因：饮食（进食前遗漏输注餐前大剂量，追加量太少，食物摄入过多）、药物（糖皮质激素类、利尿剂或孕激素等）和疾病、应激等原因引起的高血糖。

（3）高血糖的对策：严格执行胰岛素泵操作规程，随身携带备用电池。关机或停机后及时恢复开机，及时解除报警和处理故障；合理选择输注管路，严格进行输注管路排气；妥善固定胰岛素泵及输注管路，运动时做好胰岛素泵、针头及管路等保护，避免剧烈活动。植入部位注意避开皮下脂肪增生或萎缩、硬结、皮肤瘢痕或感染处以及腰带摩擦处；准确按时输注餐前大剂量，指导患者定时定量进食、适量运动；除及时输注校正大剂量外，必要时检测血酮等指标以排除酮症、酮症酸中毒，并进行相应治疗。

5. 患者自我管理教育

（1）戴泵前：患者及家属需了解胰岛素泵的工作原理和注意事项；胰岛素需提前从冰箱取出在常温下放置 30 ~ 60 分钟，保证有备用的胰岛素泵耗材；做好用泵前的物品准备；使用与胰岛素泵匹配的储药器和输液管等。

（2）戴泵期间：学习胰岛素泵使用的相关知识，掌握胰岛素泵的基本操作与自我管理、胰岛素泵报警处理流程，记录基础输注率和餐前大剂量数值；每天需自检输液管系统 1 ~ 2 次。

（3）戴泵期间的随访：定期接受胰岛素泵工作状态随访；定期到医院与医务人员共同讨论血糖监测的结果和调整胰岛素剂量，注意个人清洁卫生与皮肤清洁，有皮肤感染的症状或其他问题，应及时就医。

【制度与依据】

1. 李小寒，尚少梅 . 基础护理学 [M].6 版 . 北京：人民卫生出版社，2017.

2. 吴惠平，罗伟香 . 护理技术操作并发症预防及处理 [M]. 北京：人民卫生出版社，2014.

3. 中华医学会内分泌学分会，中华医学会糖尿病学分会，中国医师协会内分泌代谢科医师分会 . 中国

胰岛素泵治疗指南 (2021 年版)[J]. 中华内分泌代谢杂志 , 2021, 37（8）: 679-701.

（钟诚诚）

第八节　肌内注射技术

【名词定义】

肌内注射（intramuscular injection，IM）　将一定量药液注入肌肉组织的方法。

【适应证】

1. 用于需在一定时间内产生药效而不能或不宜口服的药物。

2. 不宜或不能做静脉注射，要求比皮下注射更迅速发生疗效以及注射刺激性较强或药量较大的药物时。

【操作流程】

肌内注射技术操作流程见表 1-9-14。

表 1-9-14　肌内注射技术操作步骤与内容

操作步骤	内容
基本要求	衣帽整洁，符合要求。
	仪表大方，举止端庄。
	语言亲切，态度和蔼。
准备	洗手、戴口罩，核对执行条码和药物。检查药物名称、剂量、浓度、用法、有效期、质量（是否浑浊变质，检查安瓿是否有裂痕）。
	用物：治疗盘内放皮肤消毒剂、棉签、注射器 2 支、注射药物、砂轮、弯盘。检查一次性物品的质量及有效期（口述：必要时备肾上腺素）。
评估	评估患者病情、意识状态、合作程度及过敏史（根据患者情况口述汇报）。
	评估操作环境：环境清洁，温湿度适宜。
核对、解释	携用物至患者旁，使用标准化核对流程。
	询问患者身体状况，解释药物作用及注意事项，询问注射部位，取得配合。
核对、备药	核对药物，在安瓿颈部划一锯痕，用皮肤消毒剂棉签消毒后，折断安瓿。准备注射器，固定针头，针头斜面对刻度，试通畅，按无菌操作原则抽吸药液（治疗巾酌情使用）。
环境准备	关闭门窗，围帘或屏风遮挡保护隐私。
体位	观察注射部位的皮肤及肌肉组织状况。
	根据患者病情选择合适体位： 1. 侧卧位：上腿伸直，下腿稍弯曲。 2. 俯卧位：足尖相对，足跟分开，头偏向一侧。 3. 坐位：椅子稍高，便于操作。 4. 仰卧位：两腿伸直（常用于危重患者及不能翻身者）。
	暴露注射部位，注意保暖，保护患者隐私，定位准确。
注射	以穿刺点为中心，消毒皮肤两遍，第二遍小于第一遍，由内向外，直径＞ 5cm，待干。
	核对药液，排尽注射器内空气，无污染和药液浪费。
	再次核对患者，左手绷紧皮肤，右手持针式以中指固定针栓，以执笔式持注射器，用前臂带动腕部力量，将针头迅速垂直刺入皮肤，一般刺入针梗的 1/2～2/3，稳、准、角度、深度适宜。
	右手固定针栓，左手抽回血，无回血后缓推药物。
	告知患者放松，推注药液时密切观察患者反应。
	注射毕，用干棉签轻压针眼处，快速拔针后，按压至不出血为止。用被服遮盖患者。

续表

操作步骤	内容
操作后处置	再次查对患者及药物，询问感觉，再次查看注射部位情况。
	协助患者整理好衣裤，告知患者注意事项。
	协助患者取舒适体位，整理床单位，围帘或屏风归位。
	整理用物，洗手，脱口罩，必要时做记录。
整体评价	熟练程度，爱伤观念，语言沟通表达能力，心理素质等。

【注意事项】

1. 消瘦者及儿童，进针角度应酌减。

2. 两种或两种以上药物同时注射时，注意配伍禁忌。

3. 对 2 岁以下婴幼儿不宜选用臀大肌注射，因其臀大肌尚未发育好，注射时有损伤坐骨神经的危险，最好选择股外侧肌、臀中肌和臀小肌注射。

4. 切勿将针梗全部刺入，以防针梗从根部衔接处折断，无法取出。

5. 若针头折断，应先稳定患者情绪，并嘱患者保持原位不动，固定局部组织，以防断针移位，同时尽快用无菌止血钳夹住断端取出。如断端全部埋入肌肉，应速请外科医生处理。

6. 对需长期注射者，应交替更换注射部位，并选用细长针头，以避免或减少硬结的发生。如因长期多次注射出现局部硬结时，可采用热敷、理疗等方法予以处理。

7. 回抽时若有回血，酌情处理，如拔出少许或进针少许再试抽，一定要无回血方可推药。

8. 注射油剂应注意固定针栓，以防用力过度使针头和注射器分离。常见油剂有黄体酮等。

9. 注意混悬液，须先摇匀药液抽吸，进针后快速推药，以免药物沉淀堵塞针头。常见混悬液：长效青霉素、抗生素类等。

【并发症及处理】

1. 疼痛

（1）临床表现：注射局部疼痛、酸胀，肢体无力、麻木。可引起下肢及坐骨神经疼痛，严重者可引起足下垂或跛行，甚至出现下肢瘫痪。

（2）预防与处理：① 正确选择注射部位且要经常轮换。② 掌握无痛注射技术。③ 配制药液浓度不宜过大，每次推注的药量不宜过快、过多。

2. 硬结形成

（1）临床表现：局部肿胀、可扪及硬结，可伴有瘙痒。严重者可导致皮下纤维组织变性、增生形成肿块，或出现脂肪萎缩，甚至坏死。

（2）预防与处理：熟练掌握注射深度，选择注射点要尽量分散，轮流使用，避免在瘢痕、炎症、皮肤破溃处注射。

（3）掌握正确的抽药方法，严格执行无菌技术操作，防止微粒污染。安瓿应先用砂轮割锯，再用消毒剂消毒后掰开，禁用长镊敲打安瓿。

（4）溶解药物的溶液及量均应合理，不可过少，且药液要现用现配，不可放置时间过久。

（5）已形成硬结者，可选用以下方法外敷：①用 50% 硫酸镁湿热敷。②取新鲜马铃薯切片敷硬结处。③山莨菪碱红花醇液湿热敷能改善血液循环，增加组织的灌流量，改善微循环，较一般热敷效果佳。

3. 神经性损伤

（1）在慎重选择药物、正确掌握注射技术等方面严格把关。

（2）除进针点准确外，还应注意进针的深度和方向。

（3）在注射药物过程中若发现神经支配区麻木或发散痛，应考虑注入神经内的可能性，须立即改变进针方向或停止注射。

4.局部或全身感染

（1）临床表现：在注射后数小时局部出现红、肿、热和疼痛，局部压痛明显。若感染扩散，可导致全身菌血症、脓毒败血症，患者出现高热、畏寒、谵妄等。

（2）预防及处理：出现全身感染者，根据血培养及药物敏感试验选用抗生素。

5.虚脱

（1）临床表现：头晕、面色苍白、心悸、出汗、乏力、眼花、耳鸣、心率加快、脉搏细弱、血压下降，严重者意识丧失。多见于体质衰弱、饥饿和情绪高度紧张的患者。

（2）处理：如患者发生虚脱情况，护理人员首先要镇静，稳定患者及家属情绪。将患者取平卧位休息，注意保暖，监测患者生命体征，指压人中、内关、合谷等穴位。测量血糖，若出现低血糖情况，待患者清醒后给予饮用糖水或进食含糖食物，必要时遵医嘱给予静脉注射 50% 葡萄糖注射液等措施。

6.针头弯曲或针体折断　处理：发现针头弯曲，应立即更换针头后再注射。一旦发生针体断裂，医护人员首先要保持镇静，立即用一手捏紧局部肌肉，嘱患者放松，保持原体位不动，勿移动肢体或做肌肉收缩动作（避免残留的针体随肌肉收缩而游动），迅速用止血钳将折断的针体拔出。若针体已完全没入体内，需在 X 线定位后通过手术将残留针体取出。

【知识拓展】

1.注射定位方法

（1）臀大肌注射定位法：① 十字法：从臀裂顶点向左侧或向右侧画一水平线，然后从髂嵴最高点作一垂线，将一侧臀部分为四个象限，其外上象限并避开内角（髂后上棘至股骨大转子连线）即为注射区。② 联线法：从髂前上棘至尾骨做一连线，其外上 1/3 为注射部位。

（2）臀中肌、臀小肌注射定位法：① 构角法：以示指尖和中指尖分别置于髂前上棘和髂嵴下缘处，在髂嵴、示指、中指之间构成一个三角区域，其示指与中指构成的内角为注射区。② 三指法：髂前上棘外侧三横指处（以患者的手指宽度为准）。

（3）股外侧肌注射定位法：大腿中段外侧。一般成人可取髋关节下 10cm 至膝关节的范围（因此处大血管、神经干很少通过，且注射范围较广，可供多次注射，尤适用于 2 岁以下幼儿）。

（4）上臂三角肌注射定位法：上臂外侧，肩峰下 2～3 横指处（此处肌肉较薄，只可做小剂量注射）。

2.使臀部肌肉松弛的体位

（1）侧卧位：上腿伸直，下腿稍弯曲。

（2）俯卧位：足尖相对，足跟分开。

（3）仰卧位：两腿伸直，常用于危重患者及不能翻身者。

（4）坐位：坐位要稍高，便于操作，防止感染。

【制度与依据】

1.李小寒，尚少梅.基础护理学 [M]. 7 版 . 北京：人民卫生出版社 ,2022.

2.曹梅娟，王克芳.新编护理学基础 [M].4 版 . 北京：人民卫生出版社 ,2022.

（刘　峰）

第九节　滴（点）眼药技术

【名词定义】

滴（点）眼药　将药物滴入眼内的外治法。

【目的】

1. 用于预防、治疗眼部疾病。

2. 检查前散瞳、缩瞳及表面麻醉等。

3. 诊断性染色，如荧光素染色检查角膜上皮缺损，泪道通畅试验等。

【操作流程】

滴（点）眼药技术操作流程见表 1-9-15。

表 1-9-15　滴（点）眼药技术操作步骤与内容

操作步骤	内容
准备	着装符合要求，个人防护规范。
	用物准备：执行单、治疗盘、点药盒、滴眼液或眼膏、棉签。
评估	评估患者病情、意识状态、药物过敏史、合作程度及眼别等。
	评估操作环境：环境清洁，温湿度适宜，光线明亮。
	标准化核对。
	解释药物名称、作用和点眼注意事项，取得合作。
	评估患者眼部皮肤情况，观察眼部有无眼睑肿胀，结膜有无充血、水肿等情况。
体位、药物准备	协助患者取坐位，头向后仰，或仰卧位。
	用药前再次核对检查，根据需要摇匀滴眼液。
	如患者仰卧位时，嘱患者眼睛向上看。拭去眼部分泌物。
滴眼药水 / 膏	用左手持棉签轻拉下眼睑暴露下穹隆部，右手持滴眼液 / 眼膏，距离眼睑 1～2cm 滴入下穹隆部结膜囊内（滴眼液 1～2 滴；眼膏约 1cm，以旋转方式将药膏膏体离断，轻提上眼睑，覆盖眼球），嘱患者轻轻闭眼休息 3～5 分钟，不可眨眼。用棉签拭去溢出的药水 / 药膏（如使用特殊药物，如毛果芸香碱滴眼液 / 阿托品滴眼液等，需用手指或棉签压迫内眦处 2～3 分钟）。
核对	再次核对。
	询问患者感觉，告知注意事项。
整理、记录	整理用物，洗手，记录。

【注意事项】

1. 角膜感觉灵敏，应避免药液直接滴在角膜上。

2. 滴眼时，滴眼液瓶口距离眼部 1～2cm，不能碰到眼睑和睫毛，以免污染瓶口和滴眼液。

3. 特殊药物，如毛果芸香碱滴眼液 / 阿托品滴眼液，滴眼后用棉签按压泪囊区 2～3 分钟，以免药液流入鼻腔，被鼻黏膜过多吸收产生毒性反应。

4. 滴眼液每次滴 1～2 滴即可，以免药液外溢造成浪费。

5. 如使用两种以上滴眼液时，一般间隔时间为 5 分钟以上。滴眼液与眼膏同时使用时，先滴眼药水后涂眼膏。

6. 操作时动作轻巧，勿压迫眼球。

7. 散瞳剂、缩瞳剂需分开放置，患者一眼使用散瞳剂，另眼使用缩瞳剂时，需双人核对，避免滴错滴眼液或眼别，造成不良后果。

8. 易沉淀的悬浊液滴眼剂，使用前应充分摇匀。

【并发症及处理】

毒性反应　滴眼后用棉签按压泪囊区 2～3 分钟，以免药液流入鼻腔，被鼻黏膜过多吸收产生毒性反应。

【制度与依据】

1.席淑新,肖惠明.眼耳鼻咽喉科护理学[M].5版.北京:人民卫生出版社,2021.

2.杨培增,范先群.眼科学[M].9版.北京:人民卫生出版社,2018.

3.中华医学会.临床技术操作规范护理分册[M].北京:人民军医出版社,2006.

4.孙婷娟.最新医院眼科专科护理新技术操作规程与护师岗位职责培训技术指导及典型案例分析实用全书[M].北京:人民卫生出版社,2013.

5.姜安丽.新编护理学基础[M].4版.北京:人民卫生出版社,2022.

（颜廷霞）

第十节　栓剂直肠给药技术

【名词定义】

1.栓剂给药术（suppository）　将药液栓剂塞入身体腔道内,由黏膜吸收,以达到局部或全身治疗的效果。

2.栓剂　药物与适宜基质制成的供腔道给药的固体制剂。栓剂熔点为37℃左右,插入体腔后缓慢融化而产生药效。常用的栓剂有直肠栓剂和阴道栓剂。

【适应证】

1.经口给药治疗效果不佳时,可以选择直肠给药。

2.经口给药不方便时,可以选择直肠给药,比如儿童口服药物困难时。

3.经直肠给药可以快速发挥药物效果时,可以选择直肠给药。比如发热患者经过直肠给药,可以较快地退热。

【禁忌证】

1.急腹症。

2.胃肠道出血。

3.肠道手术后。

4.肠伤寒。

5.严重心脑血管疾病。

6.妊娠的患者。

【目的】

1.直肠插入甘油栓,软化粪便,以利排出。

2.栓剂中有效成分被直肠黏膜吸收,而达到全身治疗作用,如解热镇痛栓剂。

【操作流程】

栓剂直肠给药技术操作流程见表1-9-16。

表1-9-16　栓剂直肠给药技术操作步骤与内容

操作步骤	内容
准备	洗手、戴口罩。
	衣帽整洁,符合要求,仪表大方,举止端庄,语言亲切,态度和蔼。
	用物:一次性垫巾1块,药物（栓剂）按医嘱备,治疗单,卫生棉垫适量,弯盘,速干手消毒剂,清洁手套或指套,栓剂置入器（按需备）。

续表

操作步骤	内容
评估	评估患者病情、意识状态、合作程度。
	操作环境：环境清洁、温湿度适宜。
核对、解释	标准化核对流程，说明目的，向患者解释方法并指导配合，评估患者的肛周情况。
体位	协助患者取侧卧位，膝部弯曲，暴露肛门。
戴手套	戴上指套或手套。
嘱患者放松	让患者张口深呼吸，尽量放松。再核对。
插入栓剂	将栓剂插入肛门，并用示指将栓剂沿直肠壁朝脐部方向送入 6～7cm。
保持侧卧位	置入栓剂后，保持侧卧位 15 分钟，若栓剂滑脱出肛门外，应予重新插入。
宣教	再次核对，询问患者感觉。
整理	协助患者卧位舒适，整理床单位，洗手。

【注意事项】

1. 严格执行查对工作。

2. 注意保护患者隐私部位。

3. 指导患者放松以及配合的方法，采取提高用药效果的措施。

4. 教会患者自行操作的方法，说明在置入药物后至少侧卧 15 分钟的原因。

【制度与依据】

1. 李小寒，尚少梅 . 基础护理学 [M].7 版 . 北京：人民卫生出版社，2022.

2. 曹梅娟，王克芳 . 新编护理学基础 [M].4 版 . 北京：人民卫生出版社，2022.

（王玉凤）

第十章 静脉治疗相关技术

第一节 静脉留置针输液技术

【名词定义】

静脉留置针（venous retention needles） 又称套管针，因质地柔软，对血管内膜机械刺激小，在血管内留置时间长，一般可保留72～96小时，避免了反复的血管穿刺给患者造成的痛苦，在临床广泛使用。

【适应证】

适用于需长期输液，静脉穿刺较困难的患者。

【目的】

1. 补充水分及电解质，预防和纠正水、电解质和酸碱平衡紊乱。
2. 增加循环血量，改善微循环，维持血压及微循环灌注量。
3. 供给营养物质，促进组织修复，增加体重，维持正氮平衡。
4. 输入药物，治疗疾病。

【操作流程】

1. 静脉留置针输液 操作流程见表1-10-1。

表1-10-1 静脉留置针输液操作步骤与内容

操作步骤	内容
准备	环境符合操作要求。
	衣帽整洁，符合要求，仪表大方，举止端庄，语言亲切，态度和蔼。
	用物：输液器2个、留置针2个、无菌透明敷贴2个、胶布、止血带、治疗巾、弯盘、皮肤消毒液、棉签、所需药液、利器盒、笔、乳胶手套、手表，检查一次性物品的质量及有效期。
评估	评估操作环境：环境清洁，温湿度适宜。
	评估患者年龄、病情、意识状态、营养状况、心理状况、配合程度及过敏史。嘱患者排尿。
核对、解释	携用物至床旁，核对患者，告知患者操作目的、方法，取得合作。酌情戴手套。
连接液体	消毒瓶塞两遍，取出输液器，关闭调节器，连接液体。
排气	固定输液架，将药液悬挂于输液架上。排气一次成功，对光检查输液装置。
连接留置针	将留置针与输液器连接，排气。
选择穿刺部位	铺治疗巾、止血带，在穿刺点上方8～10cm处扎止血带，选择静脉后松止血带。
首次消毒	以穿刺点为中心消毒穿刺部位皮肤，由内向外，消毒范围直径≥8cm。待干。
准备胶布	准备胶布及透明敷贴，并在透明敷贴上标注日期和时间，操作者签字。
再次扎止血带	在穿刺点上方8～10cm处扎止血带。

续表

操作步骤	内容
二次消毒	以穿刺点为中心消毒穿刺部位皮肤，消毒方向与第一次消毒方向相反，由内向外，消毒范围直径≥8cm。
静脉穿刺	取下针套，转动针芯，旋转松动外套管，再次排气于弯盘中。
操作中核对	再次核对患者信息，药物及治疗单。
穿刺 调节 妥善固定	嘱患者握拳，右手拇指及示指持针翼，将针尖斜面向上，左手绷紧皮肤，固定静脉，右手持留置针，在血管上方，使针头与皮肤呈15°～30°角进针。见回血后压低角度（放平针翼），顺静脉走行再继续进针0.2cm。送外套管：左手持Y接口，右手后撤针芯约0.5cm，持针座将针芯与外套管一起送入静脉内。
穿刺成功	松开止血带，嘱患者松拳，打开调节器，撤出针芯并弃至利器盒。
妥善固定	以穿刺点为中心用无菌透明敷贴无张力固定：捏、抚、压，敷贴将隔离塞完全覆盖，延长管U型固定，肝素帽要高于导管尖端且与血管平行，用胶布妥善固定。
调节滴速	根据患者年龄、病情、药物性质调节滴速，撤去治疗巾、止血带（脱手套）。
记录与监测	再次核对患者信息，药物及治疗单。
操作后处理	洗手，整理用物，协助患者采舒适卧位，整理床单位，给予患者健康指导。

2. 留置针冲封管 操作流程见表1-10-2

表1-10-2 静脉留置针冲封管操作步骤与内容

操作步骤	内容
准备	洗手、戴口罩。
	衣帽整洁，符合要求，仪表大方，举止端庄，语言亲切，态度和蔼。
	用物：治疗盘、弯盘、皮肤消毒液、酒精棉片、5ml一次性注射器2支、0.9%生理盐水10ml或配制好的0.5～10U/ml肝素盐水或预冲式导管冲洗器3～5ml。
评估	评估操作环境：环境清洁，温湿度适宜。
	评估患者年龄、病情、意识状态、营养状况、心理状况、配合程度及过敏史。
核对解释	携用物至床旁，核对患者及腕带信息，告知患者操作目的，取得合作。
评估穿刺部位	询问患者穿刺部位有无不适感。评估留置针穿刺处皮肤（周围部位是否发红，压痛，肿胀和渗液）及敷贴情况、导管功能、输液接头、导管内有无残留血迹及留置时间。
选择冲封管液	根据导管种类选择冲洗器或用无菌方法抽取适量封管液，冲管液量应为导管及附加装置内腔容积总和的2倍以上，封管液量应为导管及附加装置管腔容积总和的1.2倍以上。
排气	打开包装，取出预冲式导管冲洗器，向上推动芯杆（不要拧开白色锥头帽）以释放活塞和外套之间的阻力；将锥头帽旋转拧掉，向上手持预冲式导管冲洗器，排气。
连接	若患者输液完毕时，拧下头皮针与输液器的连接处，将冲洗器或注射器取下针头的顶端直接连接头皮针。若患者未输液时，打开留置针夹子，用酒精棉片螺旋式、用力擦拭输液接头的横截面和外围5～15秒，并待干。 肝素帽：冲洗器连接一次性头皮针或用注射器针头直接连接。 螺旋接头：冲洗器顶端螺旋连接或注射器去掉针头直接连接。抽回血。

续表

操作步骤	内容
冲封管	使用滑动夹：冲洗器推至无或注射器封管液推至剩余 0.5 ～ 1.0ml，靠近针座处夹紧夹子，移除针头及冲洗器或注射器。 无滑动夹且钢针连接：退出部分钢针，只将针尖斜面留在肝素帽内，当推注封管液剩余约 0.5 ～ 1.0ml 时，边推液边拔针尖，推液速度大于拔针速度，正压封管。 如需再次输液，应用注射器连接输液接头以脉冲式输入生理盐水冲管，确认导管在静脉内，连接输液器，固定输液管，调节滴速。
核对	核对患者信息，药物及治疗单。
记录与监测	洗手，整理用物；协助患者采取舒适卧位，整理床单位；给予患者健康指导。

【注意事项】

1. 严格执行无菌操作及查对制度，预防感染及差错事故的发生。

2. 对需要长期输液的患者，要注意保护和合理使用静脉，一般从远端小静脉开始穿刺（抢救时可例外）。①宜选择上肢静脉作为穿刺部位，避开静脉瓣、关节部位及有瘢痕、炎症、硬结等处的静脉。②成年人不宜选择下肢静脉进行穿刺，因易导致下肢静脉炎及血栓。③小儿不宜首选头皮静脉，因经头皮静脉输液，一旦发生药液渗出，局部可能出现皮肤坏死，形成瘢痕，影响头发生长和美观。④接受乳房根治术和腋下淋巴结清扫术的患者应选健侧肢体进行穿刺，有血栓史和血管手术史的静脉不应行静脉留置针穿刺。

3. 输液前要排尽输液管及针头内的空气，药液滴尽前要及时更换输液瓶（袋）或拔针，严防造成空气栓塞。

4. 严格掌握输液的速度。对有心、肺、肾疾病的患者，老年患者、婴幼儿以及输注高渗、含钾或升压药液的患者，要适当减慢输液速度；对严重脱水，心肺功能良好者可适当加快输液速度。

5. 输液过程中要加强巡视，注意观察下列情况：

（1）液体滴入是否通畅，针头或输液管有无漏液，针头有无脱出、阻塞或移位，输液管有无扭曲、受压等。

（2）有无溶液外溢，穿刺部位有无红、肿、热、痛、渗出等表现。有些药物如甘露醇、去甲肾上腺素等外溢后会引起局部组织坏死，如发现上述情况，应立即停止输液并通知医生予以处理。

（3）密切观察患者有无输液反应，如患者出现心悸、畏寒、持续性咳嗽等情况，应立即减慢或停止输液，并通知医生，及时处理。

（4）输入刺激性、腐蚀性药物的过程中，应注意观察回血情况。确保导管（针头）在静脉内。

6. 静脉留置针穿刺时的注意事项：一般静脉留置针可以保留 72 ～ 96 小时。严格按照产品说明执行。

7. 给药前后宜用生理盐水脉冲式冲洗导管，如果遇到阻力或者抽吸无回血，应进一步确定导管的通畅性，不应强行冲洗导管；输液完毕应用导管容积加延长管容积 2 倍的生理盐水或肝素盐水正压封管。

8. 透明敷料更换注意事项：若穿刺部位发生渗液、渗血时应及时更换敷料，穿刺部位的敷料发生松动、污染等完整性受损时应立即更换。

【并发症及处理】

（一）发热反应（fever reaction）

1. *原因*　因输入致热物质引起。多由于用物清洁灭菌不彻底，输入的溶液或药物制品不纯、消毒保存不良，输液器消毒不严或被污染，输液过程中未能严格执行无菌操作所致。

2.临床表现　多发生于输液后数分钟至1小时。患者表现为发冷、寒战、发热。轻者体温在38℃左右，停止输液后数小时内可自行恢复正常；严重者初起寒战，继之高热，体温可达40℃以上，并伴有头痛、恶心、呕吐、脉速等全身症状。

3.护理

（1）预防：①输液前认真检查药液的质量，输液用具的包装及灭菌日期、有效期；②严格无菌操作。

（2）处理：①发热反应轻者，应立即减慢点滴速度或停止输液，并及时通知医生；②发热反应严重者，应立即停止输液，并保留剩余溶液和输液器，必要时送检验科做细菌培养，以查找发热反应的原因；③对高热患者，应给予物理降温，严密观察生命体征的变化，必要时遵医嘱给予抗过敏药物或激素治疗。

（二）循环负荷过重反应（circulatory overload reaction）

循环负荷过重反应也称为急性肺水肿（acute pulmonary edema）。

1.原因

（1）由于输液速度过快，短时间内输入过多液体，使循环血容量急剧增加，心脏负荷过重引起。

（2）患者原有心肺功能不良，尤多见于急性左心功能不全者。

2.临床表现　患者突然出现呼吸困难、胸闷、咳嗽，咳粉红色泡沫样痰，严重时痰液可从口、鼻腔涌出。听诊肺部布满湿啰音，心率快且节律不齐。

3.护理

（1）预防：输液过程中，密切观察患者情况，注意控制输液的速度和输液量，尤其对老年人、儿童及心肺功能不全的患者更需慎重。

（2）处理：①出现上述表现，应立即停止输液并迅速通知医生，保留静脉通道，监测生命体征，备好抢救车，并进行紧急处理。如果病情允许，可协助患者取端坐位，双腿下垂，以减少下肢静脉回流，减轻心脏负担。同时安慰患者以减轻其紧张心理。②给予高流量氧气吸入，一般氧流量为 6～8L/min，以提高肺泡内压力，减少肺泡内毛细血管渗出液的产生。同时，湿化瓶内加入20%～30%的乙醇溶液，以减低肺泡内泡沫表面的张力，使泡沫破裂消散，改善气体交换，减轻缺氧症状。③遵医嘱给予镇静、平喘、强心、利尿和血管扩张药物，以稳定患者紧张情绪，扩张周围血管，加速液体排出，减少回心血量，减轻心脏负荷。④必要时进行四肢轮扎。用橡胶止血带或血压计袖带适当加压四肢以阻断静脉血流，可有效地减少回心血量。但加压时要确保动脉血仍可通过，且须每5～10分钟轮流放松一个肢体上的止血带，待症状缓解后，逐渐解除止血带。⑤此外，静脉放血200～300ml 也是一种有效减少回心血量的最直接的方法，但应慎用，贫血者应禁忌采用。

（三）静脉炎（phlebitis）

1.原因

（1）主要原因是长期输注高浓度、刺激性较强的药液，或静脉内放置刺激性较强的塑料导管时间过长，引起局部静脉壁发生化学炎性反应。

（2）也可由于在输液过程中未能严格执行无菌操作，导致局部静脉感染。

2.临床表现　沿静脉走向出现条索状红线，局部组织发红、肿胀、灼热、疼痛，有时伴有畏寒、发热等全身症状。

3.护理

（1）预防：①严格执行无菌技术操作；②对血管壁有刺激性的药物应充分稀释后再应用，适当放慢点滴速度，并防止药液漏出血管外；③有计划地更换输液部位，以保护静脉。

（2）处理：①停止在此部位静脉输液，并将患肢抬高、制动。局部用50%硫酸镁或95%乙醇溶液行湿热敷，每日 2 次，每次 20 分钟。②超短波理疗，每日 1 次，每次 15 ～ 20 分钟。③中药治疗，将如意金黄散加醋调成糊状，局部外敷，每日 2 次，具有清热、止痛、消肿的作用。④如合并感染，遵医嘱给予抗生素治疗。

（四）空气栓塞（air embolism）

1. 原因

（1）输液导管内空气未排尽；导管连接不紧，有漏气。

（2）拔出较粗的、近胸腔的深静脉导管后，穿刺点封闭不严密。

（3）加压输液、输血时无人守护；液体输完未及时更换药液或拔针，均有发生空气栓塞的危险。进入静脉的空气，随血流（经上腔静脉或下腔静脉）首先被带到右心房，然后进入右心室。如空气量少，则随血液被右心室压入肺动脉并分散到肺小动脉内，最后经毛细血管吸收，因而损害较小。如空气量大，空气进入右心室后阻塞在肺动脉入口，使右心室内的血液（静脉血）不能进入肺动脉，因而从机体组织回流的静脉血不能在肺内进行气体交换，引起机体严重缺氧而死亡。

2. 临床表现　患者感到胸部异常不适或有胸骨后疼痛，随即发生呼吸困难和严重的发绀，并伴有濒死感。听诊心前区可闻及响亮的、持续的"水泡声"。心电图呈现心肌缺血和急性肺心病的改变。

3. 护理

（1）预防：①输液前认真检查输液器的质量，排尽输液导管内的空气。②输液过程中加强巡视，及时添加药液或更换输液瓶，输液完毕及时拔针。加压输液时应安排专人在旁守护。③拔出较粗的、近胸腔的深静脉导管后，必须立即严密封闭穿刺点。

（2）处理：①如出现上述临床表现，应立即将患者置于左侧卧位，并保持头低足高位。该体位有助于气体浮向右心室尖部，避免阻塞肺动脉入口。随着心脏的舒缩，空气被血液打成泡沫，可分次小量进入肺动脉内，最后逐渐被吸收。②给予高流量氧气吸入，以提高患者的血氧浓度，纠正缺氧状态。③有条件时可使用中心静脉导管抽出空气。④严密观察患者病情变化，如有异常及时对症处理。

（五）静脉留置针输液常见并发症的预防与处理

1. 静脉炎

（1）预防措施：①严格执行无菌操作，规范置管；②对血管壁有刺激性的药物应充分稀释后再应用，放慢输液速度，并防止药液漏出血管外；③有计划地更换输液部位，避免在下肢和关节部位穿刺；④净化医疗单位环境。

（2）处理方法：①应拔除留置针，停止炎性部位静脉输液，并将患肢抬高、制动；②24 小时内冷敷，24 小时后局部湿热敷；③中药治疗；④如合并感染，遵医嘱给予对症治疗。

2. 导管堵塞

（1）预防措施：①在静脉高营养输液后应彻底冲洗管道，每次输液完毕应正确封管，根据患者的具体情况，选择合适的封管液及用量；②输注药物时注意配伍禁忌，以免引起液体或药物的沉积。

（2）处理方法：①静脉导管堵塞时，应分析堵塞原因，不应强行推注生理盐水；②确认导管堵塞时，应立即拔除。

3. 药物渗出与药物外渗

（1）预防措施：①选择粗直、血流丰富、无静脉瓣的血管进行留置套管针穿刺；②避免在关节部位和不完整的皮肤上穿刺；③应规范置管操作，有效固定；④合理选择输液工具。

（2）处理方法：①停止原部位输液，抬高患肢，及时通知医生，给予对症处理；②回抽药液（尽量减少药液在组织内残留）；③观察渗出或外渗区域皮肤颜色、温度、感觉等变化，以及关节活动和患肢远端血运情况并记录。

4.导管相关血流感染

（1）预防措施：①严格无菌操作；②出现静脉炎征象，及时更换外周静脉留置针；③检测留置针穿刺部位，评估患者病情、导管类型、留置时间及并发症等因素，尽早拔管。

（2）处理方法：①立即停止输液，拔出导管；②留取血培养送检；③对症处理并记录。

5.导管相关性静脉血栓形成

（1）预防措施：①穿刺时尽可能首选上肢的粗、直的静脉，并注意保护血管，避免在同一部位反复穿刺；②对长期卧床者，应尽量避免在下肢远端使用静脉留置针，且留置时间不能过长。

（2）处理方法：①可疑导管相关性静脉血栓形成时，应抬高患肢并制动，不应热敷、按摩、受压，立即通知医生给予对症处理；②应观察留置管侧肢体肿胀、疼痛、皮肤温度、颜色、出血倾向及功能活动情况。

【制度与依据】

1.曹梅娟，王克芳.新编护理学基础[M].4版.北京：人民卫生出版社,2022.

2.中华人民共和国卫生行业标准.WS/T433-2023:静脉治疗护理技术操作规范.

3.INS指南：输液治疗实践标准.2016.

4.李小寒，尚少梅.基础护理学[M].7版.北京：人民卫生出版社，2022.

（韩　旭）

第二节　静脉输液泵使用技术

【名词定义】

输液泵（infusion pump）　通过机械或电子控制装置，准确控制输液滴数或输液流速，保证药物速度均匀、药量准确且安全地进入患者体内的一种仪器。

【适应证】

1.常用于需要严格控制输液量和药量的情况，如在应用升压药物、抗心律失常药物，婴幼儿静脉输液或静脉麻醉时。

2.输注静脉营养液。

3.需快速定时输注的液体。

【目的】

1.严密精确控制药物进入人体内的速度。

2.匀速、持续输入药物。

【操作流程】

静脉输液泵使用技术操作流程见表1-10-3。

表1-10-3　静脉输液泵使用技术操作步骤与内容

操作步骤	内容
准备	洗手，戴口罩。
	衣帽整洁，符合要求，仪表大方，举止端庄，语言亲切，态度和蔼。
	用物：治疗单、输液泵、复合碘消毒液、棉签、泵入药物、输液泵管、乙醇棉片、无菌治疗巾、输液瓶贴、快速手消毒剂。
评估	双人核对医嘱单与治疗单，评估患者：病情，年龄，意识，生命体征，心、肺、肝、肾功能，用药史，过敏史，用药效果及不良反应。

操作步骤	内容
核对、解释	携用物至床旁，查对患者及腕带信息，告知患者，取得合作。
固定	输液泵固定于输液架或置于床旁合适位置。
开机自检	连接电源，打开开关，输液泵自检，再次确认静脉输液通路通畅。
消毒	消毒留置针接头。
连接并排气	将已备好的泵入药物与输液泵管连接排气，对光检查确认管路内无气泡，关闭调节器。
安装启动	打开泵门，安装输液泵管于泵槽内的感应器处，打开调节器，按输液泵"START"键启动输液泵。
再次排气	按"MODE"键，再按"BOLUS"键，直至有液体排出。
调节	根据医嘱设置输入总量（ml）、速度（ml/h）。
开始运行	输液泵管与静脉输液通路相连，按"START"键，开始泵入，确认输液泵运行正常。
	边操作边口述：若更改输液速度，按"STOP"键停止输液，再按"《》"键重新设置后，再按"START"键改变输液速度。
核对	再次核对治疗单、患者及腕带信息。
停止泵入	确认药物输注完毕。
核对	核对治疗单、患者及腕带信息。
关机	按"STOP"键，分离输液泵管与液体，关机，用正确的方法取下输液泵管。
整理、宣教	整理床单位，根据病情协助患者取舒适体位，告知注意事项，进行健康指导。
清洁	仪器清洁擦拭，充电备用。

【注意事项】

1. 加强巡视，观察不良反应。

2. 用输液泵时宜单独建立静脉通路，勿在同一静脉通路上输入其他液体。输液速度、压力影响或因推药等其他操作可能影响液体的持续泵入，影响血药浓度，引起病情变化或不良反应。

3. 血管活性药物要从中心静脉导管单独泵入。因病情需要调整输液泵速度后会导致血压改变，所以要注意观察血压变化。

4. 输液泵管使用24小时后需更换，更换时，要严格无菌操作。

5. 随时观察穿刺部位皮肤情况，防止发生液体外渗。

6. 正确设置输液速度及其他必需参数，防止设置错误延误治疗。

【知识拓展】

1. 运行中的输液泵应每日由专人用75%乙醇擦拭。

2. 输液泵用后应清洁除尘，每次用75%乙醇擦拭，特别是输液泵管道槽，以免影响输液泵速度的准确性。

3. 定期请工程技术人员监测输液泵的速度是否准确。

4. 常见报警原因及处理见表1-10-4。

表 1-10-4 常见报警原因及处理

报警原因	意义	处理措施
AIR（空气）	AIR 闪亮，提示输液泵管中有空气。	将输液泵管取出重新排气。
DOOR（门）	DOOR 闪亮，提示输液泵门开启。	关闭泵门。
LOWBATT（低电量）	提示输液泵电池电量低。	立刻接交流电。
EMPTY（空的）	报警提示管道受阻。	及时查明原因并处理（表 1-10-5）。

表 1-10-5 管道受阻原因及处理措施

堵塞原因	处理措施
针头堵塞	确认堵塞，可试抽回血，甚至重新建立静脉通路。
管道堵塞、受压反折、三通开关放置错误、一路静脉使用多路泵	针对原因解除故障，另开静脉通路。
针头脱出血管外	立即停止用药，重建静脉通路。
输液泵本身故障	重新更换微量泵，故障仪器及时维修。
药液外渗	更换穿刺部位。

【制度与依据】

曹梅娟，王克芳 . 新编护理学基础 [M].4 版 . 北京：人民卫生出版社，2022.

（范杜娜）

第三节　微量注射泵使用技术

【名词定义】

微量注射泵（microinjector）　可以将少量药液精确、微量、匀速、持续泵入人体内，操作便捷、定时定量，能根据病情需要随时调整药物剂量，使药物在体内能保持有效血药浓度的泵力仪器。

【适应证】

1. 用于需要微量精确注射的患者，如重症监护病房（intensive care unit，ICU）或冠心病监护病室（coronary care unit，CCU）做心血管功能药物的连续微量注射。

2. 连续注射麻醉药、抗癌药或抗凝药。

3. 用于早产儿或新生儿生理维持量输液、微量药物等。

【目的】

1. 方便、准确地控制和调整药物剂量。

2. 按病情使药物速度均匀、用量准确并安全地进入人体内发生作用。

【操作流程】

微量注射泵使用技术操作流程见表 1-10-6。

表 1-10-6 微量注射泵使用技术操作步骤与内容

操作步骤	内容
准备	洗手、戴口罩。
	衣帽整洁，符合要求，仪表大方，举止端庄，语言亲切，态度和蔼。
	用物：微量注射泵、安尔碘消毒液、棉棒、胶布、弯盘、延长管 2 个；药物：按医嘱准备药物，将药物抽入 20ml 或 50ml 注射器内并核对。注射器贴标签注明床号、姓名、药名、剂量、浓度、加药时间。

续表

操作步骤	内容
评估	评估患者病情、意识状态、合作程度。
	操作环境：环境清洁、温湿度适宜。
核对、解释	标准化核对患者，说明目的，向患者解释方法并指导配合。
开始泵入	妥善固定注射泵，连接电源，备用。
	消毒留置针接头，将已抽取的药液与延长管连接，排气。
	打开注射泵开关，安装泵管，设定速度。
	连接留置针接头，启动注射泵。
	再次查对床号、姓名、药名、剂量、浓度。
	观察注射泵运行情况。
停止注射	先按停止键，再关掉机器，与患者分离，整理用物。
宣教	再次核对，询问患者感觉。
整理	协助患者卧位舒适，整理床单位，洗手。

【注意事项】

1. 正确设定输液速度及其他必需参数，防止设定错误延误治疗。

2. 护士随时查看输液泵的工作状态，及时排除报警、故障，防止液体输入失控。

3. 注意观察穿刺部位皮肤情况，防止发生液体外渗，出现外渗及时给予相应处理。

4. 持续使用时，每24小时更换微量泵管道及注射器。

【制度与依据】

1. 李小寒，尚少梅．基础护理学 [M]．7 版．北京：人民卫生出版社，2022.

2. 曹梅娟，王克芳．新编护理学基础 [M]．4 版．北京：人民卫生出版社，2022.

（范杜娜）

第四节　静脉输血技术

【名词定义】

静脉输血（blood transfusion）　是将全血或成分血如血浆、红细胞、白细胞或血小板等通过静脉输入体内的方法。

【适应证】

1. **各种原因引起的大出血**　静脉输血的主要适应证。一次出血量＜ 500ml 时，可由组织间液进入血液循环而得到代偿。失血量在 500 ～ 800ml 时，需要立即输血，一般首选晶体溶液、胶体溶液或少量血浆增量剂输注。失血量＞ 1000ml 时，应及时补充全血或血液成分。

2. **贫血或低蛋白血症**　输入全血、浓缩或洗涤红细胞可纠正贫血，血浆、白蛋白液可用于低蛋白血症。

3. **严重感染**　输入新鲜血可补充抗体、补体，增强机体抗感染能力。一般采用少量多次输入新鲜血或成分血，禁用库存血。

4. **凝血功能障碍**　对患有出血性疾病的患者，可输新鲜血或成分血，如血小板、凝血因子、纤维蛋白原等。

【禁忌证】

静脉输血的禁忌证包括：急性肺水肿、充血性心力衰竭、肺栓塞、恶性高血压、真性红细胞增多症、肾功能极度衰竭及对输血有变态反应者。

【目的】

1.补充血容量 增加有效循环血量,改善心肌功能和全身血液灌流,提升血压,增加心输出量,促进循环。用于失血、失液引起的血容量减少或休克患者。

2.纠正贫血 增加血红蛋白含量,促进携氧功能。用于血液系统疾病引起的严重贫血和某些慢性消耗性疾病的患者。

3.补充血浆蛋白 增加蛋白质,改善营养状态,维持血浆胶体渗透压,减少组织渗出和水肿,保持有效循环血量。用于低蛋白血症以及大出血、大手术的患者。

4.补充各种凝血因子和血小板 改善凝血功能,有助于止血。用于凝血功能障碍(如血友病)及大出血的患者。

5.补充抗体、补体等血液成分 增强机体免疫力,提高机体抗感染的能力。用于严重感染的患者。

6.排除有害物质 一氧化碳、苯酚等化学物质中毒时,血红蛋白失去了运氧能力或不能释放氧气供机体组织利用。为了改善组织器官的缺氧状况,可以通过换血疗法,把不能释放氧气的红细胞换出。出现溶血性输血反应及重症新生儿溶血病时,也可采用换血治疗。为了排除血浆中的自身抗体,可采用换血浆法。

【操作流程】

静脉输血技术操作流程见表1-10-7。

表1-10-7 静脉输血技术操作步骤与内容

操作步骤	内容
准备	洗手、戴口罩。
	衣帽整洁,符合要求,仪表大方,举止端庄,语言亲切,态度和蔼。
	准备、检查用物:掌上电脑(PDA)、治疗盘、棉签、输血标签、弯盘、皮肤消毒液、血制品、0.9%氯化钠注射液、手套、体温计、血压计,必要时备输血过程监测记录单(酌情)等。核对医嘱单。两位医务人员根据病历、输血记录单、血袋上的信息共同"三查十对"。将打印的输血标签贴于血袋上。 三查:血液有效期、血液外观有无异常、血袋有无破损渗漏。十对:姓名、病案号、科室、床号、性别、年龄、血型、血袋号、交叉配血试验结果、血液种类及剂量。
评估	1.评估患者病情、意识状态、合作程度、过敏史和生命体征(根据患者情况口述汇报。必要时备抗组胺类药物)。 2.评估操作环境:环境清洁,温湿度适宜。
操作过程	1.携用物至患者床旁,使用标准化核对0.9%氯化钠注射液。 2.解释目的,评估输血史及不良反应。 3.询问患者是否知晓血型,请患者自诉血型,查看患者血型并告知。 4.按静脉输液法建立静脉通道,使用输血器输入少量0.9%氯化钠注射液(输血前评估输液部位及输液通畅情况等,必要时冲管)。 5.两名医务人员共同核对患者并"三查十对"。将血液轻轻摇匀。 6.PDA扫描输血标签上的二维码,执行输血医嘱。 7.戴手套,正确连接输血器与血袋,缓慢将血袋挂于输液架上。 8.脱手套,看表,调节输血速度(15～20滴/分);两名医务人员进行"三查十对"核对患者,并在输血记录单签字。 9.床旁观察15分钟,询问患者感觉,查看输血部位有无异常,根据患者的病情及血液成分调节输血速度(一般40～60滴/分)。 10.交代注意事项(两袋血之间要用0.9%氯化钠注射液冲洗输血管路,每小时监测生命体征一次)。

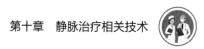

续表

操作步骤	内容
	11. 输血完毕，查看时间。标准化核对，戴手套，消毒并更换 0.9% 氯化钠注射液冲净输血器内的血液，封管（或进行其他输液治疗），将废血袋置入黄色医疗废物袋内（空血袋科室保存 24 小时，患者无异常，按感染性医疗废物处理）。 12. 脱手套，调滴数，做好宣教。 13. 协助患者取舒适卧位，整理床单位、整理用物，洗手（输血结束后 1 小时内及输血结束后 4 小时再次巡视患者并测量生命体征）。

【注意事项】

1. 在取血和输血过程中，要严格执行无菌操作及查对制度。在输血前，一定要由两名护士根据需查对的项目再次进行查对，避免差错事故的发生。

2. 输血前后及两袋血之间需要滴注少量 0.9% 氯化钠注射液，以防发生不良反应。

3. 血液内不可随意加入其他药品，如钙剂、酸性及碱性药品、高渗或低渗液体，以防血液凝集或溶解。

4. 输血过程中，一定要加强巡视，观察有无输血反应的征象，并询问患者有无不适反应。一旦出现输血反应，应立刻停止输血，并按输血反应进行处理。

5. 严格掌握输血速度，对年老体弱、严重贫血、心力衰竭患者应谨慎，滴速宜慢。

6. 对急症输血或大量输血患者可行加压输血，输血时可直接挤压血袋、卷压血袋输血或应用加压输血器等。加压输血时，护士须在床旁守护，输血完毕时及时拔针，避免发生空气栓塞反应。

7. 输完的血袋保留 24 小时，以备在患者输血后发生输血反应时检查分析原因。

【并发症及处理】

1. 发热反应　输血最常见的一种不良反应。受血者在输血时或输血后 1 ～ 2 小时内，体温升高 1℃以上并以发热、寒战为主要临床表现。

（1）发生原因：①由致热原引起。库血保养液中化学成分不纯净，如枸橼酸钠或葡萄糖含有杂质。②输血器具不洁净，如含有血凝块、杂质。③免疫作用。多次输血后受血者血液中产生白细胞和血小板抗体，当再次输血时，受血者体内产生的抗体与供血者的白细胞和血小板发生免疫反应，引起发热。④存在内源性致热原。患者体内原有病灶，输血后因循环动力改善，病灶毒素吸收量增加而导致发热。⑤输血时没有严格遵守无菌操作原则，造成污染。

（2）临床表现：常在输血后 15 ～ 60 分钟内发生，也可发生于输血后 1 ～ 2 小时内。患者先有发冷、寒战，继之出现高热，体温可达 38 ～ 41℃，可伴有皮肤潮红、头痛、恶心、呕吐、肌肉酸痛等全身症状，一般不伴有血压下降。发热持续时间不等，轻者持续 1 ～ 2 小时即可缓解，缓解后体温逐渐降至正常。

（3）预防：①采用优质的保养液。②严格管理输血用具，有效预防致热原。③严格执行无菌操作。

（4）处理：①反应轻者减慢输血速度，症状可以自行缓解。②反应重者应立即停止输血，密切观察生命体征，给予对症处理，寒战者注意保暖、高热者给予物理降温，并及时通知医生。③必要时遵医嘱给予解热镇痛药和抗过敏药，如异丙嗪或肾上腺皮质激素等。④将输血器、剩余血连同贮血袋一并送检。⑤心理护理，做好患者与家属的沟通工作。

2. 过敏反应

（1）发生原因：①患者为过敏体质，对某些物质易发生过敏反应。输入血液中的异体蛋白质与患者机体的蛋白质结合形成全抗原而使机体致敏。②输入的血液中含有致敏物质，如供血者在采血前服用过可致敏的药物或进食了可致敏的食物。③多次输血的患者，体内可产生过敏性抗体，当再次输血时，抗

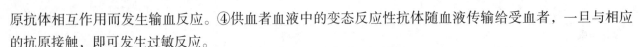

原抗体相互作用而发生输血反应。④供血者血液中的变态反应性抗体随血液传输给受血者，一旦与相应的抗原接触，即可发生过敏反应。

（2）临床表现：过敏反应大多发生在输血后期或即将结束输血时，其程度轻重不一，通常与症状出现的早晚有关。症状出现的越早，反应越严重。①轻度反应：输血后出现皮肤瘙痒，局部或全身出现荨麻疹。②中度反应：出现血管神经性水肿，多见于颜面部，表现为眼睑、口唇高度水肿。部分患者发生喉头水肿，表现为呼吸困难，两肺可闻及哮鸣音。③重度反应：发生咳嗽、呼吸困难、神志不清、休克等症状。

（3）预防：①正确管理血液和血制品。②选用无过敏史的供血者。③供血者在采血前4小时内不宜吃高蛋白和高脂肪的食物，宜用清淡饮食或饮糖水，以免血中含有过敏物质。④详细询问过敏史，对有过敏史的患者，输血前根据医嘱给予抗过敏药物。

（4）处理：①轻度过敏反应，减慢输血速度，给予抗过敏药物，如苯海拉明、异丙嗪或地塞米松，用药后症状可缓解。②中、重度过敏反应，应立即停止输血，保持呼吸道通畅，通知医生，根据医嘱皮下注射1：1000肾上腺素0.5～1ml，或静脉滴注氢化可的松、地塞米松等抗过敏药物。③呼吸困难者给予氧气吸入，严重喉头水肿者行气管切开。④循环衰竭者给予抗休克治疗。⑤严密监测生命体征变化。

3. 溶血反应

（1）发生原因：①输血前供血者红细胞已破坏，库血保存超过有效期，血液保存温度过高，输血前过度加热，血液被剧烈震荡或被细菌污染，血液内加入高渗或低渗溶液或影响pH的药物等。②输入了异型血液：供血者和受血者血型不符而造成血管内溶血，反应发生快，一般输入10～15ml血液即可出现症状，后果严重。③溶血性贫血患者输血后易发生溶血。④短时间内大量相继输入不同供血者的血液，若供血者之间血型抗原不同，并有足够抗体，彼此不合之血液在受血者体内可发生溶血。

（2）临床表现：溶血反应轻重不一，轻者与发热反应相似，重者输入10～15ml血液即可出现症状，死亡率高。①一般溶血反应，输入25～100ml即可出现寒战、发热、心悸、胸痛、腰背痛、呼吸困难。②突然发生休克，由于溶血致肺静脉收缩，回心血量减少，排血量不足。③发生广泛渗血及凝血障碍，常见于手术中，是唯一表现。④迟缓性溶血反应，输血后数日发生黄疸，网织红细胞增多。

（3）预防：①认真做好血型鉴定和交叉配血试验。②输血前认真查对，杜绝差错事故的发生。③严格遵守血液保存规则，不可使用变质血液。

（4）处理：①一旦发生溶血反应，立即停止输血，并通知医生，核对血型，重做交叉配血试验。②给予氧气吸入；建立静脉通路，遵医嘱给予升压药或其他药物治疗。③将余血、患者血标本和尿标本送化验室进行检查。④双侧腰部封闭，并用热水袋热敷双侧肾区，解除肾小管痉挛，保护肾脏。⑤碱化尿液：静脉注射碳酸氢钠，增加血红蛋白在尿液中的溶解度，减少沉淀，避免阻塞肾小管。⑥严密观察生命体征和尿量，插入导尿管，检测每小时尿量，并做好记录。若发生肾衰竭，行腹膜透析或血液透析治疗。⑦若出现休克症状，应进行抗休克治疗。⑧加强心理护理，安慰患者，消除其紧张、恐惧心理。

4. 循环负荷过重（急性左心衰竭）　详见周围静脉输液操作并发症。

5. 出血倾向

（1）发生原因：长期反复输血或输血量超过患者原血液总量。库存血中的血小板破坏较多使凝血因子减少或枸橼酸钠输入过多导致凝血功能障碍而引起出血。

（2）临床表现：表现为皮肤、黏膜瘀斑，穿刺部位大块淤血或手术伤口渗血，血尿，消化道出血等。

（3）预防：①短时间内输入大量库存血时，应严密观察患者的意识、血压、脉搏等变化，注意皮肤、黏膜或手术伤口有无出血。②严格掌握输血量，情况许可时每输入库存血3～5个单位应补充一个单位的新鲜血。

（4）处理：根据凝血因子缺乏情况补充有关成分。

6. 枸橼酸钠中毒反应

（1）发生原因：大量输血使枸橼酸钠大量进入体内，如果患者的肝功能受损，枸橼酸钠不能氧化和排出，而与血中的游离钙结合使血钙浓度下降。

（2）临床表现：患者出现手足搐搦、血压下降、心率减慢，甚至心跳骤停。心电图出现 Q-T 间期延长。

（3）预防：①遵医嘱常规每输入库存血 1000ml 时，静脉注射 10% 葡萄糖酸钙 10ml，防止发生低血钙。②对婴儿、肝功能欠佳患者避免使用低温血和库存期过长的血。

（4）处理：每输入库存血 1000ml 时，静脉缓慢注射 10% 葡萄糖酸钙 10ml。在用钙剂治疗时应严密观察血钙浓度，因为钙剂过量同样会造成受血者死亡。

【拓展知识】

1. 输血开始前 15 分钟速度不超过 20 滴 / 分。

2. 比较严重的输血反应多发生于开始输血 15 分钟内，这段时间减慢速度可以减轻输血反应。

3. 一般成人输血 40 ～ 60 滴 / 分，儿童酌减；年老体弱、严重贫血、心衰患者应谨慎，速度宜慢。

4. 在输血的全过程中都必须密切监测患者的表现，体温、脉搏、血压、呼吸、排尿情况以及皮肤、黏膜状态。

5. 常见症状：倦怠感、背痛、发热、皮肤瘙痒、胸闷、胸部压迫感、呼吸困难、呕吐，以及沿输血静脉走行部位出现发热、疼痛、肿胀等。

6. 血制品检查：①三查：血液的有效期、血液颜色有无异常及血袋有无破损渗漏。②十对：核对科室、病案号、姓名、性别、年龄、床号、血型、血袋号、交叉配血试验结果、血液的种类及血量。

【制度与依据】

1. 团体标准 .T/CHAS 10-2-13-2018: 中国医院质量安全管理第 2-13 部分 : 患者服务临床用血 .

2. 中华人民共和国卫生行业标准 .WS/T622-2018: 内科输血 [S]. 北京 : 国家卫生健康委员会 , 2018.

3. 中华人民共和国卫生行业标准 .WS/T203-2020: 输血医学术语 [S]. 北京 : 国家卫生健康委员会 , 2020.

4. 中华人民共和国卫生行业标准 .WS/T623-2018: 全血和成分血使用 [S]. 北京 : 国家卫生健康委员会 , 2018.

5. 卫生部 . 临床输血技术规范 [J]. 中国医院 , 2000(6): 2.

6. 李小寒 , 尚少梅 . 基础护理学 [M]. 7 版 . 北京 : 人民卫生出版社 , 2022.

7. 中华人民共和国卫生行业标准 . WS399-2023: 血液储存标准 .

（常小妮）

第十一章　物理治疗技术

第一节　物理降温（冷敷）技术

【名词定义】

冷敷　将冷作用于人体表面，通过皮肤的感受和体温调节活动，引起局部与全身血液分布的变化及温度的变化，从而产生一定的治疗作用。

【适应证】

1.高热、中暑及防治脑水肿患者。

2.局部软组织损伤的初期、扁桃体摘除术后、鼻出血等患者。

3.急性损伤初期、牙痛、烫伤等患者。

4.炎症早期的患者。

【禁忌证】

1.局部血液循环明显不良患者。

2.慢性炎症或深部化脓性病灶部位。

3.冷过敏、心脏病、昏迷、感觉异常及体质虚弱患者应慎用。

4.禁忌部位：①枕后、耳郭、阴囊处：用冷易引起冻伤；②心前区：用冷易引起反射性心率减慢、心房纤颤、房室传导阻滞等；③腹部：用冷易引起腹痛、腹泻；④足底：用冷可引起反射性末梢血管收缩，影响散热或引起一过性的冠状动脉收缩。

【目的】

1.降低体温。

2.减轻局部充血或出血。

3.控制炎症扩散。

4.减轻组织肿胀和疼痛。

【操作流程】

物理降温（冷敷）技术操作流程见表 1-11-1。

表 1-11-1　物理降温（冷敷）技术操作步骤与内容

操作步骤	内容
准备	洗手，戴口罩。
	衣帽整洁，符合要求，仪表大方，举止端庄，语言亲切，态度和蔼。
	用物准备：冰袋或冰囊、布套、毛巾、冰块（适量）、帆布袋、木槌、脸盆及冷水、勺、手消毒液。
	准备措施： 1.检查冰袋有无破损，冰袋夹子能否夹紧。 2.将冰块放入帆布袋内，用木槌敲成核桃大小，放入脸盆内用冷水冲去冰的棱角，避免冰块棱角引起患者不适及损坏冰袋。 3.用勺子将冰块装入冰袋 1/2～2/3 满，排气后夹紧袋口，用毛巾擦干冰袋外壁水渍。 4.倒提冰袋，检查无漏水后装入布套内。
	患者准备：向患者及家属解释放置冰袋的目的及过程。

操作步骤	内容
评估	评估患者冰袋放置部位的皮肤情况。
将冰袋放置在所需部位	高热降温时，冰袋置于前额、头顶部和体表大血管流经处（颈部两侧、腋窝、腹股沟等）；扁桃体摘除术后可将冰囊置于颈前颌下。
放置时间	根据不同目的，掌握使用时间：用于治疗不超过 30 分钟；用于降温，30 分钟后测量体温，当体温降至 39℃以下，取下冰袋。
观察	随时观察用冷效果及反应。
操作后处理	用毕，撤掉冰袋，协助患者取舒适卧位，整理床单位。
记录与监测	洗手，记录用冷的部位、时间、效果、反应。

【注意事项】

1. 随时观察，检查冰袋有无漏水，是否夹紧。冰块融化后应及时更换，保持布袋干燥。

2. 观察用冷局部的皮肤色泽等情况，防止冻伤。倾听患者主诉，有异常立即停止用冷。

3. 如为降温，冰袋使用后 30 分钟需测体温，当体温降至 39℃以下，应取下冰袋，并在体温单上做好记录。

【并发症】

1. 局部冻伤

（1）发生原因：①末梢循环不良、组织营养不足，低温下维持血供的小动脉容易发生痉挛，加重血液循环障碍，造成局部组织缺血缺氧而坏死。②冰袋温度低，持续冰敷用冷时间过长，使局部营养、生理功能及细胞代谢均发生障碍，严重者会发生组织坏死。多见于老年和幼小、感觉迟钝及昏迷患者。

（2）临床表现：局部冻伤可表现为局部皮肤颜色变青紫，感觉麻木，疼痛，局部僵硬、变黑，甚至组织坏死。

（3）预防及处理：①同一部位冷疗时间不能过长，每次不超过 30 分钟。需长时间使用者间隔 1 小时后再重复使用；用于降温，30 分钟后测量体温；体温低于 39℃时，停止冷疗。②进行冷疗时，要经常巡视患者，观察冷疗局部皮肤颜色和感觉，如肤色变青紫、感觉麻木，提示静脉血淤积，必须停止冷疗，及时处理，以防组织坏死。③大面积组织受损、休克、周围血管病变、动脉硬化、糖尿病、神经病变、水肿、全身微循环障碍、对冷过敏、慢性炎症或深部化脓病灶者，禁止使用冷疗。④冷疗部位一般选择在颈部、腋下、腹股沟、前臂内侧等，一般不选择枕后、耳郭、阴囊外、心前区、腹部、足底，以免引起冻伤。⑤一旦发现局部冻伤，立即停止冷疗，轻者给予保暖可逐渐恢复，重者按医嘱给予相应的治疗。

2. 全身反应

（1）发生原因：冷疗温度过低，持续时间过长。多见于年老体弱患者及婴幼儿。

（2）临床表现：寒战，皮肤苍白、青紫，体温降低。

（3）预防及处理：①根据不同的使用目的掌握冷疗使用时间，用于治疗原则上不超过 30 分钟。定时监测体温变化。②密切观察患者的反应，询问患者的感觉，如有无寒战、皮肤苍白，有无麻木、疼痛等。如有不适及时处理。③一旦出现全身反应，立即停止冷疗，给予保暖等处理。对于感染性休克、末梢循环不良患者，禁止使用冷疗，尤其对老幼患者更应慎用。

3. 局部压疮

（1）发生原因：翻身时不慎将冰块、冰袋压在身体下，而冰块、冰袋硬度高、有棱角，与体表面积接触少，受压时间过长，可引起局部压疮。

（2）临床表现：局部压痕或呈紫红色，皮下产生硬结，可有水疱形成，患者有疼痛或麻木感。

（3）预防及处理：①翻身时，注意避免将冰块、冰袋压在身体下，可将冰袋吊起，使其底部接触所敷部位，以减轻压力。②根据冷疗的目的掌握冷疗时间，经常更换冰敷部位。③将冰块打碎后用水冲去棱角后才能置于冰袋中，或改用化学冰袋或盐水冰袋。④密切观察患者冷疗部位的情况，发现异常及时处理。如已发现局部压疮，立即解除局部压迫，按压疮护理常规进行处理。

4. 冷过敏

（1）发生原因：少数患者为过敏体质，对寒冷刺激产生异常的免疫反应。

（2）临床表现：寒冷刺激局部引起皮肤出现红斑、荨麻疹、瘙痒、关节疼痛、肌肉痉挛等过敏症状。

（3）预防及处理：①冷疗前，询问患者的过敏史。②冷疗期间密切观察患者局部皮肤感觉、皮温、血运的情况，检查局部皮肤是否出现风团块、红斑、皮疹等症状。③一旦出现冷过敏，立即停止冷疗，并向医生汇报。冷过敏可按过敏反应处理，可应用抗过敏药物如抗组胺药进行治疗。

【制度与依据】

1. 李小寒, 尚少梅. 基础护理学 [M]. 7 版. 北京：人民卫生出版社, 2022.

2. 曹梅娟, 王克芳. 新编护理学基础 [M].4 版. 北京：人民卫生出版社, 2022.

（肖　淋）

第二节　乙醇拭浴技术

【名词定义】

乙醇擦浴　指用一定浓度的乙醇溶液擦拭皮肤，擦拭时乙醇在皮肤上迅速蒸发，吸收和带走机体大量的热，起到降低体温的作用。

【适应证】

适用于中暑、高热患者降低体温。

【禁忌证】

1. 心前区、腹部、足底等部位。

2. 儿童及血液病高热患者。

【目的】

为高热患者降温。

【操作流程】

乙醇拭浴技术操作流程见表 1-11-2。

表 1-11-2　乙醇拭浴技术操作步骤与内容

操作步骤	内容
准备	环境符合操作要求。
	取下腕表，修剪指甲，洗手，戴口罩。
	用物：治疗盘、大毛巾、小毛巾、热水袋及布套、冰袋及布套、25% ～ 35% 乙醇溶液 200 ～ 300ml、手消毒液，必要时备干净衣裤。
	患者准备： 1. 向患者及家属解释乙醇擦浴的目的及过程。 2. 协助患者取舒适卧位，询问患者是否需要去卫生间。
评估	评估患者肢体活动度、皮肤情况。
围帘遮挡	保护患者隐私。

续表

操作步骤	内容
松被尾，脱衣	松开床尾盖被，协助患者脱去上衣。
置冰袋、热水袋	冰袋置于患者头部，热水袋置于足底。
擦浴	1. 方法：脱去衣裤，将大毛巾垫于擦拭部位下，小毛巾浸入乙醇中，拧至半干，缠于手上成手套状，以离心方向拭浴，拭浴毕，用大毛巾擦干皮肤。 2. 顺序： （1）双上肢：患者取仰卧位，按顺序擦拭：①颈外侧→肩→肩上臂外侧→前臂外侧→手背；②侧胸→腋窝→上臂内侧→前臂内侧→手心。 （2）腰背部：患者取侧卧位，从颈下肩部→臀部。擦拭毕，穿好上衣。 （3）双下肢：患者取仰卧位，按顺序擦拭：①外侧：髂骨→下肢外侧→足背；②内侧：腹股沟→下肢内侧→内踝；③后侧：臀下→大腿后侧→腘窝→足跟。 3. 时间：每侧（四肢、腰背部）3分钟，全过程20分钟以内。
观察	拭浴过程中，应注意观察患者病情变化，有无出现寒战、面色苍白、脉搏和/或呼吸异常等情况。
操作后处理	拭浴毕，取下热水袋，根据需要更换干净衣裤，协助患者取舒适卧位。
整理用物	整理床单位，开窗，拉开床帘。
记录与监测	拭浴后30分钟测量体温，若低于39℃，应取下头部冰袋，在体温单上记录降温后的体温。

【注意事项】

1. 擦浴过程中，注意观察局部皮肤情况及患者反应。

2. 因心前区用冷可导致反射性心率减慢、心房纤颤、心室纤颤、房室传导阻滞等，腹部用冷易引起腹泻，足底用冷可导致反射性末梢血管收缩影响散热或引起一过性冠状动脉收缩，故心前区、腹部、后颈、足底为拭浴的禁忌部位。因儿童用乙醇拭浴皮肤易造成中毒，甚至导致昏迷和死亡，血液病患者用乙醇拭浴易导致或加重出血，故儿童及血液病高热患者禁用乙醇拭浴。

3. 拭浴时，以拍拭（轻拍）方式进行，避免用摩擦方式，因摩擦易生热。

【制度与依据】

1. 李小寒，尚少梅. 基础护理学 [M]. 7版. 北京：人民卫生出版社，2022.

2. 曹梅娟，王克芳. 新编护理学基础 [M].4版. 北京：人民卫生出版社，2022.

（肖　淋）

第三节　红外线治疗技术

【名词定义】

红外线治疗　利用红外线治病的理疗方法。红外线被人体组织吸收后主要引起温热反应，故亦称"热射线"，具有消炎、止痛、抗痉挛等作用。用于治疗非急性炎症和外伤、瘢痕、粘连、神经痛等。

【主要功能特点和适应证】

1. 红外线可以透过衣服作用于治疗部位。可穿过皮肤，直接使肌肉、皮下组织等产生热效应，加速血液循环，增加新陈代谢、减少疼痛、增加肌肉松弛、产生按摩效果。

2. 对各种软组织损伤、关节扭挫拉伤、风湿性关节炎、肩周炎、神经痛(坐骨神经痛)、腰痛、腰肌劳损、骨折愈合、伤口感染防治、皮肤美容、面部麻痹、妇科疾病、乳腺炎、乳腺增生、宫颈炎、盆腔炎、宫颈糜烂等等有特殊的理疗效果。

3. 采用双开关电源供电，可自行调节照射强度，具有安全、高效、可靠、输出稳定、定时精确、操作方便等方面的优点。

【目的】

1. 消炎。

2. 解痉。

3. 镇痛。

4. 促进创面干燥。

5. 促进结痂及肉芽组织生长。

【操作流程】

红外线治疗技术操作流程见表 1-11-3。

表 1-11-3　红外线治疗技术操作步骤与内容

操作步骤	内容
准备	环境符合操作要求。
	衣帽整洁，符合要求，仪表大方，举止端庄，语言亲切，态度和蔼。
	用物：红外线灯；必要时备有色眼镜或纱布、屏风。
	患者准备： 1. 向患者及家属解释红外线治疗的目的、方法及过程；操作过程中可能出现的不适、并发症及注意事项，以取得配合。 2. 协助患者取舒适体位或卧位。 3. 环境准备：调节室温，酌情关闭门窗，必要时用屏风遮挡。
评估	1. 评估患者病情、年龄、意识、治疗情况，对热的敏感性和耐受性，有无感觉迟钝、障碍等。 2. 患者局部皮肤、局部颜色，有无硬结、淤血、破溃、感染、疼痛等。 3. 患者的活动能力及合作程度。
治疗	1. 再次核对患者后调节灯距、温度，一般灯距为 30～50cm，打开烤灯开关，用前臂内侧试温，温热为宜。 2. 悬挂烤灯使用标志。询问患者的感受，观察局部皮肤情况和患者的反应。 3. 照射时间 20～30 分钟。前胸、颈前照射时，应戴有色眼镜或用纱布遮盖，以保护眼睛。
整理、记录	1. 照射完毕，关烤灯，整理用物。 2. 洗手，并做好记录。

【注意事项】

1. 红外线照射距离一般为 30cm，选择温热感觉舒适的照射距离。

2. 注意不要将加热灯泡直接与皮肤接触，以免烫伤。

3. 红外线的照射强度要从弱渐强地适当调节使用，预防突然过热损坏仪器灯泡或烫伤皮肤等。

4. 红外线照射时间一般为 15～30 分钟；如为治疗某种疾病时，一般需 1～3 次/日，定期、持续地进行治疗。

5. 若要照射面部及眼部，须闭眼，或遮盖眼睛后照射，以免损伤视网膜等。

6. 不用时，须关闭电源及插线板开关，以切断电源。

7. 使用时须避开暖炉等放热物体。

8. 勿使水等液体、塑料、纸张、衣物等碰到加热中的灯泡，以免发生爆炸或引起着火等事故。勿将钉书钉或别针等金属放入仪器内，以免造成仪器短路。

9. 年老、年幼、体弱及受伤严重者进行治疗时，须有人在旁看护。

10. 如出现异常气味或冒烟，应立即切断电源，并从电源插座拔下电源插头。

11. 禁止照射体内有金属或电子设备的部位、皮肤有明显黑痣部位。出现药物及皮肤过敏者也禁止接受照射。

12. 仪器须在专业人员指导下使用。违反操作规程及注意事项造成仪器损坏者,按相应规定赔偿损失。

13. 不要触摸灯罩内部的电路,尤其是手湿时,以免发生触电。

【制度与依据】

曹梅娟,王克芳. 新编护理学基础 [M].4 版 . 北京:人民卫生出版社,2022.

（王 慧）

第四节　下肢气压治疗技术

【名词定义】

空气波压力治疗仪　是一种肢体压迫治疗系统。通过对多腔气囊有顺序的反复充放气,形成了对肢体和组织的循环压力,对肢体从远端到近端进行均匀有序的挤压,达到促进血液和淋巴的流动及改善微循环的作用的仪器。该治疗仪有助于预防血栓的形成、预防肢体水肿,能够直接或间接治疗与血液淋巴循环相关的诸多疾病。

【目的】

通过被动均匀的按摩作用,随着血液循环的加速,可以加速血液中代谢废弃物、炎症因子、致痛因子的吸收。可以防止肌肉萎缩,防止肌肉纤维化,加强肢体的含氧量,有助于解决因血液循环障碍引起的疾病。

【适应证】

1. 原发性和继发性淋巴水肿。

2. 静脉功能不全、静脉曲张、下肢溃疡。

3. 预防血栓形成及血栓形成后综合征。

4. 动脉硬化所致缺血性疾病。

【禁忌证】

1. 肢体重度感染未得到有效控制。

2. 下肢深静脉血栓形成急性期（2 周内）未放置下腔静脉滤器。

3. 大面积溃疡性皮疹。

4. 有出血倾向者。

5. 血压控制不稳的高血压、肺水肿、严重心功能不全患者。

【操作流程】

下肢气压治疗技术操作流程见表 1-11-4。

表 1-11-4　下肢气压治疗技术操作步骤与内容

操作步骤	内容
准备	环境符合操作要求。
	衣帽整洁,符合要求,仪表大方,举止端庄,语言亲切,态度和蔼。
	用物: 1. 治疗车上层:治疗单、空气波压力治疗仪（Lympha-Tron）、保护套、压力护套、压力充气管、快速手消毒剂。 2. 治疗车下层:医用废物收集袋、生活废物收集袋。 3. 必要时备:屏风。
	患者准备: 1. 向患者及家属解释气压治疗的目的及过程。 2. 根据病情取合适体位。

续表

操作步骤	内容
治疗	1. 连接电源，按"开机"键开机。 2. 协助患者取平卧位。 3. 脱去治疗肢体外衣，保留内衣及袜子。 4. 将保护套平整套于治疗肢体。 5. 再将压力护套平整套于治疗肢体，拉紧拉链，将粘扣妥善粘贴。 6. 按颜色将压力充气管与空气波压力治疗仪连接，压力充气管头端有"三角形"标识的面朝下，并确保连接紧密。 7. 按颜色将压力充气管与压力护套连接，压力充气管与压力护套头端有"三角形"标识的面相对应，并确保连接紧密。 8. 在空气波压力治疗仪"PRESSURE SETTING"区域使用"上""下"键调节压力。 　口述：首次使用时不可选用高压力，从"2"或"3"开始，逐渐提高。 9. 边操作边口述："上""下"键可为12个腔同时调节压力，如需具体调节某个腔的压力时，可按"MOVE 左"或"MOVE 右"键移动光标至所调腔，再按"MOVE"键旁的"上""下"键调节所需压力。 10. 如果压力护套区域内治疗肢体皮肤有破损或伤口，应将破损或伤口相对应区域的压力调为"0"。 11. 在空气波压力治疗仪"PROGRAM SETTING"区域，根据病情或医嘱调节模式。 　边操作边口述：开机后模式自动显示为"2"，如需更改可按"MOVE"键移动光标，再按"DEL"键消除之前模式后，按"MODE1-8"键选择所需模式。 12. 调节时间：开机后自动显示时间为"15分钟"，根据医嘱可按"TIMER 上"键或"TIMER 下"键调节时间。 13. 再次确认治疗部位、压力、模式、时间设置正确，按"START"键开始启动。 　口述：治疗过程中严密观察仪器运转是否正常，压力护套、压力充气管有无漏气，询问患者有无不适，如需中断治疗，可直接按"STOP"键。
治疗结束	1. 查对患者及腕带信息（2个以上查对点）告知患者，取得合作。 2. 关闭"开机"键，切断电源。 3. 分离压力充气管与空气波压力治疗仪和压力护套。 4. 整理压力充气管和压力护套。 5. 协助患者穿好衣服。

【注意事项】

1. 治疗前检查仪器性能是否良好，压力充气管接头与主机和压力护套连接是否正确牢固，如压力护套漏气则会影响治疗。

2. 应在患者清醒状态下治疗，患者无感觉障碍。

3. 治疗过程中应加强巡视，观察患者有无不适，并询问患者的感觉，根据情况及时调整治疗剂量。

4. 严格执行医嘱，根据不同的病情选择适当的模式。

5. 压力调节切忌一开始就选用高压力，应从"2"或"3"级开始，逐渐升高。每个腔压力可单独调节，可根据医嘱及病情适当调节。

【维护及保养】

1. 仪器应远离火源，不用时应切断电源。

2. 压力护套应远离锐器，以免扎破压力护套导致操作无效。

3. 压力护套放置时不可折弯、扭曲。

4. 勿用乙醇、汽油等化学品清洁仪器及压力护套，以免降低使用寿命。仪器可用干毛巾擦拭，压力护套可用湿布擦拭。

【健康教育】

1. 治疗时应去掉饰物、手表等硬物。

2. 治疗时应穿着内衣，不可裸露身体使用压力护套。

3. 治疗过程中如有不适，应立即告知医务人员。

【制度与依据】

曹梅娟, 王克芳 . 新编护理学基础 [M].4 版 . 北京：人民卫生出版社 ,2022.

（王　慧）

第一章　与心脏及循环相关的急救技术

第一节　心肺复苏术

【名词定义】

1. 心搏骤停（cardiac arrest CA） 是指心脏射血功能的突然终止，为心脏猝死的主要原因。停搏 4～6 分钟，脑组织即可发生不可逆的损害。

2. 心肺复苏（cardiopulmonary resuscitation，CPR） 心肺复苏是针对各种原因导致的呼吸、心跳停止，紧急采取的使心脏、呼吸有效功能恢复的一系列措施。即应用胸外按压形成暂时的人工循环并恢复心脏自主搏动和血液循环，用人工通气代替自主呼吸并恢复自主呼吸，达到促进苏醒和挽救生命的目的。由三部分组成：基础生命支持，高级心血管生命支持和心搏骤停后的治疗。

（1）基础生命支持（BLS）：是采用徒手或辅助设备来维持心脏骤停患者的循环和呼吸最基本的抢救方法。关键要点包括 CABD 四部分，C- 胸外按压、A- 开放气道、B- 人工通气，D- 有条件时进行电除颤。

（2）高级心血管生命支持（ACLS）：是在基础生命支持的基础上，应用辅助设备、特殊技术和药物等所提供的更有效的呼吸、循环支持，以恢复自主循环或维持循环和呼吸功能的进一步支持治疗。可归纳为高级 ABCD：A- 开放气道；B- 氧疗和人工通气；C- 循环支持；D- 寻找心搏骤停原因。

（3）心搏骤停后的治疗：心搏骤停患者自主循环恢复，应立即开始心搏骤停后的系统性综合治疗，防止再次发生心搏骤停，提高长期生存的机会。治疗措施包括维持有效的循环、呼吸和神经系统功能，特别是脑灌注、及时提供目标温度管理 TTM 和经皮冠状动脉介入治疗 PCI 等。

（4）脑复苏：心肺功能恢复后，主要针对保护和恢复中枢神经系统功能的治疗，其目的是在心肺复苏的基础上，加强对脑细胞损伤的防治和促进脑功能的恢复，此过程决定患者的生存质量。

【适应证】

因各种原因所造成的心脏停搏（包括室颤、无脉性室速、无脉性电活动及心室静止等）。

【禁忌证】

心肺复苏术无绝对禁忌证。

【目的】

应用胸外按压形成暂时的人工循环并恢复心脏自主搏动和血液循环，用人工通气代替自主呼吸并恢复自主呼吸，达到促进苏醒和挽救生命的目的。

【操作流程】

1. 成人基础生命支持技术（适用于成人、青少年） 操作流程见表 2-1-1。

2. 婴儿及儿童心肺复苏（单人）技术 操作流程见表 2-1-2。

3. 婴儿及儿童心肺复苏（双人）技术 操作流程见表 2-1-3。

表 2-1-1　成人基础生命支持技术（适用于成人、青少年）操作步骤及内容

操作步骤	内容
准备	环境安全，符合操作要求。
	个人防护规范，急救意识，态度严肃。
	用物准备：治疗盘、弯盘、手电筒、瞳孔笔、带单向阀的通气面罩、一次性呼吸膜、球囊－面罩、纱布、血压计、听诊器，必要备胸外按压板。
评估	环境：确认现场环境安全并汇报。
	意识：轻拍双肩，双耳边大声呼唤，如果患者有头颈部创伤或怀疑有颈部损伤，要避免加重损伤。
判断	脉搏和呼吸：用示指和中指指尖平齐并拢，触摸气管正中部喉结旁开 2～3cm（胸锁乳突肌前缘，平甲状软骨弓的侧方）。
	判断有无颈部损伤。
呼救	立即呼救并记录开始抢救时间。
摆放体位	判断有无颈部损伤和反应。将患者仰卧于硬质平面上，软床需要垫胸外按压背板，取复苏体位(仰卧位)去枕，头、颈、躯干在同一直线，双手放于身体两侧，身体无扭曲，解开衣扣，松裤带，暴露胸部。
立即胸外按压	按压位置：按压点位于双乳头连线中点（胸骨下半段）。
	按压姿势：一只手掌根部置于按压部位，另一手掌根部叠放其上，双手指紧扣，以手掌根部为着力点进行按压。身体稍前倾，使肩、肘、腕位于同一轴线上，与患者身体平面垂直。用上身重力按压，按压与放松时间相同。每次按压后胸廓完全回弹，放松时手掌不离开胸壁，但禁止倚靠胸壁。
	按压频率：100～120 次／分。
	按压深度：5～6cm。按压的同时观察面色。
检查清理气道	检查口腔，取出口内异物、取下义齿；清除口腔分泌物；若痰液较多，给予充分吸引。
开放气道	无颈部损伤，可以采用仰头抬颏法开放气道，怀疑有颈椎损伤的患者，应避免头颈部的延伸，可使用托颌法。
	1. 仰头抬颏法：患者取仰卧位，施救者站在患者一侧，一只手置于患者前额部用力使头后仰，另一只手示指和中指置于下颏骨部向上抬颏／颌。勿用力压迫下颌部软组织以免阻塞气道。 2. 仰头抬颈法：一手抬起患者颈部，另一手以小鱼际部位置于患者前额，使其头后仰，颈部上托。 3. 托颌法：患者平卧，施救者位于患者头侧，两手拇指置于患者口角旁，其余四指托住患者下颌部位，在保证头部和颈部固定的前提下，用力将患者下颌向上抬起，使下齿高于上齿。适用于怀疑有颈部损伤患者。
人工通气	使用个人保护装置（如面膜、带单向阀的通气面罩、球囊面罩等），口对口通气时要确保气道通畅，捏住患者的鼻孔，防止漏气，急救者用口把患者的口完全罩住，呈密封状，缓慢吹气，不可过快或过度用力，每次吹气应持续1秒以上，确保通气时可见胸廓起伏。潮气量500～600ml。连续通气2次。
心肺复苏循环	按压：通气=30：2，每5组30：2的CPR为一个周期，时间约2分钟。
判断复苏效果及时间	再次判断颈动脉与呼吸，若有颈动脉搏动，有自主呼吸，则继续判断瞳孔的大小、对光反射，面色、口唇颜色变化，看抢救成功时间。若无颈动脉搏动与自主呼吸，则继续给予心肺复苏，直到其他医护人员到达给予进一步高级生命支持。 心肺复苏有效指征为：颈动脉搏动恢复；自主呼吸恢复；散大的瞳孔缩小，对光反射存在；面色、口唇、甲床、皮肤色泽由发绀转为红润。
整理	整理患者及用物，头偏向一侧，密切监测生命体征。
记录	洗手，记录患者病情变化及抢救情况。

表 2-1-2　婴儿及儿童心肺复苏（单人）技术操作步骤与内容

操作步骤	内容
操作前准备	仪表端庄，服装整洁，态度严肃。
	纱布 2 块、治疗碗、弯盘、手电筒、胸外按压板（选用）。
评估环境	观察周围环境安全，符合要求（口述）。如在病房要评估病房环境。
判断意识	迅速判断患儿反应，给予刺激。婴儿（＜1 岁）给予拍足底来判断患儿有无反应。儿童采用轻拍双肩大声呼叫判断患儿意识和反应，立即呼救，寻求他人帮助，看时间（口述开始抢救的时间）。
摆放体位	保证患儿头颈部在正中体位；松解患儿衣裤，便于呼吸顺畅和按压定位。
判断动脉搏动和呼吸	婴儿判断肱动脉：将 2 根或 3 根手指轻轻按在婴儿肘窝向上 2cm 臂内侧；儿童判断颈动脉：示指和中指指尖触及患者气管正中部喉结旁开 2～3cm（胸锁乳突肌的凹陷处），或股动脉：腹股沟韧带中点下一横指。同时判断患儿有无呼吸（观察患儿面色和胸廓起伏），判断时间 5～10 秒钟；报告判断结果。
胸外心脏按压	将患儿置于坚硬、平坦的表面，同时观察患儿面部反应。按压部位：婴儿（＜1 岁）为两乳头连线中点下一指，1 岁以上为胸骨中下 1/3 交界处。按压频率 100～120 次/分；按压深度：至少为胸部前后径的 1/3，大约相当于婴儿 4cm，儿童 5cm，不超过 6cm。 按压手法： 婴儿采用双指按压法：右手示指、中指位于按压点，用力向下按压。 儿童采用：①单掌按压法：一手掌根部紧贴按压部位，手臂伸直并与患者胸部呈垂直方向，用上半身重量及肩臂肌力量向下用力按压。②双手按压法（同成人）：一手掌根部紧贴按压部位，另一手重叠其上，指指交叉，双臂伸直并与患者胸部呈垂直方向，用上半身重量及肩臂肌力量向下用力按压。每次按压后胸廓完全弹回，保证按压与抬起时间基本相等。
清理开放气道	清除口腔分泌物，仰头提颏法（压额抬颏法）：救护者一手小鱼际压患儿前额，用力向后压，另一手的示指和中指置于下颌骨下颌角处向上抬（勿压迫下颌部软组织，以免造成气道阻塞），开放气道（下颌与耳垂的连线与地面垂直）。
人工通气	连续通气 2 次，每次持续 1 秒，通气量以见到胸部明显抬起为宜，操作时要有观察胸部的动作。通气方式：①婴儿口对口鼻：吹气时将婴儿口鼻包紧，无漏气；②儿童口对口：患儿口上垫纱布，用按于前额的拇指、示指捏紧患儿鼻孔，患儿的口完全包在施救者口中，连续吹两口气，每次持续 1 秒以上，吹气时见患儿胸廓上抬。一次吹气完毕后，松手，离口，面向胸部，观察患儿胸部有无向下塌陷后，紧接着做第二次吹气。
按压通气比	30:2，首轮进行 5 个循环。
再次评估	触摸肱动脉/颈动脉搏动，观察胸廓起伏，用手电观察患儿瞳孔，观察患儿面色、口唇、甲床色泽。看时间（口述）。
整理	1.整理：整理患儿衣物，给予平卧位，头偏向一侧。 2.整理用物、洗手。
备注：青春期后（女孩 11～12 岁，男孩 13～14 岁）按照成人 CPR 要求操作	

表 2-1-3　婴儿及儿童心肺复苏（双人）技术操作步骤与内容

操作步骤	内容
操作前准备	仪表端庄，服装整洁，态度严肃。
	纱布、治疗碗、弯盘、简易呼吸器（氧气连接管、面罩、储氧袋）、氧气装置、吸引装置，必要时备除颤监护仪和导电胶。

操作步骤	内容
评估环境	观察周围环境安全，符合要求（口述）。如在病房要评估病房环境。
判断意识	迅速判断患儿反应，给予刺激。婴儿（＜1岁）给予拍足底来判断患儿有无反应。儿童采用轻拍双肩大声呼叫来判断患儿的意识和反应，确认有无意识，立即呼救，寻求其他医护人员帮助，看时间（口述开始抢救的时间）。
摆放体位	保证患儿头颈部在正中体位；松解患儿衣裤，便于呼吸顺畅和按压定位。
判断动脉搏动和呼吸	婴儿判断肱动脉：将2或3根手指轻轻按在婴儿肘窝向上2cm臂内侧。儿童判断颈动脉：示指和中指指尖触及患者气管正中部喉结旁开2～3cm（胸锁乳突肌的凹陷处），或股动脉：腹股沟韧带中点下一横指。同时判断患儿有无呼吸（观察患儿面色和胸廓起伏），判断时间5～10秒钟；报告判断结果。
胸外心脏按压	将患儿置于坚硬、平坦的表面，同时观察患儿面部反应。部位：婴儿（＜1岁）为两乳头连线中点下一指；1岁以上为胸骨中下1/3交界处。按压频率100～120次/分；按压深度：至少为胸部前后径的1/3，大约相当于婴儿4cm，儿童5cm，不超过6cm。 按压手法： 婴儿采用双指按压法：右手示指中指位于按压点用力向下按压。 儿童：①单掌按压法：一手掌根部紧贴按压部位，手臂伸直并与患者胸部呈垂直方向，用上半身重量及肩臂肌力量向下用力按压。②双手按压法（同成人）：一手掌根部紧贴按压部位，另一手重叠其上，指指交叉，双臂伸直并与患者胸部呈垂直方向，用上半身重量及肩臂肌力量向下用力按压。每次按压后胸廓完全弹回，保证按压与抬起时间基本相等。
按压同时助手开放气道	由助手清除口腔、气道内分泌物或异物。 方法：仰额抬颏。助手一手小鱼际压患者前额，用力向后压，另一手的示指和中指置于下颌骨下颌角处向上抬，勿压迫下颌部软组织，以免造成气道阻塞。开放气道（下颌与耳垂的连线与地面垂直）。
人工通气	简易呼吸器，一手用EC手法（用拇指和示指呈C形按住面罩，其他手指呈E形放于下颌固定）手持面罩，包严口鼻，以防漏气；另一手挤压球囊。连续通气2次，每次持续1秒以上，通气量以见到胸部上抬为宜，操作时要注意观察胸廓有无起伏。
按压通气比	15：2，首轮进行5个循环。
再次评估	呼吸、动脉搏动；观察瞳孔、面色、甲床颜色变化；心肺复苏成功（看时间）。
口述	如复苏不成功，看心电波形给予除颤。除颤完毕后继续心肺复苏2分钟，复检患儿呼吸、心跳恢复，表明心肺复苏成功。若患儿心跳呼吸仍未恢复，需给予气管插管等进一步高级生命支持。
整理	整理用物、洗手。
备注	1.双人CPR，胸外按压同时开放气道，同步进行。 2.青春期后（女孩11～12岁，男孩13～14岁）按照成人CPR要求操作进行，按压通气比=30：2。 3.患儿心率≥60次/分，但无呼吸，简易呼吸器使用频率20～30次/分。 4.除颤优先意识：除颤仪到场后，优先评估是否需要除颤。

【注意事项】

1.人工呼吸时送气量不宜过大，以免引起患者胃部胀气。

2.胸外按压时要确保足够的频率及深度，尽可能不中断胸外按压，如需安插人工气道或除颤时，中断不应超过10秒，每次胸外按压后要让胸廓充分地回弹，以保证心脏得到充分的血液回流。

3.胸外按压时肩、肘、腕在一条直线上，并与患者身体长轴垂直。按压时，手掌掌根不能离开胸壁。

4.如患者没有人工气道，吹气时稍停按压；如患者插有人工气道，吹气时可不暂停按压。

【相关知识】

1. 心搏骤停常见病因，主要包括心源性和非心源性因素

（1）心源性病因：心脏本身病变所致。冠心病是导致成人心脏骤停的最主要病因，约80%心脏性猝死是由冠心病及其并发症引起；各种心肌病引起的心脏性猝死占5%～15%；严重缓慢性心律失常和心室停顿是心脏性猝死的另一重要原因。

（2）非心源性病因：因其他疾患或因素影响到心脏所致，如各种原因导致的呼吸停止，严重的电解质和酸碱平衡失调影响到心脏的自律性和心肌收缩性，严重创伤导致低血容量引起心肌严重缺血缺氧等，最终均可引发心搏骤停。

2. 心搏骤停的表现　心搏骤停的典型"三联征"包括：突发意识丧失、呼吸停止和大动脉搏动消失。临床具体表现为：

（1）意识突然丧失可伴有短暂抽搐和大小便失禁，随即全身松软。

（2）大动脉搏动消失，触摸不到颈动脉搏动。

（3）呼吸停止或呈叹气样，继而停止。

（4）面色苍白或明显发绀。

（5）双侧瞳孔散大。

（6）如果呼吸先停止或严重缺氧，则表现为进行性紫绀，意识丧失，心率逐渐减慢，随后心跳停止。

3. 心搏骤停时的常见心律失常　心搏骤停时最常见的心律失常为室颤或无脉性室性心动过速，其次为心脏静止和无脉性电活动。

（1）室颤（ventricular fibrillation，VF）：是指心室肌发生快速、不规则、不协调的颤动。心电图表现为 QRS 波群消失，代之以大小不等、形态各异的颤动波，频率可为 200～400 次/分（图 2-1-1）。

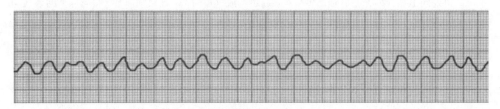

图 2-1-1　室颤

（2）无脉性室性心动过速（pulseless ventricular tachycardia，PVT）：因室颤而猝死的患者，常先有室性心动过速，可为单形性或多形性室速表现，但大动脉没有搏动（图 2-1-2）。

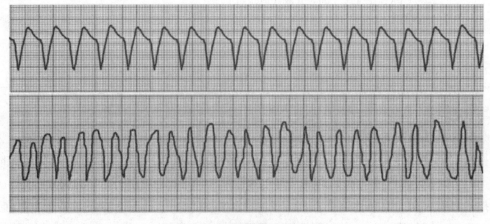

图 2-1-2　无脉性室性心动过速

（3）心脏静止（asystole）：更确切的表述是心室停搏（ventricular asystole），是指心肌完全失去机械收缩能力。此时，心室没有电活动，可伴或不伴心房电活动。心电图往往呈一条直线，或偶有 P 波。

（4）无脉性电活动（pulseless electrical activity，PEA）　心脏有持续的电活动，但失去有效的机械收缩功能。心电图可表现为不同种类或节律的电活动节律，但心脏已经丧失排血功能，因此往往摸不到大动脉搏动（图 2-1-3）。

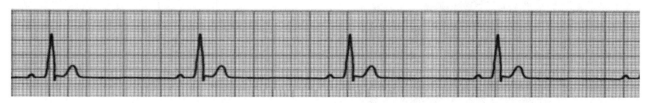

图 2-1-3　无脉性电活动

4. 颈动脉位置及判断方法　颈动脉位于胸锁乳突肌前缘，平甲状软骨弓的侧方（图 2-1-4）。

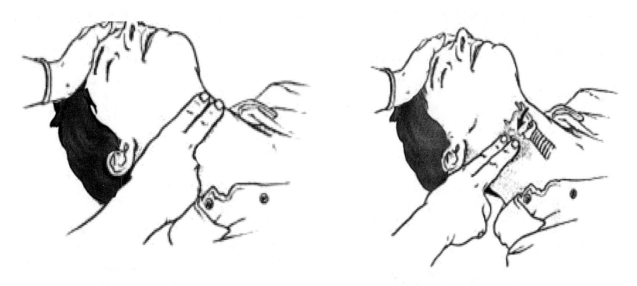

图 2-1-4　颈动脉位置的判断

5. 胸外心脏按压

（1）患者仰卧于坚实平面（硬板床、平地或背部垫心肺复苏板）上，头部位置尽量低于心脏，使血液容易流向头部。

（2）为保证按压时力量垂直作用于胸骨，施救者可根据患者所处位置的高低采取跪式或站式（需要时，用脚凳垫高）等不同体位进行按压。

（3）胸外按压部位：胸部正中，胸骨下半段，相当于男性两乳头连线之间的胸骨处（图 2-1-5）。婴儿按压部位在两乳头连线之间稍下方的胸骨处。

（4）按压姿势：施救者一只手掌根部放在胸骨按压部位，另一只手平行叠加其上，两手手指交叉，紧紧相扣，手指尽量向上，保证手掌根部用力在胸骨上。按压时身体稍前倾，双肩在胸骨正上方，双臂绷紧伸直，以髋关节为支点，依靠肩背部的力量垂直向下用力按压（图 2-1-6）。按压和放松时间大致相等，按压时高声匀速计数。

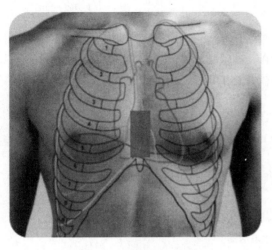

图 2-1-5　胸外按压部位

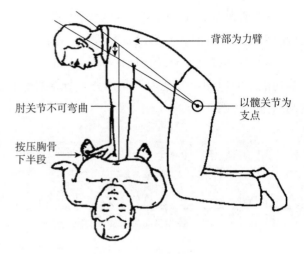

图 2-1-6　胸外按压姿势

6. 开放气道

（1）三种方法：①仰头提颏法，如图 2-1-7。②双下颌上提法（确定或疑似的颈椎损伤损伤使用），如图 2-1-8。③仰头抬颈法，如图 2-1-9。

（2）标准：下颌角 – 耳垂的连线与水平面垂直，如图 2-1-10。

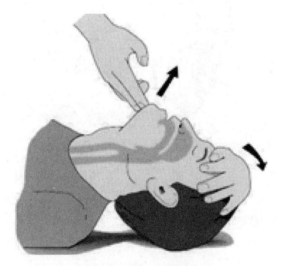

图 2-1-7　仰头提颏法

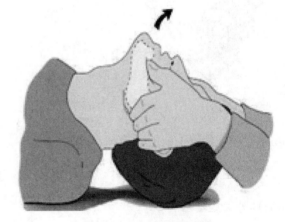

图 2-1-8　双下颌上提法

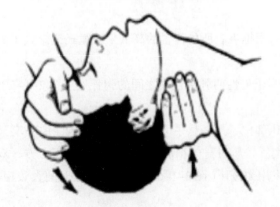

图 2-1-9　仰头抬颈法

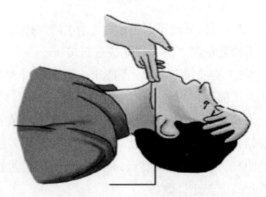

图 2-1-10　开放气道标准

7. 球囊－面罩的使用

（1）固定手法：EC/EV 手法，如图 2-1-11。

（2）单人：固定并挤压球囊，如图 2-1-12。

（3）双人：一人固定，一人挤压球囊，如图 2-1-13。

8. 电极板位置

（1）胸骨电极板：胸骨右缘锁骨下或 2～3 肋间（图 2-1-14）。

（2）心尖电极板：左乳头外下方或左腋前线第 5 肋间（图 2-1-14）。

9. 抢救成功的关键环节　成人 IHCA 和 OHCA 生存链，如图 2-1-15。

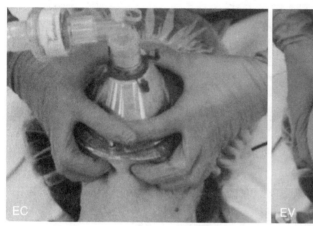
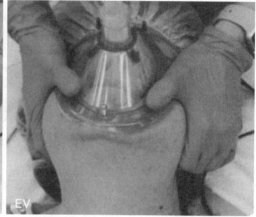

图 2-1-11　EC/EV 手法

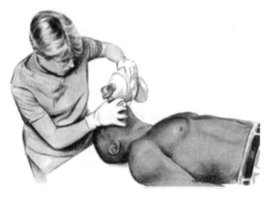
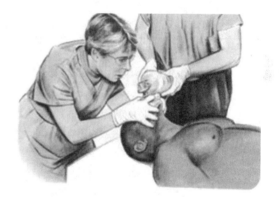

图 2-1-12　球囊的使用（单人操作）　　　　　图 2-1-13　球囊的使用（双人操作）

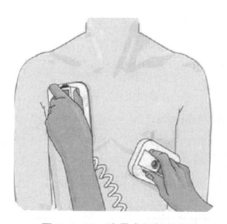

图 2-1-14　胸骨电极板位置

IHCA

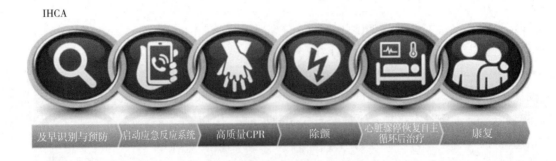

| 及早识别与预防 | 启动应急反应系统 | 高质量CPR | 除颤 | 心脏骤停恢复自主循环后治疗 | 康复 |

OHCA

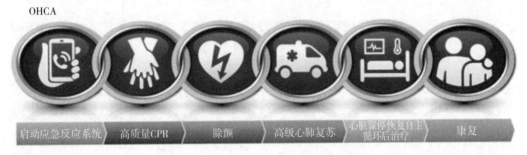

| 启动应急反应系统 | 高质量CPR | 除颤 | 高级心肺复苏 | 心脏骤停恢复自主循环后治疗 | 康复 |

图 2-1-15　成人 IHCA 和 OHCA 生存链

10.黄金 4 分钟　心脏骤停后 5～10 秒意识丧失，30 秒出现全身抽搐，60 秒瞳孔散大，自主呼吸停止，4 分钟脑细胞死亡。4 分钟内实施 CPR 成功率约 60%。

11.高质量 CPR 的要点总结　见表 2-1-4。

表 2-1-4　高质量 CPR 的要点

内容	成人和青少年	儿童（1岁至青春期）	婴儿（不足1岁，除新生儿以外）
现场安全	确保现场对施救者和患者都是安全的。		
识别心脏骤停	检查患者有无反应： 无呼吸或仅是喘息（即呼吸不正常） 不能在 10 秒内明确感觉到脉搏 （10 秒内可同时检查呼吸和脉搏）		
启动应急反应系统	如果您是独自一人且没有手机，则离开患者启动应急反应系统并取得 AED，然后开始心肺复苏；或者请其他人去，自己则立即开始心肺复苏；在 AED 可用后尽快使用。	**有人目击的猝倒** 对于成人和青少年遵照左侧的步骤。 **无人目击的猝倒** 给予 2 分钟的心肺复苏； 离开患者去启动应急反应系统并获取 AED； 回到该儿童身边并继续心肺复苏；在 AED 可用后尽快使用。	
没有高级气道的按压通气比	1 或 2 名施救者，30∶2	1 名施救者，30∶2 2 名以上施救者，15∶2	
有高级气道的按压通气比	以 100～120 次 / 分的速率持续按压		
	每 6 秒给予 1 次呼吸（10 次 / 分）	2～3 秒给予呼吸一次（20～30 次 / 分）	
按压速度	100～120 次 / 分		
按压深度	至少 5cm	至少为胸部前后径的 1/3，大约 5cm	至少为胸部前后径的 1/3，大约 4cm

内容	成人和青少年	儿童（1岁至青春期）	婴儿（不足1岁，除新生儿以外）
手的位置	将双手放在胸骨的下半部	将双手或一只手（对于很小的儿童可用）放在胸骨的下半部	1名施救者将2根手指放在婴儿胸部中央，乳线正下方。 2名以上施救者将双手拇指环绕放在婴儿胸部中央，乳线正下方。
胸廓回弹	每次按压后胸廓充分回弹；不可在每次按压后倚靠在患者胸壁上。		
尽量减少中断	中断时间限制在10秒以内。		

* 对于成人的按压深度不应超过6cm。

缩写：AED：自动体外除颤器；CPR：心肺复苏。

12. 进行高质量CPR的注意事项　见表2-1-5。

表 2-1-5　进行高质量 CPR 的注意事项

施救者应该	施救者不应该
以100～120次/分的速率实施胸外按压	以＜100次/分或＞120次/分的速率按压
按压深度至少达到5cm	按压深度小于5cm或大于6cm
每次按压后让胸部完全回弹	在按压间隙倚靠在患者胸部
尽可能减少按压中的停顿	按压中断时间大于10秒
给予患者足够的通气（30次按压后2次人工呼吸，每次呼吸超过1秒，每次须使胸部隆起）	给予过量通气（即通气次数太多，或通气用力过度）

13.CPR 期间肾上腺素的使用

（1）标准剂量肾上腺素：对心脏骤停的患者每3～5分钟给予肾上腺素1mg，不建议常规使用大剂量肾上腺素。

（2）肾上腺素的给药时间：对于不可电击心律的心脏骤停，尽早给予肾上腺素。对于可以电击心律的心脏骤停，在最初数次除颤尝试失败后给予肾上腺素。

14.CPR 替代技术和辅助装置　无证据表明，使用机械活塞装置对心脏骤停患者进行胸外按压比人工胸外按压更有优势。人工胸外按压仍然是治疗心脏骤停的救治标准。但是，在进行高质量人工胸外按压比较困难或危险时的特殊条件下（如施救者有限、长时间心肺复苏、低温心脏骤停时进行心肺复苏、在移动的救护车内进行心肺复苏、在血管造影室内进行心肺复苏，以及在准备体外心肺复苏期间进行心肺复苏），机械活塞装置可以作为传统心肺复苏的替代品。

15.CPR 期间高级气道的选择　对成人心脏骤停进行CPR期间，任何情况下均可考虑球囊面罩通气或高级气道策略。如果使用高级气道，则在气管插管成功率低或气管内导管放置培训机会少的情况下，声门上气道可用于成人院外心脏骤停患者。如果使用高级气道，则在气管插管成功率高或气管内导管放置培训机会最佳的情况下，声门上气道或气管内导管均可用于成人院外心脏骤停患者。策略如图2-1-17。

16. 成人心脏骤停流程图　2020年更新，见图2-1-18。

17. 孕妇心脏骤停院内高级生命支持流程图　2020年更新，见图2-1-19。

18. 成人心脏骤停自主循环恢复后治疗流程图　2020年更新，见图2-1-20。

19. 儿童基础和高级生命支持

（1）年龄的界定：①新生儿：0～28天。②婴儿：满28天～1岁。③儿童：1岁至青春期。

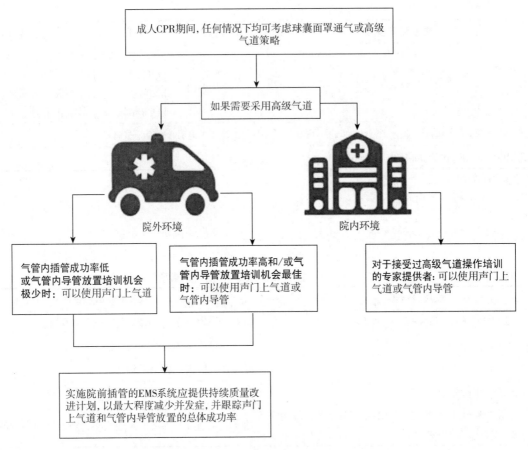

图 2-1-17 CPR 期间高级气道的选择策略

（2）儿童心脏呼吸骤停的原因：①继发于呼吸功能衰竭或呼吸停止的疾患：如肺炎、窒息、溺水、气管异物等，是小儿心搏骤停最常见的原因。②手术、治疗操作和麻醉意外：心导管检查、纤维支气管镜检查、气管插管或切开、心包穿刺、心脏手术和麻醉过程中均可发生心搏骤停，可能与缺氧、麻醉过深、心律失常和迷走反射等有关。③外伤及意外：1 岁以后的小儿多见，如颅脑或胸部外伤、烧伤、电击、溺水及药物过敏等。④心脏疾病：病毒性或中毒性心肌炎，心律失常，尤其是阿 - 斯综合征。⑤中毒：尤以氯化钾、洋地黄、奎尼丁、锑制剂、氟乙酰胺类灭鼠药等药物中毒多见。⑥严重低血压：严重低血压会使冠状动脉灌注不足以及组织灌注不良，造成缺血、缺氧、酸中毒等均可导致心搏骤停。⑦电解质平衡失调：如高血钾、严重酸中毒、低血钙等。⑧婴儿猝死综合征。⑨迷走神经张力过高：不是小儿心搏骤停的主要原因。但如果患儿因咽喉部炎症，处于严重缺氧状态时，用压舌板检查咽部，可致心搏、呼吸骤停。

（3）对儿童、婴儿 CPR 时，如不是目击患者倒下，则先给 2 分钟单人复苏，再启动急救系统并获得 AED。2 分钟：单人约 5 个循环，双人约 10 个循环；如目击患者心脏骤停，离开患儿启动应急反应系统，获得 AED，然后返回患儿身边继续复苏。

（4）患儿出现室颤、室性心动过速均需要电除颤，第一次给予 2J/kg，第二次予 4J/kg，接下来可以大于等于 4J/kg，最大 10J/kg，不超过成人量（360J）。

（5）单人 / 双人心肺复苏流程图（儿童）：见图 2-1-21 和图 2-1-22。

在过去的 20 年里，由于高质量心肺复苏、复苏后积极治疗和体外生命支持的推广和不断完善，儿童院内心脏骤停的预后有所改善，生存率平均每年增加 0.67%。但是，2010 年以来儿童心脏骤停后的生存率已趋于平稳；院外心脏骤停的存活率也无明显升高，2007—2012 年儿童院外心脏骤停的年存活率为6.7% ～ 10.2%。因此，需要新的研究和治疗来提高心脏骤停患儿的存活率。

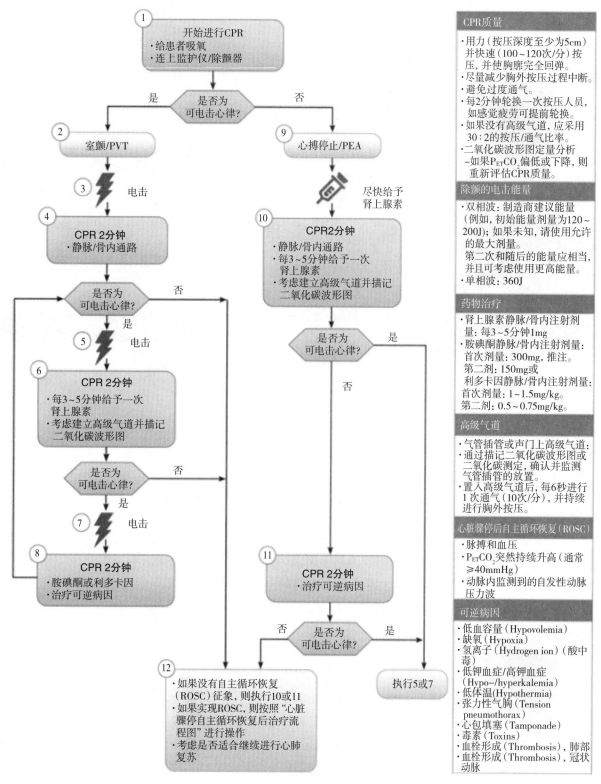

图 2-1-18　成人心脏骤停救治流程图

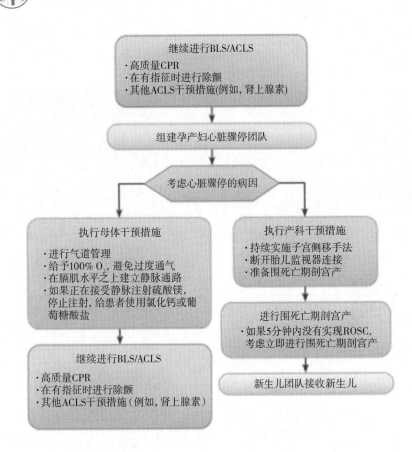

图 2-1-19　孕妇心脏骤停院内高级生命支持流程图

（6）生存链：心脏骤停的救治主要集中在心脏骤停本身的管理，强调高质量心肺复苏、早期除颤和有效的团队合作。其实，治疗前和治疗后的某些因素对改善预后也至关重要，包括如何预防心脏骤停，如何早期识别和治疗，如何避免继发性损伤及早期进行康复评估和干预等。为了突出心脏骤停管理在上述方面的差异，2020 年指南更新了儿童院外心脏骤停和院内心脏骤停生存链，增加了第 6 个环节，强调康复治疗的重要性。

（7）心肺复苏技术：对于无反应、呼吸异常、无生命迹象的患儿，非专业救援人员应立即开始心肺复苏，不需要检查脉搏。同时，由于儿童心脏骤停通常不是由原发性心脏原因引起的，而是呼吸衰竭或休克的最终结局，因此，良好通气对心脏骤停患儿非常重要。

通气频率：在高级气道支持下，呼吸频率设定为每 2 ～ 3 秒呼吸 1 次（20 ～ 30 次 / 分）。

（8）心肺复苏期间的药物治疗：对于任何情况下实施心肺复苏，均应给予肾上腺素治疗，在胸外按压开始 5 分钟内给药，每 3 ～ 5 分钟重复 1 次，直到自主循环恢复；不建议常规使用碳酸氢钠。

（9）心肺复苏质量评价：启动和维持高质量的心肺复苏与提高自主循环恢复率、患儿存活率和良好的神经系统预后有关，无创和有创监测技术可用于评估和指导心肺复苏质量。

心脏骤停时建议进行持续有创动脉血压监测，同时使用舒张压评估心肺复苏质量。

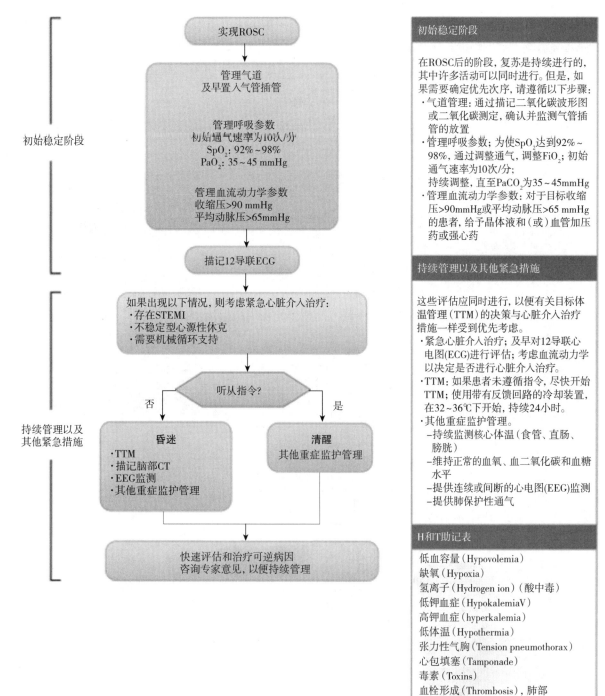

图 2-1-20 成人心脏骤停自主循环恢复后治疗流程图

（10）心脏骤停后的脑电图监测和癫痫治疗：非惊厥性癫痫发作和非惊厥性癫痫持续状态在儿童心脏骤停后比较常见，如果没有脑电图监测，则无法诊断，得不到及时救治，易导致预后不良。①对脑病患儿进行持续脑电图监测；②建议治疗心脏骤停后的癫痫；③心脏骤停后第1周的脑电图结果可以预测患儿预后。

（11）心脏骤停后幸存者的康复治疗：心脏骤停后的幸存者可能出现神经、认知、情绪等损害。脑损伤对儿童的影响可能在心脏骤停后几个月，甚至几年才会被发现。此外，与心脏骤停相关的损伤不仅影响患儿，也影响到家庭。因此，心脏骤停的幸存者可能需要在心脏骤停后的数月，甚至数年内持续进行综合医疗、康复、护理和社区支持。①对儿童心脏骤停后的幸存者进行康复评估；②对心脏骤停后的幸存者进行至少1年的神经系统评估。

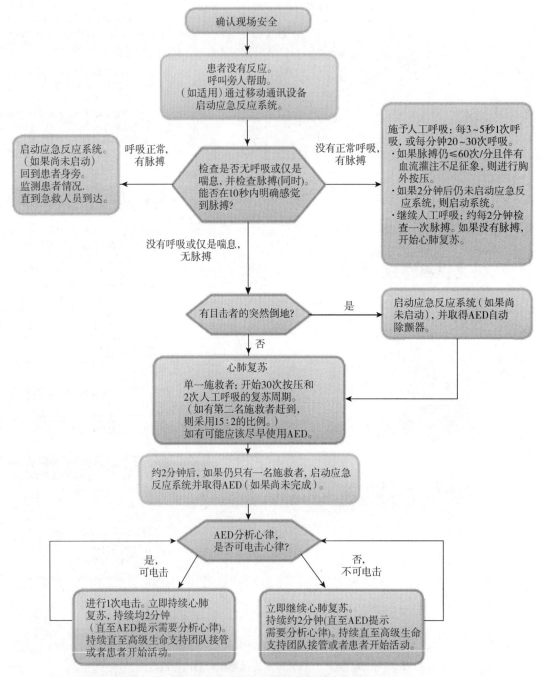

图2-1-21 单人心肺复苏流程（儿童）

（12）心肺复苏期间家属是否在现场：①只要可能，为家庭成员提供在儿童心肺复苏过程中在现场的选择；②由指定的团队成员提供安慰、回答问题和帮助患儿家属；③如果家属在现场被认为不利于心肺复苏，应以尊重的方式建议其离开。

（13）不明原因心脏骤停的评估：肥厚性心肌病、冠状动脉异常和心律失常是儿童猝死的常见原因。适当保存去世后患儿的生物学标本，以便进行遗传学分析，以确定是否存在遗传性心脏病。

（14）休克患者复苏：近年来，由于早期抗生素使用和对液体管理的重视，儿童脓毒症的病死率有所下降。但是，脓毒症休克的治疗仍存在争议，涉及如何精准选择复苏液体量、如何评估液体复苏后患儿反应、升压药的给药时机和选择、皮质类固醇使用以及脓毒症相关性心脏骤停患儿的治疗流程。①每次液体输注后均应重新评估患儿，了解其液体输注后的效果，判断是否存在容量超载；晶体液和胶体液均可作为复苏的初始液体；②在脓毒症休克患儿中，可给予 10ml/kg 或 20ml/kg 液体，并反复再评估；③对于液体复苏难治性脓毒症休克患儿，可以选用肾上腺素或去甲肾上腺素；④对于液体复苏和血管活性药物治疗无反应的患儿，应使用皮质类固醇；⑤对于液体复苏难治性脓毒症休克患儿，如果肾上腺素或去甲肾上腺素治疗无效，可考虑使用多巴胺；⑥要求采用标准的儿科高级生命支持流程。⑦对于心源性休克患儿，建议尽早请专家会诊；⑧可以使用肾上腺素、多巴胺、多巴酚丁胺或米力农。⑨对于创伤性失血性休克且有低血压的患儿，使用血液制品代替晶体液进行持续容量复苏。

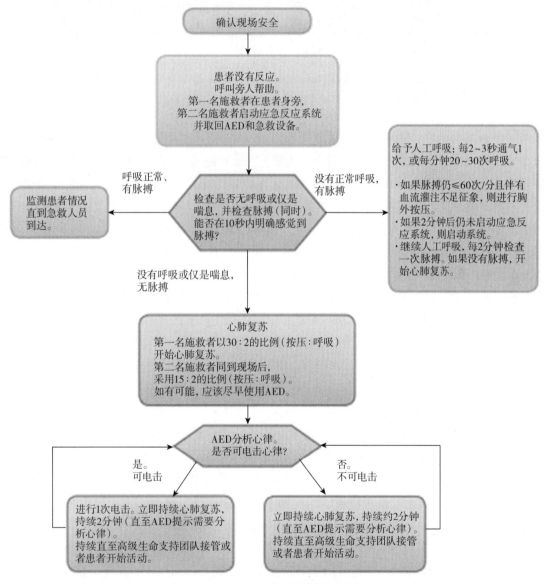

图 2-1-22　双人心肺复苏流程（儿童）

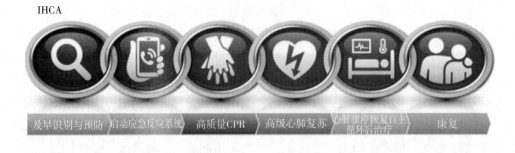

图 2-1-23　儿童 IHCAS 和 DHCA 生存链

（15）呼吸衰竭的治疗：①对于有脉搏但呼吸困难或呼吸功能障碍的患儿，应进行辅助通气，通气频率为每 2 ～ 3 秒一次呼吸（20 ～ 30 次 / 分）。②对于呼吸骤停患者，应给予辅助呼吸或球囊面罩通气，直至自发呼吸恢复，如果无自发性呼吸，应继续执行标准的儿科基础生命支持或高级生命支持；③对于疑似阿片类药物过量患儿，若有明显脉搏而呼吸抑制或呼吸骤停，应给予肌肉注射或鼻内使用纳洛酮。

（16）气管内插管：①在儿童气管插管时，建议使用有套囊导管；当使用有套囊的导管行气管内插管时，应注意导管的大小、位置和套囊充气压力，其中套囊充气压力通常 < 20 ～ 25cmH$_2$O（1cmH$_2$O=0.098kPa）。②儿童气管内插管时不建议常规使用环状软骨加压。

（17）快速性心律失常：儿童有脉性心动过缓流程图见图 2-1-24，儿童有脉性心动过速流程图见图 2-1-25，儿童心脏骤停流程图见图 2-1-26。儿童心脏骤停自主循环恢复后治疗核查表见表 2-1-6。

（18）心肌炎和心肌病的治疗：①伴有心律失常、心脏传导阻滞、ST 段变化或低心输出量的急性心肌炎患儿应尽早转入 ICU 监测和治疗；②对于有心肌炎或心肌病和顽固性低心排血量患儿，预先体外生命支持或机械辅助循环支持有助于预防心脏骤停；③考虑到心肌炎和心肌病患儿复苏成功困难，一旦发生心脏骤停，应及时使用体外心肺复苏。

（19）单心室患儿复苏（了解）：具有单心室生理学特点的新生儿和婴儿其心脏骤停风险增加。

关于术前和术后 I 期姑息（Norwood/Blalock-Taussig 分流术或 Sano 分流术），以下几点供参考：①对于相对限制性分流的患者，通过使用血管扩张剂（α - 肾上腺素能拮抗剂和 / 或磷酸二酯酶Ⅲ型抑制剂）降低全身血管阻力，无论是否吸氧，均有助于增加全身供氧量；②对于肺循环过度和有症状的低心排血量和全身供氧量的 I 期修复前的新生儿，其动脉血二氧化碳分压的目标值为 50 ～ 60mmHg，可以在机械通气时通过减少每分钟通气量或在有 / 无神经肌肉阻滞的情况下实施镇痛 / 镇静来实现；③ Norwood 姑息术后 I 期体外生命支持可用于治疗低全身供氧量；④在已知或怀疑存在分流阻塞的情况下，在准备导管或外科干预的同时，应合理吸氧、使用血管活性药物（以增加分流灌注压力）以及肝素（50 ～ 100U/kg）。

关于Ⅱ期（双向 Glenn/Hemi-Fontan）和Ⅲ期（Fontan）姑息患儿术后治疗：①对于具有上腔静脉 - 肺动脉吻合生理特点，并因肺部血流量不足而存在严重低氧血症的患儿，以轻度呼吸性酸中毒和最低平均气道压力为目标的通气策略可用于增加大脑和全身动脉的氧合；②对于行上腔静脉 - 肺动脉吻合术或建立 Fontan 循环的患儿，给予体外生命支持治疗可逆性低全身供氧量，或作为心室辅助装置或手术修复的过渡。

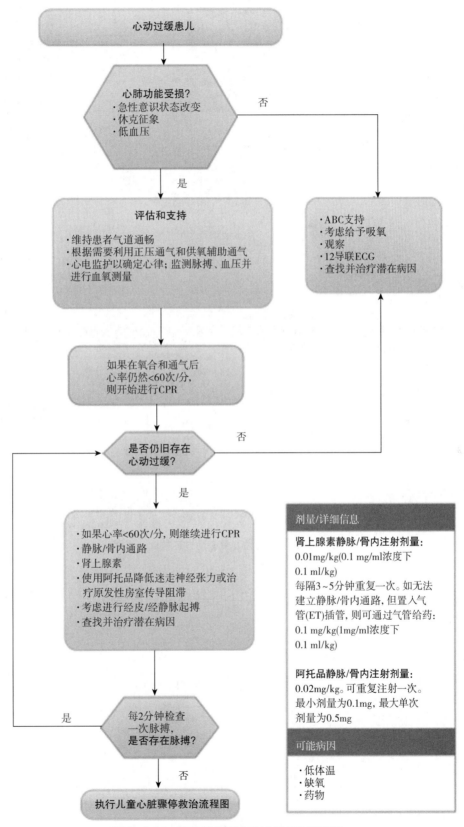

图 2-1-24 有脉性儿童心动过缓救治流程图

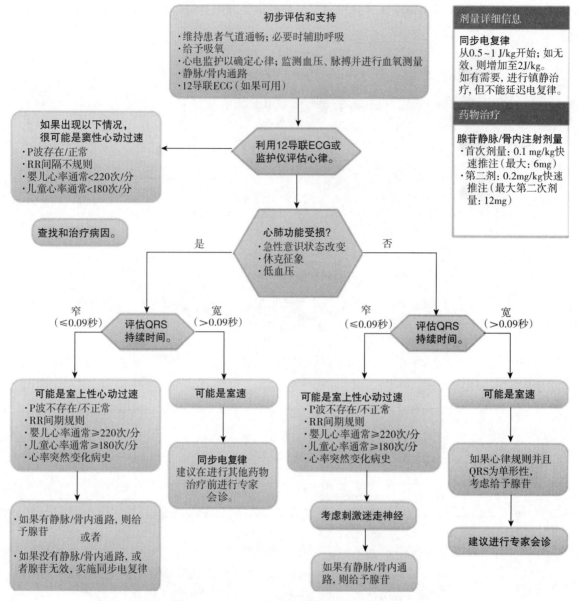

初步评估和支持
·维持患者气道通畅；必要时辅助呼吸
·给予吸氧
·心电监护以确定心律；监测血压、脉搏并进行血氧测量
·静脉/骨内通路
·12导联ECG（如果可用）

剂量详细信息

同步电复律
从0.5~1 J/kg开始；如无效，则增加至2J/kg。
如有需要，进行镇静治疗，但不能延迟电复律。

药物治疗

腺苷静脉/骨内注射剂量
·首次剂量：0.1 mg/kg快速推注（最大：6mg）
·第二剂：0.2mg/kg快速推注（最大第二次剂量：12mg）

利用12导联ECG或监护仪评估心律。

如果出现以下情况，很可能是窦性心动过速
·P波存在/正常
·RR间隔不规则
·婴儿心率通常<220次/分
·儿童心率通常<180次/分

查找和治疗病因。

心肺功能受损？
·急性意识状态改变
·休克征象
·低血压

是

否

窄（≤0.09秒）　宽（>0.09秒）

评估QRS持续时间。

窄（≤0.09秒）　宽（>0.09秒）

评估QRS持续时间。

可能是室上性心动过速
·P波不存在/不正常
·RR间期规则
·婴儿心率通常≥220次/分
·儿童心率通常≥180次/分
·心率突然变化病史

可能是室速

可能是室上性心动过速
·P波不存在/不正常
·RR间期规则
·婴儿心率通常≥220次/分
·儿童心率通常≥180次/分
·心率突然变化病史

可能是室速

·如果有静脉/骨内通路，则给予腺苷
或者
·如果没有静脉/骨内通路，或者腺苷无效，实施同步电复律

同步电复律
建议在进行其他药物治疗前进行专家会诊。

考虑刺激迷走神经

如果有静脉/骨内通路，则给予腺苷

如果心律规则并且QRS为单形性，考虑给予腺苷

建议进行专家会诊

图2-1-25　有脉性儿童心动过速救治流程图

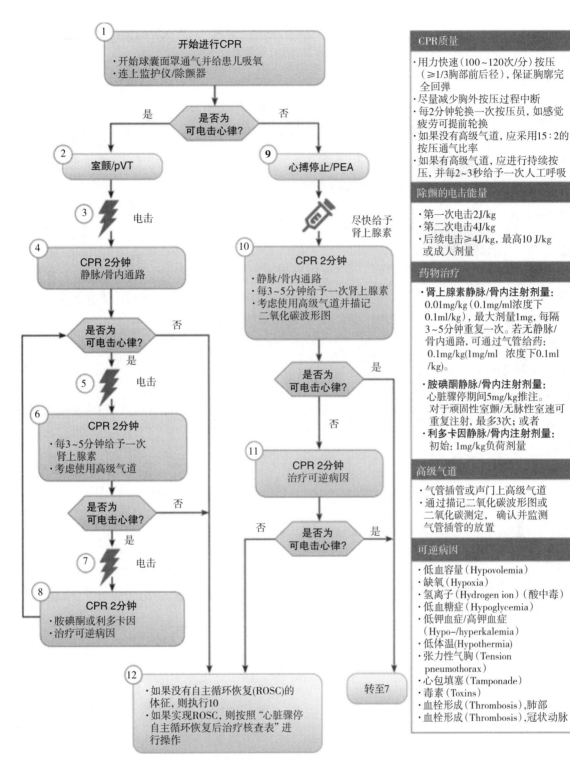

① 开始进行CPR
· 开始球囊面罩通气并给患儿吸氧
· 连上监护仪/除颤器

是否为可电击心律? 是／否

② 室颤/pVT

③ 电击

④ CPR 2分钟
静脉/骨内通路

是否为可电击心律? 否

⑤ 电击

⑥ CPR 2分钟
· 每3~5分钟给予一次肾上腺素
· 考虑使用高级气道

是否为可电击心律? 否

⑦ 电击

⑧ CPR 2分钟
· 胺碘酮或利多卡因
· 治疗可逆病因

⑨ 心搏停止/PEA

尽快给予肾上腺素

⑩ CPR 2分钟
· 静脉/骨内通路
· 每3~5分钟给予一次肾上腺素
· 考虑使用高级气道并描记二氧化碳波形图

是否为可电击心律? 是

⑪ CPR 2分钟
治疗可逆病因

是否为可电击心律? 是／否

转至7

⑫
· 如果没有自主循环恢复(ROSC)的体征,则执行10
· 如果实现ROSC,则按照"心脏骤停自主循环恢复后治疗核查表"进行操作

CPR质量
· 用力快速(100~120次/分)按压(≥1/3胸部前后径),保证胸廓完全回弹
· 尽量减少胸外按压过程中断
· 每2分钟轮换一次按压员,如感觉疲劳可提前轮换
· 如果没有高级气道,应采用15∶2的按压通气比率
· 如果有高级气道,应进行持续按压,并每2~3秒给予一次人工呼吸

除颤的电击能量
· 第一次电击2J/kg
· 第二次电击4J/kg
· 后续电击≥4J/kg,最高10 J/kg或成人剂量

药物治疗
· **肾上腺素静脉/骨内注射剂量:**
0.01mg/kg(0.1mg/ml浓度下0.1ml/kg),最大剂量1mg,每隔3~5分钟重复一次。若无静脉/骨内通路,可通过气管给药:0.1mg/kg(1mg/ml 浓度下0.1ml/kg)。
· **胺碘酮静脉/骨内注射剂量:**
心脏骤停期间5mg/kg推注。对于顽固性室颤/无脉性室速可重复注射,最多3次;或者
· **利多卡因静脉/骨内注射剂量:**
初始:1mg/kg负荷剂量

高级气道
· 气管插管或声门上高级气道
· 通过描记二氧化碳波形图或二氧化碳测定,确认并监测气管插管的放置

可逆病因
· 低血容量(Hypovolemia)
· 缺氧(Hypoxia)
· 氢离子(Hydrogen ion)(酸中毒)
· 低血糖症(Hypoglycemia)
· 低钾血症/高钾血症(Hypo-/hyperkalemia)
· 低体温(Hypothermia)
· 张力性气胸(Tension pneumothorax)
· 心包填塞(Tamponade)
· 毒素(Toxins)
· 血栓形成(Thrombosis),肺部
· 血栓形成(Thrombosis),冠状动脉

图 2-1-26 儿童心脏骤停救治流程图

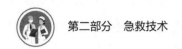

表 2-1-6 儿童心脏骤停自主循环恢复后治疗核查表

心脏骤停自主循环恢复后治疗的要素	检查
氧合和通气	
测量氧合情况，目标为正常血氧水平，即 94% ~ 99%（或者儿童的正常 / 适当血氧饱和度）。	☐
测量 $PaCO_2$，目标是使其适合患者的潜在病情，并尽量避免出现严重高碳酸血症或低碳酸血症。	☐
血流动力学监测	
在心脏骤停自主循环恢复后治疗期间设定具体的血流动力学目标，并每天检查。	☐
通过心脏遥测进行监测。	☐
监测动脉血压。	☐
监测血清乳酸、尿量和中心静脉血氧饱和度，以帮助指导治疗。	☐
使用含或不含正性肌力药物或血管加压药的肠道外液体推注，使收缩压维持在患者年龄和性别的第 5 百分位以上。	☐
目标体温管理（TTM）	
测量和持续监测核心温度。	☐
在心脏骤停恢复自主循环后及复温期间预防和治疗发热。	☐
如果患者昏迷，依次进行 TTM（32 ~ 34℃）和（36 ~ 37.5℃），或者仅进行 TTM（36 ~ 37.5℃）。	☐
预防寒战。	☐
在复温期间，监测血压并治疗低血压。	☐
神经监测	
如果患者患有脑病，并且当前有可用的资源，则可通过持续脑电图进行监测。	☐
治疗抽搐。	☐
考虑进行早期脑成像，以诊断心脏骤停的可治病因。	☐
电解质和葡萄糖	
测量血糖并避免低血糖症。	☐
将电解质维持在正常范围内，避免可能的危及生命的心律失常。	☐
镇静	
使用镇静剂和抗焦虑药进行治疗。	☐
预后	
请务必进行综合考虑（临床及其他），不能仅考虑任何一种预测因素。	☐
请注意，TTM 或诱导性低温治疗可能会改变评估结果。	☐
将脑电图与心脏骤停恢复自主循环后前 7 天内的其他因素一并考虑。	☐
考虑神经影像，比如前 7 天内的磁共振成像。	☐

（20）儿童肺动脉高压治疗（了解）：肺动脉高压是一种罕见的儿童疾病，其发病率和病死率都很高。在肺动脉高压危象中，右心室衰竭和右心室后负荷增加导致心肌耗氧量增加，同时伴有冠状动脉灌注压

和冠状动脉血流量减少。左心室和右心室压力升高导致肺血流量和左心室充盈量下降，从而导致心输出量下降。正性肌力药物可用于改善右心室功能，血管加压素可用于治疗系统性低血压和改善冠状动脉灌注压。①吸入一氧化氮或前列环素可以作为治疗肺动脉高压危象或继发肺血管阻力增加的急性右心竭的初始治疗；②在肺动脉高压患儿的术后护理中，应提供细致的呼吸管理和监测，以避免缺氧和酸中毒；③对于肺动脉高压危象的高危患儿，应给予足够的镇痛剂、镇静剂和神经肌肉阻断剂；④对于肺动脉高压危象的初步治疗，在使用肺特异性血管扩张剂的同时，可以通过过度通气或给予碱性药物进行有氧管理和诱导碱中毒；⑤对于发展为难治性肺动脉高压的患儿，包括低心排出量或严重呼吸衰竭患儿，可以考虑体外生命支持。

【制度与依据】

1. 金静芬 . 急诊专科护理 [M]. 北京：人民卫生出版社 ,2018.

2. 桂莉，金静芬 . 急危重症护理学 [M].5 版 . 北京：人民卫生出版社 ,2022.

3. 李小寒，尚少梅 . 基础护理学 [M].7 版 . 北京：人民卫生出版社 ,2022.

4. 中国急诊气道管理协作组 . 急诊气道管理共识 [J]. 中国急救医学 , 2016,36（6）:481–485.

5.AMERICAN HEART ASSOCIATION. 2020 American Heart Association Guidelines for Cardiopulmonary Resuscitation and Emergency Cardiovascular Care. AMERICAN.2020.

6.AMERICAN HEART ASSOCIATION. 2019 American Heart Association Guidelines for Cardiopulmonary Resuscitation and Emergency Cardiovascular Care. AMERICAN.2019.

7.AMERICAN HEART ASSOCIATION. 2018American Heart Association Guidelines for Cardiopulmonary Resuscitation and Emergency Cardiovascular Care. AMERICAN.2018.

8.AMERICAN HEART ASSOCIATION. 2015 American Heart Association Guidelines for Cardiopulmonary Resuscitation and Emergency Cardiovascular Care. AMERICAN.2015.

9. 梁镔，李熙鸿 .2020 美国心脏协会儿童基础、高级生命支持和新生儿复苏指南更新解读 [J]. 华西医学 ,2020,35(11):1–7.

10. 丁文龙，刘学政 . 系统解剖学 [M]. 9 版 . 北京：人民卫生出版社，2017.

（傅国宁　李贵兴　刘　珍）

第二节　非同步电复律（电除颤）技术

【名词定义】

心脏电复律（cardioversion）　是用电能治疗异位性快速心律失常使之转复为窦性心律的一种方法。根据发放脉冲是否与心电图的 R 波同步，分为同步电复律和非同步电复律。

不启用同步触发装置，可在任何时间放电，主要用于转复心室颤动，为非同步电复律，亦称除颤（defibrillation）。除颤是利用高能量的脉冲电流，在瞬间通过心脏，使全部或大部分心肌细胞在短时间内同时除极，抑制异位兴奋性，使具有最高自律性的窦房结发放冲动，恢复窦性心律。根据电极板放置的位置，除颤还可分为体外和体内两种方式，后者常用于急症开胸抢救者。本节主要阐述人工体外除颤。

【适应证】

主要是心室颤动、心室扑动、无脉性室性心动过速者。

【禁忌证】

1. 扪及脉搏的患者。

2. 心电图分析示心室静止。

3. 无脉性电活动者。

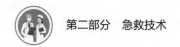

【目的】

在严重快速性心率失常时，利用高能脉冲电流使心肌瞬间同时除极，造成心脏短暂的电活动停止，然后由最高自律性的起搏点（通常为窦房结）重新主导心脏节律以治疗异位性快速心律失常，使之转复为窦性心律。

【操作流程】

非同步电复律（电除颤）技术操作流程见表 2-1-7。

表 2-1-7　非同步电复律（电除颤）技术操作步骤与内容

操作步骤	内容
准备	环境符合操作要求。
	着装符合要求，个人防护规范。
	物品准备：除颤仪、导电糊一支或 4～6 层生理盐水纱布 2 块，清洁纱布，简易呼吸器、吸氧及吸痰用物、急救药品等抢救物品。
	患者准备： 1. 立即将患者仰卧于硬板床上。 2. 检查并去除身上的金属及导电物质，松开衣扣，暴露胸部。 3. 了解患者有无安装起搏器。
评估	判断大动脉搏动情况。
	确定心电情况：监测、分析患者心律，确认患者发生的心律失常（心室颤动、心室扑动、无脉性室性心动过速），需要电除颤。
呼救	呼救，记录抢救开始时间。
人工循环建立	立即胸外心脏按压。
开机	1. 开机，选择非同步除颤方式。
	2. 同时取下两个电极板，确认电极板与除颤仪连接。
准备电极板	均匀涂擦导电糊或每个电极板垫以 4～6 层生理盐水湿纱布。
选择能量并充电	根据不同除颤仪选择合适的能量，非同步电复律：单相波除颤仪为 360J，双相波除颤仪为 120～200J，或根据厂家推荐；如不清楚厂家推荐，则选择最大剂量。儿童和婴儿，首次能量选择 2J/kg，第二次可增加至 4J/kg，后续能量≥ 4J/kg，最高 10J/kg 或成人剂量。
正确放置电极板	1. 前 - 侧位：心尖电极板（Apex）放在左乳头外下方或左腋前线第 5 肋间（心尖部），胸骨电极板（Stemum）放在胸骨右缘锁骨下或 2～3 肋间（心底部），此法因迅速便利而更为常用，适用于紧急情况。 2. 前 - 后位：A 电极板在左侧心前区标准位置，而 S 电极板置于左 / 右背部肩胛下区，此方法适用于电极贴片。上述两种方法均能够使电极板的最大电流通过心肌，且需用较少电能，以减少潜在的并发症。
充分接触	两电极板充分接触皮肤并稍加压（如涂有导电糊，应轻微转动电极板，使导电糊分布均匀），压力约 5kg（电极板指示灯显示绿色）。
再次评估心电示波	确认是否存在心室颤动、心室扑动或无脉性室性心动过速。
放电前安全确认	高喊"大家离开"，并查看自己与病床周围，确保操作者与周围人无直接或间接与病床或患者接触。

操作步骤	内容
放电	操作者两手拇指同时按压电极板"放电"按钮进行电击。注意电极板不要立即离开胸壁，应稍停留片刻。
放电后处理	放电后可见患者胸部和上肢肌肉抽动，随即观察10秒心电图情况，了解复律成功与否。
	如为心搏骤停者，需立即给予5个循环（大约2分钟）的高质量胸外心脏按压，增加组织灌流。
观察效果	心肺复苏2分钟后，再次观察心电示波，了解除颤效果；必要时再次准备除颤。
除颤后处理	1. 擦干患者胸壁的导电糊或生理盐水，整理床单位。 2. 关闭开关，断开电源，清洁电极板，更换电极板外覆盖纱布，除颤器充电备用。 3. 留存并标记除颤时自动描记的心电图纸。 4. 密切观察患者呼吸、血压、心率和心律变化，直至患者清醒。
记录与监测	记录抢救时间，安置适当体位，保持呼吸道通畅，密切监测患者生命体征变化。

【注意事项】

1. 除颤前需要识别心电图类型，确认是否适合除颤。

2. 涂擦导电糊时，避免两个电极板相互摩擦涂擦导电糊，涂擦应均匀，不可用耦合剂替代导电糊，防止灼伤皮肤。

3. 保持皮肤清洁干燥，避免在皮肤表面形成放电通路，防止灼伤皮肤。

4. 安有永久性起搏器或ICD的患者，电极板放置位置应避开起搏器或ICD植入部位至少10cm。

5. 除颤时，操作者及周围人员不要接触患者或接触连接患者的物品，尤其是金属物品。

6. 消瘦患者可用生理盐水纱布替代导电糊。

7. 除颤仪用后应保持清洁，擦掉电极板上的导电糊，防止生锈影响除颤功能。

8. 保持除颤仪处于完好备用状态，定点放置，定期检查其性能，及时充电。

【并发症及处理】

1. 局部皮肤灼伤

（1）原因：电极板与皮肤接触不良有关。

（2）临床表现：与电极板接触的局部皮肤可有轻微红润。

（3）预防：①放电时两电极板间的皮肤应擦干，尤其是应用盐水纱布时，以免电流只经过短路的皮肤。②放电时加强电极板与皮肤的压力，导电糊涂均匀。

（4）处理：一般无需特殊处理，2～3天后可自行消退。

2. 栓塞

（1）原因：发生率为2%～5%，多见于心房颤动时间较长，左心房显著增大的患者。

（2）临床表现：因栓塞部位的不同而异，多发生在24～48小时内，亦可发生于2周内。

（3）预防：严格掌握适应证，可在除颤前先给予抗凝治疗。

（4）处理：严密观察病情变化，及时对症处理。

3. 心肌损害

（1）原因：与复律能量、电极面积、反复多次电击及两电极安置的距离有关。

（2）临床表现：可出现ST段抬高，血清CK、AST、LDH轻度升高。

（3）预防：①避免使用不必要的高能量。②选用适当大小的电极板。③避免两电极板距离过近。

（4）处理：加强监护，适当使用营养心肌的药物。

4.心律失常

（1）原因：①缓慢心律失常：与直流电刺激副交感神经、复律前应用抗心律失常药物和存在潜在的窦房结功能不良等有关。②快速心律失常：与心肌本身病变、低钾血症、酸中毒、洋地黄过量及电击时所选能量大小等有关。

（2）临床表现：①缓慢性心律失常多表现为交界性逸搏、严重窦性心动过缓或窦性静止。②快速性心律失常多表现为房性期前收缩、室性期前收缩等。

（3）预防：严格掌握电复律适应证，必要时辅助使用抗心律失常药物。

（4）处理：①多数数秒内恢复正常，无需特殊处理，如持续不消失，可遵医嘱使用抗心律失常药物。②缓慢性心律失常可静脉注射阿托品 0.5～1mg 或静脉滴注异丙肾上腺素 1～2μg/min；快速性心律失常可静脉注射利多卡因、胺碘酮。

5.急性肺水肿

（1）原因：有潜在左心功能不全的患者，尤其是已发生二尖瓣和主动脉瓣病变及心脏病的患者。

（2）临床表现：多发生在复律后 1～3 小时，约占 3%，表现为呼吸困难、端坐呼吸、咳粉红色泡沫样痰等。

（3）预防：严格掌握适应证。

（4）处理：应立即给予强心、利尿、扩血管药物治疗。

6.低血压

（1）原因：多见于复律能量较大者。

（2）临床表现：约占 1%，可发生暂时性轻度低血压。

（3）预防：避免使用不必要的高能量。

（4）处理：一般不必处理，数小时后可自行恢复。如持续存在，应使用升压药物，如多巴胺等。

【制度与依据】

1.桂莉，金静芬.急危重症护理学 [M].5 版 . 北京：人民卫生出版社，2022.

2.金静芬 . 急诊专科护理 [M]. 北京：人民卫生出版社 ,2018.

3.陈灏珠 . 实用心脏病学 [M].5 版 . 上海：上海科学技术出版社 ,2016.

（傅国宁）

第二章 与呼吸相关的急救技术

第一节 气道异物清除术

【名词定义】

气道异物清除术 是一种简便有效的抢救食物、异物卡喉所致窒息的方法。

【适应证】

因食物或异物卡喉窒息的患者。

【方法】

1.腹部冲击法（Heimlich 手法） 通过给膈肌以下突然的向上压力，驱使肺内残留空气的气流快速进入气管，达到驱出堵在气管口的食物或异物的目的，用于神志清楚成人或 1 岁以上的儿童患者。

2.胸部冲击法 适用于妊娠末期或过度肥胖患者。

3.拍背 / 冲胸法 对于有反应的婴儿推荐使用。

4.自行腹部冲击法 为患者本人的自救方法。

5.心肺复苏术（CPR） 意识丧失的气道食物、异物卡喉窒息的患者。

【目的】

驱除堵在气管口的食物或异物。

【操作流程】

1.腹部冲击法 应用于有意识的成人或 1 岁以上的儿童，操作流程见表 2-2-1。

表 2-2-1 腹部冲击法操作步骤与内容

操作步骤	内容
准备	环境安全，符合操作要求。
	衣帽整洁，符合要求，个人防护规范。
	用物：无。
气道异物判断	1.气道部分阻塞者，患者能用力咳嗽，但咳嗽停止时出现喘息声。气道完全阻塞者，患者不能说话和咳嗽，出现痛苦表情并用手掐住自己的颈部。 2.亲眼目睹异物被吸入者。 3.昏迷患者在开放气道后，仍无法进行有效通气者。 以上情况中，如患者出现特有的"窒息痛苦样表情"（手掐咽喉部"V"形手势），立即询问："你卡着了吗？"如患者点头表示肯定，即可确定发生了呼吸道异物阻塞；如无以上表情，但观察到患者具有不能说话或呼吸、面色、口唇青紫，失去知觉等征象，亦可判断为呼吸道异物阻塞。
腹部冲击	站在或跪在患者身后，将双臂环绕在患者腰部，一手握拳，位于脐上和胸骨下的腹中线上，拇指侧紧抵患者腹部；另一手握住该拳，快速向内、向上反复冲击患者腹部，直到异物从气道内排出。
记录与监测	记录抢救时间；安置适当体位，保持呼吸道通畅，密切监测患者生命体征变化。

2.胸部冲击法 适用于妊娠末期或过度肥胖患者，操作流程见表 2-2-2。

表 2-2-2　胸部冲击法操作步骤与内容

操作步骤	内容
准备	环境安全，符合操作要求
	衣帽整洁，符合要求，个人防护规范。
	用物：无。
气道异物判断	同"腹部冲击法"。
胸部冲击	施救者站在患者身后，上肢放于患者腋下，环抱患者胸部。一只拳的拇指侧在胸骨中线，避开剑突和肋骨下缘，另一只手握住拳头，向内冲击，直至异物排出。
记录与监测	记录抢救时间；安置适当体位，保持呼吸道通畅，密切监测患者生命体征变化。

3. 拍背 / 冲胸法　对于有反应的婴儿推荐使用拍背 / 冲胸法，操作流程见表 2-2-3。

表 2-2-3　拍背 / 冲胸法操作步骤与内容

操作步骤	内容
准备	环境安全，符合操作要求。
	衣帽整洁，符合要求，个人防护规范。
	用物：无。
气道异物判断	进食或口含异物时有嬉笑、打闹或啼哭，突然呛咳、不能发音、哭闹突然停止、喘鸣、呼吸急促、皮肤发紫。
拍背 / 冲胸	施救者取坐位，前臂放于大腿上，将患儿俯卧于其上，一只手手指张开托住患儿下颌并固定头部，保持头低位；用另一只手的掌根部在婴儿背部肩胛区用力叩击 5 次，拍背后保护婴儿颈部，小心将婴儿翻转过来，使其仰卧于另一只手的前臂上，前臂置于大腿上，仍维持头低位，实施 5 次胸部冲击，位置与胸外按压相同，每次 1 秒钟。如能看到患儿口中异物，可小心将其取出；不能看到异物，重复上述动作，直至异物排出。
记录与监测	记录抢救时间；安置适当体位，保持呼吸道通畅，密切监测患儿生命体征变化。

4. 自行腹部冲击法　此为患者本人的自救方法，操作流程见表 2-2-4。

表 2-2-4　自行腹部冲击法操作步骤与内容

操作步骤	内容
气道异物判断	自觉异物卡喉。
自行腹部冲击	患者一手握拳，用拳头拇指侧顶住腹部，部位同"腹部冲击法"，另一手紧握该拳，快速、用力向内、向上冲击腹部。如果不成功，迅速将上腹部倾压于椅背、桌沿、护栏或其他硬物上，然后用力冲击腹部，重复动作，直至异物排出。

5. CPR　对于意识丧失的气道食物、异物卡喉窒息的患者，立即开始 CPR，按 30∶2 的按压 / 通气比例操作，操作流程见表 2-2-5。

表 2-2-5　气道异物者 CPR 操作步骤与内容

操作步骤	内容
准备	环境安全，符合操作要求。
	衣帽整洁，符合要求，个人防护规范。
	用物：无。

操作步骤	内容
气道异物判断	1. 亲眼目睹异物被吸入者。 2. 昏迷患者在开放气道后，仍无法进行有效通气者。 除以上情况外，患者出现呼吸停止，面色、口唇青紫，失去知觉等。
心肺复苏	1. 立即开始 CPR，按 30：2 的按压 / 通气比例操作。通气时患者胸部无起伏，重新摆放头部位置，注意开放气道，再次尝试通气。 2. 每次打开气道进行通气时，观察喉咙后面是否有堵塞物存在，如果发现易于移除的异物，小心移除。 3. 如异物清除困难，通气仍未见胸廓起伏，应考虑采取进一步的抢救措施，开通气道，如使用 Kelly 钳、Magilla 镊、环甲膜穿刺 / 切开术等。

【注意事项】

1. 在腹部快速冲击过程中，如发现患者意识丧失，应立即开始进行心肺复苏，每次开放气道时检查异物是否排出。

2. 解除气道梗阻指征：患者恢复胸廓起伏，看到并将异物从患者咽部移除。

3. 怀孕及婴儿不可使用腹部快速冲击或肥胖患者无法使用环抱时，可实施胸部快速冲击。

【制度与依据】

1. 张波，桂莉. 急危重症护理学 [M].4 版. 北京：人民卫生出版社，2017.

2. 金静芬. 急诊专科护理 [M]. 北京：人民卫生出版社，2018.

（冯　路）

第二节　球囊－面罩通气术

【名词定义】

球囊－面罩通气技术　球囊－面罩又称简易呼吸器，是进行人工通气的简易工具，是最简单的借助器械加压的人工呼吸装置。与口对口呼吸比较，球囊－面罩通气术有供氧浓度高，且操作简便，在有无氧源的情况下均可使用，可在高级气道未建立之前为患者提供正压通气支持，但不建议在单人心肺复苏时使用。

【适应证】

1. 各种原因所致的自主通气不足或呼吸骤停。

2. 机械通气患者转运。

3. 临时替代呼吸机进行人工通气的情况，如呼吸机故障、停电等情况。

【禁忌证】

1. 中等以上活动性咯血的患者。

2. 颌面部骨折或软组织损伤严重的患者。

3. 大量胸腔积液者。

【目的】

1. 维持和增加机体通气量。

2. 纠正威胁生命的低氧血症。

【操作流程】

球囊－面罩通气技术操作流程见表 2-2-6。

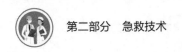

表 2-2-6 球囊 - 面罩通气技术操作步骤与内容

操作步骤	内容
操作前准备	环境符合操作要求。
	衣帽整洁，符合要求，个人防护规范。
	简易呼吸器备用状态检查——各部件齐全（球囊、面罩、储氧袋、氧气连接管四部分）、球囊密闭性、阀门性能（压力安全阀、单向阀、呼气阀、进气阀、储气阀、储氧安全阀）检测。 性能检测： 1. 球体密闭性、进气阀：挤压球体，将手松开，如果进气阀张开，球体很快自动弹回原状，说明球体弹性良好。关闭压力安全阀，用手堵住送气口，挤压球体，如果进气阀关闭，球体不能被挤扁，没有漏气声，说明球体密闭性完好。满足以上条件说明进气阀工作正常。 2. 压力安全阀：打开压力安全阀，用一手手掌堵住患者接口，一手挤压球体。如果听到压力安全阀有漏气，说明正常。当气道内压力达到 60cmH$_2$O，压力安全阀会自动开启，儿童及婴儿球内压力达到 40cmH$_2$O 时自动开启，以保护肺部免于受到高压力之伤害。当婴儿及小孩使用简易呼吸器时，应具备安全阀装置，自动调整压力，以保障患者安全。成人如果需要较高的压力，请将压力安全阀关闭，但应注意高压力造成的肺损伤。 3. 储氧袋、单向阀（鸭嘴阀）、呼气阀：在送气口接上储氧袋，快速挤压几次球体，单向阀（鸭嘴阀）张开，储氧袋快速充满，取下储氧袋，一手堵住储氧袋口，另一手挤压储氧袋查看有无漏气，再次将储氧袋接在送气口上，使储氧袋内充满气体，挤压储氧袋，气体从呼气阀溢出，观察单向阀（鸭嘴阀）关闭，证明患者呼出的气体是从呼气阀排出，而不是回流入球囊内。说明储氧袋、单向阀（鸭嘴阀）、呼气阀正常。 4. 储氧安全阀：将充满气体的储氧袋接在连有储氧安全阀进气口，堵住氧气接口，挤压储氧袋，观察储氧安全阀开启，说明储氧安全阀功能正常，能及时排出多余气体，避免储氧袋内压力过高。 5. 储气阀：连续挤压球体，直到储氧袋扁平（或者将进气口堵住，松手后，呼吸囊能迅速膨胀）。继续挤压球体，球体能迅速膨胀，观察储气阀打开，说明储气阀正常，在无氧气供应下，储气阀也能有效吸入空气。 6. 面罩：与患者面部大小适宜的面罩，充气适度，一般为 2/3 ～ 3/4，成人 110 ～ 120ml，小儿 50 ～ 60ml。 7. 氧气连接管：连续完整。
	其他用物准备：口咽通气道（管）/鼻咽通气管，纱布，听诊器，手套，手消毒液，护理记录单，备用（舌钳、开口器、吸引器、负压连接管、吸痰管）。
	患者准备：应向患者及家属解释使用球囊 - 面罩的目的及过程，并取得同意。
评估	操作环境：环境安全。
	患者一般情况，如意识状态、呼吸状态、循环状态、氧饱和度、皮肤及末梢颜色；口腔内是否有异物、义齿及分泌物，口腔黏膜有无破损、出血；颈椎检查是否有损伤。
呼救并记录时间	呼叫其他同事携带气道管理工具支援，并记录开始抢救的时间。
清理气道	取出口内异物，取下义齿；清除口腔分泌物；若痰液较多，给予充分吸引。
连接氧源（有氧源时）	连接氧源调节氧流量至少 10L/min。
开放气道	1. 仰头提颏法（仰头抬颏法）：一手或者一手的小鱼际置于患者的前额，用力向后压使其头部后仰；另一手示指、中指向上提起患者的下颌骨颏部。 2. 双下颌上提法：双肘置患者头部两侧，将双手示指、中指、无名指放在患者下颌角后方，向上或前抬起下颌。患者头保持中立位，不能使头后仰，不可左右扭动。 3. 开放标准：使下颌角、耳垂连线与地面垂直（仰头提颏法、仰头抬颈法）；在保证头部和颈部固定的前提下，用力将患者下颌向上抬起，使下齿高于上齿（双下颌上提法）。
置入人工气道	根据现实情况可选择置入口咽通气道（管）或鼻咽通气管辅助开放气道。

操作步骤	内容
球囊面罩辅助通气（E-C/E-V手法）	1. 单人操作：操作者位于患者头部正上方位置，一手拇指和示指放在面罩一侧，形成"C"形，将面罩紧密置于患者面部，面罩狭窄处位于患者鼻梁处。剩下手指形成"E"形提起下颌角，开放气道，即E-C手法，保持面部与面罩紧贴。另一手规律挤压球囊，通气量为每次400～600ml，挤压频率：成人10～12次/分，儿童或婴儿20～30次/分，新生儿40～60次/分。 2. 双人操作：一人站在患者头部正上方，双手提起下颌开放气道，双手E-C/E-V手法将面罩固定于患者面部，另一人站在患者身体一侧，双手规律挤压球囊，通气量及通气频率同单人操作。
通气过程观察	观察气道有无梗阻，胸廓有无起伏，呼气时面罩内有无水雾形成，每次吸气与呼气时间均须持续1秒。
呼吸功能恢复后检查	患者出现自主呼吸，对抗通气时，应停止通气，观察其意识状态、呼吸状态、循环状态、氧饱和度、皮肤及末梢颜色，听诊肺部呼吸音。
整理	协助患者擦净面部，取舒适体位，遵医嘱给予合适的吸氧浓度及吸氧方式；球囊面罩各部分送消毒供应室消毒备用。
记录与监测	记录呼吸功能恢复时间；保持呼吸道通畅，密切监测患者生命体征变化，必要时给予其他高级声门上气道或气管插管辅助通气。

【注意事项】

1. 仰头提颏法（仰头抬颏法）可解除无反应患者的气道梗阻。如怀疑患者头颈部损伤，应使用双下颌上提法。

2. 选择适宜通气量：挤压球囊时应根据气囊容量、患者病情、年龄、体质等决定，通气以见到胸廓起伏即可，成人400～600ml。

3. 球囊面罩辅助通气时，如遇阻力较大，需重新检查气道开放情况。

4. 选择适当呼吸频率：如成人有脉搏，每5～6秒给予一次呼吸（10～12次/分）；如果没有脉搏，使用30∶2比例进行按压通气；如果建立了高级气道，可以每6秒进行一次人工通气（即每分钟10次通气）。如患者尚有微弱呼吸，应注意挤压球囊的频率和患者呼吸的协调。尽量在患者吸气时挤压气囊，应避免在患者呼气时挤压气囊。有自主呼吸患者，应与患者呼吸协调一致。

5. 因受人为因素影响，使用时间不宜过长。如长时间使用，易使通气量不足，需根据患者情况考虑及时行气管插管。

6. 使用简易呼吸器过程中应密切观察患者的通气效果、胸廓起伏、皮肤颜色、听诊呼吸音、生命体征和血氧饱和度等参数。

7. 必要时介绍呼吸器的使用目的、方法和必要性，解除患者恐惧、焦虑心理。

【制度与依据】

1. 金静芬. 急诊专科护理 [M]. 北京：人民卫生出版社, 2018.

2. 张波, 桂莉. 急危重症护理学 [M].4版. 北京：人民卫生出版社, 2017.

3. 李小寒, 尚少梅. 基础护理学 [M].6版. 北京：人民卫生出版社, 2017.

4. 中国急诊气道管理协作组. 急诊气道管理共识 [J]. 中国急救医学, 2016, 36（6）：481-485.

（李贵兴）

第三节　口咽通气道（管）置入技术

【名词定义】

1. 口咽通气管(oral-pharyngeal airway, OPA)　口咽通气管是一种由弹性橡胶或塑料制成的硬质J形、中空的人工气道，其弯曲度与舌及软腭相似。主体包括翼缘、牙垫、咽弯曲三部分。随着口咽通气管型号的不同，其形状和长度亦有相应变化，以适应不同年龄、不同体型的患者。

2. 口咽通气管置入术（oropharyngeal airway insertion）　指将口咽通气管插入到口咽部，使其维持气道通畅的技术。

【适应证】

1. 缺乏咳嗽或咽反射的昏迷患者。

2. 因舌根后坠致呼吸道梗阻的昏迷患者。

3. 癫痫发作或抽搐时保护舌齿免受损伤。

4. 使用面罩球囊给氧时，徒手畅通气道无效时，口咽通气道能抬起咽喉软组织，有利于肺通气及防止胃胀气。

5. 同时有气管插管时，取代牙垫作用。

【禁忌证】

1. 喉头水肿、气管内异物、哮喘、咽反射亢进患者。

2. 咽部气道占位性病变的患者。

3. 持续恶心、呕吐，有误吸危险的患者。

4. 口腔及上、下颌骨创伤患者。

5. 口腔内门齿有折断或脱落危险的患者。

6. 清醒或半清醒的患者（短时间应用除外）。

【目的】

维持气道通畅。

【操作流程】

口咽通气道（管）置入技术操作流程见表2-2-7。

表 2-2-7　口咽通气道（管）置入技术操作步骤与内容

操作步骤	内容
准备	环境符合操作要求。
	衣帽整洁，符合要求，个人防护规范。
	用物：口咽通气道（管）、压舌板、手电筒、负压吸引器、医用胶带、手消毒液、护理记录单、一次性手套。
	患者准备： 1. 向患者及家属解释放置口咽通气道（管）的目的及过程，并取得同意。 2. 放平床头，协助患者取平卧位。
评估	评估患者口腔内是否有异物、义齿及分泌物，口腔黏膜有无破损、出血。
清理气道	取出口内异物，取下义齿；清除口腔分泌物；若痰液较多，给予充分吸引。
选择合适型号口咽通气道（管）	将口咽通气道置于患者脸颊旁，测量从口角至耳垂或下颌角的长度，准备固定胶带。
开放气道	将患者头部尽量向后倾斜，保持后仰，使口、咽、喉三轴线尽量重叠。
放置口咽通气道（管）	1. 直接放置/直插法：一手使用压舌板或拉舌钳协助固定舌头，另一手将口咽通气道（管）咽弯曲部分凹面沿舌面顺势快速送至上咽部，使舌根与咽后壁分开，直至导管翼贴近门齿。 2. 反向插入法：将口咽通气道（管）的咽弯曲部分凹面朝向腭部插入口腔，当其内口接近口咽后壁时，旋转180°，顺势向下推送，弯曲部分凹面下面压住舌根，上面抵住口咽后壁。
检测人工气道是否通畅	手掌放于口咽通气道（管）外口，感觉有无气流，或以少许棉絮放于外口，观察有无随患者呼吸运动。还应观察胸壁运动幅度和听诊双肺呼吸音；检查口腔以防止舌或唇夹置于牙和口咽通气道（管）之间。

操作步骤	内容
妥善固定	置入完成后将头复位，用胶带将口咽通气道（管）尾翼妥善固定于面部。
记录与监测	记录口咽通气道置入时间，安置适当体位，保持呼吸道通畅，密切监测患者生命体征变化，必要时给予人工通气。

【注意事项】

1. 选择口咽通气道（管）宁大勿小，宁长勿短。

2. 口咽通气道（管）置入过程中，动作轻柔，观察患者反应，有无恶心呕吐、黏膜破损出血等情况。

3. 固定口咽通气道（管），防止移位及脱出。

4. 保持导管通畅：昏迷患者每 2～3 小时调整口咽通气道（管）位置，每 4～6 小时清洁口腔及通气管一次；口咽通气道（管）外盖一层 0.9% 氯化钠注射液纱布进行湿化，或使用氧气雾化面罩持续气道湿化，降低痰液黏稠度，保持管道通畅。不能配合吸痰的清醒患者，每次吸痰后及时取出口咽通气道（管），清水冲净后置入床边清洁容器内。

5. 监测生命体征：严密观察病情变化，随时记录，并备好各种抢救物品和器械，必要时配合医生行气管内插管术。

【制度与依据】

1. 桂莉，金静芬. 急危重症护理学 [M].5 版. 北京：人民卫生出版社，2022.
2. 金静芬. 急诊专科护理 [M]. 北京：人民卫生出版社，2018.

（李　琳）

第四节　鼻咽通气道（管）置入技术

【名词定义】

1. 鼻咽通气道（管）（nasopharyngeal airway，NPA）　是由硅胶制成的柔软管道，适用于舌后坠所致的上呼吸道梗阻患者。由于其对咽喉部的刺激性较口咽通气管小，清醒或浅麻醉患者更易耐受。

2. 鼻咽通气道（管）置入术（nasopharyngeal airway insertion）　指将鼻咽通气管插入鼻咽部，使其维持气道通畅的技术。

【适应证】

1. 对于需要基础气道管理辅助装置的患者，鼻咽通气道（管）可用作口咽通气道（管）的替代品。

2. 可用于清醒或半清醒的患者（有完整的咳嗽和咽反射的患者）。

3. 如插入口咽通气道（管）存在很大技术困难或危险时，可用鼻咽通气道（管），如存在咽反射、牙关紧闭、口腔周围大范围创伤或下颌有缝线的患者。

4. 各种原因引起的不完全性上呼吸道梗阻的患者，不能使用或耐受口咽通气道（管），或使用口咽通气道（管）效果不佳者。

5. 牙关紧闭，不能经口吸痰，防止反复经鼻腔吸引引起鼻腔黏膜损伤者。

【禁忌证】

1. 颅底骨折、脑脊液耳鼻漏的患者。

2. 鼻腔各种疾患，如鼻外伤、鼻息肉、鼻腔畸形、鼻腔炎症等的患者。

3. 凝血功能异常，鼻腔出血或有出血倾向的患者。

【目的】

维持气道通畅。

【操作流程】

鼻咽通气道（管）置入技术操作流程见表 2-2-8。

表 2-2-8　鼻咽通气道（管）置入技术操作步骤与内容

操作步骤	内容
准备	环境符合操作要求。
	衣帽整洁，符合要求，个人防护规范。
	用物：鼻咽通气道（管）、手电筒、水溶性润滑剂/石蜡棉球/利多卡因胶浆、纱布、负压吸引器、医用胶带、手消毒液、护理记录单、一次性手套，必要时准备棉签、血管收缩剂和局麻药（1% 麻黄素、丁卡因）
	患者准备： 1. 向患者及家属解释放置鼻咽通气道（管）的目的及过程，并取得同意。 2. 放平床头，协助病人取平卧位。
评估	检查患者鼻腔黏膜有无肿胀、炎症，有无鼻中隔偏曲及鼻息肉，选择通畅一侧鼻腔置管，必要时用湿棉签清洁鼻腔。
清理气道	鼻腔内分泌物较多时可给予负压吸引，清除分泌物。
选择合适型号鼻咽通气道（管）	比较鼻咽通气道（管）的外径和患者鼻孔的内腔，使用尽可能大又易于通过鼻腔的导管，长度为鼻尖到耳垂的距离。准备固定胶带。
局部麻醉（必要时）	滴入 1% 麻黄碱数滴，予以收缩鼻腔黏膜血管；滴入丁卡因数滴，予以局部麻醉。
充分润滑导管	鼻咽通气道（管）表面均匀涂抹润滑剂。
放置鼻咽通气道（管）	将鼻咽通气道（管）弯度向下，弧度朝上，内缘口向下，垂直患者面部缓缓插入鼻腔，直至通气管的尾部抵住鼻腔外口，插入深度 13～15cm。
再次评估气道是否通畅	以解除舌后坠、鼾声消失，呼吸道通畅为标准。
妥善固定	用胶带或系带妥善固定，防止脱出。
记录与监测	记录鼻咽通气道置入时间及外露长度；安置适当体位，保持呼吸道通畅，密切监测患者生命体征变化，必要时给予人工通气。

【注意事项】

1. 置管前将鼻咽通气道（管）管壁充分润滑。插入动作应轻柔、缓慢，遇有阻力不应强行插入，可撤回 1cm 左右，稍旋转导管至无阻力感再继续插入。如遇较大阻力，应更换另一根较细的鼻咽通气道（管），必要时使用棉棒扩张鼻道，或换另一鼻孔置入。

2. 拔除鼻咽通气道（管）应动作轻柔，于呼气时拔出，避免误吸。遇到阻力可用润滑剂润滑并反复转动，待松动后再予拔除。

3. 观察鼻咽通气道（管）外露长度，防止移位及滑脱。

4. 保持导管通畅，每 1～2 日更换一侧鼻孔插管，避免单侧鼻孔长期受压；注意清洗消毒鼻咽通气管，避免痰液黏附导管壁，导致通气管不畅；用灭菌注射用水滴入氧气雾化面罩对气道进行湿化，降低痰液黏稠度，保持管道通畅。

【制度与依据】

1. 桂莉，金静芬 . 急危重症护理学 [M].5 版 . 北京：人民卫生出版社 ,2022.

2. 金静芬 . 急诊专科护理 [M]. 北京：人民卫生出版社 ,2018.

（李　琳）

第五节 气管插管技术

【名词定义】

气管内插管术 将一特制的导管经口或经鼻通过声门直接插入气管内的技术。

【适应证】

1. 呼吸、心搏骤停行心肺脑复苏者。

2. 呼吸功能衰竭需有创机械通气者。

3. 呼吸道分泌物不能自行咳出而需直接清除或吸出气管内痰液者。

4. 误吸患者插管吸引，必要时作肺泡冲洗术者。

【禁忌证】

气管插管没有绝对的禁忌证。然而，当患者有下列情况时操作应慎重：

1. 喉头水肿或黏膜下血肿、急性喉炎、插管创伤引起的严重出血等。

2. 颈椎骨折或脱位。

3. 肿瘤压迫或侵犯气管壁，插管可导致肿瘤破裂者。

4. 面部骨折。

5. 会厌炎。

【目的】

1. 清除呼吸道分泌物或异物。

2. 解除上呼吸道阻塞。

3. 进行有效人工呼吸。

4. 增加肺泡有效通气量。

5. 减少气道阻力及死腔。

6. 为气道雾化或湿化提供条件。

【操作流程】

1. 气管插管技术 操作流程见表2-2-9。

表2-2-9 气管插管技术操作步骤与内容

操作步骤	内容
准备	洗手、戴口罩。
	衣帽整洁，符合要求，仪表大方，举止端庄，语言亲切，态度和蔼。
	用物：无菌手套2个、气管导管2个、牙垫2个、胶布、20ml注射器1个、导丝1个、石蜡油1包、喉镜、喉镜片、皮肤消毒液、棉签、听诊器。
评估	评估患者病情、意识状态、合作程度。
	操作环境：环境清洁，温、湿度适宜。
核对解释	标准化核对流程，向意识清醒的患者解释操作目的、方法、注意事项和配合要点。
体位	术者戴手套，患者体位摆放得当，抬颏推额，气道开放满意；体位保持好，无回位。
加压去氮给氧	动作正确，面罩位置恰当，通气时无漏气。
选择气管导管	选择合适的气管导管，检查充气套囊是否漏气，气管导管塑形满意。充分润滑气管导管。喉镜镜片选择得当，检查喉镜灯光良好，关闭灯光备用。

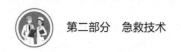

续表

操作步骤	内容
插入气管导管	再次核对，喉镜使用得当，手柄握位恰当，镜片深度适中。不能有撬动门齿的声音。声门暴露充分。
	气管导管准确进入气管，拔出导丝后继续送入导管；气管导管进入深度适当，未出现单肺通气，未误入食管；无重复操作动作。
	给导管气囊注入 5～10ml 空气充气，压力适中；听诊确认导管位置正确。
固定	正确放置牙垫（固定翼不可压迫口唇），将喉镜取出；将头颅轻柔复位。正确固定导管（胶布长短合适，粘贴牢靠，不可粘住嘴唇）。
核对	再次核对，记录气管距门齿的刻度。
整理	摆好患者体位，必要时应使用约束带限制双手活动，正确处理用物，洗手。

2. 气管插管拔除　操作流程见表 2-2-10。

表 2-2-10　气管插管拔除操作步骤与内容

操作步骤	内容
准备	洗手、戴口罩。
	衣帽整洁，符合要求，仪表大方，举止端庄，语言亲切，态度和蔼。
	用物：床旁放置无创呼吸机一台、无创面罩及管路一套，治疗车上放治疗盘［内放弯盘 1 个、吸痰管数根、20ml 注射器 1 个、纱布（纸巾）2 块、无菌 0.9% 氯化钠注射液或灭菌注射用水、听诊器、吸氧面罩 1 个、简易呼吸器 1 个］、负压吸引管、气管痉挛药物（激素类）、快速手消毒剂、手套、医嘱执行单等。
评估	评估患者病情、意识状态、合作程度。
	操作环境：环境清洁，温、湿度适宜。
核对解释	标准化核对流程，向清醒患者做解释，告知拔除气管导管的目的、方法，配合要点。
体位	协助患者取半坐卧位。
评估拔管指征	撤离呼吸机成功，患者咳嗽和吞咽反射恢复，可自行有效排痰，上呼吸道通畅，无喉头水肿、喉痉挛等气道狭窄表现（气囊漏气实验阴性）；评估呼吸功能。（根据患者情况口述汇报。）
评估氧合情况	查看监护仪，观察患者心率、呼吸、氧合等情况。
拔管前准备	遵医嘱酌情应用预防气管痉挛药物（激素类）。
	提高氧流量，观察生命体征及血氧饱和度。
	听诊双肺呼吸音，评估患者痰液情况、气管插管及气囊情况。
	有效清理呼吸道：按无菌技术吸净气道内痰液，另取吸痰管吸净患者鼻腔及口腔内分泌物。吸痰过程中密切观察监护仪上患者氧合等生命体征。
拔管	助手站在患者的左侧，解除插管固定带，并固定导管位置，避免滑脱。
	术者另取一根吸痰管正压置入气管插管腔内，助手用 20ml 的注射器将气囊内气体缓缓抽出、抽净，同时术者开放负压，吸引气囊上分泌物。放气囊后，颈部能听诊到吸气相漏气气流，确定患者无喉头水肿或气道阻塞。嘱患者深吸气，吸气末时边吸引边将导管拔除，并吸净气道及口腔内分泌物。
	在拔管过程中，密切观察患者生命体征。
拔管后	拔管后立即遵医嘱给予吸氧（面罩、鼻导管或高流量氧疗）。观察患者生命体征、血氧饱和度、气道是否通畅等，询问患者感受。
	嘱患者深吸气并咳出口腔内分泌物，协助患者用清水漱口，并用纱布擦净口鼻处。
	协助患者排痰，必要时继续吸引口鼻内分泌物。

操作步骤	内容
再次评估	再次核对，听诊双肺呼吸音，评估患者口、鼻腔及双肺情况。
宣教	询问感觉，告知患者注意事项。
整理并记录	协助患者取舒适体位，整理床单位，整理用物，洗手。在护理记录单上记录拔管的时间及拔管后的生命体征及病情变化等情况。

【注意事项】

1. 插管时，尽量使喉部充分暴露，视野清楚，动作轻柔、准确，以防造成损伤。

2. 动作迅速，勿使缺氧时间过长而致心搏骤停。

3. 操作者熟练插管技术，尽量减少胃扩张引起的误吸。30秒内插管未成功者应先给予100%氧气吸入后再重新尝试。

4. 导管插入深度合适，太浅易脱出，太深易插入右总支气管，造成仅单侧肺通气，影响通气效果。置管的深度，自门齿起计算，男性22～24cm，女性22～20cm。气管导管顶端距气管隆脊大约2cm。小儿可参照公式：插管深度（cm）＝年龄÷2+12。应妥善固定导管，每班记录导管置入长度。

5. 选择型号合适的气管导管，管芯内端短于导管口1～1.5cm。儿童气管插管型号选择标准（12+年龄÷4），成人男性7.5～8.5号，女性7.0～8.0号。

6. 评估患者是否存在非计划性拔管的危险因素，例如插入深度、导管的固定情况、气囊压力、吸痰管的选择、气道湿化、呼吸机管路支架的固定、患者躁动、心理状况等，及时制订防范计划，并做好交接班。

7. 拔气管插管注意事项：①拔管前吸净口鼻内分泌物，操作时动作要轻柔，以免损伤气道黏膜。②动作迅速、轻柔，两人配合默契，吸痰彻底，防止气道损伤感染。③拔管后应立即予以正确方式吸氧，避免氧饱和度下降等情况的发生。④指导患者进行有效咳嗽和咳痰。⑤拔管后若发生喉痉挛或呼吸不畅，可用简易呼吸器加压给氧，必要时予以无创呼吸机辅助通气后再行插管。

【并发症及处理】

1. 声门损伤

（1）发生原因：经喉插管保留数天以上的患者，容易发生不同程度的黏膜损伤。

（2）临床表现：①症状通常于拔管后1～6周出现，80%在拔管后3个月内出现。吸气时呼吸困难是所有严重气道阻塞患者的主要症状。根据阻塞程度的不同，呼吸困难可表现为重体力活动时的轻微呼吸受限或轻体力活动和讲话时感到气短。②声门病变会引起声音改变。插管后喉损伤和狭窄的患者会有不同程度的嘶哑和失声。

（3）预防及处理：①插管时不宜盲目粗暴操作，避免损伤。②禁声。无论声带有无出血，治疗急性声嘶，禁声是必需的首要措施。③超声雾化吸入药物治疗。④神经营养药物治疗。⑤重度狭窄威胁生命时需要急诊处理。⑥声门下或气管狭窄可择期处理，包括定期扩张，激光切除，内置扩张支架，分期成形气管重建，环形切除一期吻合术或永久性气管造口术。

2. 气管插管脱出

（1）发生原因：①患者方面的原因：由于对气管插管不耐受，或患者处于烦躁、谵妄状态，头部大幅度摆动，气管插管和呼吸机紧密连接而不能随之移动而脱出。也有自行拔管者。②护理过程中的失误：为患者做口腔护理或更换气管插管的固定胶布时，没有采取确实可靠的措施防止气管插管脱出；为患者翻身或抬高、放低床头时，幅度过大，且未同时相应移动呼吸机管道，导致导管脱出。

（2）临床表现：随气管插管脱出的程度（部分或全部脱出）可出现程度不同的呼吸困难和缺氧表现。轻则呼吸急促，发绀；重则呼吸浅慢或极度急促，血氧饱和度迅速下降，心率逐渐减慢直至心脏骤停。

（3）预防及处理：①对烦躁、谵妄者给予充分镇静，必要时使用约束带固定双上肢。②进行口腔护理、更换气管插管的固定胶布时，必须妥善固定气管插管，防止脱出；为患者翻身及其他涉及变动患者体位的操作时，必须使呼吸机管道随之相应移动，避免气管插管脱出。③一旦气管插管脱出，必须马上通知医生重新插入。

3. 气管插管梗阻

（1）发生原因：①气管插管扭曲。②呼吸道分泌物黏稠形成痰栓，或脱落的坏死组织阻塞管道。③塑料气管套管质地过于柔软，导管气囊充气过多致使压力过高，压迫气管导管，使导管内径变小，引起呼吸道梗阻。④气管套管远端开口嵌顿于隆突、气管侧壁或支气管。⑤气囊疝出嵌顿套管远端开口。

（2）临床表现：患者呼吸困难、发绀，吸痰管插入受阻，气道阻力高，检查气管插管可见有痰痂或血凝块阻塞。

（3）预防及处理：①痰液管理：定时翻身、叩背，促进痰液引流；稀释痰液，适时、彻底吸痰。②定时测量气囊内的压力，一般为 3.33 ～ 3.99kPa（25 ～ 30cmH$_2$O），有异常及时汇报医生处理。③纤维支气管镜行气道内检查确定插管位置，并对形成痰痂进行初步处理。若痰痂无法清除，则需更换气管插管。④保持气管插管位置正确。⑤气管套管置入前检查气囊位置是否正常；监测气囊压力。⑥正确固定气管插管及呼吸机管路，防止扭曲。⑦一旦发生气管插管梗阻，应采取以下措施：调整人工气道位置、抽出气囊气体、试验性插入吸痰管。如气道梗阻仍不缓解，则应立即拔除气管插管，然后重新建立人工气道。

【知识拓展】

1. 气管插管拔出的前提是撤离呼吸机。

2. 呼吸机撤离前的评估：①呼吸机支持指征的逆转。②气体交换。③自主呼吸的能力。④血流动力学稳定性。

2. 撤机判断：自主呼吸试验（SBT）是判断能否撤机的最好方式。患者耐受 SBT 30 ～ 120 分钟即可考虑撤机和拔管。

3. 拔管指征：撤离呼吸机成功，患者咳嗽和吞咽反射恢复，可自行有效排痰，上呼吸道通畅，无喉头水肿、喉痉挛等气道狭窄表现。

【制度与依据】

1. 张波，桂莉. 急危重症护理学 [M].4 版. 北京：人民卫生出版社，2017.

2. （美）迪恩 R. 赫斯（Dean R.Hess）. 机械通气精要 [M]. 袁月华主译. 北京：人民卫生出版社，2016.

3. 吴惠平，罗伟香. 护理技术操作并发症预防及处理 [M]. 北京：人民卫生出版社，2014.

（蔡尚雯）

第三章　洗胃术（全自动洗胃机）

【名词定义】

洗胃术　将胃管插入患者胃内，反复注入吸出一定量的溶液，从而达到清除胃内未被吸收的毒物或刺激性物质的一种灌洗方法。

【适应证】

1. 口服毒物中毒，清除胃内未被吸收毒物。

2. 治疗完全性或不完全性幽门梗阻。

3. 治疗急慢性胃扩张。

【禁忌证】

1. 吞服强酸或强碱等腐蚀性毒物时禁忌洗胃。

2. 上消化道溃疡、消化道肿瘤患者及食管胃底静脉曲张者不宜洗胃。

3. 昏迷、严重心肺疾患、食管、贲门狭窄或阻塞者、血小板减少症、胸主动脉瘤患者洗胃应谨慎。

4. 因强行试插常可诱发惊厥，惊厥未控制者不宜插管洗胃。

【目的】

1. 抢救中毒患者，清除胃内毒物或刺激物，以减缓毒物吸收，还可以利用不同灌洗液中和解毒。

2. 减轻胃黏膜水肿，如幽门梗阻的患者，通过洗胃，减轻潴留物对胃黏膜的刺激，减轻黏膜水肿与炎症。

3 为胃肠道等手术或检查做准备，防止或减少术后感染。

【操作流程】

洗胃术（全自动洗胃机）操作流程见表2-3-1。

表2-3-1　洗胃术（全自动洗胃机）操作步骤与内容

操作步骤	内容
准备	环境符合操作要求。
	操作者准备：洗手、戴手套、戴口罩，必要时穿一次性防水手术衣、戴防护面屏、戴防水鞋套。
	物品准备： 1. 治疗车上层：全自动洗胃机、治疗单2个、一次性洗胃管、纱布5块、压舌板、咬口器、弯盘、一次性洗胃连接管1套、润滑剂（水溶性润滑剂/石蜡油棉球/利多卡因胶浆）、一次性手套、一次性使用冲洗器、棉签、医用胶带、水温计、标本采样盒、快速手消毒剂。 2. 治疗车下层：医用废物收集袋、生活废物收集袋。 另备：清水桶（内盛25～38℃灌洗液10 000～20 000ml）、污水桶、约束带、开口器、舌钳、屏风、负压吸引器、负压连接管、吸痰管等。
	患者准备： 1. 患者及家属了解洗胃的目的、方法，签署知情同意书。 2. 取下眼镜和义齿，解开紧身衣扣，脱去被毒物、呕吐物污染的衣物，必要时给予擦拭清洁皮肤。 3. 取合适体位，左侧卧位或平卧头偏向一侧，必要时给予保护性约束。

操作步骤		内容
评估		患者的病情、年龄、意识、生命体征、心肺肝肾功能、毒物情况（种类、性质、量及中毒时间与途径）、口腔有无活动性义齿、口腔黏膜完整度及吞咽功能，心理状态（情绪反应、心理需求）、患者和／或家属对此项操作的认识及配合程度。
操作过程	核对	携用物至床旁，查对患者及腕带信息，告知患者操作原因及注意事项，取得合作。
	连接	将连接管与洗胃机进液口、胃管口、排液口连接，进液管口须浸在灌洗液面下，排液管置于污水桶内。
	性能检查	连接电源，开机按下"自动"键，空洗两次、排尽空气在洗胃机显示"出胃"状态时，再按下"自动"键暂停，按下"复位"键使计数呈零位。
	备胶布	备胶布，置易取之处。
	体位摆放	协助患者取左侧卧位，并在患者头下及颌下垫防水治疗巾。
	测量胃管长度	为前额发际至剑突或鼻尖至耳垂至剑突的距离，由口腔插入深度至少为 55 ～ 60cm。
	置胃管	用润滑剂（水溶性润滑剂／石蜡油棉球／利多卡因胶浆）润滑胃管前端，润滑插入长度的 1/3，将胃管置入测量长度后继续插入 5 ～ 10cm 防止反流误吸，使用医用冲洗器抽吸有胃内容物流出即可证明胃管在胃内，观察胃内容物颜色、性质，如胃内容物颜色鲜红或暗红色，且未进食相关颜色食物，考虑消化道出血，应停止洗胃。必要时将抽出的胃内容物标本注入标本瓶内以备送检。固定：用咬口器固定胃管或用胶布"8"字固定胃管。
	连接洗胃	胃管与洗胃机连接，先按"手动出胃"键吸出胃内容物，再按"自动"键由其自动循环冲洗，每次注入液体以 300 ～ 500ml 为宜，直至洗出液澄清无味为止。
	观察	洗胃过程中，随时注意洗出液的性质、颜色、气味、量及患者面色、脉搏、呼吸和血压的变化，洗出液明显少于灌入液或患者感觉腹胀时，按下"液量平衡"键。
	关机	洗胃机在"出胃状态"时按下"自动"键暂停。
	分离管道	分离胃管和洗胃机管路。
	拔除胃管	将胃管末端反折，去除固定胶布，用纱布包裹靠近口腔处胃管，嘱患者深呼吸，在患者呼气时拔出。
	整理	清洁患者口腔，擦去胶布痕迹、帮助患者取舒适卧位、整理床单位。
	清洗消毒	将自动洗胃机三根连接管同时放入清水中，按"自动"键清洗各管腔后，将各管同时取出，放入 2000mg/L 含氯消毒剂中循环消毒 30 分钟，再放入清水中进行循环清洗，取出管路空循环，待机器内水完全排尽后，按"停机"键关机，更换新洗胃管路备用。
操作后处理		1. 整理用物，洗手。 2. 记录洗胃液的量、名称，洗出液颜色、量、气味，患者生命体征变化等。 3. 胃内容物标本送检。

【注意事项】

1. 洗胃前应充分评估患者，签署知情同意书。

2. 清醒患者应重点告知洗胃过程如有不适，立即举手示意护士，以便及时处理，避免直接抓扯胃管造成伤害，必要时给予保护性约束。

3. 昏迷患者应去枕平卧，头偏向一侧，可先给予气管插管保护气道后再行洗胃；呼吸心搏骤停者应先复苏，再洗胃。

4.在插管过程中如遇患者有恶心或呛咳，应将胃管拔出，休息片刻后再插，以防误入气管。

5.在洗胃过程中应密切观察患者生命体征及腹部情况，灌入液量与排出液量是否相等，如遇患者主诉"腹痛"，洗出血性液或出现休克征象，应立即停止洗胃操作，通知医师，并配合相应抢救工作，且在记录单上详细记录。

6.洗胃过程中可轻揉患者上腹部或协助患者翻身变换体位，促进洗胃彻底。

7.洗胃过程中，护士应做好防护，避免毒物污染。

【知识拓展】

1.有机磷中毒患者洗胃后应遵医嘱24小时绝对禁饮食，一般禁食48小时后比较合理，对于乐果、对硫磷等半衰期长的药物及病情严重者延长禁食时间，应在72小时后进食，因过早进食易导致毒素再吸收，期间如有不适立即通知护士。

2.对于自服药物而导致中毒者做好人文关怀与心理疏导，保持良好积极向上的生活态度，防止意外事件的再次发生。

3.在疾病恢复的过程中遵医嘱按时用药，注意休息，以防反跳。

4.宣教对于有毒的药物及农药等的防护及正确的使用方法。

5.常用洗胃溶液见表2-3-2。

表2-3-2 常用洗胃溶液

毒物种类	常用溶液	禁忌药物
酸性物	镁乳、蛋清水[1]、牛奶	
碱性物	5%醋酸、白蜡、蛋清水、牛奶	
氰化物	3%过氧化氢溶液[2]引吐，1∶15 000～1∶20 000高锰酸钾洗胃	
敌敌畏	2%～4%碳酸氢钠溶液、1%盐水、1∶15 000～1∶20 000高锰酸钾溶液	
1605、1059、4049（乐果）	2%～4%碳酸氢钠溶液	高锰酸钾[3]
敌百虫	1%盐水或清水，1∶15 000～1∶20 000高锰酸钾	碱性药物[4]
DDT（灭害灵）666	温开水或生理盐水洗胃，50%硫酸镁导泻	油性药物
酚类	50%硫酸镁导泻，温开水或植物油洗胃至无酚味为止，洗胃后多次服用牛奶、蛋清保护胃黏膜	液体石蜡
河豚、生物碱、毒蕈	1%～3%鞣酸	
苯酚（石炭酸）	1∶15 000～1∶20 000高锰酸钾	
巴比妥类（安眠药）	1∶15 000～1∶20 000高锰酸钾，硫酸钠导泻[5]	硫酸镁
异烟肼（雷米封）	1∶15 000～1∶20 000高锰酸钾，硫酸钠导泻	

续表

毒物种类		常用溶液	禁忌药物
灭鼠药	1. 磷化锌	1 ∶ 15 000 ～ 1 ∶ 20 000 高锰酸钾、0.5% 硫酸铜洗胃、0.5%～ 1% 硫酸铜⑥溶液每次 10ml，每 5 ～ 10 分钟口服一次，配合用压舌板等刺激舌根引吐	鸡蛋、牛奶、脂肪及其他油类食物⑦
	2. 抗凝血类（敌鼠钠等）	催吐、温水洗胃、硫酸钠导泻	碳酸氢钠溶液
	3. 有机氟类（氟乙酰胺等）	0.2%～ 0.5% 氯化钙或淡石灰水洗胃，硫酸钠导泻，饮用豆浆、蛋白水、牛奶等	
发芽马铃薯（龙葵素）		温水、盐水、食用醋、1% 活性炭悬浮液	

注：①蛋清水可黏附于黏膜表面或创面上，从而起到保护作用，并可减轻患者疼痛。②氧化剂可将化学性毒物氧化，改变其性能，从而减轻或去除其毒性。③ 1605、1509、4049（乐果）等禁用高锰酸钾洗胃，否则可氧化成毒性更强的物质。④敌百虫遇碱性药物进而分解出毒性更强的敌敌畏，其分解过程随碱性的增强和温度的升高而加速。⑤巴比妥类药物采用硫酸钠导泻，是利用其在肠道内形成的高渗透压，而阻止肠道水分和残存的巴比妥类药物的吸收，促其尽早排出体外。硫酸钠对心血管和神经系统没有抑制作用，不会加重巴比妥类药物的中毒。⑥磷化锌中毒时，口服硫酸铜可使其成为无毒的磷化铜沉淀，阻止吸收，并促使其排出体外。⑦磷化锌易溶于油类物质，忌用脂肪性食物，以免促使磷的溶解吸收。

【制度与依据】

1. 张波，桂莉 . 急危重症护理学 [M].4 版 . 北京：人民卫生出版社，2017.

2. 李小寒，尚少梅 . 基础护理学 [M].6 版 . 北京：人民卫生出版社，2017.

3. 郭锦丽，王香丽 . 专科护理操作流程及考核标准 [M]. 北京：科学技术文献出版社，2017.

（冯　路）

第四章　骨髓腔内穿刺输液技术

【名词定义】

骨髓腔内输液技术（Intra-osseousInfusion，IO）　是一种在特殊情况下利用骨髓中丰富的血管网将药物和液体通过骨髓腔输入血液循环系统的快速、安全、有效的输液手段。

【适应证】

1.短时间内无法成功建立静脉通路但急需补液或药物治疗的患者，如心脏骤停、休克、创伤、大面积烧伤、重度脱水、癫痫持续状态、灾难急救等。

2.在急救过程中，建立输液路径时应尽早考虑使用骨髓腔内通道，成人外周静脉穿刺2次不成功，建议立即建立骨内通路。

【禁忌证】

1.绝对禁忌证，严禁穿刺：

（1）穿刺部位骨折。

（2）穿刺部位皮肤感染。

（3）穿刺骨有假体植入。

2.相对禁忌证包括，穿刺会大大增加并发症的风险，不建议穿刺：

（1）严重骨质疏松。

（2）成骨不全。

（3）体表解剖标志不明确。

（4）48小时内已进行过骨髓腔穿刺输液的部位。

【目的】

开放血管通路补液和/或药物治疗。

【操作流程】

骨髓腔内穿刺输液技术操作流程见表2-4-1。

表2-4-1　骨髓腔内穿刺输液技术操作步骤与内容

操作步骤	内容
准备	环境符合操作要求。
	着装符合要求，个人防护规范。
	物品准备：皮肤消毒液、无菌手套、无菌巾、电动骨髓腔穿刺套件（电动骨钻、一次性骨髓腔穿刺针）、一次性延长管、封管液1支、加压输液的压力袋、纱布、胶带等，必要时备2%利多卡因一支。
	患者准备：骨髓腔内置管是在紧急情况下实施的操作，经综合评估后，一旦患者符合穿刺适应证，应即刻进行穿刺。在穿刺前宜向患者或家属解释该操作的益处和风险。

操作步骤	内容
确定穿刺部位	1.胫骨近端定位：成人，髌骨下缘两横指约3cm处，胫骨粗隆内侧两横指处（先触摸髌骨下缘两横指，再往内侧两横指区域）。小儿，胫骨粗隆内侧1～2cm，再向下1cm处。 2.胫骨远端定位：内踝关节上3cm，约两横指，避开大隐静脉。 3.肱骨近端定位：肱骨大结节最突出处，上臂外侧中线与腋窝壁的中线最突出部分，外科颈上方1～2cm处（将患者手放于腹部，掌心触摸患者肩关节部位，可触及到球状位置，然后沿着上臂中线向上触摸，触摸到患者外科颈上1～2cm处，与刚触摸球状位置重合处）。
准备穿刺工具	1.扣动电动骨钻扳机，确认电动骨钻性能完好。 2.将一次性使用骨髓腔穿刺针和电动骨钻连接备用。 3.预充一次性延长管备用。 4.取两段医用胶带备用。
消毒	以穿刺点为中心，直径15cm，由内向外对皮肤进行消毒2～3遍，无菌洞巾覆盖，戴无菌手套。
穿刺	左手拇指与示指固定穿刺部位，右手持骨髓腔输液设备，穿刺针与骨面垂直进针，将针尖穿过皮肤直至接触骨面后扣动扳机，至感受到"落空感"后松开扳机达到骨髓腔，穿刺针在骨质内固定。
固定	1.固定针柄，拔下驱动钻。 2.固定针柄，旋转套针针芯，并取下针芯，放入锐器盒中。 3.用胶带"8"字固定髓腔针柄部。 4.将预冲好的延长管与针柄连接，旋转固定。
回抽	使用注射器回抽可见血液骨髓液，确认置入骨髓腔内。
冲管（必要时麻醉）	用5～10ml 0.9%生理盐水冲洗骨髓腔输液导管。
输液	连接输液管，根据需要进行相关药物液体输注，建议用加压袋加压输液。
记录与监测	记录置入时间；安置适当体位，密切监测患者生命体征及穿刺部位周围变化。
拔除	骨髓腔内通路建议留置时间不超过24小时，特殊情况最长留置不超过96小时。拔除骨髓穿刺针，先移除延长管和固定器，单手固定套针，把鲁尔锁注射器与针柄连接固定后，保持轴向对齐并一起拔除，轻压穿刺点后，用敷料覆盖。

【注意事项】

1.该技术应由经过培训的专业人员进行操作。

2.严格无菌操作，避免反复穿刺同一部位，存在禁忌证的部位，不建议进行骨髓腔穿刺输液。

3.穿刺针定位时，即使穿刺针置入的位置正确，有时也不一定能抽出骨髓，出现这种情况，可尝试性推注10ml生理盐水，若推注顺畅、无阻力感，且周围软组织无肿胀，则表明位置正确。否则，需拔除穿刺针，另选穿刺部位，必要时穿刺后行X线检查以确定穿刺针位置和穿刺部位骨完整性。

4.患者经骨髓腔置管输液常常会感觉疼痛，尤其是输液初期，数字法疼痛评分可高达8～10分。故在开始输液前，对于意识清醒、有疼痛感觉的患者，可给予利多卡因局部麻醉。麻醉方法：通过骨髓腔内通路输入2%利多卡因40mg，时间应大于2分钟，然后用5～10ml生理盐水冲洗骨髓腔输液导管，之后再输入2%利多卡因20mg，时间应大于1分钟。输液期间疼痛时随时重复给予利多卡因，但利多卡因过敏者禁忌使用。如果通过骨髓腔内通路给予利多卡因无效时，可考虑全身的镇痛措施。

5.骨髓穿刺置管只能作为一种临时的应急措施，最长可保留24～72小时，宜在6～12小时内尽早拔除。

【并发症及处理】

1. 可能出现的并发症和不良反应

（1）液体和药物外渗或渗出：最常见的并发症，主要原因为穿刺针穿透胫骨或穿刺针针尖未完全置入骨髓腔内。药液外渗可能导致皮下和骨膜下肿胀，注射部位周围肌肉和皮下组织坏死，甚至有引发骨筋膜室综合征的危险。

（2）穿刺针堵塞。

（3）穿刺针断裂。

（4）骨髓炎。

（5）穿刺骨骨折。

（6）骨生长障碍。

（7）脂肪栓塞。

（8）骨髓栓子。

（9）骨筋膜室综合征。

（10）疼痛。

2. 预防与处理

（1）液体和药物外渗或渗出的预防：① 搬动或转运患者前可延长输液管路，使用胶带加强固定髓腔针；② 操作时及输液前后应评估穿刺针是否松动和移位；③ 避免同一位置重复穿刺，穿刺失败后应当更换部位再次置管；④ 穿刺时避免过深穿透骨髓，当出现落空感时即进入髓腔；⑤ 使用电驱动骨髓腔穿刺套件时应选取合适型号的穿刺针头；⑥ 血流动力学稳定后应尽早建立持久的血管通路。

（2）液体和药物外渗或渗出的处理：一旦发生外渗，应立即拔除穿刺针，对穿刺部位实施加压包扎。

（3）穿刺针堵塞预防措施：可每 15 分钟用 3 ～ 5ml 生理盐水冲管一次，预防堵塞。

（4）穿刺针断裂：拔除时建议顺时针轴向拔除，不可强行拔除。

（5）骨髓炎的预防措施：① 穿刺前准确评估穿刺部位，避免在脓肿、蜂窝织炎、烧伤感染部位置管；② 置管应严格无菌操作，密切观察穿刺部位情况，及时处理局部炎症、脓肿等并发症；③待血流动力学改善后，应尽早建立持久的血管通路；④ 不建议通过骨髓腔通路长时间输注高渗药物。

（6）穿刺骨骨折的预防：① 根据患者个体情况选择合适的穿刺设备；② 避免在同一部位进行穿刺；③ 建议必要时遵医嘱对留置骨髓腔通路的儿童进行 X 线摄片，评估是否发生了骨折。

（7）其他预防措施：① 操作者为经专业培训考核通过的医护人员，日常应进行规范化培训，充实相关专业知识，配套相关工具。② 治疗开始后，专人床旁观察，出现不良反应，立即采取干预措施。

【制度与依据】

1. 中国医药教育协会急诊医学专业委员会, 中华医学会北京心血管病学分会青年委员会 . 中国骨髓腔内输液通路临床应用专家共识 [J]. 中国急救医学 , 2019, 39(7): 620–624.

2. 金静芬 . 急诊专科护理 [M]. 北京 : 人民卫生出版社 , 2018.

（冯　路）

第五章 血液灌流技术

【名词定义】

血液灌流（hemoperfusion，HP) 将患者血液从体内引到体外循环系统，通过灌流器中的吸附剂（活性炭、树脂等材料）与体内待清除的代谢产物、毒性物质，以及药物间的吸附剂结合，达到清除这些物质的治疗方法。近年来随着新型灌流器的研发及技术进展，除药物或毒物中毒外，血液灌流技术在重症感染、严重肝衰竭、终末期肾脏疾病（尿毒症）以及各种自身免疫疾病等多种临床严重疾病的抢救与治疗方面得到了更为广泛的应用。

【适应证】

1. 急性药物或毒物中毒。

2. 终末期肾脏疾病（尿毒症），特别是合并顽固性瘙痒、难治性高血压、高 β_2- 微球蛋白血症、继发性甲状旁腺功能亢进、周围神经病变等患者。

中国患者的临床研究结果显示，每周 1 次 HA 树脂血液灌流器与血液透析器串联治疗 2 小时，可显著提高维持性血液透析患者的血清 iPTH 和 β_2- 微球蛋白的清除率，改善瘙痒症状。

3. 重症肝炎，特别是暴发性肝衰竭导致的肝性脑病、高胆红素血症。

4. 系统性炎症反应综合征、脓毒症等重症感染。

5. 银屑病或其他自身免疫性疾病。

6. 其他疾病，如海洛因等药物成瘾、家族性高胆固醇血症、重症急性胰腺炎、甲状腺功能亢进危象等。

【禁忌证】

对体外管路或灌流器等材料过敏者。

【目的】

将患者的血液引出体外并经过血液灌流器，通过吸附的作用来清除人体内源性和外源性的毒性物质，最终将净化后的血液回输给患者，达到净化血液的目的。

【操作流程】

血液灌流技术操作流程见表 2-5-1。

表 2-5-1 血液灌流技术操作步骤与内容

操作步骤	内容
准备	环境符合操作要求。
	着装符合要求，个人防护规范。
	洗手、戴口罩，检查灌流器的型号。

操作步骤	内容
准备	准备、检查用物：灌流器、管路、碘伏、无菌棉签、胶布、生理盐水、无菌手套、20ml 注射器、无菌纱布、血液灌流机、肝素注射液、2ml 或 5ml 注射器、无菌治疗巾、医疗污物桶、锐器盒。检查一次性物品的质量及有效期。 灌流器肝素化操作： 1. 动态肝素化：按照产品说明书。 2. 静态肝素化：根据医嘱将肝素注入灌流器中混匀静置 20 ~ 30 分钟后使用。在治疗准备室严格无菌操作，具体操作方法如下： （1）使用一次性注射器（规格 2 ~ 5ml），抽取肝素注射液 12 500U（100mg）。 （2）打开灌流器一侧保护帽，将保护帽置于无菌治疗巾中。 （3）将抽取的肝素注射液，去除针头，直接注入灌流器内保存液中。 （4）取出治疗巾中的保护帽，覆盖拧紧。 （5）将灌流器上下 180° 反转摇匀（约 10 次）。 （6）再将灌流器置于无菌治疗巾内，静置 20 ~ 30 分钟待用。 患者准备：患者处于安静状态，能配合操作。
评估	评估患者的临床症状、血压、体重、配合程度等；评估血管通路的状态。
身份核对	使用标准化流程核对患者身份。
摆放体位	协助患者取舒适卧位。
解释说明	向患者解释操作目的、方法、注意事项和配合要点，向患者解释血液灌流的作用，询问大小便。
开机自检	打开机器电源开关，机器完成全部自检程序，严禁简化或跳过自检步骤。
血液灌流器和管路的安装	1. 检查血液灌流器有无破损，外包装是否完好。 2. 检查有效期、型号。 3. 按照无菌操作原则进行操作。 4. 安装管路顺序按照体外循环的血流方向一次安装。
血液灌流器与管路预冲	1. 将动脉端管路与生理盐水相连接并充满生理盐水，然后正确连接于灌流器的动脉端口上，同时静脉端血路连接于灌流器的静脉端口上。启动血泵（200 ~ 300ml/min），预充盐水总量 2000 ~ 5000ml，或参照说明书。 2. 动态预冲结束前，4% 肝素生理盐水（生理盐水 500ml 加肝素 2500U 可根据实际情况调整），浸泡管路和滤器 30 分钟，在上机前给予不少于 500ml 的生理盐水冲洗。
建立体外循环	先核对患者，再建立体外循环。 1. 戴无菌手套，铺无菌治疗巾。 2. 检查导管夹子处于夹闭状态，再取下导管保护帽。 3. 消毒导管接头，并避免导管接触非无菌表面，尽可能减少在空气中暴露的时间。 4. 用注射器回抽导管内封管液，推注在纱布上检查是否有凝血块（推注时距纱布距离 > 10cm），回抽量为动、静脉管各 2ml 左右。 5. 根据医嘱从导管静脉端推注首剂量抗凝剂（肝素或低分子量肝素），连接体外循环，打开管路动脉夹及静脉夹，按治疗键。 6. 固定管路，治疗巾遮盖导管连接处。医疗废物放于医疗废物桶中。
启动血泵	启动血泵（以 50 ~ 100ml/min 为宜），逐步调节血泵速度为 100 ~ 200ml/min。当血液经过灌流器即将达到静脉端的末端出口时，与已经建立的灌流用血液通路正确、牢固连接。

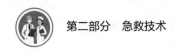

续表

操作步骤	内容
结束治疗与回血下机	灌流时间已到，治疗结束，先将血泵流速减至 100ml/min 以下，用生理盐水采用密闭式回血法将体外循环系统中的血液回输到患者体内，正确按压穿刺部位或执行留置导管的护理。
下机后处理	1. 测血压，交代患者注意事项。 2. 再次核对。 3. 询问感觉，告知患者注意事项。 4. 协助患者舒适体位，整理床单位。 5. 正确处理用物。洗手，记录。

【注意事项】

1. 灌流器内充满生理盐水，连接管路时应防止盐水流出、空气进入。

2. 冲洗过程中，需用手轻拍及转动吸附柱，清除脱落的微粒，排尽气泡，同时观察有无树脂粒随液体流出，如有应禁止使用。

3. 与透析并用时，必须先进行血液灌流的冲洗，吸附柱串联在透析器前。

4. 空气回血用于急性药物中毒抢救。利用空气替代生理盐水，尽量减少所吸附药物与吸附剂洗脱解离、再次入血，但应注意空气栓塞的风险。

【并发症及处理】

1. 生物不相容性及其处理

（1）临床表现：吸附剂生物不相容的主要临床表现为灌流治疗开始后 0.5 ～ 1.0 小时患者出现寒战、发热、胸闷、呼吸困难、白细胞或血小板一过性下降（可低至灌流前的 30% ～ 40%）。

（2）处理：一般不需要中止灌流治疗，可予静脉注射地塞米松、吸氧等处理。经过上述处理，症状无缓解并严重影响生命体征者，应及时中止灌流治疗。

2. 吸附剂颗粒栓塞

（1）临床表现：治疗开始后患者出现进行性呼吸困难、胸闷、血压下降等。

（2）处理：一旦出现必须停止治疗，予吸氧或高压氧治疗，同时给予相应的对症处理。

3. 出凝血功能紊乱

（1）原因：活性炭进行灌流吸附治疗时很可能会吸附较多的凝血因子，如纤维蛋白原等，特别是进行肝性脑病灌流治疗时，导致血小板的聚集而发生严重的凝血，而血小板大量聚集并活化后可释放出大量的活性物质，进而诱发血压下降。

（2）处理：治疗中应注意观察与处理。

4. 空气栓塞

（1）原因：主要源于灌流治疗前体外循环体系中气体未完全排除干净，进行空气回血、治疗过程中血路连接处不牢固或出现破损，导致气体进入到体内。

（2）临床表现：患者可表现为突发呼吸困难、胸闷气短、咳嗽，严重者表现为发绀、血压下降，甚至昏迷。

（3）处理：一旦空气栓塞诊断成立，必须立即停止灌流治疗，吸入高浓度氧气，按空气栓塞抢救的诊治规范进行治疗。

【前沿进展】

1. 血液灌流并非仅限于治疗自服药物中毒。由于有关疾病的机制及检查方法目前尚未完善，故其临床适应证范围还不十分明确。此法虽然已推广十余年，但需要深入研究的问题仍颇多。若吸附剂的性能有进一步突破，将有广阔应用前景。

2.衡量血液灌流的效能，一般依据：

（1）血液中被吸附物质的浓度测定。

（2）灌流柱进出管内的血液中被吸附物质的浓度差异。

（3）体内组织与血液之间失衡状态的交换与平衡。

（4）血液灌流为患者生理状态所能接受的情况。

（5）临床状态的改善。

3.血液内毒物的清除率应显著高于患者体内生理性清除的速率。

【制度与依据】

1.陈香美.血液净化操作规程[M].北京：人民卫生出版社，2021.

2.桂莉，金静芬.急危重症护理学[M].5版.北京：人民卫生出版社，2022.

3.邵小平.实用急危重症护理技术规范[M].上海：上海科学技术出版社，2019.

4.谢小华.急诊急救护理技术[M].长沙：湖南科学技术出版社，2020.

（刘文文）

第三部分 专科护理技术

第一章 手术室护理技术

第一节 外科手消毒技术

【用物要求】

1. 洗手池 应设在手术间附近，2～4个手术间宜配置1个洗手池。洗手池大小、高低适宜，有防溅设施，管道不应裸露，池壁光滑无死角，应每日清洁和消毒。

2. 水龙头 数量与手术间数量匹配，应不少于手术间数量。水龙头开关应采用非手触式。

3. 洗手用水 水质应符合GB 5749《生活饮用水卫生标准》要求，水温建议控制在32～38℃。不宜使用储箱水。

4. 清洁剂 盛装洗手液的容器应为一次性，如需重复使用应每次用完后清洁、消毒。洗手液皂液有混浊或变色时及时更换，并清洁、消毒容器。

5. 消毒剂 要符合国家管理要求，在有效期内使用。用于外科手消毒的消毒剂主要有氯己定醇复合消毒液、碘伏和2%～4%氯己定消毒液等，使用中应注意以下事项：

（1）外科手消毒剂能显著降低完整皮肤上的微生物，有广谱抗菌、快速、持久活性、无刺激性等特点，即刻杀菌和持久活性被认为是最重要的。

（2）外科手消毒剂的出液器应采用非手触式，消毒剂宜采用一次性包装，重复使用的消毒剂容器应每次用完后清洁与消毒。建议使用一次性包装；重复使用的出液器应每周清洁与消毒。

（3）外科手消毒剂开启后应标明日期、时间，易挥发的醇类产品开瓶后的使用期不得超过30天，不易挥发的产品开瓶后使用期不得超过60天。

6. 计时装置 应配备计时装置，方便医务人员观察洗手与手消毒时间。

7. 洗手流程及说明图示 洗手池上方应张贴外科洗手流程图，方便医务人员规范手消毒流程。

8. 镜子 洗手池正前方应配备镜子，用于刷手前整理着装。

【目的】

外科手消毒的目的是清除或杀灭手表面暂居菌，减少常居菌，抑制手术过程中手表面微生物的生长，减少手部皮肤细菌的释放。防止病原微生物在医务人员和患者之间的传播，有效预防手术部位感染发生。

【操作流程】

外科手消毒技术操作流程见表3-1-1。

表 3-1-1 外科手消毒技术操作步骤与内容

操作步骤	内容
准备	着装符合手术室要求
	指甲平短、清洁，不应佩戴人工指甲或涂指甲油。不佩戴首饰（戒指、手表、手镯、耳环、珠状项链等）。
	用物：指甲剪、一次性纸巾、抗菌洗手液、免洗外科手消毒液。
评估	评估环境符合操作要求，感应水龙头、自动出液器性能良好。

续表

操作步骤	内容
免刷手外科手消毒	1. 洗手衣袖口卷至肘上 2/3 以上，充分暴露双手、前臂和上臂下 1/3。 2. 修剪指甲，用流动水冲洗双手、前臂及上臂下 1/3（不需修剪指甲者，口述指甲符合要求）。 3. 取适量洗手液。 4. 按六步洗手法揉搓双手，环形揉搓腕部、前臂及上臂下 1/3，换手进行重复动作。 5. 流动水冲洗双手、前臂及上臂下 1/3，从手指到肘部，沿一个方向用流动水冲洗手和手臂，不要在水中来回移动手臂。 6. 使用干手物品擦干双手、前臂和上臂下 1/3。 7. 消毒： （1）取适量免洗外科手消毒液于一手掌心，另一手指尖浸泡在手消毒剂中 ≥ 5 秒。 （2）将剩余的手消毒剂均匀涂抹另一侧手背、手腕，环转揉搓至另一手的前臂、上臂下 1/3，将手消毒剂完全覆盖皮肤区域。 （3）取适量免洗手消毒剂于另一侧手心，步骤同上。 （4）再取适量的免洗手消毒剂按照六步洗手法揉搓双手至手腕部，揉搓至干燥。 （5）双手悬空置于胸前。 8. 手消毒剂的取液量、揉搓时间及使用方法应遵循产品的使用说明。
整体评价	熟练程度，无菌观念，爱伤观念，语言表达能力，心理素质，应急能力等。

【注意事项】

1. 在整个过程中应保持双手位于胸前并高于肘部，保持手尖朝上，使水由指尖流向肘部，避免倒流。

2. 手部皮肤应无破损。

3. 冲洗双手时避免溅湿衣裤。

4. 戴无菌手套前，避免污染双手。

5. 术后摘除外科手套后，应用洗手液清洁洗手。

6. 外科手消毒剂开启后应标明日期、时间，易挥发的醇类产品开瓶后的使用期不得超过 30 天，不易挥发的产品开瓶后使用期不得超过 60 天。

【制度与依据】

1. 郭莉. 手术室护理实践指南 [M]. 北京：人民卫生出版社，2022.

（高春敏）

第二节　穿无菌手术衣、无接触式戴手套技术

【名词定义】

1. 无菌手术衣　是指定用于手术室规范环境下的无菌服装。无菌手术衣有三对系带：领口一对系带；左叶背部与右叶内侧腋下各一系带组成一对；右叶宽大，能包裹术者背部，其上一系带与腰部前方的腰带组成一对。

2. 无接触式戴无菌手套　手术人员在穿无菌手术衣时手不露出袖口独自完成或由他人协助完成戴手套的方法。

3. 穿孔指示系统　是指手术人员戴双层手套，当手套穿孔时，液体会通过穿孔部位渗透到两层手套之间，更容易看见穿孔部位。

【目的】

穿无菌手术衣的目的是避免和预防手术过程中医护人员衣物上的细菌污染手术切口，同时保障手术人员安全，预防职业暴露。

【操作流程】

穿无菌手术衣、无接触式戴手套技术操作流程见表3-1-2。

表3-1-2 穿无菌手术衣、无接触式戴手套技术操作步骤与内容

操作步骤	内容
准备	着装符合手术室要求、洗手。
	用物：无菌手术衣2件、无菌手套2副、无菌持物钳。
评估	环境宽敞明亮，符合操作要求。
检查	逐项检查持物钳、手套、无菌包，并口述：名称、灭菌日期、包外化学指示物，包装是否完整、干燥，有无破损。
	打开无菌手术衣包布，检查包内化学指示卡的变色情况。
穿无菌手术衣	使用无菌持物钳将手套夹取至无菌台内。
	双手悬空置于胸前，指尖朝上，口述：外科手消毒后待干，方可穿无菌手术衣。
	拿取无菌手术衣，选择较宽敞处站立，面向无菌台，手提衣领，抖开，使无菌手术衣的另一端下垂。
	两手提住衣领两角，衣袖向前位将手术衣展开，举至与肩同齐水平，使手术衣内侧面面对自己，顺势将双手和前臂伸入衣袖内，并向前平行伸展。
	巡回护士在穿衣者背后抓住衣领内面（不可触及手术衣外面），协助将袖口后拉，并系好领口的一对系带及左叶背部与右侧腋下的一对系带，顺势协助理顺手术衣。戴手套后，解开腰间活结，将右侧腰带交由巡回护士用无菌持物钳夹取，旋转后与左手腰带系于胸前，使手术衣右叶遮盖左叶，于腰前打结，手术衣覆盖严密。
无接触式戴手套	隔衣袖取手套置于同侧的掌侧面，指端朝向前臂，拇指相对，反折边与袖口平齐，隔衣袖抓住手套边缘并将之翻转包裹手及袖口。
	同法佩戴另一只手套，双手始终不能露于衣袖外。
	向近心端拉衣袖时不可用力过猛，袖口拉到拇指关节即可。
整理	整理衣袖、手套，要求：手套与手指完全贴合。
	口述：感染、骨科等手术时手术人员应戴双层手套。
脱手套	用戴手套的手抓取另一手的手套外面翻转摘除；已摘除手套的手伸入另一手套的内侧面翻转摘除。注意清洁手不被手套外侧面所污染。
整理	处理用物，洗手。

【注意事项】

1. 穿无菌手术衣注意事项

（1）穿无菌手术衣必须在相应手术间进行。

（2）无菌手术衣不可触及非无菌区域，如有质疑应立即更换。

（3）有破损的无菌衣或怀疑可能被污染时应立即更换。

（4）巡回护士向后拉衣领时，不可触及手术衣外面。

（5）穿无菌手术衣的人员必须戴好手套，方可解开腰间活结或接取腰带，未戴手套的手不可拉衣袖或触及其他部位。

（6）无菌手术衣的无菌区范围为肩以下、腰以上及两侧腋前线之间。

2. 无接触式戴无菌手套注意事项

（1）向近心端拉衣袖时用力不可过猛，袖口拉到拇指关节处即可。

（2）双手始终不能露于衣袖外，所有操作双手均在衣袖内。

（3）戴手套时，将反折边的手套口翻转过来包裹住袖口，不可将腕部裸露。

（4）感染、骨科等手术时手术人员应戴双层手套（穿孔指示系统），有条件者内层可为彩色手套。

【制度与依据】

1. 高兴莲，田莳. 手术室专科护士培训与考核 [M]. 北京：人民卫生出版社，2018.

2. 中华护理学会手术室护理专业委员会. 手术室护理实践指南（2023 年版）[M]. 北京：人民卫生出版社，2023.

（张　丹）

第三节　铺置无菌台

【名词定义】

1. 无菌器械台　手术过程中存放无菌物品、手术器械等物品的操作区域。

2. 无菌区域　经过灭菌处理且未被污染的区域。

3. 非无菌区域　未经灭菌处理或虽经灭菌处理后又被污染的区域。

4. 无菌单　经过灭菌处理后，未被污染的手术单。

5. 无菌包　经过灭菌处理后，未被污染的手术包。

6. 无菌持物钳　经过灭菌处理后，用于夹取或传递无菌物品的钳子。

7. 无菌物品　经过物理或化学方法灭菌后，未被污染的物品。

8. 化学指示物　根据暴露于某种灭菌工艺所产生的化学或物理变化，在一个或多个预定过程变量上显现变化的检验装置。

【目的】

1. 使用无菌单建立无菌区域，建立无菌屏障。

2. 防止无菌手术器械及敷料被污染。

3. 最大限度地减少微生物由非无菌区域转移至无菌区域。

【操作流程】

铺置无菌台操作流程见表 3-1-3。

表 3-1-3　铺置无菌台操作步骤与内容

操作步骤	操作内容
准备	着装符合手术室要求，洗手。
	准备用物：无菌包、无菌持物钳、手套、适宜的器械车。
评估	环境宽敞明亮，符合操作要求。
检查	逐项检查无菌包、持物钳、一次性物品，并口述：名称、灭菌日期、包外化学指示物，包装是否完整、干燥，有无破损。
铺置无菌台	1. 打开无菌持物钳外包装，检查化学指示卡变色情况，在化学指示胶带上注明开启日期、时间。 2. 选择接近手术区较宽敞区域铺置无菌器械台。 3. 无菌包放置于器械台中央，完整去除包外指示胶带。 4. 打开无菌包外层包布后，用无菌持物钳打开内层无菌单，顺序是先打开近侧，检查包内指示卡，合格后再走到对侧打开对侧，并使用无菌持物钳将无菌物品夹取至无菌器械台内。 5. 无菌器械台铺巾保证 4～6 层，四周无菌单垂于车缘下 30cm 以上，无菌单下缘在回风口以上，将无菌器械台置于无人走动的位置。
整体评价	熟练程度，无菌观念，语言表达能力，心理素质，应急能力等。

【注意事项】

1. 洗手护士穿无菌手术衣、戴无菌手套后方可进行器械台整理。未穿无菌手术衣及未戴无菌手套者，手不得跨越无菌区及接触无菌台内的一切物品。

2. 铺置好的无菌器械台原则上不应进行覆盖。

3. 无菌器械台的台面为无菌区，无菌单应下垂台缘下 30cm 以上，手术器械、物品不可超出台缘。

4. 保持无菌器械台及手术区整洁、干燥。无菌巾如果浸湿，应及时更换或重新加盖无菌单。

5. 移动无菌器械台时，洗手护士不能接触台缘平面以下区域。巡回护士不可触及下垂的手术布单。

6. 洁净手术室建议使用一次性无菌敷料，防止污染洁净系统。

7. 无菌包的规格、尺寸应遵循《医疗机构消毒技术规范》（WS/T367-2012）C.1.4.5 的规定。

【制度与依据】

1. 李小寒，尚少梅 . 基础护理学 [M].6 版 . 北京：人民卫生出版社，2017.

2. 中华护理学会手术室护理专业委员会 . 手术室护理实践指南 (2023 年版)[M]. 北京：人民卫生出版社，2023.

（高春敏）

第二章　消毒供应中心技术

第一节　手工清洗技术

【名词定义】

1. 超声波清洗器　利用超声波在水中振荡产生"空化效应"进行清洗的设备。

2. 精密器械　结构精细、复杂、易损，对清洗、消毒、灭菌处理有特殊方法和技术要求的医疗器械。

3. 管腔器械　含有管腔，其直径≥2mm，且其腔体中的任何一点距其与外界相通的开口处的距离小于其内直径的 1500 倍的器械。

【适用范围】

适用于精密、复杂器械、有特殊要求的器械以及有机污染较重器械的初步处理，如显微外科器械、管腔器械、外来医疗器械/植入物、动力工具、带电源器械等。

【目的】

使清洗后的器械清洁无污渍、血渍及锈迹。

【操作流程】

手工清洗技术操作流程见表 3-2-1。

表 3-2-1　手工清洗技术操作步骤与内容

操作步骤	内容
基本要求	1. 衣帽整洁，符合要求。 2. 仪表大方，举止端庄。
准备	1. 评估：环境符合操作要求，洗眼装置性能良好。 2. 仪表符合要求：一次性圆帽、口罩、隔离衣或防护服、手套、专用鞋、防护面罩、护目镜。 3. 操作用物：①清洗池：常水、纯水、酶清洗剂、除垢剂、润滑剂、酸性氧化电位水等。②清洗工具：各种规格的软毛刷、高压水枪、高压气枪。 4. 器械、器具及物品按要求分类处理，器械、器具和物品的回收质量完好。
清洗	1. 做好个人防护，分类出手工清洗的器械。 2. 操作流程： （1）回收精密器械后放入多酶清洗液（1：300）浸泡 5～10 分钟。 （2）用软毛刷在水面下刷洗干净。 （3）用清水反复漂洗。 （4）用纯净水冲洗。 （5）用酸性氧化电位水冲洗消毒 2 分钟。 （6）纯水冲洗 30 秒，放入器械润滑剂浸泡 30 秒。 （7）根据器械材质选择干燥程序，待包装。 3. 操作用物归位，清洁台面。
整体评价	熟练程度，语言表达能力，心理素质，应急能力等。

【注意事项】

1. 手工清洗时水温宜为 15～30℃。

2. 去除干涸的污渍应先用医用清洗剂浸泡，再刷洗或擦洗。有锈迹，应除锈。

3. 刷洗操作应在水面下进行，防止产生气溶胶。

4. 器械可拆卸的部分应拆开后清洗。

5. 管腔器械宜先用合适的清洗刷清洗内腔，再用压力水枪冲洗。

6. 不应使用研磨型清洗材料和用具用于处理器械，应选用与器械材质相匹配的刷洗用具和用品。

【制度与依据】

1. 医院消毒供应中心 WS310.2-2016 附录 B：器械、器具和物品的清洗操作方法 [S]. 北京：中华人民共和国国家卫生和计划生育委员会，2016.

2. 张青，钱黎明，李保华. 消毒供应中心管理与技术指南 [M]. 北京：人民卫生出版社，2022.

（刘　丽）

第二节　全自动清洗机操作技术

【名词定义】

1. 清洗消毒器　用于清洗消毒诊疗器械、器具和物品的设备。

2. 清洗　去除医疗器械、器具和物品上污物的全过程，流程包括冲洗、洗涤、漂洗和终末漂洗。

3. 冲洗　使用流动水去除器械、器具和物品表面污物的过程。

4. 漂洗　用流动水冲洗洗涤后器械、器具和物品上残留物的过程。

【适用范围】

适用于耐湿、耐热的诊疗器械、器具和物品的清洗消毒。

【目的】

合理使用清洗架，正确摆放器械，使清洗后的器械清洁，无污渍、血渍及锈迹。

【操作流程】

全自动清洗机清洗技术操作流程见表3-2-2。

表 3-2-2　全自动清洗机清洗技术操作步骤与内容

操作步骤	内容
基本要求	1. 衣帽整洁，符合要求。 2. 防护用品：一次性圆帽、口罩、防护服、护目镜或防护面罩、手套、专用防护鞋、鞋套。 3. 评估操作环境：环境整洁，清洗机内部清洁。
准备	用物：打印纸、酶液、润滑剂、清洗架、清洗车。
操作步骤	1. 做好水源、气源的检查，旋转主控开关，给系统送电。 2. 打开清洗消毒器电源开关，打开前门。检查门上的密封圈，要求密封牢固、无损坏。 3. 检查清洗消毒器内喷射臂是否能自由旋转，检查喷射臂上的小孔有无堵塞。 4. 检查清洗架上喷射臂是否能够灵活转动，检查喷射臂上的小孔有无堵塞，清洗架进出轨道有无障碍。 5. 检查设备的清洁情况，包括设备的舱内壁、排水网筛、排水槽，有异物及时取出。 6. 清洗物品的装载：根据器械类型使用专用清洗架和配件；精密器械和锐利器械的装载应使用固定保护装置；器械轴节应充分打开，可拆卸的部分应拆卸后清洗；器械应开口朝下或倾斜摆放。 7. 装载结束检查清洗架上各种物品摆放是否合理，检查旋臂是否正常旋转，不应受到器械、器具和物品的阻碍。 8. 将清洗架推入清洗舱内，对准喷淋口。 9. 关闭前门，扫描个人工号，扫描相应清洗架，选择程序运行，根据所洗器械选择合适的清洗程序开始清洗。 10. 设备运行过程中操作人员不能远离，观察设备运行情况。清洗旋转臂，使其正常旋转，排水通畅。出现报警及时处理。 11. 程序运行结束。确认结束运行程序，对设备物理参数进行确认并签字。
整体评价	熟练程度，语言表达能力，心理素质，应急能力等。

【注意事项】

1.冲洗、洗涤、漂洗时应使用软水。冲洗阶段水温宜＜45℃。

2.终末漂洗、消毒用水电导率应≤15μS/cm（25℃）。

3.终末漂洗程序中宜对需要润滑的器械使用医用润滑剂。

4.应根据清洗需要选择适宜的医用清洗剂，定期检查清洗剂用量是否准确。

5.每日清洗结束时，应检查舱内是否有杂物，并做好清洁处理。应定期做好清洗消毒器的保养。

【制度与依据】

1.医院消毒供应中心 WS310.2-2016 附录 B: 器械、器具和物品的清洗操作方法 [S]. 北京：中华人民共和国国家卫生和计划生育委员会，2016.

2.张青，钱黎明，李保华 . 消毒供应中心管理与技术指南 [M]. 人民卫生出版社，2022.

（刘　丽）

第三节　穿刺类器械清洗技术

【名词定义】

1.管腔器械　含有管腔，其直径≥2mm，且其腔体中的任何一点距其与外界相通的开口处的距离小于其内直径的 1500 倍的器械。

2.超声波清洗器　利用超声波在水中振荡产生"空化效应"进行清洗的设备。

【适用范围】

各类管腔、腰穿针、髂穿针、胸穿针及手术各种冲洗针头等。

【目的】

使穿刺针及管腔器械清洗后清洁无血渍、污渍。

【操作流程】

穿刺类器械清洗技术操作流程见表 3-2-3。

表 3-2-3　穿刺类器械清洗技术操作步骤与内容

操作步骤	内容
基本要求	1.环境符合操作要求。
	2.洗眼装置性能良好。
	3.取下腕表，修剪指甲。
	4.洗手，防护用品符合要求：一次性圆帽、口罩、隔离衣或防护服、手套、专用鞋、护目镜、防护面罩。
准备	1.清洗池：常水、纯水、酶清洗剂、除垢剂、润滑剂、酸性氧化电位水等。
	2.清洗工具：各种规格的软毛刷、高压水枪、高压气枪、棉签。
操作步骤	1.做好个人防护，打开水龙头，向清洗池放入 50L 水，按照 1：300 比例配置酶液。
	2.先将针芯与针套分开，在流动水下内外冲洗；用 1：300 多酶清洗液浸泡 5～10 分钟。超声机内超声 3～5 分钟；用匹配毛刷刷洗内腔，棉签擦洗针栓，除去残留血块及药液；再用高压水枪冲洗。消毒：流动酸性氧化电位水下进行冲洗、消毒，时间≥2 分钟。再次用高压水枪冲洗，用纯净水冲洗，时间≥30 秒；放入润滑剂内 30 秒以上；放入干燥柜内烘干。
	3.垃圾分类放置，护目镜用 75% 乙醇消毒后，悬挂待干。
	4.各规格毛刷归类放置，高压水枪、高压气枪归位，操作台面整洁。
整体评价	熟练程度，语言表达能力，心理素质，应急能力等。

【注意事项】

1. 检查穿刺针尖有无倒钩，与针芯斜面是否一致。

2. 拆卸后，用流动水冲洗，再放在酶液里浸泡 3 ～ 5 分钟。

3. 刷洗操作应在水面下进行，防止产生气溶胶。

4. 器械可拆卸的部分应拆开清洗。

【制度与依据】

1. 医院消毒供应中心 WS310.2-2016.附录 B: 器械、器具和物品的清洗操作方法 [S].北京：中华人民共和国国家卫生和计划生育委员会，2016.

2. 张青，钱黎明，李保华.消毒供应中心管理与技术指南 [M].北京：人民卫生出版社，2022.

（吕菲菲）

第四节　酸性氧化电位水生成器技术

【名词定义】

酸性氧化电位水　经过软化处理的自来水中加入低浓度的氯化钠（溶液浓度小于 0.1%），在有离子隔膜式电解槽中电解后，从阳极一侧生成的具有高氧化还原电位、低浓度有效氯的酸性水溶液。

【适用范围】

可用于手工清洗后不锈钢和其他非金属材质器械、器具和物品灭菌前的消毒。

【指标要求】

1. 有效氯含量为 50 ～ 70mg/L。

2. pH 范围 2.0 ～ 3.0。

3. 氧化还原电位（ORP）≥ 1100mV。

4. 残留氯离子浓度 < 1000mg/L。

【使用方法】

手工清洗后的待消毒物品，使用酸性氧化电位水流动冲洗或浸泡消毒 2 分钟，净水冲洗 30 秒，再按器械处理流程进行处理。

【操作流程】

酸性氧化电位水生成器技术操作流程见表 3-2-4。

表 3-2-4　酸性氧化电位水生成器技术操作步骤与内容

操作步骤	内容
准备	环境符合操作要求。
	仪表：符合要求（一次性圆帽、工作服、口罩、手套、专用鞋、防护面罩）。
	用物：酸性氧化电位水生成器、pH 试纸、有效氯含量测试纸、电源、水源、NaCl。
制水	1. 做好职业安全防护。 2. 打开进水阀门后，再接通设备电源。 3. 按触摸屏上的"自动"键，设备进入自动运行界面。 4. 再按"启动"键，设备进入自动运行状态。 5. 用测试纸分别测试酸性氧化电位水的 pH 值和有效氯含量，检测数值应符合指标要求，运行过程随时查看设备运行状态，及时登记测试结果。 6. 关机时，先按"复位"按键，再按"确定"后设备停机。 7. 口述：下班前关闭设备进水阀和电源。
整体评价	熟练程度，语言表达能力，心理素质，应急能力等。

【注意事项】

1. 应彻底清除器械、器具和物品上的有机物，再进行消毒处理。

2. 酸性氧化电位水对光敏感，有效氯浓度随时间延长而下降，宜现制备现用。

3. 储存于避光、密闭、硬质聚氯乙烯材质制成的容器，室温下贮存不超过3天。

4. 每次使用前应检测 pH 值和有效氯浓度。

5. 对铜、铝等非不锈钢的金属器械、器具和物品有一定的腐蚀作用，应慎用。

6. 不得将酸性氧化电位水和其他药剂混合使用。

7. 皮肤过敏人员操作时应戴手套。

8. 酸性氧化电位水长时间排放可能造成排水管路的腐蚀，因此，应在每次排放后再排放少量碱性还原电位水或自来水。

【制度与依据】

1. 医院消毒供应中心 WS310.2-2016 附录 C: 酸性氧化电位水应用指标与方法 [S]. 北京：中华人民共和国国家卫生和计划生育委员会, 2016.

2. 张青, 钱黎明, 李保华. 消毒供应中心管理与技术指南 [M]. 北京：人民卫生出版社, 2022.

（吕菲菲）

第五节　干燥柜操作技术

【适用范围】

适用于耐热材质的各类手术器械、导管、玻璃制品、精密仪器、湿化瓶、不锈钢碗、盘等物品的干燥。

【目的】

除去器械、器具和物品上及其管腔内的水分。

【操作流程】

干燥柜操作流程见表3-2-5。

表 3-2-5　干燥柜操作步骤与内容

操作步骤	内容
基本要求	1. 衣帽整洁，符合要求。 2. 防护用品：一次性圆帽、口罩、防护服、护目镜或防护面罩、手套、专用防护鞋、鞋套。 3. 评估操作环境：环境整洁，干燥柜内部清洁。
准备	用物：防烫手套、转运车、篮筐，干燥柜内层架齐全。
干燥	1. 旋转主控开关，给系统送电。
	2. 打开干燥柜电源开关，打开前门，检查门上的密封圈是否密封牢固、无损坏。
	3. 检查出风口有无堵塞，功能是否完好。
	4. 检查每层层架是否齐全，有无变形。
	5. 物品放入干燥柜后遵循从上往下的摆放原则，不能摞放，摆放整齐，以免开门掉落，造成器械损害。
	6. 物品放入干燥柜后根据物品类型选择合适的程序进行干燥，金属类干燥温度70～90℃，塑胶类干燥温度65～75℃。
随时观察	设备运行过程中操作人员随时观察设备运行情况，是否出现器械物品因高温受到损害。
操作结束后处理	程序运行结束，程序进行复位，关闭电源。
整体评价	熟练程度，语言沟通表达能力，心理素质，应急能力等。

【注意事项】

1.在使用医用高温干燥柜及真空干燥柜时，应加强职业防护，佩戴隔热手套，防止烫伤。

2.根据器械的材质选择适宜的干燥温度，金属类器械干燥温度70～90℃，塑胶类干燥温度65～75℃。

3.器械物品放入干燥柜后不能摞放，应摆放整齐。

4.物品从上往下摆放。

【制度与依据】

1.医院消毒供应中心 WS310.2-2016[S].北京：中华人民共和国国家卫生和计划生育委员会,2016.

2.张青，钱黎明，李保华.消毒供应中心管理与技术指南[M].北京：人民卫生出版社,2022.

（李昕幸）

第六节　检查包装操作技术

【名词定义】

1.闭合完好性　闭合条件能确保该闭合至少与包装上的其他部分具有相同的阻碍微生物进入的程度。

2.包装完好性　包装未受到物理损坏的状态。

【适用范围】

适用于各类器械、器械筐、硬质容器盒的包装。

【目的】

1.检查清洗后的器械，要求清洁，无污渍、锈迹、血渍，功能完好。

2.包装后的器械包装完整，标识清晰。

【操作流程】

检查包装操作流程见表3-2-6。

表 3-2-6　检查包装操作步骤与内容

操作步骤		内容
基本要求		1.衣帽（圆帽）整洁，符合要求。
		2.仪表大方，举止端庄。
		3.六步洗手法洗手或手消，环境清洁，光照好，靠近放大镜位置。
准备		条形码外标签、包内标签、清洗消毒后的手术器械、药杯、保护套、吸水纸、化学指示卡、化学指示胶带、无纺布（规格与器械包相匹配）、放大镜。
操作步骤	包装前的质量检查	检查器械的清洁度：普通器械用目测法检查；精密器械用目测法＋放大镜检查。
		检查齿槽类器械：轴节和齿部光洁、剪刀轴节刃面光洁，无肉眼可见血迹、污渍、锈迹和水垢残留。
		检查穿刺针：针栓部干净，无血渍、污渍、锈迹和裂痕，针尖锋利无钩，针栓与针芯配套。
		管腔类器械：外表和管腔内清洁，无肉眼可见血迹、污渍、锈迹和水垢残留。
		窥器类器械：轴节和表面光洁，无肉眼可见血迹、污渍、锈迹和水垢残留。
		软性管道：内外壁清洁，无污物残留，胶管无漏气、漏水、老化现象。
		包装容器类：表面光洁，无肉眼可见油迹、污渍、锈迹和水垢残留。
		盆、碗、弯盘等平面器皿：表面和卷边内光洁，无肉眼可见血迹、污渍、锈迹和水垢残留。
		包装材料质量的检查：无纺布无破损、污渍；纸塑包装根据包装物品的大小选择包装袋，精密尖锐器械前端应用合适胶套保护，封口严密。
		检查包内化学指示卡和化学指示胶带的有效期。

续表

操作步骤		内容
操作步骤	组装	选择合适篮筐，内置吸水纸，精密器械内置保护垫。
		对照包内标签清点器械，并进行组装。
		包内器械按使用先后顺序摆放。
		关节位及咬齿部位打开，尖锐器械加保护套。
		化学指示卡不与金属器械直接接触。
	核对	器械的数目、规格、功能及结构等质量合格，包内物品摆放正确，包内化学指示物放置正确。
		包装材料与灭菌方式相符。
	专人核对	另一工作人员核对，全部合格后，签名确认。
	包装	器械包采用闭合式包装，2层包装材料分2次包装，包装规格、松紧度符合要求。
		包外用化学指示胶带封包，胶带长度应与灭菌体积、重量相适宜，松紧适度。封包严密，保持闭合完好性。
		器械包标识齐全，注明名称、器械清单、失效期、包装者、核对者、灭菌者代码或姓名。
		包装后核对：核对物品名称、科室名称、灭菌日期、失效期、责任者。
		待灭菌包置于器械装载架上。
整理用物		整理工作环境及杂物，工作台面用75%乙醇擦拭，未用的物品根据要求分类储放。
整体评价		熟练程度，语言表达能力，心理素质，应急能力等。

【注意事项】

1. 检查器械的清洗质量、完好性、灵活性及功能是否完好。

2. 手术器械若采用闭合式包装方法，应由2层包装材料分2次包装。

3. 包外应设有灭菌化学指示物，高度危险性物品灭菌包内还应放置化学指示物。如果透过包装材料可直接观察包内灭菌化学指示物的颜色变化，则不必放置包外灭菌化学指示物。

4. 闭合式包装应使用专用胶带，胶带长度应与灭菌包体积、重量相适宜，松紧适度。封包应严密，保持闭合完好性。

5. 灭菌物品包装的标识应注明物品名称、包装者、灭菌日期、失效日期等信息。

【制度与依据】

1. 医院消毒供应中心 WS310.2-2016[S]. 北京：中华人民共和国国家卫生和计划生育委员会, 2016.

2. 张青, 钱黎明, 李保华. 消毒供应中心管理与技术指南 [M]. 北京：人民卫生出版社, 2022.

（李昕幸）

第七节　过氧化氢低温等离子体灭菌技术

【名词定义】

过氧化氢等离子体灭菌技术　一种以过氧化氢为介质对医用器械和耗材进行低温灭菌的灭菌技术。

【适用范围】

适用于不耐湿、不耐热的医疗器械和物品的灭菌，如电子仪器、光学仪器等诊疗器械的灭菌。

【使用禁忌证】

不完全干燥的物品、液体或粉剂、布类、纸类、一头闭塞的管腔物品、一次性物品、不能承受真空的器械、标示为仅使用压力蒸汽灭菌的器械，以及内部部件难以清洁的器械等，均不得使用过氧化氢等离子体低温灭菌器进行灭菌。

【目的】

杀灭医疗器械中存在的所有微生物，包括芽孢。

【操作流程】

过氧化氢低温等离子体灭菌技术操作流程见表3-2-7。

表3-2-7 过氧化氢低温等离子体灭菌技术操作步骤与内容

操作步骤	内容
基本要求	1. 衣帽整洁，符合要求。 2. 仪表大方，举止端庄。 3. 语言亲切，态度和蔼。
准备	评估环境符合操作要求。
	仪表：符合要求（圆帽、工作服、手套、专用鞋）。
	操作用物：过氧化氢低温等离子体灭菌器、过氧化氢气体等离子体、生物监测菌管、过氧化氢气体等离子体低温灭菌卡匣、手套、护目镜、过氧化氢气体等离子体生物阅读器、信息追溯系统、扫描枪、过氧化氢气体等离子体低温灭菌，运行监测记录本。
操作流程	启动和预热：打开灭菌系统控制面板左侧的电源开关。
	卡匣装载：查看卡匣状态或按设备提示正确装入新卡匣，使设备处于待机状态。
	设备性能评估：确定卡匣装载符合要求，开门查看密封圈是否完好，舱内无异物，打印机是否处于备用状态。
	分拣物品：待灭菌物品有包外化学指示物，包装应符合等离子灭菌要求；含有布、纸、木、油剂、水分以及有细小管腔、带有盲端的器械等不适用于等离子灭菌，或不符合灭菌要求的器械包，装载时应拣出，送回打包区，重新核对灭菌方式。
	装载：待灭菌包，平放或侧放，面朝同侧放在器械架上，勿堆叠，保证各物品间有缝隙更利于过氧化氢的扩散，勿超出器械架范围，勿碰触舱门、舱底部及等离子电极网，勿遮挡过氧化氢监测灯。器械盒平置于灭菌架上，勿用物品或手压升降门。最大装载量＜80%。每天第一锅，在下层器械搁架的后方角落里放置塑封好的生物监测菌管。
	追溯：洗手或脱手套后，将装载物品追溯到消毒供应中心（CSSD）信息追溯系统。
	程序运行：正确关闭舱门，根据装载量、装载物品性状选择适当的灭菌循环，运行程序。
	观察：设备运行过程中密切观察，遇异常情况时及时进行处理。
	卸载与监测记录：着装、防护符合卸载要求；必须在程序运行完成后卸载，双人核对包外指示物的变色及物理监测、化学监测符合要求后将物品转入无菌物品存放区，并将各种监测记录备案。
整体评价	熟练程度，语言表达能力，心理素质，应急能力等。

【注意事项】

1. 灭菌物品必须彻底清洗、干燥，有机物残留和潮湿会减弱灭菌效果，甚至会导致灭菌失败。

2. 正确选择和使用包装材料、容器包装。灭菌物品和材料不应含植物纤维材质，如纸、海绵、棉布、木质纤维，器械盒中不应使用泡沫材料。灭菌物品的包装材料应符合 YYIT0698.2 的非织造布和 YYIT0698.5 复合型组合袋的要求。

3. 不应含有植入物和一次性使用的物品。

4. 不能过量装载，不应叠放，不应接触灭菌腔内壁。否则会导致灭菌效果不佳。

【制度与依据】

1. 医院消毒供应中心 WS310.2-2016 [S]. 北京：中华人民共和国国家卫生和计划生育委员会，2016.

2. 张青，钱黎明，李保华 . 消毒供应中心管理与技术指南 [M]. 北京 : 人民卫生出版社，2022.

（王存苓）

第八节　过氧化氢低温等离子体灭菌器生物监测技术

【名词定义】

生物指示物　含有微生物，对特定灭菌过程提供特定的抗力的测试系统。

【适应范围】

1. 适用于过氧化氢低温等离子体的灭菌。

2. 适用于过氧化氢低温等离子体灭菌监测不合格的灭菌物品。

【目的】

1. 对灭菌过程及灭菌效果进行监测，确保灭菌质量合格。

2. 避免灭菌不合格的物品被发放和使用。

【操作流程】

过氧化氢低温等离子体灭菌器生物监测技术操作流程见表 3-2-8。

表 3-2-8　过氧化氢低温等离子体灭菌器生物监测技术操作步骤与内容

操作步骤	内容
准备	环境符合操作要求。
	取下腕表，修剪指甲。
	用物：过氧化氢低温等离子灭菌器、灭菌篮筐、过氧化氢低温等离子标准生物监测包、过氧化氢低温等离子生物阅读器、防护镜、手套、对照生物指示剂（检查批号与试验管相同）等。
生物监测	1. 操作前进行设备的安全检查。
	2. 将生物指示剂置入 75mm×200mm 或 100mm×260mm 的特卫强灭菌袋内。
	3. 将内附生物指示剂的灭菌袋封口后，置于灭菌室内底部最难灭菌的部位，远离过氧化氢注入口，特卫强（杜邦公司医疗包装产品）面朝上。
	4. 做好个人防护，灭菌循环结束后从灭菌器内取出带有生物指示剂的灭菌袋。
	5. 在拆除外包装前，将测试剂顶盖完全下压。
	6. 从袋中取出测试剂，检查菌管上面灭菌指示物是否达到灭菌合格要求。
	7. 在指示剂标签上注明日期、时间及锅号。
	8. 保持生物指示剂垂直，置于试管夹内用力挤压直至其内的培养瓶压碎。
	9. 将灭菌处理后的指示剂放入 56±2℃的培养箱内。
	10. 用一支未处理的生物指示剂作对照（同 4、6、7、8 步骤）。
	11. 24 小时后读取结果，阳性对照组培养阳性，阴性对照组培养阴性，试验组培养阴性，判定为灭菌合格。
	12. 双人复核监测结果，并将结果记录存档、签名。

【注意事项】

1. 每次使用时应进行一次灭菌循环的生物监测。

2. 使用后的生物指示物应遵循厂家说明书处理。

【制度与依据】

1. 医院消毒供应中心 WS310.3-2016 附录 D: 过氧化氢等离子灭菌的生物监测方法 [S]. 北京 : 中华人

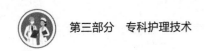

民共和国国家卫生和计划生育委员会, 2016.

2. 张青, 钱黎明, 李保华 . 消毒供应中心管理与技术指南 [M]. 北京 : 人民卫生出版社, 2022.

（王存苓）

第九节　脉动真空灭菌器技术

【名词定义】

1. 灭菌　指杀灭或消除医疗器械、器具和物品上所有的微生物。

2. B-D 测试　是指对能灭菌多孔负载的灭菌器是否能成功去除空气的测试。

【适用范围】

适用于耐湿、耐热的诊疗器械、器具和物品的灭菌, 不适用于油类、粉剂等物品的灭菌。

【目的】

杀灭医疗器械、器具和物品上一切微生物, 包括细菌芽孢, 达到无菌保证水平。

【操作流程】

脉动真空灭菌器技术操作流程见表 3-2-9。

表 3-2-9　脉动真空灭菌器技术操作步骤与内容

操作步骤	内容
准备	环境符合操作要求。
	仪表：符合要求（圆帽、工作服、防烫伤手套、专用鞋）。
	操作用物：压力蒸汽灭菌器、化学批量监测包、B-D 测试包、防烫伤手套、水源、电源、蒸汽源、压缩空气, 信息追溯系统、扫描枪、灭菌运行监测记录本、灭菌层架、装载车等。
灭菌	电话通知锅炉房送蒸汽；打开空气压缩机；打开排水阀, 排空蒸汽管道冷凝水后关闭；检查压力表确认在 "0" 位, 柜门橡胶圈平整无损坏, 打印纸充足。
	设备启动与预热：当气泵压力达到 0.6 ～ 0.8MPa, 且冷凝水已排空, 打开灭菌器电源, 开始预热。
	B-D 测试：预热 15 ～ 20 分钟, 夹层压力达到 0.2MPa, 正确放置 B-D 测试包, 选择运行 B-D 程序, 运行中密切观察运行趋势图。B-D 测试通过, 灭菌器方能使用。
	物品装载：将符合要求的待灭菌物品（有高温高压灭菌包外指示物, 体积、重量符合灭菌要求）按压力蒸汽灭菌装载要求摆放在灭菌车上, 灭菌车最下层在下排气口正上方的部分应空出, 正确放置 PCD 包或生物检测包（正面朝上）做好记录。
	物品追溯：进入灭菌器前将待灭菌包逐一进行扫描登记。
	程序运行：选择运行合适的灭菌程序, 运行过程中密切观察各监测数据；遇异常时, 按照相关预案进行处理。
	结束程序：待程序运行结束后, 蜂鸣器响, 按 "退出程序" 并 "确定" 退出程序。
	记录：双人核对物理监测、化学监测的结果, 合格后, 将各种监测结果检查、粘贴、记录、签名。
整体评价	熟练程度, 语言沟通表达能力, 心理素质, 应急能力等。

【注意事项】

1. 每日设备运行前操作人员必须进行安全检查。

2. 灭菌前遵循说明书对灭菌器进行预热。

3. 每日灭菌运行前应空载进行 B-D 试验。

4. 灭菌包重量、体积及装载符合要求, 包与包之间应保持一定间距。

5. 灭菌运行中，灭菌员应坚守工作岗位，严格执行操作规程，密切观察灭菌时温度、压力和时间等灭菌参数及设备运行状况。

6. 灭菌结束后，压力表在蒸汽排尽时应在"0"位，进行日常清洁保养并做好记录。

7. 按要求装载、卸载器械、器具和物品。

【制度与依据】

1. 医院消毒供应中心 WS310.2-2016[S]. 北京：中华人民共和国国家卫生和计划生育委员会, 2016.

2. 张青, 钱黎明, 李保华. 消毒供应中心管理与技术指南 [M]. 北京：人民卫生出版社, 2022.

（郑艳华）

第十节　脉动真空灭菌器快速生物监测技术

【名词定义】

大修　超出该设备常规维护保养范围，显著影响该设备性能的维修操作。

【原则】

灭菌器新安装、移位、大修、灭菌失败、包装材料或被灭菌物品改变，应对灭菌效果进行重新评价，包括物理监测法、化学监测法和生物监测法进行监测（重复3次），监测合格后，灭菌器方可使用。

【操作流程】

脉动真空灭菌器快速生物监测技术操作流程见表3-2-10。

表 3-2-10　脉动真空灭菌器快速生物监测技术操作步骤与内容

操作步骤	内容
准备	环境符合操作要求。
	仪表：符合要求（圆帽、口罩、手套、专用鞋、防护面罩或护目镜）。
	用物：压力蒸汽灭菌器、一次性生物监测包、自动阅读器、防护镜、手套、监测记录本：阳性生物对照管（检查批号与试验管相同）、笔。
个人防护	做好个人防护，六部洗手法洗手或手消毒。
生物监测	1. 灭菌结束后将生物 PCD 从灭菌器中取出后冷却 10 分钟，再打开。 2. 将自动阅读器电源打开，预热 30 分钟。 3. 戴好防护眼镜后，按下关闭生物指示剂帽端，检查培养管标签是否规范变色，在培养管标签上标注灭菌锅号、锅次。 4. 在培养阅读器中央的压碎孔挤破含培养基的玻璃安瓿。 5. 捏住生物指示剂帽端，在桌面上轻敲小瓶底部，使培养基湿润在小瓶底部的芽胞菌片，同法来处理阳性对照培养管。 6. 将生物指示剂和阳性对照管放进培养孔同时黄灯亮，表示正在工作。 7. 关闭自动阅读器孔盖，等待绿色或红色指示灯亮显示结果。
检测灭菌效果	灭菌合格：5分钟后警报鸣叫同时红灯亮，对照管颜色由紫色变为黄色（5分钟后逐步变色）。 实验管：1小时后警报鸣叫同时绿灯亮，培养管颜色紫色不变，表示结果是阴性。
整体评价	熟练程度，语言表达能力，心理素质，应急能力等。

【注意事项】

1. 物理监测

（1）日常监测：每次灭菌应连续监测并记录灭菌时的温度、压力和时间等灭菌参数。

（2）定期监测：应每年用温度压力检测仪监测温度、压力和时间等参数，检测仪探头放置于最难灭菌的位置。

2. 化学监测法　应进行包外、包内化学指示物监测，每个灭菌物品包外应使用包外化学指示物，作为灭菌过程的标志。包内最难灭菌位置应放置包内化学指示物，通过观察其颜色来判定其是否达到灭菌合格。

3. 生物监测　至少每周监测一次。植入物灭菌时应每批次进行一次监测。

【结果判定】

阳性对照组培养阳性，阴性对照组培养阴性，试验组培养阴性，判定灭菌合格。阳性对照组培养阳性，阴性对照组培养阴性，试验组培养阳性，判定灭菌失败。

【制度与依据】

1. 医院消毒供应中心 WS310.3–2016 附录 A: 压力蒸汽灭菌的生物监测方法 [S]. 北京 : 中华人民共和国国家卫生和计划生育委员会 , 2016.

2. 张青 , 钱黎明 , 李保华 . 消毒供应中心管理与技术指南 [M]. 北京 : 人民卫生出版社 , 2022.

（郑艳华）

第三章　麻醉科护理技术

麻醉机操作技术

【名词定义】

麻醉机　实施全身麻醉、供氧及进行辅助或控制呼吸的医疗设备。要求其供氧及吸入麻醉药浓度精准、恒定和易于控制。

【麻醉机构造】

任何一台麻醉机都由气源或供气系统、挥发罐、呼吸机、回路系统四部分组成。

1.气源或供气系统　是为麻醉机提供气体的装置,通过稳压装置进入麻醉机,可为患者提供吸入气体,也可给气动呼吸机提供驱动气体。

2.挥发罐　是一种能有效挥发麻醉药液并能精确地将麻醉药按一定浓度输入麻醉呼吸回路系统的装置,可防止温度、流量、压力变化等因素对药物挥发的影响。

3.呼吸机　是替代人工呼吸的核心装置,可按照设定的参数,如潮气量、呼吸频率、吸呼比等给患者提供呼吸。工作方式有电动电控和气动电控。一般麻醉机使用气动电控方式,即通过电路系统控制电动阀门,使带有压力的气源按要求驱动呼吸。

4.呼吸回路　是与患者相连接的联合气路装置,为患者输送麻醉混合气体,输回患者呼出气体,从而实现正常的氧气与二氧化碳气体的交换。主要由呼吸管道、吸呼活瓣、CO_2吸收罐、储气囊、机控－手控阀、排气阀、限压阀等组成。

【工作原理】

1.麻醉机使用者可手动挤压储气囊（手控）或在控制面板上根据具体需要设置相关的呼吸参数［潮气量、呼吸频率、P_{max}（峰值气道压力）、吸呼比、呼气末正压通气（PEEP）］,麻醉机将根据操作者设定的参数控制设备的运行（机控）。

2.麻醉机最普遍的呼吸回路是一个相对的密闭循环系统。由活瓣与管道控制气体的循环方向,使用钠石灰（氧化钙、氢氧化钠等物质的混合物）等物质吸收呼出的CO_2和水分,并供给患者新鲜气体。操作者通过机控－手控切换阀进行挤压呼吸气囊控制或通过呼吸机进行自动控制。

3.在此过程中,新鲜气体从二氧化碳吸收罐和吸气单向活瓣进入呼吸回路,与闭密循环气体混合,经过吸气单向活瓣,从螺纹管吸入。呼出的气体通过呼气单向活瓣进入储气囊或风箱,通过挤压呼吸气囊或呼吸机对风箱产生正压,使呼出气体通过CO_2吸收装置内添加的钠石灰等物质产生化学作用去除CO_2。此时,流入呼吸回路的新鲜气体比患者和CO_2吸收剂消耗的气体更多,多出的气体经压力作用由高压保护阀排出。使用人员通过CO_2吸收物质颜色的变化判断吸收剂是否用完。

【操作流程】

麻醉机操作技术操作流程见表3-3-1。

表 3-3-1 麻醉机操作技术操作步骤与内容

操作步骤	内容
使用前检查	电源、电压匹配，插头、插座、导线完好无损。
	气源标志明确，清楚区分氧气、笑气、空气等气体，检查中央供气系统压力，压力表读数应在 50psi 左右。
	麻醉机管路连接正确无误；呼吸气囊大小合适、无破损；限压阀灵活，配备适当大小的紧闭面罩。
	二氧化碳吸收罐安置稳妥，钠石灰有效。吸入麻药挥发罐处于关闭位置，并且麻醉药足够。
开机	接通电源和气源。
	打开麻醉机总开关，调节所有气体流量计，检查流量计漂浮物是否平滑和灵活。
	应按设置要求逐步自检，自检完后显示"Standby"方能使用。
	手动检查麻醉机是否漏气，发现漏气立即找出原因，及时排除。
	安置模拟肺进行机械通气，根据患者情况，正确设置呼吸参数。
	检查吸入道和呼出道活瓣是否灵活，气道压力是否在正常范围。
人机连接	气管插管后连接麻醉机，调节氧流量，一般设 0.5 ～ 2.0L/min。
	连接气体监测仪，打开麻药挥发罐，依据患者情况调整麻醉药浓度。
	根据呼出气二氧化碳浓度（或分压）调整通气量；按不同手术要求调整潮气量、呼吸频率和吸呼比，必要时加 PEEP，保证血氧饱和度和二氧化碳分压在正常水平。
	手术中随时注意气道压力的变化，如发生异常及时找出原因并予调整。
脱机	手术结束，关闭麻醉药，开大氧流量，让麻醉药尽快排出。
	呼吸模式：由控制呼吸—辅助呼吸—自主呼吸，逐渐过渡。
	自主呼吸情况下，通气量、SpO_2、二氧化碳浓度（或分压）皆在正常范围。
	患者基本清醒，听觉恢复，能睁眼、张口、举手和（或）咳嗽，吞咽反应明显。
	试脱机，吸空气情况下观察 3 ～ 5 分钟，若无缺氧、无二氧化碳潴留、SpO_2 在 95% 以上，即可依据气管拔管指征拔除气管导管。
	拔除气管导管后，再观察 3 ～ 5 分钟，无异常情况方可关机。
关机	关闭氧流量表。
	关闭麻醉机总开关。
清洁与消毒	麻醉机使用后，应将呼吸回路软管和呼吸气囊取下放入医疗垃圾袋内，并按医疗废物处置。对麻醉机台面进行擦拭消毒。对于感染性疾病的患者，建议采用复合醇消毒机对内部呼吸回路进行消毒，每例消毒一次；非感染性疾病患者，建议采用复合醇消毒机每 7 天消毒一次。
麻醉机临床保养常规	每次使用之后对呼出阀进行干燥处理，使其保持干燥。清洁机器表面，确保干燥后才开机。
	每月至少对机器进行一次持续 24 小时的充电。

【注意事项】

1. 使用时将机器所有参数值依患者状况重新设定后才可与患者连接。

2. 最好能使用呼吸末二氧化碳监视系统及非侵入式血氧器监视血氧饱和度。

3. 在确定患者面罩固定密封之前，切勿给予麻醉药。

4. 在移开面罩或拔管之前，尽量足够长时间给予 100% 氧气，以便将麻醉气体从低压系统排除。

5. 手术麻醉过程中注意呼吸回路与患者是否分离，气体流量控制设定钮是否被意外拨动，患者肺部顺应性变化及低压系统是否有气体泄漏等，避免氧气供应不足。

6. 使用完成后关上流量计，移开患者气路。

7. 当设备工作时出现异常声音、火光、烟雾等情况时，应立即切断电源，使设备停止工作。

8. 如发生故障，请立即改用手动通气模式以保护患者的安全。

9. 妥善处理患者后，临床科室使用人员使用"故障停用"标识牌进行标识，并及时向医疗设备科报修，然后将该设备移至科室特定区域放置。

【制度与依据】

1. 邓小明，姚尚龙，于布为，等. 现代麻醉学 [M]. 5 版. 北京：人民卫生出版社，2020.

2. 陈晓斌. 浅谈麻醉机的安全使用 [J]. 医疗装备，2013, (03): 88–89.

3. 王志鹏. 探析麻醉机的安全使用措施 [J]. 中国医疗器械信息，2017, (09): 103–104.

4. （美）皮诺（Pino，R.M.）. 麻省总医院临床麻醉手册 [M]. 9 版. 王俊科译. 北京：科学出版社，2018.

5. 中国心胸血管麻醉学会围术期感染控制分会"麻醉机内呼吸回路消毒及灭菌"工作组. 麻醉机内呼吸回路消毒及灭菌的指导建议 [J]. 中华麻醉学杂志，2018, 38(12): 1417–1420.

（袁常秀）

第四章　烧伤科护理技术

第一节　翻身床使用技术

【名词定义】

翻身床　由上下两个床片铺板和支架、床体组成，主要应用于大面积烧伤的患者翻身、换药和手术的一种护理工具。

【适应证】

1.适用于大面积中、重度烧伤。

2.特殊部位烧伤，如臀部、后躯干及受压部位烧伤。

3.全身多发性压力性损伤。

4.烧伤合并肺部疾病需要进行体位引流且病情相对平稳。

5.需要手术的特殊部位烧伤。

【目的】

使用翻身床可避免创面长期受压，防止加重感染；可预防压力性损伤；便于手术和换药；患者俯卧位时，便于肺部护理。

【操作流程】

翻身床使用技术操作流程见表3-4-1。

表3-4-1　翻身床使用技术操作步骤与内容

操作步骤	内容
准备	洗手、戴口罩。
	衣帽整洁，符合要求，仪表大方，举止端庄，语言亲切，态度和蔼。
	用物：翻身床1张，翻身床板2个，脚撑4个，托手板4个，翻身床绑带1个，扳手1个，螺母8个，无菌纱布垫8个。根据患者病情，备吸痰装置、吸氧装置、心电监护仪、气管切开包等抢救设备。
	评估患者状态：是否适宜使用翻身床，如严重头面部烧伤、吸入性损伤气管切开早期、大面积烧伤急性体液渗出期、休克、呼吸困难、严重肺源性心脏病等疾病患者禁用翻身床。
评估	评估患者病情、意识状态、合作程度。
	操作环境：环境清洁、温湿度适宜。
核对解释	标准化核对流程，向患者解释使用翻身床的目的。
检查翻身床	检查翻身床性能，检查所有部件，确保其灵活、牢固、安全。翻身前检查各床片是否旋紧，脚撑是否放下，各管道及便器是否放在合适位置。
移至翻身床	将患者抬至翻身床上呈平卧位，四肢并拢，双肩部、前胸、腹部、髋部、下肢均用无菌纱布垫垫好，厚薄适中。

续表

操作步骤	内容
安放体位	床头、床尾各一名护士，将另一片翻身床板（海绵面）置于患者身上，压下床板，旋紧两头螺母，两片翻身床板贴紧患者；将双上肢包裹在绑带内并环形固定在两片床板上；放开 4 个脚撑，拔出两头安全销，按同一方向，两人迅速旋转床板 180°。
	固定两头安全销，撤离绑带，旋开两头螺母，撤出患者身体上面床板，固定 4 个脚撑，固定 4 个托手板在合适位置，四肢分开，使患者呈"大"字状功能体位。（此过程严密观察患者生命体征、意识状态。）
观察	检查各管路固定在位通畅情况。（首次俯卧时间不宜过长，根据患者耐受情况决定俯卧时间。 如面颈部水肿严重者俯卧时间宜短；全身麻醉手术后须在麻醉完全清醒 12 小时后翻身。）
宣教	再次核对，询问患者有无不适；向患者解释并说明注意事项。
整理	整理床单位，协助患者取舒适的卧位姿势，洗手。

【注意事项】

1. 首次翻身前需向患者介绍翻身的程序及可能出现的不适感，解除其顾虑，并说明翻身对烧伤治疗的必要性。

2. 翻身前后均需测量生命体征，密切观察病情变化。危重患者必要时准备急救药品。

3. 每次翻身前均应检查翻身床上杂物是否被移除，床片固定螺母是否安放妥当。

4. 上、下床片合拢时压力应适宜。如果合拢过紧，患者会有不适感，过松翻身时患者容易发生左右移动或肢体滑脱而导致坠床或外伤。

5. 翻身前后应先妥善固定各个管道，应在上、下床片合拢未翻身之前，将液体从床片上方移至对侧，床旋转方向应同液体悬挂方向一致。

6. 首次俯卧位时间不宜过长，以 1～2 小时为宜。头面部烧伤或合并吸入性损伤患者，以半小时为宜，并随时密切观察有无气道堵塞现象，保持气道通畅。俯卧位时，如患者出现呼吸困难、憋气、躁动不安等情况，应立即徒手翻身至平卧位。

7. 有气管切开者翻身时，应注意空出气管切开处，翻身前应检查气道是否通畅，气管套管系带是否牢固。气管切开患者俯卧位前应充分湿化气道，彻底吸痰；俯卧位时应加强叩背，促进排痰。

8. 翻身过程中要保持与患者沟通。

9. 常规翻身一般每日 6～8 次。夜间应给予仰卧位，延长仰卧时间至 6 小时，以保证睡眠。

10. 翻身床片海绵垫如被污染要随时更换。翻身床使用后应彻底终末消毒，套好待用并定期检修、上油，以保证性能良好。

【制度与依据】

1. 杨宗城 . 烧伤治疗学 [M]. 3 版 . 北京：人民卫生出版社，2022.

2. 王淑君，周体 . 烧伤外科新护士临床护理手册 [M]. 北京：科学技术文献出版社，2021.

（王秀春）

第二节　悬浮床使用技术

【名词定义】

医用悬浮床　采用固体流态化技术，使微颗粒处于流态化的运动状态，从而产生很大的悬浮力。既增加了患者接触床面的面积，减少体表受压、有效减轻患者痛苦，又保证了患者正常的微循环。患者所接触的床面不仅具有良好的透气性能，而且流经患者体表的气流分布均匀、温度可调可控，有助于创面的愈合，为患者的治疗和康复提供了良好的环境。

【适应证】

适用于烧烫伤、创伤患者（特别在背部、臀部、双下肢者），皮肤溃疡、疱疹患者，各种手术（心脏外科手术、脑外科术后、骨科术后），重症监护室（ICU）、康复中心及长期卧床患者（截瘫、脑神经损伤）的护理。

【禁忌证】

骨折外伤需固定、颈部牵引、非稳定的脊髓损伤患者，体重超 250kg 或者身高超过 2.10m 的患者切忌使用悬浮床。低血压和休克期患者使用应遵医嘱。

【目的】

悬浮床可使患者保持创面干燥、预防感染，且能控制体位，预防压力性损伤。

【操作流程】

悬浮床使用技术操作流程见表 3-4-2。

表 3-4-2 悬浮床使用技术操作步骤与内容

操作步骤	内容
准备	洗手、戴口罩。
	衣帽整洁，符合要求，仪表大方，举止端庄，语言亲切，态度和蔼。
	用物：悬浮床 1 张，大纱布垫，床单，无菌纱布垫 4 个。根据患者病情，备吸痰装置、吸氧装置、心电监护仪、气管切开包等抢救设备。
	评估患者状态是否适宜使用悬浮床。
评估	评估患者病情、意识状态、合作程度。
	操作环境：环境清洁、温湿度适宜。
核对、解释	标准化核对流程，向患者解释并说明使用悬浮床的目的。
准备悬浮床	检查悬浮床有无潮湿和油污，铺上干净过滤单，用黑色橡皮圈罩紧，防止硅粒球漏出；检查过滤单及橡皮圈有无破损，铺干净床单，上铺大纱布垫，再铺床单。
	开机时接通电源，按电源开关→按控制面板上的悬浮床启动开关→启动悬浮床 24 小时，使床缓慢升温，床温调节至 36～37℃。观察床的悬浮情况，微粒球是否均匀。
创面准备	患者创面分布的位置铺一层无菌棉垫或纱垫。
移至悬浮床	再次核对，向患者解释，甲、乙、丙三人共同将患者抬至悬浮床上，甲负责头、颈、肩，乙负责腰、臀部，丙负责双下肢。（口述：若患者有引流管，需注意夹毕，防止脱管。）
宣教	再次核对，询问患者有无不适；检查各管路固定在位通畅。向患者解释并说明注意事项，观察患者卧悬浮床后的反应。
整理	整理床单位，协助患者卧位舒适，洗手。

【注意事项】

1. 首次卧悬浮床需向患者介绍悬浮床的作用，解除其顾虑，并说明悬浮床对烧伤治疗的必要性。

2. 加强监测，调节补液量，酌情增加 2000～3000ml 入量。

3. 悬浮床上铺设敷料不宜太厚，一层棉垫即可，防止影响散热和悬浮效果，渗出多时勤更换。

4. 卧悬浮床期间应加强叩背，预防坠积性肺炎。

5. 定期检查悬浮床的过滤器，及时清洁或更换，以免影响鼓风机鼓风效果。

6 悬浮床上严禁放置锐利器械，如针头、剪刀等，防止刺破罩单，造成硅粒漏出。如果患者需要创面冲洗，需做好防护，防止液体渗入或流入床体，引起硅粒结块，影响悬浮效果。

7.调整好病室温度、湿度，室温以 24 ～ 26℃为宜，湿度以 45% ～ 55% 为宜。室温太高，影响床体散热；湿度过高，硅粒受潮，影响悬浮效果；床温过高，影响创面愈合。

8.悬浮床用毕悬浮 24 ～ 48 小时，按终末消毒原则处理，筛滤床沙。

【制度与依据】

1.杨宗城 . 烧伤治疗学 [M]. 3 版 . 北京 : 人民卫生出版社 , 2022.

2.王淑君 , 申传安 . 烧伤 冻伤 糖尿病足病护理 500 问 [M]. 北京 : 科学技术文献出版社 , 2018.

3.医用悬浮床使用说明书［浙食药监械 (准) 字 2014 第 2560760 号］.

（王秀春）

第五章　眼科护理技术

第一节　泪道冲洗技术

【名词定义】

泪道冲洗　将液体注入泪道，检查泪道是否通畅、有无分泌物，判断阻塞部位并予以疏通的技术。

【适应证】

慢性泪囊炎，新生儿泪囊炎，眼外伤导致的泪道损伤，内眼手术前常规检查。

【禁忌证】

急性泪囊炎。

【目的】

用于泪道疾病的诊断、治疗及内眼手术前的泪道清洁。

【操作流程】

泪道冲洗技术操作流程见表3-5-1。

表3-5-1　泪道冲洗技术操作步骤与内容

操作步骤	内容
准备	着装符合要求，个人防护规范。
	物品准备：执行单、一次性泪道冲洗专用针头、注射器（5ml或2ml）、受水器、泪小点扩张器、0.9%氯化钠注射液、盐酸丙美卡因滴眼液、消毒棉签。
评估	评估患者病情、意识状态、药物过敏史、合作程度及眼别等。
	评估操作环境：环境清洁、安全，温湿度适宜，光线明亮。
	标准化核对。
	解释泪道冲洗的目的、方法及注意事项，取得合作。
	评估患者眼部泪囊区周围皮肤情况，观察泪囊周围皮肤有无肿胀、红、痒、破溃，按压泪囊区有无脓液流出等情况。
体位	协助患者取坐位或仰卧位。
泪道冲洗	将盐酸丙美卡因眼药水滴在无菌棉签上，使棉签饱和不易滴水为宜，并把棉签放于内眦泪小点处，等待5分钟。
	核对液体，用注射器抽吸0.9%氯化钠注射液，更换一次性泪道冲洗专用针头。
	再次核对患者，嘱患者放松，将受水器放于冲洗侧脸颊下部，可让患者自持。左手持无菌棉签向外下方轻拉下眼睑，暴露下泪小点（泪小点狭小者，先用泪小点扩张器扩大泪小点后再冲洗），右手持注射器将泪道冲洗针头垂直插入下泪小点1.5～2mm，然后转为水平方向向鼻侧进入泪小管内5～6mm（如需上泪小点进针则以棉签向外上方轻拉上眼睑，暴露上泪小点后进针，进针方法相同）。
	告知患者放松，将0.9%氯化钠注射液缓慢注入泪道，同时询问患者有无液体流入鼻腔或咽部，但不要挤眼或摇头，以免误伤眼睛。
	再次核对，冲洗完后用消毒棉签擦净面部的液体，取下受水器。
	询问患者感觉，告知注意事项。
整理记录	整理用物，洗手，记录（泪道是否通畅、有无脓液的排出等情况）。

【注意事项】

1.泪小点狭窄者，宜先用泪点扩张器扩大泪小点，再行冲洗。

2.注意针头插入泪小点时动作要轻柔，不能将针头顶住泪小管侧壁。如进针遇阻力，切不可强行推进，以免形成假道。如果在冲洗时发现患者下眼睑肿胀明显，应怀疑有假道形成，立即停止冲洗并给予抗感染药物，以防发生蜂窝织炎。

3.急性泪囊炎不宜进行泪道冲洗。

4.不要短时间内反复冲洗泪道，以免引起泪道黏膜损伤或粘连，导致或加重泪小管阻塞。

【制度与依据】

1.席淑新，肖惠明.眼耳鼻咽喉科护理学[M].5版.北京：人民卫生出版社，2021.

2.杨培增，范先群.眼科学[M].9版.北京：人民卫生出版社，2018.

3.中华医学会.临床技术操作规范护理分册[M].北京：人民军医出版社，2006.

4.孙婷娟.最新医院眼科专科护理新技术操作规程与护师岗位职责培训技术指导及典型案例分析实用全书[M].北京：人民卫生出版社，2013.

（李　荔）

第二节　结膜囊冲洗技术

【名词定义】

结膜囊冲洗　将0.9%氯化钠注射液或其他药液直接冲洗眼结膜囊的外治法，是眼科术前常规清洁消毒的操作之一，是清除结膜囊内致病菌的重要措施。

【适应证】

1.清除结膜囊内异物、酸碱化学物质及脓性分泌物。

2.手术前清洗结膜囊。

【禁忌证】

眼球穿通伤及深度角膜溃疡。

【目的】

1.眼科手术前常规清洁消毒，防止手术感染。

2.眼部外伤时，清洁创面、除去存留的异物、冲洗及中和化学物质。

3.眼部分泌物过多时，可通过结膜囊冲洗减少分泌物。

4.眼部检查，如结膜及角膜作荧光素染色后，将残余的荧光素洗净。

【操作流程】

结膜囊冲洗技术操作流程见表3-5-2。

表3-5-2　结膜囊冲洗技术操作步骤与内容

操作步骤	内容
准备	着装符合要求，个人防护规范。
	用物：执行单、20ml注射器或输液器、受水器、0.9%氯化钠注射液、消毒棉签、无菌纱布、眼睑拉钩，放置合理有序。

续表

操作步骤	内容
评估	评估患者病情、意识状态、药物过敏史、合作程度及眼别等。
	评估操作环境：环境清洁、安全，温湿度适宜，光线明亮。
	标准化核对。
	解释结膜囊冲洗作用和注意事项，以取得合作。
	评估患者眼部皮肤情况，观察眼部有无眼睑肿胀，结膜有无充血、水肿，角膜是否透明等情况。
体位	协助患者取坐位或仰卧位。
冲洗前准备	结膜囊冲洗前再次核对患者，用注射器抽取液体。
	如患者采取坐位，将受水器放于冲洗眼的同侧颊部，紧贴皮肤，可让患者自持。
结膜囊冲洗	冲洗上眼睑时，嘱患者放松向下看，操作者左手先将上睑外翻（冲洗下眼睑时，嘱患者向上看，向外下轻拉下眼睑），充分暴露结膜囊，右手持抽取好 0.9% 氯化钠注射液的注射器（固定针头，针头距患者眼部 2 ～ 3cm，并倾斜针头 30° ～ 50°），先将水流冲于颊部，然后再移至眼部，再嘱患者将眼球向各个方向转动，使结膜囊各部分充分暴露，彻底清洗。冲洗后用消毒棉签擦净眼睑及面部冲洗液，取下受水器。必要时用 75% 乙醇消毒两遍，覆盖纱布（如术前准备）。
	再次核对。
	询问患者感觉，告知注意事项。
整理记录	整理用物，洗手，记录。

【注意事项】

1. 冲洗液不可直射角膜，针头不能触及眼睑或睫毛，以防污染或碰伤眼部。

2. 酸碱化学伤冲洗结膜囊时间至少 30 分钟以上。

3. 冲洗动作要轻巧。

4. 冲洗液温度宜 28 ～ 37℃。

5. 结膜炎患者如产生假膜，冲洗时需要先做表面麻醉后，用消毒棉签蘸 0.9% 氯化钠注射液擦去假膜再进行冲洗。

6. 如为不合作或眼部刺激症状严重的患者，先做表面麻醉再进行冲洗；如眼部暴露不满意者，可用开睑拉钩拉开上下眼睑再冲洗。

7. 感染性角膜炎结膜囊冲洗时应遵循 WS/T311 的规定。

【制度与依据】

1. 席淑新，肖惠明. 眼耳鼻咽喉科护理学 [M].5 版. 北京：人民卫生出版社, 2021.

2. 杨培增，范先群. 眼科学 [M].9 版. 北京：人民卫生出版社, 2018.

3. 中华医学会. 临床技术操作规范护理分册 [M]. 北京：人民军医出版社, 2006.

4. 孙婷娟. 最新医院眼科专科护理新技术操作规程与护师岗位职责培训技术指导及典型案例分析实用全书 [M]. 北京：人民卫生出版社, 2013.

5. 黎瑞文，欧阳淑怡，李浩君，等. 加温 0.9% 氯化钠注射液在术前结膜囊冲洗中的效果 [J]. 广州医科大学学报, 2019, 47(05): 151–153.

（李 荔）

第三节　球旁注射技术

【名词定义】

球旁注射　是眼科常见的给药途径，适用于眼前、后段以及视神经性疾病，可使药物作用于晶状体及虹膜以后的球周部位，达到治疗作用。

【适应证】

1. 眼前部疾病（角膜炎、虹膜炎、前葡萄膜炎等）。

2. 眼球后部疾病（如急性视神经炎、葡萄膜炎、视网膜中央动脉阻塞等）。

【禁忌证】

眼睑损伤。

【目的】

使局部组织内达到较高的药物浓度，起到较好的消炎与抗感染效果。

【操作流程】

球旁注射技术操作流程见表 3-5-3。

表 3-5-3　球旁注射技术操作步骤与内容

操作步骤	内容
准备	着装符合要求，个人防护规范。
	物品准备：执行条码、药物、注射器 1ml 或 2ml、4.5 号针头、药物、皮肤消毒液、消毒棉签、眼部注射知情同意书。必要时备治疗巾、纱布、肾上腺素。
评估	评估患者病情、意识状态、药物过敏史、合作程度及眼别等。
	评估操作环境：环境清洁，温湿度适宜，光线明亮。
	标准化核对。
	告知患者操作目的、操作过程，指导患者配合，取得合作，并在眼部注射知情同意书上签字。
	评估患者眼部皮肤情况，观察眼部有无眼睑肿胀，结膜有无充血、水肿等情况。
球旁注射	抽药。
	摆体位。
	清洁患眼分泌物。
	消毒皮肤二遍，第二遍小于第一遍，由内向外，直径大于 3～5cm。
	核对药液，更换 4.5 号针头，排尽注射器内空气，避免污染和药液浪费。
	再次核对患者，操作者站在患者头顶端，嘱患者向鼻上方注视，左手拿棉签压紧眶下缘的中外 1/3 交界处，将眼球向上推移，右手持注射器沿眶下壁垂直进针 1～2cm，避免注射时误伤眼球。
	右手持注射器，以示指固定针栓，左手抽回血，无回血后缓慢推注药物。
	告知患者放松，推注药液时密切观察患者反应。
	注射毕，用棉签按压针眼 5 分钟。
	再次查对患者及药物。
	协助患者取舒适体位，整理好床单位并告知患者注意事项。
整理记录	整理用物，洗手、签字，并把眼部注射同意书放入病历。

【注意事项】

1. 为减轻患者的疼痛，注射药物里可遵医嘱加入少量局部麻醉药如利多卡因注射液。

2. 进针、推针、拔针时速度都要慢，进针时用力不宜过大，如遇到阻力，不可强行进针，稍稍拔出针头，略改变方向再进针。

3. 注射时切忌针头在眶内上下左右搅动，造成血管和神经损伤。

4. 注射过程中要观察眼部情况，如有眼睑肿胀、眼球突出，提示有球后出血症状，应立即拔针，用数块大纱布或眼垫按压至出血停止，再行加压包扎一天，防止再出血，必要时全身用止血药。

【并发症及处理】

1. 眼痛、眼睑肿胀、结膜水肿：随时间延长，症状逐渐减轻。

2. 眼睑皮下出血、瘀斑、结膜下出血：24小时内间断眼部冷敷，2周后淤血可自行吸收。

3. 局部麻木感：无需特殊处理，症状逐渐缓解。

【制度与依据】

1. 席淑新，肖惠明. 眼耳鼻咽喉科护理学 [M].5 版. 北京：人民卫生出版社,2021.

2. 杨培增，范先群. 眼科学 [M].9 版. 北京：人民卫生出版社,2018.

3. 陈燕燕. 眼耳鼻咽喉口腔科护理学 [M].2 版. 北京：人民卫生出版社,2012.

4. 孙婷娟. 最新医院眼科专科护理新技术操作规程与护师岗位职责培训技术指导及典型案例分析实用全书 [M]. 北京：人民卫生出版社,2013.

（颜廷霞）

第四节　球结膜下注射技术

【名词定义】

球结膜下注射　将药物注入结膜与巩膜之间的疏松间隙内，以提高药物在眼内的浓度，增强及延长药物作用时间。

【适应证】

眼前段病变（虹膜炎、虹膜睫状体炎、眼球化学伤、角膜溃疡及眼部手术的局部浸润麻醉）。

【目的】

1. 提高药物在眼局部的浓度，增强药物作用及延长药物的作用时间，治疗眼部疾病。

2. 眼部手术的局部浸润麻醉。

【操作流程】

球结膜下注射技术操作流程见表 3-5-4。

表 3-5-4　球结膜下注射技术操作步骤与内容

操作步骤	内容
准备	着装符合要求，个人防护规范。
	物品准备：执行条码、药物、注射器 1ml 或 2ml、4.5 号针头、消毒棉签、盐酸丙美卡因滴眼液、眼部注射知情同意书。必要时备治疗巾、纱布、肾上腺素。
评估	评估患者病情、意识状态、药物过敏史、合作程度及眼别等。
	评估操作环境：环境清洁、安全，温湿度适宜，光线明亮。
	标准化核对。
	告知患者操作目的、操作过程，指导患者配合，取得合作，并在眼部注射知情同意书上签字。
	评估患者眼部皮肤情况，观察眼部有无眼睑肿胀，结膜有无充血、水肿等情况。

续表

操作步骤	内容
体位	协助患者取仰卧位。
球结膜下注射	用棉签拭去患眼分泌物，滴盐酸丙美卡因滴眼液 2～3 次于患眼球结膜囊内，每次间隔 1～2 分钟。
	抽药。
	核对药液排尽注射器内空气，避免污染和药液浪费。
	再次核对患者，操作者站在患者头顶端，左手用棉签轻拉开上或下眼睑，嘱患者眼睛转向注射部位的对侧，充分暴露球结膜。右手持注射器，针头与眼球成 10°～15° 角，避开血管，将针头刺入距角膜缘 5～6mm 以外的球结膜下，挑起球结膜进针 3～4mm，缓慢注入药液，使球结膜成泡状隆起。
	告知患者放松，推注药液时密切观察患者反应。
	注射毕拔出针头，嘱患者闭眼 3～5 分钟。
	再次查对患者及药物，观察注射部位有无渗血、渗液。
	协助患者取舒适体位，整理好床单位，并告知患者注意事项。
整理记录	整理用物，洗手，签字，并把眼部注射同意书放入病历。

【注意事项】

1. 对眼球颤动、不能固视者，可用固定镊固定眼球后再行注射。对于不合作者，可用开睑器拉开眼睑后再注射。

2. 眼部分泌物多时，应先清洁结膜囊，再行结膜下注射。

3. 进针时针尖斜面向上，确定针尖斜面在结膜下再推注药物。进针部位应避开血管，以免引起结膜出血。

4. 多次注射时，可变换注射部位，以免形成瘢痕。

5. 注射混悬液药物时，应抽药后立即注射。

【并发症及处理】

1. 球结膜下出血　注射时针尖应避开结膜血管，注射过程中如针尖刺破血管，发生结膜出血，可用无菌棉签按压出血点，更换部位继续注射。

2. 球结膜筋膜瘢痕形成　每次注射时都要更换部位，尽量避免在同一部位反复注射，尽量少用刺激性药物，以减少瘢痕发生概率。

【制度与依据】

1. 席淑新，肖惠明. 眼耳鼻咽喉科护理学 [M].5 版. 北京：人民卫生出版社，2021.

2. 杨培增，范先群. 眼科学 [M].9 版. 北京：人民卫生出版社，2018.

3. 黄薇. 球结膜下注射的操作方法与护理体会 [J]. 现代医药卫生，2012, 28(18): 2845-2846.

4. 中华医学会. 临床技术操作规范护理分册 [M]. 北京：人民军医出版社，2006.

5. 孙婷娟. 最新医院眼科专科护理新技术操作规程与护师岗位职责培训技术指导及典型案例分析实用全书 [M]. 北京：人民卫生出版社，2013.

6. 王萍. 球结膜下注射并发症的预防及护理 [J]. 现代医药卫生，2013, 29(18): 2832-2833.

（颜廷霞）

第五节 剪睫毛技术

【名词定义】

剪睫毛 利于眼科专用剪刀沿睫毛根部将睫毛剪除的技术。

【适应证】

眼科手术前准备。

【禁忌证】

眼球破裂伤、角膜穿孔。

【目的】

用于眼科内眼手术前准备，暴露手术部位，使术野清洁，便于术者操作。

【操作流程】

剪睫毛技术操作流程见表 3-5-5。

表 3-5-5 剪睫毛技术操作步骤与内容

操作步骤	内容
准备	1. 着装符合要求，个人防护规范。
	2. 用物准备：执行单、眼科剪、棉签、红霉素眼膏、纱布、弯盘。
评估	1. 评估患者病情、意识状态、药物过敏史、合作程度及眼别等。
	2. 评估操作环境：环境清洁、安全，温湿度适宜，光线明亮。
	3. 标准化核对。
	4. 解释操作目的及注意事项，取得患者配合。
	5. 评估患者眼部皮肤情况，观察眼部有无眼睑肿胀，结膜有无充血、水肿等情况。
体位	患者取仰卧位，头稍后仰。
剪睫毛	1. 再次核对，操作者位于患者头侧，用棉签蘸眼膏均匀涂在剪刀两叶上，剪上睑睫毛时，嘱患者向下看（剪下睑睫毛时，嘱患者向上看），左手持棉签轻拉上睑皮肤稍往上，使上睑缘轻度外翻，再剪除睫毛。勿损伤睑缘皮肤。用纱布擦拭剪刀上的睫毛。
	2. 操作毕，检查睑缘和结膜囊，如有睫毛遗留，应予取出。
	3. 再次核对患者和眼别。
	4. 询问患者感觉，告知注意事项。
整理记录	整理用物，洗手，记录。

【注意事项】

1. 剪睫毛时，嘱患者安静，头部固定不动，对儿童、老人精神紧张者应尽量取得配合。

2. 剪睫毛时，动作要轻、准、稳，防止伤及角膜和睑缘皮肤。

3. 剪睫毛时，应尽量绷紧皮肤，防止损伤眼睑。

4. 剪刀两侧涂上眼药膏，以便黏住剪下的睫毛。

【并发症及处理】

1. 眼睑损伤 剪睫毛时，应尽量绷紧皮肤。

【制度与依据】

1. 陈燕燕. 眼耳鼻咽喉口腔科护理学 [M].3 版. 北京：人民卫生出版社 ,2015.

2. 杨培增，范先群. 眼科学 [M].9 版. 北京：人民卫生出版社 ,2018.

3.陈燕燕.眼耳鼻咽喉口腔科护理学[M].2 版.北京:人民卫生出版社,2012.

（张代弟）

第六节　球后注射技术

【名词定义】

球后注射　是将药物注入球后,促使药物在球后段直接发生疗效以治疗眼底疾病及用于内眼手术术前麻醉等,但此项操作难度大,专科性强,具有一定的危险性。

【适应证】

1.睫状神经节阻滞麻醉。

2.眼底疾病。

【禁忌证】

眼睑损伤。

【目的】

1.眼内手术前睫状神经节阻滞麻醉。

2.绝对期青光眼的止痛作用。

3.治疗眼底疾病。

【操作流程】

球后注射技术操作流程见表3-5-6。

表 3-5-6　球后注射技术操作步骤与内容

操作步骤	内容
准备	着装符合要求,个人防护规范。
	物品准备:执行条码、药物、注射器1ml 或 2ml、0.5*38 号针头、药物、皮肤消毒液、消毒棉签、纱布、眼部注射知情同意书。必要时备治疗巾、肾上腺素。
评估	评估患者病情、意识状态、药物过敏史、合作程度及眼别等。
	评估操作环境:环境清洁、安全,温湿度适宜,光线明亮。
	标准化核对。
	告知患者操作目的、操作过程,指导患者配合,取得合作,并在眼部注射知情同意书上签字。
	评估患者眼部皮肤情况,观察眼部有无眼睑肿胀,结膜有无充血、水肿等情况。
球后注射	抽药。
	摆体位。
	清洁患眼分泌物。
	消毒皮肤两遍,第二遍小于第一遍,由内向外,直径大于 5cm。
	核对药液,更换0.5*38 号针头,排尽注射器内空气,避免污染和药液浪费。
	再次核对患者,操作者站在患者头顶端,嘱患者向鼻上方注视,左手拿棉签压紧眶下缘的中外 1/3 交界处,将眼球向上推移,右手持注射器沿眶下壁垂直进针 1～2cm,沿壁将针头略向鼻侧上方进针,越过眼球赤道部进入肌圆锥时有落空感,进针约 3～3.5cm,让患者运动眼球,确定无牵拉。

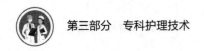
续表

操作步骤	内容
	右手持注射器,以示指固定针栓,左手抽回血,无回血后缓慢推注药物。
	告知患者放松,推注药液时密切观察患者反应。
	注射毕,嘱病人闭眼并用无菌纱布轻压针眼处皮肤,针头缓慢拔出后将纱布盖压整个眼球,用掌跟按压注射部位5分钟(每1分钟放松5~10秒,交替进行)。
	再次查对患者及药物。
	协助患者取舒适体位,整理好床单位并告知患者注意事项。
整理记录	整理用物,洗手,签字,并把眼部注射同意书放入病历。

【注意事项】

1. 操作过程严格遵循无菌技术操作原则。

2. 注射前需评估患者有无眶壁骨折史,鉴于眶壁骨折患者解剖位置会发生改变,应在医生指导下进行注射。

3. 高度近视患者眼轴长,注射角度会发生改变,应在医生指导下进行注射,防止发生眼球壁穿通伤。

4. 实施操作时宜缓慢进针,遇到阻力时切忌强行进针,禁止针头在眶内反复移动,进针深度不可超过3.5cm,避免刺入颅内或伤及神经组织。

5. 注射过程中要观察眼部情况,如有眼睑肿胀、眼球突出,提示有球后出血症状,应立即拔针,用数块大纱布或眼垫用手按压至出血停止,再行加压包扎一天,防止再出血,必要时全身用止血药。

6. 怀疑有眶内感染、眶内恶性肿瘤、有明显出血倾向者及眼球有明显的穿通伤口,并未进行缝合的患者严禁施行此项操作。

【并发症及处理】

1. 眼痛、眼睑肿胀、结膜水肿 随时间延长,症状逐渐减轻。

2. 眼睑皮下出血、瘀斑、结膜下出血 24小时内间断眼部冷敷,2周后淤血可自行吸收。

3. 局部麻木感 无需特殊处理,症状逐渐缓解。

4. 球后出血 由于眶内血管丰富,针头较易碰及深部血管所致,纱布覆盖患者眼,双手叠加适当用力以大鱼际肌按压注射点处,达到压迫止血作用。

5. 上睑下垂、复视 由于麻药暂时麻醉眼球后极部睫状神经节引起,无需特殊护理,症状可自行缓解。

【制度与依据】

1. 席淑新,肖惠明.眼耳鼻咽喉科护理学[M].5版.北京:人民卫生出版社,2021.

2. 杨培增,范先群.眼科学[M].9版.北京:人民卫生出版社,2018.

3. 陈燕燕.眼耳鼻咽喉口腔科护理学[M].2版.北京:人民卫生出版社,2012.

4. 孙婷娟.最新医院眼科专科护理新技术操作规程与护师岗位职责培训技术指导及典型案例分析实用全书[M].北京:人民卫生出版社,2013.

5. 任永霞,赵慧.眼科中西医护理技术实践[M].北京:人民卫生出版社,2019.

(颜廷霞)

第七节　睑板腺按摩技术

【名词定义】

睑板腺按摩　是沿睑板腺排出方向按摩，疏通睑板腺开口，清除睑板腺分泌物，治疗睑板腺功能障碍的一种方法。

【适应证】

1.睑板腺功能障碍。

2.眼科手术前准备。

【禁忌证】

眼睑损伤、急性结膜炎、角膜炎、眼部周围皮肤感染或敏感。

【目的】

1.疏通睑板腺开口，清除睑板腺分泌物，减轻睑板腺阻塞患者不适症状。

【操作流程】

睑板腺按摩技术操作流程见表3-5-7。

表 3-5-7　睑板腺按摩技术操作步骤与内容

操作步骤	内容
准备	着装符合要求，个人防护规范。
	物品准备：表面麻醉剂、抗生素眼膏、棉签、玻棒、生理盐水、热敷眼罩或喷雾蒸眼器、弯盘。
评估	评估患者病情、意识状态、药物过敏史、合作程度及眼别等。
	评估操作环境：环境清洁、安全，温湿度适宜，光线明亮。
	标准化核对。
	告知患者操作目的、操作方法和配合事项。
	评估患者眼部是否清洁、有无分泌物，观察眼睑有无红肿，结膜有无炎症。
睑板腺按摩	取坐位或仰卧位。
	再次核对患者身份及眼别。
	生理盐水棉签清洁眼周。
	眼部热敷8～10分钟，①干热敷法：对眼部皮肤用加热眼罩直接热敷。②熏蒸热敷法：打开喷雾蒸眼器，使蒸气熏蒸眼部，温度以眼部皮肤能忍受为宜，指导患者交替睁眼、闭眼。
	滴表面麻醉剂1～2次，充分麻醉。
	翻转眼睑，用棉签固定睑缘，着力于睑缘，玻棒沿睑板腺导管开口方向按摩，同时挤压睑缘，重复3～5次，将滞留于睑板腺导管内的分泌物排出。
	擦拭脂质分泌物，用生理盐水棉签清洁睑缘。
	用玻棒将适量抗生素眼膏涂在上、下睑缘处。
	指导患者勿揉擦眼睛，注意用眼卫生。
	再次核对患者身份及眼别。
整理记录	整理用物，洗手，记录。

【注意事项】

1. 检查圆头玻棒有无破损、裂痕，防止损伤结膜。

2. 使用喷雾蒸眼器热敷时，防烫伤。

3. 操作时动作轻巧，挤压力度要适宜，力度过小则睑板腺导管内分泌物排出不彻底，力度过大易引起眼睑淤肿。

4. 按摩时注意观察患者反应，若疼痛不适、无法配合，应停止操作。

5. 操作后告知患者由于滴入表面麻醉剂，30分钟内切勿揉眼，以免引起角膜上皮擦伤。

6. 继续治疗需间隔 1～2 天，以免治疗时受损的结膜面及各腺体尚未修复。

【制度与依据】

1. 席淑新，肖惠明. 眼耳鼻咽喉科护理学 [M].5 版. 北京：人民卫生出版社,2021.

2. 杨培增，范先群. 眼科学 [M].9 版. 北京：人民卫生出版社,2018.

3. 陈燕燕. 眼耳鼻咽喉口腔科护理学 [M].3 版. 北京：人民卫生出版社,2014.

4. 任永霞，赵慧. 眼科中西医护理技术实践 [M]. 北京：人民卫生出版社,2019.

（张代弟）

第六章 耳鼻喉科护理技术

第一节 外耳道冲洗技术

【名词定义】

外耳道冲洗 耳鼻喉科门诊常规操作之一，主要用于冲出外耳道已经软化的耵聍栓塞，亦可用于冲出外耳道异物。

【适应证】

主要为外耳道异物、耵聍检查。

【禁忌证】

1.急性外耳道炎、外耳道狭窄。

2.有急慢性化脓性中耳炎鼓膜穿孔。

3.外耳道内有尖锐异物、易膨胀异物。

4.外耳道内有石灰等，遇水起化学反应。

5.耳部出血原因未明，耳外伤尤其是怀疑颅底骨折时。

【目的】

1.冲出堵塞外耳道的耵聍和表皮栓，保持外耳道清洁。

2.冲出外耳道小异物，如小珠、小虫等。

【操作流程】

外耳道冲洗技术操作流程见表3-6-1。

表3-6-1 外耳道冲洗技术操作步骤与内容

操作步骤	内容
准备	环境符合操作要求。
	洗手、戴口罩、戴额镜、核对医嘱。
	用物：治疗盘、治疗巾、一次性换药碗、20ml空针、0.9%氯化钠注射液（温）、外耳道冲洗针、耵聍钩、枪状镊、一次性手套、棉签、棉球、擦手纸、额镜。检查物品是否在有效期内，确保质量完好。用物准备齐全，放置合理有序。
冲洗	核对患者姓名及医嘱。
	向患者解释外耳道冲洗的目的及冲洗前后的注意事项。
	评估患者的病情、合作程度。
	协助患者至治疗台旁，嘱患者患耳向外，患侧颈部及肩部围以治疗巾，嘱患者手托弯盘紧贴耳垂下方颈部皮肤，以便冲洗时水流入弯盘。开启光源，配戴额镜，准备注射器连接外耳道针抽取适量的温0.9%氯化钠注射液。
	左手将耳郭向后上牵拉（婴幼儿向后下方）使外耳道成一直线，右手持注射器将温0.9%氯化钠注射液朝外耳道上壁方向注入，用力不可过猛，不可正对鼓膜冲击。冲洗过程中实时询问患者有无眩晕症状，不能忍受时及时告知，必要时协助患者至检查床休息，观察生命体征，进行对应处理。
	冲洗完毕取下弯盘，清洁耳部，检查外耳道及鼓膜有无损伤，有则请医生及时处理。

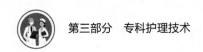

续表

操作步骤	内容
宣教	再次核对患者姓名；询问患者有无不适，告知注意事项；一次不能完成的告知其耳部用药的方法；引导患者门诊复诊。
整理	正确处理用物，洗手。

【注意事项】

1. 存在坚硬而大的耵聍、尖锐的异物、中耳炎鼓膜穿孔、急性中耳炎或急性外耳道炎患者，不宜作外耳道冲洗。

2. 冲洗液应接近体温，不应过热或过冷，以免引起迷路刺激症状。

3. 冲洗时不可对准鼓膜，用力不宜过大，以免损伤鼓膜；也不可对准耵聍或异物，以免将其冲至外耳道深部，更不利于取出。

4. 若耵聍未软化，可用耵聍钩钩出，或嘱患者滴3%碳酸氢钠溶液，2～3天后再进行冲洗。

5. 若冲洗的过程中患者出现头晕、恶心、呕吐或突然耳部疼痛，应立即停止冲洗并检查外耳道，必要时请医生共同处理。

【并发症及处理】

1. 外耳道皮肤损伤

（1）原因：异物比较坚硬时，用力过猛冲洗所致。

（2）处理：立即停止冲洗，观察外耳道皮肤黏膜情况，根据损伤的轻重程度给予相应的处理。

2. 鼓膜穿孔

（1）原因：与用力过大，动作比较粗暴有关。

（2）处理：立即评估鼓膜穿孔的部位、大小、程度，必要时协助医生共同处理。

【制度与依据】

1. 孙虹, 张罗. 耳鼻咽喉头颈外科学 [M]. 9 版. 北京：人民卫生出版社, 2018.

2. 席淑新, 肖惠明. 眼耳鼻咽喉科护理学 [M]. 5 版. 北京：人民卫生出版社, 2021.

3. 耿小凤, 田梓蓉. 耳鼻咽喉头颈外科专科护理 [M]. 北京：人民卫生出版社, 2021.

（武平平）

第二节 外耳道吸脓技术

【适应证】

中耳炎，尤其是急性化脓性中耳炎。

【目的】

吸出外耳道脓液，避免脓液侵蚀鼓膜造成鼓膜穿孔。

【操作流程】

外耳道吸脓技术操作流程见表 3-6-2。

表 3-6-2 外耳道吸脓技术操作步骤与内容

操作步骤	内容
基本要求	衣帽整洁，符合要求，仪表大方，举止端庄，语言亲切，态度和蔼。
准备	洗手、戴口罩、戴额镜、核对医嘱。 用物准备：治疗盘、过氧化氢滴耳液、棉签、干棉球、一次性治疗巾、一次性吸引管、枪状镊、额镜、光源、电动吸引器装备一套、纱布、一次性手套。检查物品是否在有效期内，确保质量完好。用物准备齐全，放置合理有序。
核对、评估	核对患者姓名及医嘱。
	询问病史，评估患者耳部情况（外耳道皮肤、是否存在感染、水渍、异物、耵聍等）、患者配合程度、不良反应史，告知需配合事项，取得配合（儿童应告知家属治疗过程中固定好患儿头部，以免误伤耳道和鼓膜），并选择适合的外耳道吸引管。
吸脓	核对患者身份及治疗申请单，协助患者取坐位，头偏向治疗耳对侧，患耳朝上，头部靠近座椅后背。
	铺治疗巾于颌下，左手将耳郭向后上牵拉（婴幼儿向后下方），使外耳道成一直线。一手牵拉耳郭，一手向耳内滴入药液 3～5 滴；连接吸引器头，一手牵拉耳郭，另一手持吸引器头吸脓，由外向内，反复数次至清理干净。过程中实时询问患者有无眩晕症状，不能忍受时及时告知，协助患者至检查床休息，观察生命体征，进行对应处理。
操作后处置	治疗完毕，清洁外耳部，检查外耳道皮肤及鼓膜情况。
	再次核对患者姓名；询问患者有无不适，告知注意事项；告知患者耳部用药的方法；引导患者门诊复诊。
	正确处理用物，洗手。
整体评价	熟练程度，爱伤观念，沟通能力，心理素质，应急能力等。

【注意事项】

1. 滴入药液的温度应接近体温，不应过热或过冷，以免引起迷路刺激症状。

2. 吸引时不可对准鼓膜，用力不宜过大，以免损伤鼓膜。

3. 吸引管插入和退出时，动作要轻柔，顺势送进或退出，切忌使用暴力，以免损伤耳道皮肤、黏膜。

4. 若操作的过程中患者出现头晕、恶心、呕吐或突然耳部疼痛，应立即停止操作并检查外耳道，必要时请医生共同处理。

【并发症及处理】

1. 外耳道皮肤损伤

（1）原因：因动作粗暴，用力过猛吸引所致。

（2）处理：立即停止吸脓，观察外耳道皮肤、黏膜情况，根据损伤的轻重程度给予相应的处理。

2. 耳痛、耳鸣

（1）原因：因脓液未及时吸净，压迫耳道引起。

（2）处理：及时彻底清除耳道内脓液，防止脓液急剧增加，压迫耳道骨膜。

3. 出血

（1）原因：与用力过大，动作比较粗暴有关。

（2）处理：停止操作，通知医生，评估出血部位、性质、颜色、量，协助医生进行止血治疗。

【制度与依据】

孙虹，张罗. 耳鼻咽喉头颈外科学 [M].9 版. 北京：人民卫生出版社，2018.

（丁文贤）

第三节 咽鼓管吹张技术

【名词定义】

咽鼓管吹张（eustachian tube insufflation） 通过鼻咽部主动或被动加压，使咽鼓管开放、平衡中耳气压的方法。

【适应证】

分泌性中耳炎、各种原因引起的咽鼓管阻塞或咽鼓管功能不良。

【禁忌证】

1. 上呼吸道有急性感染。

2. 鼻出血。

3. 鼻腔或鼻咽部有脓液、溃疡、新生物。

【目的】

1. 通过扩张咽鼓管软骨部来达到改善咽鼓管功能的目的。

2. 既可以用于检查咽鼓管是否通畅，鼓室是否有积液，亦可用于咽鼓管功能不良及分泌性中耳炎的治疗。

【操作流程】

咽鼓管吹张技术操作流程见表 3-6-3。

表 3-6-3　咽鼓管吹张技术操作步骤与内容

操作步骤	内容
基本要求	衣帽整洁，符合要求，仪表大方，举止端庄，语言亲切，态度和蔼。
准备	洗手、戴口罩，核对医嘱。
	用物准备：1% 麻黄碱滴鼻液、棉签、卷棉子、干棉球、治疗巾、温开水、波氏球、纱布、额镜。物品均在有效期内，质量完好。用物准备齐全，放置合理有序。
	评估操作环境：环境清洁，温湿度适宜。
核对、评估	查对、评估患者病情、既往史，检查鼓膜是否有炎症，鼻腔是否有炎症、出血。
	解释操作目的、流程，取得患者配合。
吹张	清洁鼻腔、准备麻黄碱卷棉子棉片，由前鼻孔通过下鼻道插到鼻咽部，收敛咽鼓管咽口 3 ～ 5 分钟。
	协助患者清洁鼻孔，擤出鼻腔分泌物。
	协助患者取端坐位，头稍后仰，铺治疗巾，告知患者含水，取出波氏球。
	再次核对患者，口内含一口水，用左手示指按住患者右侧鼻孔，将接有吹气球的橄榄式接头塞入患者左侧鼻腔，嘱患者将水咽下，同时迅速将球内气体压入。左右各反复三次，力度由轻到重，切忌用力过猛。
操作后处置	清洁患者口鼻，协助患者取舒适卧位，整理床单位。询问患者感觉，告知注意事项。
	正确处理用物，洗手。
整体评价	操作熟练，爱伤观念，语言沟通表达能力，心理素质等。

【注意事项】

1. 导管插入和退出时，动作要轻柔，顺势送进或退出，切忌使用暴力，以免损伤鼻腔或咽鼓管口的黏膜。

2. 吹气时用力适当，用力过猛可导致鼓膜穿孔，特别是当鼓膜有萎缩性瘢痕时，更应小心。

3. 鼻腔或鼻咽部有脓液、痂皮时，吹张前应清除干净。

4. 注意防止受检者因反射性咳嗽、吞咽、嗳气等引起咽鼓管咽口损伤。

【并发症及处理】

1. 耳痛、耳鸣

（1）原因：因动作粗暴、用力过大所致。

（2）处理：停止操作后，大部分症状会自行缓解。

2. 出血

（1）原因：与用力过大，动作比较粗暴有关。

（2）处理：停止操作，通知医生，评估出血部位、性质、颜色、量，协助医生进行止血治疗。

3. 呼吸道感染

（1）原因：吹张时，压力掌握不当，导致细菌逆行感染所致。

（2）处理：严格执行操作流程，避免压力不当。

4. 鼓膜充血、鼓膜穿孔、鼓膜炎症

（1）原因：吹张时气流过大。

（2）处理：治疗时避免用力过猛、过度使用咽鼓管吹张术。

【制度与依据】

1. 孙虹，张罗.耳鼻咽喉头颈外科学 [M].9 版.北京：人民卫生出版社, 2018.

2. 席淑新，肖惠明.眼耳鼻咽喉科护理学 [M].5 版.北京：人民卫生出版社, 2021.

3. 张颖，赵锦成，马新，等.咽鼓管吹张器治疗儿童分泌性中耳炎的 Meta 分析 [J].中华耳科学杂志，2021, 19(01): 53-60.

（丁文贤）

第四节　耳前瘘管感染切开引流换药技术

【名词定义】

先天性耳前瘘管（congenital preauricular fistula）　一种常见的先天性外耳疾病，为第 1、2 鳃弓的耳郭原基在发育过程中融合不全所致。多为单侧、少数为双侧，女性多于男性。一般无症状，感染时出现局部红、肿、热、痛。需抗感染治疗，感染控制后应手术切除瘘管，否则感染易复发。

【适应证】

1. 耳前瘘管脓肿切开术后。

2. 耳前瘘管切除术后再次复发感染。

3. 需再次进行手术的患者。

【目的】

减轻疼痛，控制感染，多次换药使脓腔瘢痕愈合择期手术治疗。

【操作流程】

耳前瘘管感染切开引流换药技术操作流程见表 3-6-4。

表 3-6-4　耳前瘘管感染切开引流换药技术操作步骤与内容

操作步骤	内容
准备	环境符合操作要求。
	取下腕表，修剪指甲。
	用物：纱布、胶带、换药包、引流条、75% 乙醇棉球、无菌手套、刮匙。检查物品、药品的质量及有效期。
	患者准备： （1）向患者解释换药的目的、需患者配合的要点、合作程度及过敏史。 （2）协助患者取合适的坐位或卧位。

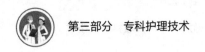

续表

操作步骤	内容
无菌准备	打开无菌换药包、乙醇棉球、引流条放入换药碗备用，戴手套。
评估	用手揭开外层敷料（胶布应由伤口外侧向伤口方向揭去），再用镊子轻夹内层敷料，充分暴露伤口部位，评估敷料；查看伤口的大小、有无肉芽，分泌物的颜色、性质、量，引流条是否在位；邻近组织受损情况。
皮肤消毒	消毒范围大于敷料范围。用 75% 乙醇棉球对伤口周围皮肤进行消毒。左手持一把无菌镊子将无菌治疗碗内的 75% 乙醇棉球传递给右手的另一把镊子，用于擦洗创口周围皮肤。感染伤口由外向内擦拭 3 遍。
伤口清洗	清除伤口内分泌物、脓液、肉芽等，根据伤口范围、类型及所处愈合阶段选择合适的引流条。放入橡皮引流条，覆盖无菌干纱布包扎。根据分泌物的多少选择外层纱布的厚度，胶布固定，必要时绷带固定。清创前向患者做好解释工作。
整理用物	脱手套，换药后整理患者衣物，整理用物，更换下来的敷料集中放于弯盘内，分类处理；换药碗集中存放去供应室消毒。
核对及宣教	再次核对患者姓名；告知注意事项；告知下次换药时间。

【注意事项】

1. 耳前瘘管切开引流后要注意伤口位置的卫生，保持伤口的干燥。

2. 遵循严格无菌操作原则，以免造成伤口感染。

3. 保持良好的生活作息，饮食清淡，注意保暖，防止受凉感冒。

4. 如果出现红肿、瘙痒、化脓等现象，需继续进行切开引流。

【并发症及处理】

1. 局部感染

（1）发生原因：切开引流换药时，未彻底清除深部分泌物及脓液。

（2）临床表现：耳前瘘管感染后，会出现局部皮肤组织充血、红肿、疼痛，严重时局部皮肤可出现破溃，而流出脓性分泌物。

（3）预防及处理：①采用梭形切开引流联合贴敷含 10% 氯化钠注射液无菌湿纱布块治疗。②一旦局部发生感染，首先需要进行抗感染治疗，使用抗生素。可以口服青霉素类或头孢类抗生素。③局部使用如意金黄散外敷，当炎症消退后，局部手术切除治疗。

2. 疼痛

（1）发生原因：①耳前瘘管切开引流之前，局部有明显感染，并伴有脓肿形成，疼痛感较重。②瘘口继发感染，切开引流刺激局部皮肤。

（2）临床表现：手术切开部位局部皮肤红肿热痛。

（3）预防及处理：①轻微疼痛：一般不需要使用止痛药物，可通过热敷、安抚等方式进行缓解。②中度疼痛：可在医生的指导下通过应用布洛芬等止痛类药物缓解。③高级疼痛：疼痛感剧烈，属于高级疼痛，可在医生的指导下通过应用吗啡、羟考酮等高级镇痛药进行缓解。

【制度与依据】

1. 孙虹，张罗. 耳鼻咽喉头颈外科学 [M].9 版. 北京：人民卫生出版社，2018.

2. 王华，范红利，黄乐. 10% 氯化钠注射液联合纵梭行切口切开引流治疗先天性耳前瘘管并感染 56 例疗效观察 [J]. 中国药物与临床，2020(15): 2606–2607.

3. 耿小凤，田梓蓉. 耳鼻咽喉头颈外科专科护理 [M]. 北京：人民卫生出版社，2021.

（丁文贤）

第五节 鼻负压置换技术

【名词定义】

鼻负压置换术 利用吸引器的抽吸力使鼻窦产生间断性负压，将鼻窦内空气和分泌物吸出，并使药液借助负压作用灌入鼻窦内的方法。通过反复多次的冲洗，可清除各鼻窦分泌物。

【适应证】

鼻负压置换技术是一种无创的非手术治疗手段，通过压力变化使药液充分接触并作用于病灶，有效吸出脓液并引流，从而有效缓解症状。另一方面，操作中药液可直达鼻窦并充分接触黏膜，从而缓解症状。主要用于鼻窦炎患者，尤其是儿童慢性鼻窦炎。

【禁忌证】

1. 急性鼻炎、急性鼻窦炎、鼻出血、鼻部手术后伤口未愈不宜用此法。

2. 高血压患者不宜用此方法。

3. 吞咽功能障碍者。

【目的】

1. 用吸引器具使鼻窦形成负压，吸出鼻窦分泌物。

2. 使药液进入鼻窦内，从而达到治疗的目的。

【操作流程】

鼻负压置换技术操作流程见表3-6-5。

表3-6-5 鼻负压置换技术操作步骤与内容

操作步骤	内容
准备	环境符合操作要求。
	取下腕表，修剪指甲。
	洗手、戴口罩，核对医嘱。
	治疗盘、负压吸引器1套、玻璃连接器、橡胶管（一次性橄榄头）、麻黄碱、一次性手套、一次性治疗碗、生理盐水、纱布、一次性床单。检查物品、药品的质量及有效期。
核对	核对患者姓名及医嘱。
解释	向患者及家属解释鼻负压吸引的目的、操作前的注意事项。了解患者是否有鼻负压吸引禁忌证（鼻出血、炎症急性期等）。
评估	评估操作环境、患者的病情、合作程度（能否取仰卧垂头位，是否患有高血压、颈椎病、眩晕等）及鼻腔黏膜情况。
体位摆放	协助患者取仰卧位、垫肩或头低垂位，使颏部与外耳道口连线与床面垂直，使所有窦口均位于下方。
滴鼻	用麻黄碱滴鼻剂收缩鼻黏膜，以利于窦口开放。
呼吸方式	嘱患者用口呼吸。
置换治疗	开启负压吸引器，负压不宜过高＜24kPa（0.02～0.04MPa），脚踏控制电动吸引器；连接吸引橄榄头（橡胶管），放入滴药侧鼻腔，指压另一侧鼻翼使该侧鼻孔关闭，指导患者均匀地发出"开－开－开"音，同步开动吸引器，1～2秒后松手中断，移开治疗侧橄榄头，松开另一侧手指，开音暂时中断，此时"三口"齐开，鼻腔－鼻咽腔内压力恢复正常。如此操作重复6～8次，交替进行，达到充分置换目的。交替进行，1分钟后停止治疗。同法治疗对侧。治疗过程中注意观察患者面色、生命体征。鼻腔有出血者立即停止治疗。
核对与观察	再次核对患者姓名；观察患者鼻腔有无出血。

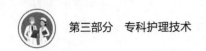

续表

操作步骤	内容
宣教	协助患者整理衣物，询问患者有无不适，指导鼻部用药的方法，引导患者门诊复诊。
操作后处理	正确处理用物，洗手。

【注意事项】

1. 若患儿年幼不能合作时，可让其尽量张大口，则软腭亦可将鼻咽封闭。

2. 操作完毕让患者坐起，吐出口内和鼻腔内药液及分泌物，部分药液仍留在鼻腔内，15 分钟内勿擤鼻及弯腰。

3. 此法隔天一次，4～5 次不见效，应考虑改用其他疗法。

4. 压力不宜过大（< 24kPa），负压吸引时间不宜过长，以免引起真空性头痛。

【并发症及处理】

1. 鼻黏膜损伤、鼻出血

（1）预防：①操作前耐心解释操作目的、操作方法及配合的注意事项，消除患者疑虑及紧张、恐惧心理，使其能积极配合治疗，减少不良反应的发生；②操作前评估患者有无禁忌证。

（2）处理：立即停止操作，双手捏紧鼻翼，指导患者张口呼吸，冷敷患者额部及鼻根部 10 分钟，如出血仍不能停止，立即请急诊会诊，行相关处理。

2. 中耳炎

（1）预防：①操作前耐心解释操作目的、操作方法及配合的注意事项。②操作前评估患者有无禁忌证。

（2）处理：立即停止操作，口服黏液促排剂，使用鼻喷药物等。

【制度与依据】

1. 孙虹，张罗 . 耳鼻咽喉头颈外科学 [M].9 版 . 北京：人民卫生出版社，2018.

2. 张妍 . 整体化护理对行鼻内镜手术的慢性鼻窦炎鼻息肉患者的影响价值体会 [J]. 实用临床护理学电子杂志，2019, 4(46): 156.

3. 王艳 . 优质护理对鼻窦炎鼻息肉患者行鼻内镜手术后的临床价值探讨 [J]. 中国医药指南，2019, 17(13): 268.

4. 贺彩云 . 鼻窦负压置换术治疗鼻窦炎患者的临床精细化护理 [J]. 岭南急诊医学杂志，2022, 27(01): 80-82.

5. 耿小凤，田梓蓉 . 耳鼻咽喉头颈外科专科护理 [M]. 北京：人民卫生出版社，2021.

（武平平）

第七章　透析技术

第一节　腹膜透析技术

【名词定义】

腹膜透析（peritoneal dialysis，PD）　简称腹透，指利用腹膜的半透膜特性，将适量透析液引入腹腔并停留一段时间，借助腹膜毛细血管内血液及腹腔内透析液中的溶质浓度梯度和渗透梯度进行水和溶质交换，清除体内蓄积的代谢废物，纠正水、电解质、酸碱平衡紊乱，是慢性肾衰竭患者最常用的替代性疗法之一。

【适应证】

1. 慢性肾衰竭。

2. 急性肾衰竭或急性肾损伤。

3. 中毒性疾病。

4. 其他：①充血性心力衰竭；②急性胰腺炎；③肝性脑病、高胆红素血症的辅助治疗；④经腹腔给药和营养支持；⑤有残余肾功能；⑥年龄大于 65 岁；⑦原有心血管疾病或心血管系统功能不稳定；⑧糖尿病；⑨儿童；⑩反复血管造瘘失败；⑪凝血功能障碍以及有明显出血倾向。

【禁忌证】

1. 绝对禁忌证

（1）持续或反复发作的腹腔感染；

（2）腹腔内肿瘤广泛腹膜转移；

（3）严重的皮肤病；

（4）疝；

（5）严重腹膜缺损；

（6）精神障碍患者无合适的助手。

2. 相对禁忌证

（1）腹腔内有新鲜异物，如腹腔内血管假体术后早期；

（2）腹部手术 3 天内；

（3）腹腔内有局限性炎性病灶；

（4）炎症性或缺血性肠病；

（5）肠梗阻；

（6）严重的全身性血管病变，如多发性血管炎；

（7）严重的椎间盘疾病；

（8）晚期妊娠、腹内巨大肿瘤、巨大多囊肾者；

（9）慢性阻塞性肺气肿；

（10）高分解代谢；

（11）硬化性腹膜炎；

（12）极度肥胖；

（13）严重营养不良；

（14）其他，如不能耐受腹膜透析。

【目的】

利用腹膜的半透膜特性，将适量透析液引入腹腔并停留一段时间，借助腹膜毛细血管内血液及腹腔内透析液中的溶质浓度梯度和渗透梯度进行水和溶质交换，以清除体内蓄积的代谢废物，纠正水、电解质、酸碱平衡紊乱。

【操作流程】

腹膜透析技术操作流程见表3-7-1。

表3-7-1　腹膜透析技术操作步骤与内容

操作步骤	内容
准备	环境符合操作要求。
	着装符合要求，个人防护规范。
	物品准备： 加温腹膜透析液，蓝夹子（2个），碘液微型盖（1个），铁夹（1个），皮肤消毒剂，台秤，笔，记录本。
	患者准备： 着装整洁，戴口罩（包住口鼻），在流动水下用含氯消毒剂的洗手液按七步洗手法洗手。
核对	携用物至患者床旁，使用标准化核对流程。核对患者姓名、住院号，药物名称、剂量、浓度，注意检查药液质量。
解释	询问患者身体状况，解释操作目的及注意事项，取得配合。必要时关闭门窗，用围帘遮挡。
检查	钛接头是否松动，开关是否处于关闭状态，碘液盖是否密合，透析液是否有漏液，有无杂质，是否澄清。
连接	再次核对，取出患者腹膜透析外接短管，拉开腹透液接口拉环，取下短管上碘液微型盖，把两者快速连接。（连接时短管口朝下，避免牵拉管路。）
引流	悬挂透析液，将引流袋放于低位，打开短管旋钮开关开始引流（同时观察引流液是否浑浊，引流完毕关闭短管）。
冲洗	用蓝夹子夹住入液管路，将透析液袋口的绿色折头折断，移开入液管路的蓝夹子，使透析液流入引流袋，慢数5秒钟后再用蓝夹子夹闭出液管路。
灌注	打开腹透短管开关，此时腹透液灌入腹腔，入液完毕，蓝夹子夹闭入液管路，关闭腹透短管开关。
分离	撕开碘液微型盖，将腹透短管与管路分离，短管管口朝下，旋拧碘液微型盖至完全密合。将腹透短管放入腹带中，观察引流袋内引流液情况，称重。
整理	再次核对，协助取舒适卧位，整理床单位，询问患者感觉，告知注意事项。
称重并记录	正确处理用物，洗手，称重并记录。
处理	腹透液同小便一样处理，勿卖废品，防止医疗垃圾流转。

【注意事项】

1. 环境要求：单独的房间，清洁干燥，光线充足，远离通风口，每天进行紫外线消毒。

2. 操作前洗手、戴口罩。

3. 操作前应检查透析液浓度、有效日期、容量，有无渗漏、混浊、变色等情况。

4. 检查透析液温度是否适宜，腹透液加热时应采用干热法加热，禁止在水里加热。

5. 严格按照操作流程，注意无菌操作。指导并教会患者认识哪些属于无菌部位，示范正确操作换液过程。告知患者在操作过程中不小心污染任何无菌物品，都应丢弃该物品并换一副新的重新开始。若无意外，每 6 个月更换腹透外连接短管 1 次。

【并发症及处理】

1. 引流不畅或腹膜透析管堵塞

（1）检查管道。

（2）改善体位。

（3）排空膀胱。

（4）应用开塞露以及灌肠等办法解除便秘，帮助排便。

（5）腹膜透析管内注入尿激酶、肝素、生理盐水、透析液等，去除堵塞透析管的纤维素、血块等。

（6）经上述处理不能改善者应行 X 线透视，观察导管是否移位，必要时在无菌操作下行肾镜刷复位。

（7）经上述处理仍不能改善者可再次手术置管。

2. 腹膜炎

（1）保留混浊透析液作细胞计数及细菌培养。

（2）用 2000ml 透析液连续腹腔冲洗直至透析液澄清。

（3）改用间歇性腹膜透析（IPD）。

（4）全身及腹腔使用抗生素并根据药敏结果调整。

（5）感染 2～4 周后不能控制或为真菌感染者，应暂停腹透。局部用肝素封管继续治疗。若仍无效，应考虑拔管，并改用其他透析方式。

3. 腹痛

（1）腹透液温度适宜。

（2）尽可能用低渗腹透液或交替使用，以减少对腹膜刺激。

（3）最初液体进出时应注意速度要慢，以减轻不适。

（4）出现腹膜炎时须及时冲洗，并积极控制感染。

【制度与依据】

1. 尤黎明，吴瑛．内科护理学 [M].7 版．北京：人民卫生出版社，2022.

2. John T.Daugirdas, Peter G.Blake,Todd S.Ing. 透析手册 [M].5 版．李寒，译．北京：人民卫生出版社，2017.

3. 林小燕，林建雄，朱丽娜，等．腹膜透析患者换液操作前准备情况与腹膜炎发生的相关性分析 [J].中国血液净化，2019, 18(09): 607-610.

（王秋莉）

第二节　血液透析技术

【名词定义】

血液透析（hemodialysis，HD）　采用弥散和对流原理清除血液中代谢废物、有害物质和过多水分，是终末期肾脏病患者最常用的肾脏替代治疗方法之一，也可用于治疗药物或毒物中毒等。

【适应证】

1. 终末期肾病。

2. 急性肾损伤。

3. 药物或毒物中毒。

4. 严重水、电解质和酸碱平衡紊乱。

5.其他：如严重高热、低体温，以及常规内科治疗无效的严重水肿、心力衰竭、肝功能衰竭等。

【禁忌证】

无绝对禁忌证，但下列情况应慎用：

1.颅内出血或颅内压增高。

2.药物难以纠正的严重休克。

3.严重心肌病变并有难治性心力衰竭。

4.活动性出血。

5.精神障碍不能配合血液透析治疗。

【操作流程】

血液透析技术操作流程见表3-7-2。

表 3-7-2　血液透析技术操作步骤与内容

操作步骤	内容
物品准备	血液透析器、血液透析管路、内瘘患者备穿刺针、无菌治疗巾、生理盐水、碘伏和棉签等消毒物品、止血带、一次性手套、透析液等。
开机自检	检查透析机电源线连接是否正常；打开机器电源总开关；按照机器要求完成全部自检程序，严禁简化或跳过自检步骤。
管路安装	检查血液透析器及透析管路有无破损，外包装是否完好；查看有效日期、型号；按照无菌原则进行操作；管路安装顺序应按照体外循环的血流方向依次安装。
密闭式预冲	1.启动透析机血泵80～100ml/min，用生理盐水先排净透析管路和透析器血室（膜内）气体。生理盐水流向为动脉端→透析器→静脉端，不得逆向预冲。 2.将泵速调至200～300ml/min，连接透析液接头与透析器旁路，排净透析器透析液室（膜外）气体。 3.生理盐水预冲量应严格按照透析器说明书中的要求；若需要进行闭式循环或肝素生理盐水预冲，应在生理盐水预冲量达到后再进行。 4.预冲生理盐水直接流入废液收集袋中，并且废液收集袋置于机器液体架上，不得低于操作者腰部以下；不建议预冲生理盐水直接流入开放式废液桶中。 5.预冲完毕后根据医嘱设置治疗参数。
建立体外循环	建立体外循环（上机）透析器及管路预冲完毕，安排患者有序进入透析治疗区。建立血管通路，引血上机。 1.动静脉内瘘穿刺： （1）检查血管通路：有无红肿、渗血、硬结；穿刺部位清洁度；并摸清血管走向和搏动，听诊瘘体杂音。 （2）选择穿刺点后，选用合规有效的消毒剂消毒皮肤，按产品使用说明书规范使用。 （3）根据血管的粗细和血流量要求等选择穿刺针。 （4）操作者穿刺前戴护目镜／防护面罩、清洁手套，阳性治疗区应穿隔离衣。 （5）采用阶梯式、扣眼式等方法，以合适的角度穿刺血管。先穿刺静脉，再穿刺动脉，动脉端穿刺点距动静脉吻合口3cm以上，动静脉穿刺点的间距5cm以上为宜，固定穿刺针。根据医嘱推注首剂量抗凝剂。 2.中心静脉留置导管连接： （1）准备治疗包、消毒物品和医用垃圾袋等。 （2）颈部静脉置管的患者头偏向对侧，戴口罩。打开伤口敷料，观察导管皮肤入口处有无红肿和渗出、导管固定情况等，消毒导管皮肤入口周围皮肤后覆盖敷料。 （3）辅助人员协助操作者打开导管敷料，分别消毒导管和导管夹子，并协助固定导管。 （4）操作者打开治疗包，戴无菌手套，铺无菌治疗巾。

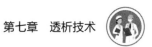

续表

操作步骤	内容
建立体外循环	（5）辅助人员将导管放于无菌治疗巾上。 （6）操作者先检查导管夹子处于夹闭状态，再取下导管保护帽。 （7）辅助人员协助消毒导管接头 2 遍，并避免导管接触非无菌表面，尽可能减少在空气中暴露的时间。推荐使用无色透明、表面光滑、闭合严密、具有直通结构的无针接头，形成导管封闭系统，减少外接口频繁暴露于空气中的机会。如发现接头有裂痕和无法去除的血液残留，应立即更换。 （8）用注射器回抽导管内封管液，推注在纱布上检查是否有凝血块（推注时距纱布距离＞10cm），回抽量为动、静脉管各2ml左右。如果导管回血不畅时，认真查找原因，严禁使用注射器用力推注导管腔。 （9）根据医嘱从导管静脉端推注首剂量抗凝剂，连接体外循环。 （10）将医疗废物放于医疗废物桶中。 3. 移植物血管内瘘穿刺： （1）患者上机前清洗穿刺侧手臂，保持手臂清洁干燥。 （2）检查血管通路：有无红肿、渗血、硬结，并摸清血管走向和搏动，判断血流方向。 （3）使用碘伏、酒精、氯己定（洗必泰）纱布等，采用揉搓摩擦式消毒移植血管内瘘 U 型袢皮肤，消毒面积不少于手臂 2/3。 （4）选择穿刺点后，以穿刺点为中心，用消毒剂由内至外螺旋式消毒至 10cm 直径的范围，消毒 2 遍。 （5）戴无菌手套，铺无菌治疗巾。 （6）操作者戴护目镜 / 防护面罩进行穿刺，阳性治疗区应穿隔离衣。 （7）准确判断血流方向，穿刺点距离吻合口 3cm 以上，动静脉穿刺点间距 5cm 以上，避免在血管袢的转角处穿刺。采用象限交叉阶梯式穿刺，交替更换穿刺部位，严禁扣眼式穿刺方法及同一穿刺点多次反复穿刺。以合适的角度穿刺血管，固定穿刺针。根据医嘱推注首剂量抗凝剂。
血液透析中的监测	体外循环建立后，立即测量血压、脉搏，询问患者有无不适，详细记录在血液透析记录单上；血液透析治疗过程中，应至少每小时：①询问患者有无不适；②观察患者神志状态、机器压力监测及治疗参数、穿刺针及管路固定等是否正常；③测量生命体征，并准确记录。
查对	1. 按照体外循环血流方向的顺序，依次查对体外循环管路系统各连接处和管路开口处，未使用的管路开口应使用保护帽并夹闭管夹。 2. 根据医嘱查对机器治疗参数。 3. 治疗开始后，应对机器控制面板和按键部位等高频接触部位进行消毒擦拭；双人查对：由其他护士同时再次查对上述内容，并在治疗记录单上签字。
回血	回血下机
密闭式回血	1. 调整血液流量至 50 ～ 100ml/min。 2. 打开动脉端预冲侧管，使用生理盐水将存留在动脉侧管内的血液回输 20 ～ 30 秒。 3. 关闭血泵，靠重力将动脉端近心侧管路的血液回输入患者体内。 4. 夹闭动脉管路夹子和动脉穿刺针处夹子。 5. 打开血泵，用生理盐水全程回血。回血过程中，可使用双手左右转动滤器，但不得用手挤压静脉端管路。当生理盐水回输至静脉壶、安全夹自动关闭后，停止继续回血。回血过程中禁止将管路从安全夹中强制取出。 6. 夹闭静脉管路夹子和静脉穿刺针处夹子。 7. 先拔出动脉端穿刺针，再拔出静脉端穿刺针，放入透析专用锐器盒或大容量锐器盒中，注意避免针刺伤和血、液体滴洒。压迫穿刺部位 2 ～ 3 分钟，用弹力绷带或胶布加压包扎动、静脉穿刺部位。 8. 采用中心静脉导管作为血管通路时： （1）颈部静脉置管的患者头偏向对侧，戴口罩。 （2）准备冲管生理盐水或预充式导管冲洗装置、封管液。 （3）辅助人员分别消毒导管、导管夹和管路接头，并固定透析动静脉管路。

续表

操作步骤	内容
密闭式回血	（4）操作者戴无菌手套，将已开包装导管保护帽放置在无菌敷料上；断开中心静脉导管动脉端与管路连接，固定导管动脉端，按照螺旋式消毒 2 遍导管接头。 （5）辅助人员协助连接已抽吸生理盐水注射器；操作者打开导管夹，辅助人员脉冲式推注生理盐水或预充式导管冲洗液，弹丸式推注封管液；操作者关闭导管夹、连接导管保护帽。推荐使用预充式导管冲洗装置，减少污染及感染风险。如导管使用分隔膜接头，则螺旋断开与透析机管路连接，按规范进行分隔膜接头表面消毒后连接注射器或预充式导管冲洗装置，进行冲管封管操作。 （6）回血完毕后辅助人员停止血泵，关闭管路导管夹；操作者关闭中心静脉导管静脉端导管夹，断开中心静脉导管静脉端与管路连接；进而固定导管静脉端，螺旋式消毒 2 遍导管接头，打开导管夹；辅助人员协助注射封管液；操作者关闭导管夹、连接导管保护帽。 （7）操作者用无菌敷料包扎中心静脉导管，辅助人员协助胶布固定。 （8）辅助人员再次消毒导管皮肤入口周围皮肤，操作者更换无菌敷料覆盖，辅助人员协助胶布固定，并注明更换时间，操作者工号。 9. 操作者通过机器的污水管道排空血液透析器膜内、膜外及其管路内的液体（机器具有自动废液排放功能，按照机器要求进行排空；没有自动排放功能的机器应通过透析器膜内外压力差的方式，进行人工密闭式排放），排放完毕后，将体外循环管路、滤器取下，就近放入医疗废弃物容器内，封闭转运。 10. 擦拭机器完毕后，脱手套，洗手。 11. 嘱患者平卧 10～20 分钟，检查动、静脉穿刺针部位无出血或渗血后松开包扎带；测量生命体征；听诊内瘘杂音。 12. 整理用物，记录治疗单，签名。 13. 如患者生命体征平稳，穿刺部位无出血，则向患者交代注意事项，测量体重，送患者离开血液净化中心。
透析机消毒	1. 每班次透析结束后，机器表面采用 500mg/L 含氯消毒剂擦拭或中高效消毒剂擦拭。 2. 机器表面若有肉眼可见污染时，应立即用可吸附的材料清除污染物（血液、透析废液等），再用 500mg/L 含氯消毒剂擦拭机器表面或中高效消毒剂擦拭。 3. 每班次透析结束后应进行机器内部消毒，消毒方法按照说明书要求进行。 4. 发生透析器破膜、传感器保护罩被血迹或液体污染时，立即更换透析器和传感器保护罩；若发生传感器保护罩破损，立即更换传感器保护罩，待此次治疗结束后请工程专业人员处理。
整理	整理床单位。
记录	正确处理用物。洗手，记录。

【注意事项】

1. 密闭式预冲时生理盐水流向为动脉端→透析器→静脉端，不得逆向预冲。

2. 预冲生理盐水直接流入废液收集袋中，并且废液收集袋置于机器液体架上，不得低于操作者腰部以下。

3. 采用阶梯式、扣眼式等方法，以合适的角度穿刺血管。先穿刺静脉，再穿刺动脉，动脉端穿刺点距动静脉吻合口 3cm 以上，动静脉穿刺点的间距 5cm 以上为宜，固定穿刺针。

4. 回血过程中禁止管路从安全夹中强制取出。

5. 回血下机时先拔出动脉端穿刺针，再拔出静脉端穿刺针，放入透析专用锐器盒或大容量锐器盒中，注意避免针刺伤和血、液体滴洒。

【制度与依据】

1. 陈香美. 血液净化标准操作规程 [M]. 北京：人民卫生出版社，2021.

2. 王质刚 . 血液净化学 [M].4 版 . 北京：科学出版社，2016.

3. 翟丽 . 实用血液净化技术及护理 [M].2 版 . 北京：科学出版社，2018.

（刘　昆　朱凤先）

第三节　血液透析滤过技术

【名词定义】

血液透析滤过（hemodiafiltration，HDF）　是血液透析和血液滤过的结合，具有两种治疗模式的优点，可通过弥散和对流两种机制清除溶质，在单位时间内比单独的血液透析或血液滤过清除更多的中小分子物质。

【适应证】

血液滤过适用于急性肾损伤和慢性肾衰竭的患者，特别是伴有以下情况不能耐受血液透析治疗的患者：

1. 常规透析易发生低血压。

2. 顽固性高血压。

3. 常规透析不能控制的体液过多和心力衰竭。

4. 严重继发性甲状旁腺功能亢进。

5. 尿毒症神经病变、尿毒症心包炎。

6. 心血管功能不稳定、多器官功能障碍综合征（multiple organ dysfunction syndrome，MODS）及病情危重患者。

【禁忌证】

血液透析滤过无绝对禁忌证，但出现如下情况时应慎用：

1. 患者处于濒危状态，药物难以纠正的严重休克。

2. 存在精神障碍，不能配合血液净化治疗。

【目的】

血液透析滤过对血流动力学影响小，可通过弥散和对流两种机制清除溶质，在单位时间内比单独的血液透析或血液滤过清除更多的中小分子物质。

【操作流程】

血液透析滤过技术操作流程见表 3-7-3。

表 3-7-3　血液透析滤过技术操作步骤与内容

操作步骤	内容
物品准备	血液透析滤过器、血液透析滤过管路、安全导管（补液装置）、穿刺针、无菌治疗巾、生理盐水、一次性使用冲洗管、消毒物品、止血带、一次性使用手套、透析液等。
开机自检	1. 检查透析机电源线连接是否正常。 2. 打开机器电源总开关。 3. 按照机器要求完成全部自检程序，严禁简化或跳过自检步骤。
血液透析滤过器和管路的安装	1. 检查血液透析滤过器及管路有无破损，外包装是否完好。 2. 查看有效日期、型号。 3. 按照无菌原则进行操作。 4. 按照体外循环的血流方向依次安装管路。 5. 按照置换液流向顺序安装置换液连接管。

续表

操作步骤	内容
密闭式预冲	1. 启动透析机血泵 80～100ml/min，用生理盐水先排净管路和血液透析滤过器血室（膜内）气体。生理盐水流向为动脉端→透析器／血滤器→静脉端，不得逆向预冲。 2. 将泵速调至 200～300ml/min，连接透析液接头与血液透析滤过器旁路，排净透析器／血滤器透析液室（膜外）气体。 3. 机器在线预冲通过置换液连接管，使用机器在线产生的置换液，按照体外循环血流方向密闭冲洗。 4. 生理盐水预冲量应严格按照血液透析滤过器说明书中的要求；若需要进行闭式循环或肝素生理盐水预冲，应在生理盐水预冲量达到后再进行。 5. 预冲生理盐水直接流入废液收集袋中，并且废液收集袋放于机器液体架上，不得低于操作者腰部；不建议预冲生理盐水直接流入开放式废液桶中。 6. 冲洗完毕后根据医嘱设置治疗参数。
建立体外循环（上机）	同血液透析。
回血（下机）	同血液透析。
整理	整理床单位。
记录	正确处理用物。洗手，记录。

【注意事项】

1. 密闭式预冲时生理盐水流向为动脉端→透析器→静脉端，不得逆向预冲。

2. 预冲液的排出根据患者血压决定，然后直接进入治疗状态。

3. 以 80～100ml/min 的血流量引血，待血流稳定后若患者生命体征平稳尽快将血流量调节到 200～260ml。

4. 在线回血应按照血滤机要求的程序进行操作，将安全导管与血路管动脉端侧管相连进行。

【制度与依据】

1. 陈香美.血液净化标准操作规程 [M].北京：人民卫生出版社,2021.

2. 王质刚.血液净化学 [M].4 版.北京：科学出版社,2016.

3. 翟丽.实用血液净化技术及护理 [M].2 版.北京：科学出版社,2018.

（梁青华）

第四节　一次性使用透析器及管路预冲技术

【目的】

1. 排净透析血液回路和透析器里的空气和贴壁小气泡，清除残留的灭菌剂，使透析膜润滑膨胀，以提高毒素清除力，达到充分透析。

2. 规范血液透析室护士一次性使用透析器及管路预冲操作流程。

【准备】

1. 准备、检查用物：一次性透析器（干膜）、血管路、透析液（A、B 液）、0.9% 氯化钠注射液 1000～2000ml、消毒棉签（备用）。检查物品质量及有效期。

2. 仪器设备的评估：透析机自检通过状态、一次性透析器、血管路密封性、透析液（A、B 液）与机器匹配及有效期。

【操作流程】

一次性使用透析器及管路预冲技术规范操作流程见表3-7-4。

表3-7-4　一次性使用透析器及路管预冲技术操作步骤与内容

操作步骤	内　容
准备	携用品至患者床边，查对患者，协助取合适卧位。
评估	评估操作环境：环境清洁，温湿度适宜。
安装	打开透析器包装，安装透析器于支架上，静脉端向上。
	打开管路外包装，依次固定各端帽，在根部夹闭侧支小夹子。
	安装动脉管路，连接动脉传感器保护罩，妥善放置动脉壶。
	动脉管路末端连接透析器动脉端，静脉管路起始端连接透析器静脉端。
	固定静脉壶，连接静脉传感器保护罩，并悬挂废液袋到输液架。
	连接预冲液与血路管动脉端接头。
冲洗	启动透析机血泵100ml/min，透析管路和透析器膜内充满生理盐水，并依次预冲输液侧枝和肝素侧枝，生理盐水流向为动脉端→透析器→静脉端。
	调整静脉壶液面，揉搓透析器，排净透析器及管路内气体。
	连接透析液接头与透析器旁路，调泵速至200～300ml/min，排净透析器膜外气体。
核查	根据透析器使用说明，达到预冲量。停泵，将补液管连接于泵前补液侧枝，动脉管路的患者端连接处盖好小帽，准备上机。冲洗完毕后根据医嘱设置治疗参数。
密闭式预冲	根据病情如需要进行密闭式循环或肝素盐水预冲，应在0.9%氯化钠注射液预冲量达到后再进行。
整理	整理用物，垃圾分类处理，洗手。

【注意事项】

1. 使用较低血流量（＜100ml/min）完成透析器膜内的排气，动脉壶液面至2/3满时正挂。

2. 膜内排气完毕，连接旁路翻转透析器，使用稍高的血流量（200～300ml/min）完成透析器膜外的排气及预冲出微小颗粒残留。

3. 必须达到充分预冲，根据透析器使用说明，达到预冲量。

【制度与依据】

1. 陈香美. 血液净化标准操作规程 [M]. 北京：人民卫生出版社，2021.

2. 王质刚. 血液净化学 [M].4 版. 北京：科学出版社，2016.

3. 翟丽. 实用血液净化技术及护理 [M].2 版. 北京：科学出版社，2018.

（鲁　成）

第五节　血浆置换（单重）技术

【名词定义】

血浆置换（plasma exchange，PE）　是一种清除血液中大分子物质的血液净化疗法，将血液引出至体外循环，通过膜式或离心式血浆分离方法，从全血中分离并弃除血浆，再补充等量新鲜冰冻血浆或白蛋白溶液，以非选择性或选择性地清除血液中的致病因子（如自身抗体、免疫复合物、冷球蛋白、轻链蛋白、毒素等），并调节免疫系统、恢复细胞免疫及网状内皮细胞吞噬功能，从而达到治疗疾病的目的。

【适应证】

1. 肾脏疾病 ANCA 相关的急进性肾小球肾炎（包括显微镜下多血管炎、肉芽肿性血管炎）、抗肾小球基底膜病、肾移植术后复发局灶节段性肾小球硬化症、骨髓瘤性肾病等。

2. 免疫性神经系统疾病。

3. 风湿免疫性疾病。

4. 消化系统疾病：急性肝衰竭、重症肝炎、肝性脑病、胆汁淤积性肝病、高胆红素血症等。

5. 血液系统疾病。

6. 器官移植：器官移植前去除抗体（ABO 血型不相容移植、免疫高致敏受者移植等）、器官移植后排斥反应等。

7. 自身免疫性皮肤疾病。

8. 代谢性疾病：家族性高胆固醇血症和高脂蛋白血症等。

9. 药物 / 毒物中毒。

10. 其他：肝豆状核变性（威尔逊病）、特发性扩张型心肌病、甲状腺危象、脓毒血症致多器官功能衰竭。

【禁忌证】

无绝对禁忌证，相对禁忌证包括：

1. 对血浆、人血白蛋白、肝素、血浆分离器、透析管路等有严重过敏史。

2. 药物难以纠正的全身循环衰竭。

3. 非稳定期的心肌梗死或缺血性脑卒中。

4. 颅内出血或重度脑水肿伴有脑疝。

5. 存在精神障碍而不能很好配合治疗者。

【操作流程】

血浆置换（单重）技术流程见表 3-7-5。

表 3-7-5 血浆置换（单重）技术操作步骤与内容

操作步骤	内 容
准备	环境符合操作要求。
	着装符合要求，个人防护规范。
查对	查对患者床号、姓名，告知患者治疗目的，评估患者神志、配合程度、血管通路状况等，测量生命体征并记录。
检查	检查机器电源线连接是否正常，打开机器电源总开关，完成机器自检。
	检查血浆分离器及管路有无破损，外包装是否完好；查看有效日期、型号；按照机器要求进行管路连接，自动预冲管路及血浆分离器。
	根据病情设置血浆置换参数：如血浆置换目标量、各个泵的流速等。
	置换液的加温：血浆置换治疗中患者因输入大量液体，如液体未经加温输入后易致畏寒、寒战，故所备的血浆等置换液需经加温后输入，应干式加温。
连接	连接体外循环，以中心静脉导管为例。使用其他血管通路，同血液透析。

操作步骤	内　容
操作	准备治疗包、消毒物品和医用垃圾袋等。
	颈静脉放置中心静脉导管的患者头偏向对侧，戴口罩。打开伤口敷料，观察导管皮肤入口处有无红肿和渗出、导管固定情况等，消毒导管皮肤入口周围皮肤后覆盖敷料。
	辅助人员协助操作者打开导管敷料，分别消毒导管和导管夹子，并协助固定导管。
	操作者打开治疗包，戴无菌手套，铺无菌治疗巾。
	辅助人员将导管放于无菌治疗巾上。
	操作者先检查导管夹子处于夹闭状态，再取下导管保护帽。
	辅助人员协助消毒导管接头，并避免导管接触非无菌表面，尽可能减少在空气中暴露的时间。
	用注射器回抽导管内封管液，推注在纱布上检查是否有凝血块（推注时距纱布距离＞10cm），回抽量为动、静脉管各2ml左右。如果导管回血不畅时，认真查找原因，严禁使用注射器用力推注导管腔。
	根据医嘱从导管静脉端推注首剂量抗凝剂（肝素或低分子量肝素），连接体外循环，打开管路动脉夹及静脉夹，按治疗键。
	固定管路，治疗巾遮盖留置导管连接处。医疗废物放于医疗废物桶中。
查对	1. 二次查对：①按照体外循环血流方向的顺序，依次检查体外循环管路系统各连接处和管路开口处，未使用的管路开口应使用保护帽并夹闭管夹。②根据医嘱查对机器治疗参数。③治疗开始后，应对机器控制面板和按键部位等高频接触部位进行消毒擦拭。 2. 双人查对：由其他护士查对上述内容，并在治疗记录单上签字。
治疗	1. 血浆置换治疗开始时，先全血自循环5～10分钟，观察正常后再进入血浆分离程序。 2. 全血液速度宜慢，观察2～5分钟，无反应后再以正常速度运行。通常血浆分离器的血流速度为80～150ml/min。 3. 密切观察患者生命体征，包括每30分钟测血压、心率、呼吸、脉搏，询问患者有无不适。 4. 密切观察机器运行情况，包括全血流速、血浆流速、动脉压、静脉压、跨膜压变化等。
回血	置换达到目标量后回血下机，以中心静脉导管为例。使用其他血管通路，同血液透析。
分离	1. 准备生理盐水、无菌纱布、碘伏和棉签等消毒物品、无菌手套、无菌导管保护帽、注射器、封管液、胶布、消毒巾（擦拭机器用）等。 2. 停血泵，采用密闭式回血法回血。 3. 采用颈静脉放置中心静脉导管的患者头偏向对侧，戴口罩。 4. 操作者戴无菌手套，将已开包装导管保护帽放置在无菌敷料上；断开中心静脉导管动脉端与管路连接，固定导管动脉端。 5. 辅助人员协助连接已抽吸生理盐水注射器；操作者打开导管夹，辅助人员脉冲式推注生理盐水或预充式导管冲洗液，弹丸式推注封管液；操作者关闭导管动脉端导管夹，连接其导管保护帽。推荐使用预充式导管冲洗装置，减少污染及感染风险。如导管使用分隔膜接头，则螺旋断开与透析机管路连接，按规范进行分隔膜接头表面消毒后连接注射器或预充式导管冲洗装置，进行冲封管操作。 6. 操作者将管路动脉端与生理盐水连接。辅助人员将血流速减至100ml/min以下，开启血泵回血。 7. 回血完毕后辅助人员停止血泵；操作者关闭管路及留置导管静脉端导管夹。 8. 操作者断开中心静脉导管静脉端与管路连接，固定导管静脉端，打开导管夹；辅助人员协助注射封管液；操作者关闭导管夹，连接导管保护帽。 9. 操作者用无菌敷料包扎中心静脉导管，辅助人员协助胶布固定；辅助人员再次消毒导管皮肤入口周围皮肤，操作者更换无菌敷料覆盖，辅助人员协助胶布固定，并注明更换时间、操作者工号。 10. 根据机器提示步骤，卸下血浆分离器、管路及各液体袋。关闭电源，消毒擦拭机器，待用。

续表

操作步骤	内　容
整理	再次核对，观察患者的生命体征，记录病情变化及血浆置换治疗参数和结果。
记录	正确处理用物，洗手，记录。

【注意事项】

1. 晶体液的补充一般为丢失血浆的 1/3 ～ 1/2，为 500 ～ 1000ml。

2. 人白蛋白注射液中钾、钙、镁浓度均较低，应注意调整，以免引起低钾和 / 或低钙血症。

3. 血浆置换治疗开始时，先全血自循环 5 ～ 10 分钟，观察正常后再进入血浆分离程序。全血液速度宜慢，观察 2 ～ 5 分钟，无反应后再以正常速度运行。通常血浆分离器的血流速度为 80 ～ 150ml/min。

【并发症及处理】

1. 过敏和变态反应　大量输入异体血浆或白蛋白所致，通常表现为皮疹、皮肤瘙痒、畏寒、寒战、发热，严重者出现过敏性休克。可在血浆或白蛋白输入前适量预防应用肾上腺糖皮质激素和 / 或抗组胺药物。出现上述症状时减慢或停止血泵，停止输入可疑血浆或白蛋白，予以抗过敏治疗，出现过敏性休克者按休克处理。

2. 低血压　与原发病、血管活性药物清除或过敏反应等有关，应根据不同的原因进行相应处理。对于治疗前已经有严重低蛋白血症患者，根据患者情况可酌情增加人血白蛋白或血浆的使用剂量，以提高血浆胶体渗透压，增加有效血容量并在治疗开始时，减慢血泵速度，阶梯式增加，逐渐至目标血流量；考虑血管活性药物清除所致者，必要时适量使用血管活性药物；考虑过敏反应引起的低血压者按过敏性休克处理。

3. 溶血　查明原因，予以纠正，特别注意所输注血浆的血型，停止输注可疑血浆；同时应严密监测血钾，避免发生高血钾等。

4. 血源性传染疾病感染　主要与输入血浆有关，患者有感染肝炎病毒和人类免疫缺陷病毒等的潜在危险。

5. 出血倾向　主要与大量使用白蛋白溶液导致凝血因子缺乏、抗凝药物过量等原因有关。对于凝血因子缺乏患者可适量补充新鲜冰冻血浆；抗凝药物过量者应减少抗凝药物剂量，肝素过量可用鱼精蛋白对抗，并适当应用止血药物。

6. 低钙血症　以白蛋白为置换液的患者易出现低钙血症，在治疗时静脉输注钙剂可防治低钙血症的发生。

7. 脑水肿　由于新鲜冰冻血浆的胶体渗透压（20mmHg）低于体内血浆胶体渗透压（25 ～ 30mmHg），血浆置换治疗后水钠潴留可导致脑水肿发生。发生脑水肿患者给予提高血浆胶体渗透压等对症处置。

【制度与依据】

1. 陈香美. 血液净化标准操作规程 [M]. 北京：人民卫生出版社，2021.

2. 王质刚. 血液净化学 [M].4 版. 北京：科学出版社，2016.

3. 翟丽. 实用血液净化技术及护理 [M]. 2 版. 北京：科学出版社，2018.

（卢兴芳）

第六节　组合式血液灌流联合血液透析技术

【名词定义】

血液灌流（hemoperfusion，HP）　是将患者血液从体内引到体外循环系统，通过灌流器中吸附剂（活性炭、树脂等材料）与体内待清除的代谢产物、毒性物质以及药物间的吸附结合，达到清除这些物质的治疗方法。近年来随着新型灌流器的研发及技术进展，除药物或毒物中毒外，在重症感染、严重肝衰竭、终末期肾脏疾病（尿毒症）以及各种自身免疫性疾病等多种临床严重疾病的抢救与治疗方面得到了更为广泛的应用。

【适应证】

1. 急性药物或毒物中毒。

2. 终末期肾脏疾病（尿毒症），特别是合并顽固性瘙痒、难治性高血压、高 β_2- 微球蛋白血症、继发性甲状旁腺功能亢进、周围神经病变等患者。

3. 重症肝炎，特别是暴发性肝衰竭导致的肝性脑病、高胆红素血症。

4. 系统性炎症反应综合征、脓毒症等重症感染。

5. 银屑病或其他自身免疫性疾病。

6. 其他疾病：如海洛因等药物成瘾、家族性高胆固醇血症、重症急性胰腺炎、甲状腺功能亢进危象等。

【禁忌证】

对体外血路或灌流器等材料过敏者。

【目的】

通过灌流器中吸附剂（活性炭、树脂等材料）与患者体内血液待清除的代谢产物、毒性物质，以及药物间的吸附结合，达到清除这些物质的治疗方法。

【操作流程】

组合式血液灌流联合血液透析技术流程见表 3-7-6。

表 3-7-6 组合式血液灌流联合血液透析技术操作步骤与内容

操作步骤	内容
准备	物品准备：血液灌流器、管路、穿刺针、无菌治疗巾、生理盐水、碘伏和棉签等消毒物品、止血带、一次性使用手套等。
	设备准备：血液灌流机、单纯血泵机、血液透析机、血液透析滤过机或 CRRT 设备。
肝素化	动态肝素化：按照产品说明书。
	静态肝素化：根据医嘱将肝素注入灌流器中混匀静置 20～30 分钟后使用。在治疗准备室严格无菌操作，具体操作方法如下： 1. 使用一次性注射器（规格 2～5ml），抽取肝素注射液 12500U（100mg）。 2. 打开灌流器一侧保护帽，将保护帽置于无菌治疗巾内。 3. 将抽取的肝素注射液，去除针头，直接注入灌流器内保存液中。 4. 取出治疗巾中的保护帽，覆盖拧紧。 5. 将灌流器上下 180° 反转摇匀（约 10 次）。 6. 再将灌流器放置于无菌治疗巾内，静置 20～30 分钟待用。
评估	评估患者的临床症状、血压、体重、配合程度等；评估血管通路的状态。
	评估操作环境：环境清洁，温湿度适宜。
查对	携用物至患者床旁，使用标准化核对流程。
解释	向患者解释操作目的、方法、注意事项和配合要点，向患者解释血液灌流的作用，询问大小便。
自检	打开水机，打开透析机电源开关，机器完成自检。

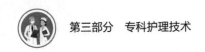

续表

操作步骤	内容
安装冲洗	正确安装管路及灌流器，开启血泵调 100ml/min，开始预冲，0.9% 氯化钠注射液冲至动脉壶向上的透析管路动脉端的末端处，关闭血泵，连接灌流器，将灌流器动脉端朝上，与动脉血路管连接，并翻转灌流器使静脉端向上，待灌流器、透析管路连接后，继续 0.9% 氯化钠注射液预冲，排净灌流器中的气体，用肝素 0.9% 氯化钠注射液冲洗，预冲总量按照灌流器说明书要求执行。
	最后一袋 0.9% 氯化钠注射液剩至 250ml 左右时关泵，同时夹闭静脉管路末端，夹闭废液袋，准备连接患者。
查对	核对患者。建立血管通路，抗凝的应用：根据医嘱给予首剂抗凝剂，连接体外循环。
引血上机	以 50 ～ 100ml/min 的血流量引血，预冲液的排出根据患者血压决定，然后进入治疗状态。待血流稳定后，若患者生命体征平稳将血流量调节到 150 ～ 200ml。根据医嘱追加肝素。
下机	治疗结束，先将血泵流速减慢至 50 ～ 100ml/min，用 0.9% 氯化钠注射液回血法将体外循环系统中的血液回输到病人体内，正确按压穿刺部位或执行留置导管的护理。
查对	再次核对。测血压，交待患者注意事项。
整理	协助患者舒适体位，整理床单位。
记录	正确处理用物。洗手，记录。

【注意事项】

1. 血液灌流时肝素用量较常规血液透析剂量要大。

2. 灌流器中的树脂、活性炭吸附剂对大多数溶质的吸附一般在 2 小时内达到饱和，如果临床需要，可每间隔 2 小时更换 1 个灌流器。

3. 空气回血用于急性药物中毒抢救。基本过程同上，利用空气替代生理盐水，尽量减少所吸附药物与吸附剂洗脱解离、再次入血，但应注意空气栓塞的风险。

【并发症及处理】

1. 生物不相容性及其处理　吸附剂生物不相容的主要临床表现为灌流治疗开始后 0.5 ～ 1.0 小时患者出现寒战、发热、胸闷、呼吸困难、白细胞或血小板一过性下降（可低至灌流前的 30% ～ 40%）。一般不需要终止灌流治疗，可静脉注射地塞米松、吸氧等；如果经过上述处理症状不缓解并严重影响生命体征者，应及时终止灌流治疗。

2. 吸附剂颗粒栓塞　治疗开始后患者出现进行性呼吸困难、胸闷、血压下降等，应考虑是否存在吸附剂颗粒栓塞现象。一旦出现必须停止治疗，予吸氧或高压氧治疗，同时配合相应的对症处理。

3. 出凝血功能紊乱　活性炭进行灌流吸附治疗时很可能会吸附较多的凝血因子，如纤维蛋白原等，特别是进行肝性脑病灌流治疗时易导致血小板的聚集而发生严重的凝血，而血小板大量聚集并活化后可以释放出大量的活性物质，进而诱发血压下降。治疗中应注意观察与处理。

4. 空气栓塞　主要源于灌流治疗前体外循环体系中气体未完全排除干净，进行空气回血、治疗过程中血路连接处不牢固或出现破损而导致气体进入到体内。患者可表现为突发呼吸困难、胸闷气短、咳嗽，严重者表现为发绀、血压下降，甚至昏迷。一旦空气栓塞诊断成立，必须立即停止灌流治疗，吸入高浓度氧气，按空气栓塞抢救的诊治规范进行治疗。

【制度与依据】

1. 陈香美. 血液净化标准操作规程 [M]. 北京：人民卫生出版社，2021.

2. 王质刚. 血液净化学 [M]. 4 版. 北京：科学出版社，2016.

3. 翟丽. 实用血液净化技术及护理 [M]. 2 版. 北京：科学出版社，2018.

（刘　曼）

第八章 产科护理技术

第一节 多普勒听诊胎心技术

【名词定义】

多普勒听诊胎心 利用多普勒听诊仪通过孕妇腹部在胎儿胎背听诊胎心率，有助于判断胎儿是否出现异常情况。正常胎心率是 110～160 次/分。胎心率低于 110 次/分或高于 160 次/分，提示胎儿可能出现宫内缺氧，应及时处理。多普勒听诊胎心能降低胎儿窒息及胎死宫内的概率。

【适应证】

孕 12 周以后。

【目的】

监测胎儿在宫内是否正常。

【操作流程】

多普勒听诊胎心技术操作流程见表 3-8-1。

表 3-8-1 多普勒听诊胎心技术操作步骤与内容

操作步骤	内容
准备	环境符合操作要求。
	着装符合要求。
	物品准备：治疗车、多普勒听诊仪、耦合剂、纸巾、秒表、PDA（或产前观察单、笔、治疗单）等，检查多普勒听诊仪和 PDA 的性能是否良好。
	患者准备： 1. 孕妇取平卧位或半卧位。 2. 暴露孕妇腹部。 3. 了解患者配合程度。
评估	1. 评估孕妇年龄、孕周、胎方位、宫缩、阴道流液、是否排空膀胱、营养状况、心理状态、配合程度和过敏史。（根据孕妇情况口述汇报。） 2. 评估操作环境：环境清洁，温湿度适宜。 3. 评估孕妇局部皮肤情况、自理能力、合作程度及耐受力。
核对	携用物至患者床旁，使用标准化核对流程。
听诊	选择宫缩间歇期听诊，合理暴露腹部，四步触诊法判断胎背的位置，结合孕妇胎方位选择正确的听诊位置进行听诊，听到如钟表的"嘀嗒"双音后固定探头听诊，计数 1 分钟。听诊过程中应注意与子宫杂音、腹主动脉音及脐带杂音相鉴别。
宣教	告知孕妇正常胎心率的范围 110～160 次/分，节律整齐。告知孕妇听诊结果为实时监测结果，指导孕妇掌握自我监测胎动的方法。
整理	再次核对患者，协助患者取舒适卧位，整理床单位，整理用物。
记录	将听诊胎心结果记录在产前观察单上。

【注意事项】

1. 环境安静。

2. 孕妇尽量放松，听诊胎心前孕妇卧床休息 5 ～ 10 分钟。

3. 听诊胎心前排空小便，尽量让孕妇取平卧位。

4. 听见胎心音需与子宫杂音、腹主动脉音及脐带杂音相识别。

5. 听诊过程中应观察孕妇有无不适。

6. 若发现胎心异常需立即触诊孕妇脉搏作对比鉴别。必要时给予吸氧，改变孕妇体位，进行胎心监护并通知医生。

【并发症及处理】

1. 仰卧综合征

（1）原因：孕妇平卧。

（2）临床表现：孕妇呼吸困难、出汗、心悸。

（3）预防：晚期妊娠妇女听诊胎心取半卧位。迅速正确找到听诊位置，尽量缩短听诊时间。

（4）处理：一旦出现，让孕妇取半卧位或侧卧位，必要时给予吸氧。

【制度与依据】

谢幸，孔北华，段涛.妇产科学[M].9 版.北京：人民卫生出版社，2019.

（谢菊平　杨玲玲）

第二节　乳房护理技术

【目的】

1. 减轻乳房胀痛。

2. 刺激泌乳反射，促进泌乳。

3. 促进产妇乳腺管畅通，增加乳头的韧性，避免乳头皲裂。纠正凹陷的乳头。

【操作流程】

乳房护理技术操作流程见表 3-8-2。

表 3-8-2　乳房护理技术操作步骤与内容

操作步骤	内容
准备	环境符合操作要求。
	着装符合要求，个人防护规范。
	物品准备：温热水（50 ～ 60℃）、毛巾 2 块、脸盆、手套，清洁的大口径容器。
	患者准备： （1）排空大小便。 （2）产妇取仰卧位。
评估	产妇分娩方式、身体状况、产后天数、产妇乳头发育及乳房充盈情况，评估产妇对母乳喂养的认知程度、乳房护理方法掌握的程度。（根据患者情况口述汇报。）
解释	向产妇解释乳房护理的目的、注意事项和配合要点，取得配合。
热敷乳房	用毛巾热敷乳房，持续 15 ～ 20 分钟，每 3 ～ 5 分钟更换一次毛巾。注意观察皮肤颜色，以防烫伤。
刺激排乳反射	戴手套，操作者将手指和手掌平置于乳房上，拇指与其余四指分开托起产妇一侧乳房，轻轻拍打和抖动乳房。
牵拉乳头	用一手托乳房，另一手的拇指和中指、示指抓住乳头向外牵拉，重复 10 ～ 20 次。

续表

操作步骤	内容
按摩乳房	用指腹轻施压力，柔和地由乳房边缘向乳头方向按摩 3～5 分钟。按摩左侧乳房时自外上象限开始，然后沿顺时针方向按摩。以同样方法按摩右侧乳房，但沿逆时针方向进行。
挤压乳晕	1. 操作者一手拿容器（或毛巾）靠近乳房，一手拇指及示指放在乳头根部乳晕处，两指相对。拇指及示指向胸壁方向轻轻下压，不可压得太深，否则可导致乳腺导管阻塞。 2. 反复一压一松，手指不滑动，询问产妇感觉，操作时不引起疼痛。
旋转挤压乳晕	从各个方向按照同样方法按压乳晕，使乳房内每一个乳腺管的乳汁都被挤出。一侧乳房挤压 3～5 分钟。
交替挤压对侧乳房	待分泌的乳汁少了，同法挤压另一侧乳房，如此反复数次。双手可交换使用，以免疲劳。
产妇指导	操作过程中，操作者边操作边向产妇讲解方法、注意事项及重点，目的为教会产妇护理乳房。
温水擦拭乳房	操作完毕，对乳房进行局部温水擦拭，保持清洁。
宣教	询问产妇自觉症状，告知注意事项。
整理	1. 协助产妇舒适体位，整理床单位。 2. 整理用物，洗手。

【注意事项】

1. 推荐母乳喂养，按需哺乳。重视心理护理的同时，指导正确的哺乳方法。于产后半小时内开始哺乳，刺激泌乳。

2. 乳房应经常擦洗，保持清洁干燥。每次哺乳前柔和地按摩乳房，刺激泌乳反射。

3. 哺乳时让新生儿吸空乳房。若乳汁充足，尚有剩余，应用吸乳器将剩余的乳汁吸出，以免乳汁淤积，影响乳汁分泌，并预防乳腺管阻塞及两侧乳房大小不一等情况。

4. 每次哺乳前，产妇应用清水将乳头洗净，并清洗双手。

5. 乳头处如有痂垢，应先用油脂浸软后再用温水洗净，切忌用乙醇等擦洗，以免引起局部皮肤干燥、皲裂。

6. 按摩左侧乳房时自外上象限开始，然后沿顺时针方向按摩。以同样方法按摩右侧乳房，但沿逆时针方向进行。

【制度与依据】

1. 安力彬，陆虹．妇产科护理学 [M].6 版．北京：人民卫生出版社，2017.

2. 魏碧蓉．助产学 [M].2 版．北京：人民卫生出版社，2020.

3. 孙玉梅，张立力．健康评估 [M].4 版．北京：人民卫生出版社，2017.

（李　雪）

第三节　人工挤奶技术

【目的】

1. 缓解奶胀，去除乳汁淤积。

2. 母婴暂时分离时保持泌乳。

3. 帮助喂养低体重儿不能吸吮者。

【操作流程】

人工挤奶技术操作流程见表 3-8-3。

表 3-8-3　人工挤奶技术操作步骤与内容

操作步骤	内容
准备	环境符合操作要求。
	着装符合要求，个人防护规范。
	物品准备：温热水（50～60℃）、毛巾2块、脸盆、手套，清洁的大口径杯子。
	患者准备： （1）排空大小便。 （2）喝一杯热饮料，比如果汁、牛奶等。
评估	产妇分娩方式、身体状况、产后天数、产妇乳头发育及乳房充盈情况。（根据患者情况口述汇报。）
解释	向产妇解释人工挤奶的目的、注意事项和配合要点，取得其配合。
热敷乳房	用毛巾热敷乳房3～5分钟，注意观察皮肤颜色，以防烫伤。
挤压乳晕	1. 拿容器靠近乳房，一手拇指及示指放在乳头根部乳晕处，两指相对。拇指及示指向胸壁方向轻轻下压，不可压得太深，否则可导致乳腺导管阻塞。 2. 反复一压一松，手指不滑动，询问产妇感觉，操作时不引起疼痛。
旋转挤压乳晕	从各个方向按照同样方法按压乳晕，要做到使乳房内每一个乳腺管的乳汁都被挤出。一侧乳房挤压3～5分钟。
交替挤压对侧乳房	待乳汁少了，同法挤压另一侧乳房，如此反复数次。双手可交换使用，以免疲劳。
产妇指导	操作过程中，操作者边操作边向产妇讲解方法、注意事项及重点，目的为教会产妇挤奶。
温水擦拭乳房	挤奶后在乳头上涂一层乳汁，保护乳头。
宣教	询问产妇自觉症状，告知注意事项。
整理	1. 协助产妇舒适体位，整理床单位。 2. 整理用物，洗手。

【注意事项】

1.操作人员剪指甲，取下手表等，用洗手液清洗双手。

2.挤压乳晕的手指不能滑动或摩擦动作，手指必须挤压乳头后方乳晕下方的乳窦上，有节奏地挤压及放松。

3.一般一侧乳房至少挤压3～5分钟，待乳汁少了可挤压另一侧乳房，双手交替使用，以免疲劳。

4.指导产妇尽早哺乳。哺乳前热敷乳房可促使乳腺管畅通，在两次哺乳间冷敷乳房，可减少局部充血肿胀。

【制度与依据】

1.安力彬,陆虹.妇产科护理学[M].6版.北京:人民卫生出版社,2017.

2.魏碧蓉.助产学[M].2版.北京:人民卫生出版社,2020.

3.孙玉梅,张立力.健康评估[M].4版.北京:人民卫生出版社,2017.

（张茂瑛）

第四节　手动吸奶器吸奶技术

【名词定义】

吸奶器（breast pump）　用于挤出积聚在乳腺里的母乳的工具。类型有很多，包括手动或电动、单边或双边。选择吸奶器的要求是安全、省时、高效，并且不引起疼痛，适合母亲的乳头尺寸。

【目的】

1.维持母亲泌乳量：例如，早产儿母婴分离，婴儿由于吸吮力不足、舌系带短等原因导致的乳汁转移不良，母亲上班需背奶。

2. 减缓流速：例如，母亲奶胀婴儿不能有效含接，流速过快婴儿无法协调吸吮 – 吞咽 – 呼吸，可以在喂奶前适当挤掉部分乳汁以减缓流速。

3. 一些乳头凹陷的情形可使用吸奶器吸出奶头，然后让婴儿含接。

【操作流程】

手动吸奶器吸奶技术操作流程见表 3-8-4。

表 3-8-4 手动吸奶器吸奶技术操作步骤与内容

操作步骤	内容
准备	环境符合操作要求（室温 22℃以上）
	着装符合要求，个人防护规范。
	物品准备： 用物准备：热水（50 ~ 60℃）、毛巾 2 块、清洗干净的手动吸奶器（包括配件、奶瓶）。
	患者准备： （1）产妇取坐位，以自己感到舒适的姿势为宜。 （2）标准化核对产妇信息。 （3）保护患者隐私，拉围帘。
操作者准备	操作者站或坐于产妇对面或侧面，距离以方便操作为准。
评估、解释	评估产妇分娩方式、身体状况及乳房情况，评估产妇吸奶器吸奶方法掌握的程度以及上次吸奶的时间。
	向产妇解释吸奶器吸奶的目的，取得配合。
刺激喷乳反射	协助产妇退去衣物，热毛巾热敷乳房，每侧乳房持续 15 ~ 20 分钟，每 3 ~ 5 分钟更换一次毛巾。注意询问产妇感觉及观察皮肤颜色，以防烫伤。
	先用手轻轻按摩乳房，再用指腹温和刺激、提拉乳头，使乳头直立。
吸奶	选择合适尺寸的吸乳护罩，乳头在护罩中央，确保乳房不受挤压。
	操作者一手用手掌托住乳房和吸乳护罩，保持其密封（但注意避免用吸乳护罩使劲压迫乳房，避免压迫乳导管，影响乳汁流出），另一手握住手柄进行按压。
	按压速度和力度以使产妇能够耐受并感觉舒服为准（新生儿口腔负压在 -170 ~ -60mmHg，最高不超过 -250mmHg。手动吸奶器可以通过按压速度和力度决定吸力的大小），操作过程中询问产妇感觉。
	一侧乳房吸 3 ~ 5 分钟换另一侧，反复进行，持续时间以 10 ~ 15 分钟为宜。
	操作过程中，操作者边操作边向产妇讲解方法、注意事项及重点，目的为教会产妇自行挤奶。
	操作完毕，对乳房进行局部温水擦拭，保持清洁；检查乳房，询问产妇自觉症状，有无不适。
	吸出的乳汁标记姓名、时间和乳量，根据需要及时喂哺或冷藏保存。
洗手	整理用物，洗手。
记录	记录吸乳时间、吸乳量，以帮助了解泌乳情况。

【注意事项】

1. 吸奶前注意洗净双手、吸奶器及其配件，参照说明书进行清洗和消毒，可以煮沸消毒或用微波炉消毒等。

2. 吸奶前，产妇应放松肩膀、深呼吸。吸奶时热敷和按摩乳房可帮助乳汁流出。

3. 根据不同需要决定采用挤奶还是吸奶器吸奶。如果仅是缓解奶胀，则挤出或吸出少量乳汁，软化乳晕部分即可。如果想通过增加乳房乳汁转移来提高泌乳量，则可每侧吸奶器吸奶 15 分钟左右，至乳房变松，乳汁很难吸出时停止。吸奶后，花一分钟再用手挤一下，可以更好地增加泌乳。

4.正确的吸奶过程是不痛的，如果疼痛，则为方法不对，应给予解决。

【制度与依据】

1.任钰雯，高海凤.母乳喂养理论与实践[M].北京：人民卫生出版社，2018.

2.安力彬，陆虹.妇产科护理学[M].6版.北京：人民卫生出版社，2017.

3.王立新.母乳喂养指导手册[M].北京：北京科学技术出版社，2012.

（邵媛媛）

第五节　乳房按摩加穴位刺激技术

【名词定义】

1.乳房按摩　通过按、捏、揉的方法改善产妇血液循环、刺激乳房，使乳房变软，保持乳头弯曲程度自然，使新生儿在喂养过程中能正确含住乳头，进行有效吸吮。

2.乳房穴位按摩　通过神经－体液途径促进乳汁分泌，通过按摩穴位刺激大脑垂体释放催乳素，增加泌乳量、疏通乳腺管、缓解乳房胀痛等症状。

穴位刺激同时可以调理气血、舒经活络，其中乳根穴和少泽穴具有活络通乳之功效，而联合膻中穴和合谷穴催乳之效更甚，为通乳之常用穴位，效果显著。该方法不仅可以促进其早期泌乳，还可缓解产妇不良情绪，增加产后泌乳量。

【适应证】

主要是早期泌乳不足、生理性乳胀、提高产后泌乳量等。

【禁忌证】

1.严重乳腺炎。

2.乳腺脓肿。

【目的】

利用按摩和穴位刺激，疏通乳腺、促进泌乳素释放、增加泌乳量、缓解乳胀。

【操作流程】

乳房按摩加穴位刺激技术操作流程见表3-8-5。

表3-8-5　乳房按摩加穴位刺激技术操作步骤与内容

操作步骤		内容
准备		环境符合操作要求。
		着装符合要求，个人防护规范。
		物品准备：按摩油，毛巾1块。
		患者准备： （1）产妇仰卧于床上。 （2）松开衣扣，暴露胸部。 （3）了解患者是否需要大小便。
评估		评估产妇身体状况，能否母乳喂养及合作程度。
		评估产妇乳房情况是否适合乳房按摩加穴位刺激，是否有胀奶，乳头有无凹陷，皮肤是否完整。
乳房按摩	解释	向产妇解释乳房按摩意义及方法。
	正确手法	拇指、示指置于乳头根部，从不同点向上提拉乳头，约10次，使其完全挺立。以乳头为中心，在乳房上画一"十"字，拇指、示指对称放于距乳头3cm的乳晕位置，对局部进行"按压→提拉"，时间1分钟。取适量按摩油于掌中，揉搓双手。利用指腹的力量，轻轻向乳头方向按摩，时间≥5分钟。同样的手法按摩对侧乳房。

续表

操作步骤		内容
穴位刺激	解释	向产妇解释穴位刺激意义及方法。
	正确手法	找准位置：乳中穴位于人体的胸部，乳头的正中央。 乳根穴位于人体的胸部，当乳头直下，乳房根部，当第 5 肋间隙。 膻中穴位于人体胸部正中线上，平第 4 肋间隙，两乳之间的连线。 中脘穴位于人体前正中线上，肚脐与剑突下连线的中点。 合谷穴位于第 1、2 掌骨间，当第二掌骨桡侧的中点处。 足三里位于外膝眼下 3 寸，胫骨前嵴外 1 横指。 三阴交位于人体小腿内侧，在足内踝尖上 3 寸，也是胫骨内侧缘后方。 太冲穴位于足背侧，第一、二趾跖骨连接部位。 肩井穴位于肩背部第 7 颈椎棘突与肩峰连线中点处。 少泽穴位于手指，小指末节尺侧，指甲根角侧上方 0.33cm（0.1 寸）。 指压每个穴位 1 分钟左右；穴位刺激的顺序：乳中穴、乳根穴、膻中穴、中脘穴、合谷穴、足三里、三阴交、太冲穴、肩井穴、少泽穴。
观察效果		评估乳房情况、泌乳情况、孕妇感受。
操作后处理		对乳房进行局部温水擦拭，保持清洁；如遇新生儿有哺乳需求，协助有效哺乳。

【注意事项】

1. 按摩时注意保护隐私。

2. 按摩时动作轻柔，禁止暴力按摩，爱伤观念。

3. 做好语言沟通、给予鼓励。

4. 穴位刺激注意准确。

【并发症及处理】

1. 局部皮肤红肿

（1）原因：与按摩力度过大有关。

（2）临床表现：周围皮肤发红。

（3）预防：按摩时动作轻柔。

（4）处理：一般无需特殊处理，2～3 天后可自行消退。

【制度与依据】

1. 安力彬, 陆虹. 妇产科护理学 [M].6 版, 北京：人民卫生出版社, 2017.

2. 姜梅, 罗碧如. 产科专科护理 [M]. 北京：人民卫生出版社, 2021.

3. 孙秋华. 中医护理学 [M]. 4 版. 北京：人民卫生出版社, 2017.

（相广飞）

第六节　子宫、乳房低频脉冲电治疗技术

【名词定义】

低频脉冲电治疗　利用低周波脉冲频率电流输出在治疗电极片中产生交变磁场，根据病变组织内血液循环状况及腺管畅通情况，选择治疗方案，然后输出相应能量，并在电脑控制下，产生治疗效果。

低频脉冲电治疗属于一类先进康复理疗仪器，通过磁场穿透至深层组织中，促使局部组织开展运动，从而减轻组织张力，加快毛细血管收缩和血液循环，将细胞有效激活，将产后的盆底痉挛消除，促进子宫韧带出现规律性运动，提升胃动力，有助于盆腔淤血消失，促进乳腺、盆底肌和子宫肌的血液循环，

同时低频电脉冲可对骶尾部产生直接作用，经治疗促使盆腔筋膜和肌肉产生规律性运动，充分带动膀胱肌。

【适应证】

主要用于早期泌乳不足、促进子宫修复。

【禁忌证】

1. 乳腺脓肿。

2. 产后出血。

【目的】

利用低周波脉冲频率电流输出在治疗电极片中产生交变磁场，根据病变组织内血液循环状况及腺管畅通情况，促进恶露排出和子宫复旧，同时提升乳腺等腺体的分泌速度，达到促进乳汁分泌、子宫更快恢复的效果。

【操作流程】

子宫、乳房低频脉冲电治疗技术操作流程见表3-8-6。

表3-8-6　子宫、乳房低频脉冲电治疗技术操作步骤与内容

操作步骤	内容
准备	环境符合操作要求。
	着装符合要求，个人防护规范。
	物品准备：低频电子脉冲治疗仪、电极线、电极片（4个）、绑带2条、超声耦合剂，必要时备乙醇、棉签。
	患者准备：拉围帘，注意遮挡，保护隐私。协助产妇取仰卧位，暴露双乳，裤腰退至臀部暴露骶尾部。
评估	产妇分娩方式、分娩时间、宫底高度、乳房情况。
	皮肤是否完整及有无过敏史。
开机	开机，根据电极片所连接的通道，查看"功能"键灯亮起。
	确认电极片与导联线连接到位。
正确放置电极片	在电极片黑色一面均匀抹一薄层超声耦合剂，将电极片根据乳房尺寸调节好大小粘贴在产妇双乳上，暴露乳头，用随机提供的绑带环绕产妇胸部固定好皮肤电极，保证皮肤电极与产妇双乳充分、良好接触。
	其余两个电极片粘贴在产妇骶尾两侧。
开启"功能"键	"功能"键选择相应的治疗功能：产后催乳、子宫复旧，并遵医嘱调节治疗仪每个通道的能量（治疗仪的能量分0～100级可调，每次短按"能量增加"、"能量减少"键能量自动增加或减少1；如果长时间按住"增加"、"减少"键，则能量自动快速增加或减少），能量调节应逐级调节，调节过程中询问产妇感觉，控制调节速度，先快后慢，调节至产妇能承受的最大能量。
治疗中的安全确认	治疗开始后，告知产妇相关注意事项，嘱咐不要随意调节按钮，护士加强巡视。
治疗后处理	1. 关闭开关，拔除电源线。 2. 核对产妇信息后将电极片及绑带从产妇身上撤下，协助产妇擦去皮肤上残留的超声耦合剂。 3. 穿好衣物，帮助产妇取舒适体位。

【注意事项】

1. 动作轻柔，爱伤观念。

2. 做好解释沟通，告知作用和使用中的感受，如不耐受及时根据患者需求调节。

3. 务必告知患者不要私自调节按钮，以免能量过大引起不适。

4. 治疗仪用后应擦掉电极板片上耦合剂，保持清洁。

5. 保持治疗仪处于完好备用状态，定点放置，定期检查其性能。

【并发症及处理】

局部皮肤疼痛

（1）原因：与能量调节过大有关。

（2）临床表现：与电极片接触的局部皮肤痛感不耐受。

（3）预防：能量调节应逐级调节，调节过程中询问产妇感觉，控制调节速度。

（4）处理：一般无需特殊处理，能量调节适度可自行消退。

【制度与依据】

1. 杨柳, 谢翠云, 钟豫, 等. 低频康复治疗仪对产妇子宫复旧及乳房胀痛的影响 [J]. 实用临床医药杂志, 2017, 21(08): 224-225.

2. 谢丽梅, 陈霞, 吕红, 等. 低频脉冲治疗仪在足月分娩产妇产后护理中的应用 [J]. 护理实践与研究, 2017, 14(10): 66-68.

（相广飞）

第九章　助产技术

第一节　产前检查技术

【名词定义】

1. 宫高　子宫底至耻骨联合上缘的距离。
2. 腹围　平脐绕腹一周的数值。
3. 胎产式　胎儿身体纵轴与母体身体纵轴之间的关系。
4. 胎先露　最先进入骨盆入口的胎儿部分称为胎先露。纵产式有头先露、臀先露，横产式有肩先露。
5. 胎方位　胎儿先露部指示点与母体骨盆的关系。

【适应证】

妊娠中、晚期孕妇。

【目的】

1. 初步判断孕周，并间接了解胎儿生长发育状况，估计胎儿体重。
2. 检查子宫大小、胎产式、胎方位、胎先露及胎先露是否衔接。
3. 有助于动态观察胎儿发育，及时发现胎儿宫内发育迟缓、巨大儿或羊水过多等妊娠异常，使其有可能通过及时治疗得到纠正。

【操作流程】

产前检查技术操作流程见表3-9-1。

表 3-9-1　产前检查技术操作步骤与内容

操作步骤	内容
准备	环境符合操作要求，室温调节到 24～26℃。
	着装符合要求，个人防护规范。
	用物：多普勒胎心仪、耦合剂、软尺、带秒针的表、纸巾，必要时备软枕。
评估	评估孕妇情况：意识状态、合作程度、孕周、孕产史及有无合并症。（根据患者情况口述汇报。）
	询问是否排空膀胱。
体位	协助孕妇仰卧在检查床上，暴露腹部，双腿略屈曲稍分开，使腹肌放松。
视诊	注意腹部形状和大小，有无瘢痕、水肿；评估是否与孕周相符。
测量宫高	操作者站于孕妇一侧，一手持皮尺的零端置于耻骨联合上缘，另一手向上拉开皮尺至宫底的弧形距离。将皮尺紧贴于腹壁，松紧适宜，记录读数。
测量腹围	协助孕妇抬起腰部，放置皮尺。将皮尺以脐部为水平环绕腹部一周，使皮尺紧贴于腹壁，松紧适宜，记录读数。
四步触诊法	第一步：检查者双手置于宫底部，了解子宫外形并摸清子宫底高度，估计胎儿大小与妊娠周期是否相符。然后以双手指腹相对轻推，判断子宫底部的胎儿部分，若为胎头，则硬且圆有浮球感；若为胎臀，则柔软且宽且形态不规则。

续表

操作步骤	内容
四步触诊法	第二步：检查者两手分别置于腹部左右两侧，一手固定，另一手轻轻深按检查，两手交替。分辨胎背及胎儿四肢的位置，触到平坦饱满部分为胎背，并确定胎背方向（向前、向侧方或向后），触到可变形的高低不平部分为胎儿肢体，有时能感到胎儿肢体在活动。
	第三步：检查者右手拇指与其他四指分开，置于耻骨联合上方握住胎先露部，进一步查清胎头或胎臀，左右推动以确实是否衔接，若胎先露仍浮动，表示尚未入盆。若已衔接，则胎先露部不能推动。
	第四步：检查者面向孕妇足端。左右手分别置于胎先露部的两侧，向骨盆入口向下深按，进一步核实胎先露部的诊断是否正确，并确定先露部入盆程度。
听诊	判断胎背位置，涂耦合剂于孕妇腹部皮肤上，将多普勒探头放在胎背处听诊1分钟。
健康宣教	1. 告知胎心音正常范围及所测结果，擦去孕妇腹部及多普勒探头耦合剂，发现异常及时通知医生。 2. 教会孕妇自我监测胎动的方法，交代注意事项，做好健康宣教。 3. 协助患者取舒适体位，整理床单位及用物，洗手。

【注意事项】

1. 注意保护孕妇隐私和保暖，测量数字要准确。

2. 注意观察孕妇腹形大小，腹部有无妊娠纹、手术瘢痕及水肿。腹部过大、宫底高度大于应有的妊娠月份，考虑有双胎妊娠、巨大儿、羊水过多的可能；腹部过小，宫底高度过低者，应考虑胎儿宫内发育迟缓或孕周推算错误。子宫横轴直径较纵轴长，多为肩先露；尖腹或悬垂腹，伴有骨盆狭窄的可能。

3. 触诊过程中，注意腹壁肌紧张度、有无腹直肌分离、羊水量及子宫肌敏感度。

4. 注意动作轻柔，触诊时间不宜过长，以免刺激宫缩及引起仰卧位低血压。

【并发症及处理】

1. 仰卧位低血压

（1）原因：增大的妊娠子宫压迫下腔静脉，使回心量及心排出量突然减少。

（2）临床表现：头晕、恶心、呕吐、面色苍白、胸闷、出冷汗、心跳加快以及不同程度的血压下降。

（3）预防：①应指导患者体位转换时速度缓慢，由卧位转为站位时，遵循"三部曲"，即平躺30秒，坐起30秒，站立30秒再行走。②检查者动作要娴熟，速度要快，及时关注孕妇的感受。

（4）处理：指导孕妇左侧卧位，血压即恢复正常。

2. 跌倒

（1）原因：因上下检查床时，孕妇行动不便造成。

（2）预防：上下床时有人陪伴，指导孕妇渐进坐起，渐进下床。应指导患者体位转换时速度缓慢，由卧位转为站位时，遵循"三部曲"，即平躺30秒，坐起30秒，站立30秒再行走。

（3）处理：立即报告医生，评估孕妇意识、受伤部位与伤情、疼痛主诉、全身状况、胎儿情况等，协助医生完成相关检查，密切观察病情变化，做好记录。

【制度与依据】

1. 谢幸，孔北华，段涛. 妇产科学 [M].9 版. 北京：人民卫生出版社,2018.

2. 姜梅，庞汝彦. 助产士规范化培训教材 [M]. 北京：人民卫生出版社,2019.

3. 刘兴会，贺晶，漆洪波. 助产 [M]. 北京：人民卫生出版社,2018.

4. 安力彬，陆虹. 妇产科护理学 [M].6 版，北京：人民卫生出版社,2017.

（陈　娇）

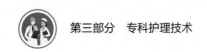
第二节　正常接产技术

【名词定义】

分娩（delivery）　妊娠达到及超过 28 周，胎儿及附属物从临产开始至全部从母体娩出的全过程，是自然的生理现象。影响分娩的因素为产力、产道、胎儿及精神心理因素。各因素均正常并能相互适应，足月胎儿能顺利经阴道娩出，母儿健康者称为正常分娩。常见的接产体位有正位、侧卧位接产，还有站位、蹲位、手膝位分娩。

【适应证】

主要是足月妊娠分娩、产程进展正常、胎儿以头位自然娩出、估计分娩后母儿状态良好。

【禁忌证】

1. 明显骨盆异常，绝对头盆不称。

2. 相对头盆不称，伴有胎位异常者，如额位、颜面位、横位。

3. 严重心肺功能异常。

【目的】

正确评估产妇，采取最适宜的助产技术，选择合适的分娩体位，增加舒适感。适时保护会阴，避免产妇会阴发生严重裂伤，并使胎儿按照分娩机转安全娩出。

【操作流程】

正常接产技术操作流程见表 3-9-2。

表 3-9-2　正常接产技术操作步骤与内容

操作步骤	内容
准备	环境符合操作要求，室温调节到 24～26℃。
	着装符合要求，个人防护规范。
	物品准备：无菌手套、会阴消毒包、聚维酮碘（碘伏）、0.9% 氯化钠注射液、产包（器械＋一次性产包）、乙醇、复苏气囊、辐射台、吸痰管（必要时）、利多卡因（必要时）、新生儿复苏器械与用物。
	人员准备：除接产人员外，还要至少 1 位熟练掌握新生儿窒息复苏技术的人员。
核对	标准化核对产妇身份（反问式核对产妇姓名＋病案号）。
评估	评估待产妇意识状态、合作程度、孕周、孕产史、有无合并症、产程进展及胎儿情况、会阴情况。
	评估并指导待产妇，取得配合，向待产妇解释产程进展情况。
接产准备	1. 注意保暖，适当遮挡待产妇。 2. 协助待产妇采取舒适体位、两腿分开、充分暴露外阴，调整产床角度。 3. 按照规范消毒外阴，会阴消毒顺序为大小阴唇—阴阜—大腿内侧上 1/3—会阴与肛周，更换臀垫。 4. 打开产包，按照无菌操作标准进行外科手消毒、穿隔离衣、戴手套、铺无菌单、摆好物品，准备接生。
	1. 双人清点检查产包内器械、纱布、棉球，并记录。 2. 鼓励、安慰待产妇，指导如何用力。
接产和适度保护会阴	当胎头拨露时，左手 5 指分开置于胎头顶部，宫缩时左手手掌适当用力帮助胎头俯曲，并指导待产妇用力适度，不要过猛。控制胎头娩出速度。
	宫缩间歇时嘱待产妇稍作调整、休息，胎头着冠后，根据宫缩情况指导用力，若宫缩很强，在宫缩来临前用力，宫缩时张口哈气解除腹压，如此反复在宫缩间歇时嘱产妇稍向下屏气，使胎头缓慢娩出。
	胎头娩出后，用手自新生儿鼻根向下颏挤压，挤出口鼻内的黏液和羊水，然后协助胎头复位及外旋转，使胎儿双肩径与骨盆前后径一致。

操作步骤	内容
接产和适度保护会阴	接生者左手将胎儿颈部向下轻压，使前肩自耻骨弓下娩出，继之再轻轻上托胎头，使后肩从会阴前缘缓缓娩出，随之协助胎体及下肢相继以侧位娩出。
胎儿娩出后	1.清理呼吸道、保暖、擦净全身，刺激新生儿大声啼哭。 2.分娩后可在 1 分钟、5 分钟、10 分钟时进行 Apgar 评分，与母亲确认新生儿性别进行皮肤接触，如果新生儿无活力，按照新生儿窒息复苏流程进行复苏。 3.延迟结扎脐带（新生儿娩出后 1～3 分钟），用 75% 乙醇消毒 2 遍，进行脐部处理。 4.再次确认新生儿身份，测新生儿体重、身长，佩戴腕带。
娩出胎盘	1.放置聚血器，观察胎盘剥离征象，协助胎盘娩出，及时按摩子宫，观察并测量出血量。 2.检查胎盘：平铺胎盘，先检查母体面，看胎盘小叶有无缺损，然后将胎盘提起，检查胎膜是否完整，再检查胎盘胎儿面，边缘有无血管断裂，能及时发现副胎盘。如有胎盘、胎膜残留时，应在无菌操作下清宫，取出残留组织。 3.测量胎盘及脐带。
检查软产道	1.仔细检查会阴、小阴唇内侧、尿道口周围、阴道、阴道后穹隆及宫颈有无裂伤。若有裂伤，按照解剖结构进行缝合，清洁会阴。 2.缝合完毕，进行肛门指检，检查缝线是否穿透直肠，是否形成血肿，是否遗留纱布。
缝合结束后	称重、估算汇总术中出血量，双人清点物品器械，做好医疗废物分类。
分娩结束后	1.接产过程中及时听取产妇主诉，做好有效沟通。 2.协助新生儿早吸吮、早开奶，做好产后健康宣教。 3.评估产妇生命体征、子宫收缩情况、宫底高度、阴道流血、新生儿吸吮情况。 4.协助产妇取舒适体位，注意保暖，整理床单位及用物。
记录	洗手，正确记录产程记录、分娩经过、新生儿出生记录。

【注意事项】

1.严密观察产程进展及胎心变化。

2.胎头拨露会阴后联合紧张时，采取适度保护会阴。

3.接产中避免过度用力压迫会阴体，也不要人为扩张会阴体，以免造成水肿及产道损伤。

4.胎盘尚未完全剥离时，切忌用手按揉、下压宫底或牵拉脐带，以免引起胎盘部分剥离而出血或拉断脐带，甚至造成子宫内翻。

5.胎盘娩出后仔细检查胎盘胎膜、软产道有无裂伤。软产道如有裂伤应立即缝合。

6.做好分娩安全核查，动态评估阴道流血量，预防分娩期并发症，减少分娩损伤。

7.严格无菌操作，操作前后清点器械、纱布数量。

【并发症及处理】

1.软产道严重裂伤

（1）原因：急产、产力过强、胎儿过大、胎位异常、胎头娩出过快等。

（2）临床表现：会阴、阴道裂伤或子宫颈裂伤，阴道流出鲜红色血液。

（3）预防：① 会阴、阴道裂伤：分娩前对软产道损伤的影响因素进行评估，包括胎儿大小、产力、孕妇配合程度、会阴弹性等，对存在高危因素者及时采取适当的预防和保护措施。② 子宫颈裂伤：产前和产时充分评估子宫颈裂伤的高危因素，规范操作，尽量避免或减轻对子宫颈的损伤。

（4）处理：按照解剖结构进行缝合。

2.会阴Ⅲ度、Ⅳ度裂伤

（1）原因：会阴体过短、胎儿过大、产力过强、胎头娩出过快、未适度保护会阴，未及时行会阴侧

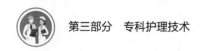

切术等。

（2）临床表现：会阴深浅横肌、肛门括约肌及直肠黏膜均发生损伤。

（3）预防：① 分娩前对软产道损伤的影响因素进行评估，包括胎儿大小、产力、孕妇配合程度、会阴弹性等，对存在高危因素者及时采取适当的预防和保护措施。② 熟练掌握接产要领，胎头着冠后，减慢胎头娩出的速度，指导产妇不要主动用腹压，右手保护会阴，左手轻压胎头。

（4）处理：按照解剖结构进行缝合，做好术后指导，使用抗生素预防感染。

3. 产后出血

（1）原因：子宫收缩乏力、胎盘因素、软产道裂伤和凝血功能障碍。

（2）临床表现：胎儿娩出后阴道流血过多及失血性休克的症状和体征。

（3）预防：①第一产程：消除孕妇紧张情绪，严密观察产程进展，加强营养，注意休息，避免产程延长。②第二产程：正确保护会阴，正确掌握会阴切开的时机，胎儿娩出不宜过快，勿使胎头过早仰伸。胎儿前肩娩出后，立即静脉滴注缩宫素 20U。③第三产程：在胎盘剥离之前，避免过早挤压子宫及牵拉脐带，胎盘剥离后协助胎盘娩出，并常规检查胎盘是否完整，有残留及时取出；常规检查软产道有无损伤，有损伤及时缝合。④产后 2 小时内严密观察子宫收缩、阴道流血、会阴伤口等情况，定时测量生命体征，鼓励产妇及时排尿，做好母婴皮肤接触及早期哺乳。

（4）处理：①子宫收缩乏力：方法包括按摩子宫，使用宫缩剂，宫腔填塞纱条，结扎盆腔血管或髂内动脉，子宫动脉栓塞，以及切除子宫等。②胎盘因素：及时行人工剥离胎盘术。③软产道裂伤：按解剖关系准确缝合直至彻底止血。有软产道血肿者应切开血肿并清除积血、彻底止血缝合，必要时放置引流条。④凝血功能障碍：积极止血，治疗原发病。输新鲜血、血小板、纤维蛋白原或凝血因子等。

4. 子宫内翻

（1）原因：与第三产程过度牵拉脐带和压迫宫底有关，特别是合并子宫收缩乏力、脐带过短、宫底部有胎盘组织植入时。

（2）临床表现：阴道出血，下腹部、子宫颈或阴道可见凸出的光滑形块状物以及尿潴留等。腹部检查可见正常宫底，或无法触及正常的宫底，代之以宫底杯状缺损。

（3）预防：操作轻柔，避免动作粗暴，胎儿娩出后不宜用力挤压子宫底或牵拉脐带。

（4）处理：停用子宫收缩药物，立即呼叫支援，建立有效的静脉通路，积极进行液体复苏，避免移除胎盘，尝试手法复位：将一只手放在阴道内，将宫底沿着阴道长轴向脐部推送，如果可触及狭窄环，应从最靠近狭窄环的宫底位置加压上推，使内翻的宫底由底部逐渐到达顶部，复位后使用药物促子宫收缩。

【制度与依据】

1. 杨慧霞，刘兴会，李博雅，等 . 正常分娩指南 [J]. 中华妇产科杂志，2020, 55(06): 361-370.

2. 姜梅，庞汝彦 . 助产士规范化培训教材 [M]. 北京：人民卫生出版社，2017.

3. 谢幸，孔北华，段涛 . 妇产科学 [M].9 版 . 北京：人民卫生出版社，2018.

（李秀梅）

第三节　会阴切开与缝合技术

【名词定义】

会阴切开术　指分娩时由产科医生或助产士进行的女性会阴部外科切开。在第二产程末胎头即将着冠之前，会阴拉伸扩张之时将会阴切开，以扩大产道的手术方法。为产科常见的助产手术。世界卫生组织（WHO）倡导会阴切开率≤ 20%，争取≤ 5%。因此在进行会阴切开时，应当严格把握会阴切开指征，并进行临床判断。

目前使用的会阴切开术包括会阴正中切开术（median episiotomy）及会阴侧切开术（postero episiotomy）。会阴正中切开术失血较少且更易操作及修补，术后疼痛轻，但如果发生切口延伸，Ⅲ度或Ⅳ度会阴阴道裂伤的发生率更高。会阴侧切开术修补困难，术后疼痛常见，出血较多，切口延长少见，多应用于不宜进行正中切开的情况，直肠损伤的风险较低。本节主要阐述会阴侧切开术。

【适应证】

1.会阴裂伤难免发生者：会阴体过长、过短、过紧（充分扩张仍不足以娩出胎头）、水肿或脆性增加、瘢痕等，估计胎头娩出时将发生Ⅱ度以上裂伤者。

2.各种原因导致的头盆不称。

3.阴道手术助产：产钳术、胎头负压吸引器助产者及臀位助产者。

4.因胎儿或母体需要缩短第二产程者，如发生胎儿窘迫、妊娠合并心脏病、妊娠合并高血压，需要缩短第二产程。

5.巨大儿、早产儿、胎儿宫内发育迟缓需要减轻胎头受压及早娩出者。

【禁忌证】

1.死胎分娩。

2.不能经阴道分娩者。

【目的】

目的在于阴道分娩时，为避免会阴严重裂伤，减少会阴阻力，以利于胎儿娩出，缩短第二产程，保护盆底组织，减少母婴并发症。

【操作流程】

会阴切开与缝合技术操作流程见表3-9-3。

表3-9-3　会阴切开与缝合技术操作步骤与内容

操作步骤	内容
准备	环境符合操作要求，室温调节到24～26℃。
	着装符合要求，个人防护规范。
	物品准备：无菌手套、会阴消毒包、聚维酮碘（碘伏）、注射用水、产包（器械＋一次性产包）、乙醇、复苏气囊、辐射台、吸痰管、20ml注射器、0.9%氯化钠注射液、2%利多卡因10ml。
	人员准备：除接产人员外，还需1位或多位熟练掌握新生儿窒息复苏技术的人员。
核对、解释	携用物至床旁，核对患者及腕带信息（2个以上查对点），告知患者，取得合作。
评估	评估待产妇意识状态、合作程度、孕周、孕产史、有无合并症、产程进展、胎方位、胎儿大小及胎心、羊水情况及颜色。
	评估会阴条件：会阴长短，会阴弹性，有无水肿、炎症、瘢痕。向产妇解释产程进展情况，取得配合。
	解释操作目的，协助待产妇排空膀胱。
会阴切开准备	协助待产妇采取舒适体位、两腿分开、充分暴露外阴，调整产床角度。
	按照规范消毒外阴，会阴消毒顺序为大小阴唇→阴阜→大腿内侧上1/3→会阴与肛周，更换臀垫。
	打开产包，按照无菌操作标准进行外科手消毒、穿隔离衣、戴手套、铺无菌单、摆好物品，准备接生。
	在助手配合下，双人核对药物，抽吸2%利多卡因10ml+0.9%氯化钠注射液10ml，连接穿刺针，排尽注射器内的空气。
	用0.5%聚维酮碘棉球，以侧切口为中心由里向外消毒3次，直径大于10cm。
	双人清点检查产包内器械、纱布、棉球，并记录。
	鼓励、安慰待产妇，指导如何用力。

续表

操作步骤	内容
阴部神经阻滞或局部浸润麻醉	左手示指、中指放入阴道内，触清切开侧的坐骨棘。右手持抽吸好麻醉药的注射器，先在坐骨结节至肛门连线中点稍偏向结节处注射一皮丘，回抽无回血，在左手示指、中指引导下，向坐骨棘内下方穿刺，再次回抽确认无回血，局部注射麻醉剂 10ml，向外退针，边退边注射，再向切口至会阴体方向及坐骨结节处做扇形麻醉。
会阴切开	操作者左手示指和中指深入阴道内胎先露与阴道后壁之间，撑起阴道壁，以引导切口方向和保护胎儿先露部，右手持侧切剪以会阴后联合为支点，与正中线呈 45°～60°，剪开方向与皮肤方向垂直，在宫缩时剪开皮肤及阴道黏膜，切口应整齐，内外一致。
	根据产妇及胎儿情况选择切开方向及切口大小，一般长度为 3～5cm。
	侧切切口用纱布压迫止血，必要时结扎血管或用止血钳止血。
缝合	胎盘娩出后，阴道放入尾纱，仔细检查伤口是否上延或深延（由外向内、先健后患），检查阴道壁是否有其他裂伤及血肿。
	用 0.9% 氯化钠注射液冲洗外阴及切口，铺无菌巾。
	操作者左手示指、中指暴露引导黏膜切口顶端，用 2-0 可吸收缝合线从切口顶端上方超过 0.5cm 处开始间段或连续缝合黏膜及黏膜下组织，至处女膜环处打结。
	再次检查有无活动性出血及渗血。
	用 2-0 可吸收缝合线间断缝合肌层，肌层对齐，不留死腔，缝线不宜过深，防止穿透直肠黏膜，皮下组织过厚时，可分两层缝合。
	消毒皮肤，用丝线间断缝合皮肤，并记录缝线针数。或用 3-0 可吸收缝线行皮下包埋缝合。
缝合结束	缝合结束，取出阴道内的尾纱，检查阴道黏膜有无渗血、血肿，对合会阴处皮肤。擦净外阴部及周围血渍，消毒切口。肛门指检有无肠线穿透直肠黏膜及有无阴道后壁血肿。称重、估算术中出血量，双人清点物品器械，做好医疗废物分类。操作中关注产妇的疼痛等反应，询问产妇有无不适，进行沟通。嘱产妇健侧卧位，注意保暖，指导会阴伤口护理的健康教育，再次核对医嘱。
整理	整理床单位，洗手。

【注意事项】

1. 严格执行无菌操作原则。

2. 掌握会阴切开时机，以切开后 1～2 次宫缩胎儿即可娩出为宜。

3. 会阴切开时，剪刀应与皮肤垂直，避免切开后两侧组织厚薄不等。如有出血，立即用纱布压迫或用 1 号丝线结扎止血。

4. 宫缩时，会阴高度膨隆，斜切角度宜为 60°～70°。角度过小可能误伤直肠或导致缝合困难。

5. 缝合前检查软产道，用 0.9% 氯化钠注射液冲洗伤口。记录塞入尾纱数量。

6. 缝合时充分暴露切口部位，从切口顶端上方 0.5 cm 处开始缝合，逐层对齐，松紧适宜，按照解剖层次均匀对合，不留死腔，注意缝针及线切勿穿过直肠黏膜。

7. 缝合完毕，应常规做肛诊检查，如有缝线穿透直肠壁，应在拆除后重新缝合。

8. 缝合前、后均需要清点缝针、纱布及器械数目，避免遗留于体腔。

9. 术后注意保持外阴部清洁、干燥，观察伤口有无渗血、红肿、硬结、脓性分泌物等，出现异常及时通知医生处理。

【并发症及处理】

1. 感染

（1）原因：可能与缝合过程中未严格执行无菌操作、切开过早、缝合时间过长有关。

（2）临床表现：切口有脓性分泌物或有异味，切口裂开。

（3）预防：① 严格执行无菌操作，把握会阴切开的指征、时机。② 按照解剖层次缝合，仔细止血，缝合不留死腔。③ 把握接产要领，防止会阴严重裂伤。

（4）处理：应用抗生素，做好会阴护理，保持清洁、干燥。

2. 水肿

（1）原因：与会阴组织弹性差、第二产程长、缝合时缝线过紧有关。

（2）临床表现：会阴水肿，疼痛。

（3）预防：尽量避免第二产程延长，缝合时缝线不要过紧。

（4）处理：会阴水肿，术后 24 小时内可用湿敷或冷敷，24 小时后可用 50% 硫酸镁湿热敷或进行超短波或红外线照射，保持大便通畅。

3. 裂开

（1）原因：与感染、止血不彻底、缝合时留有死腔有关。

（2）临床表现：会阴切口部分或全部裂开。

（3）预防：① 严格执行无菌操作，把握会阴切开的指征、时机。② 按照解剖层次缝合，仔细止血，缝合不留死腔。③ 把握接产要领，防止会阴严重裂伤。

（4）处理：加强会阴护理，进行超短波或红外线照射理疗多能自愈，必要时清创缝合。

【制度与依据】

1. 中国妇幼保健协会助产士分会 . 会阴切开及会阴裂伤修复技术与缝合材料选择指南 (2019)[J]. 中国护理管理 , 2019,19(7):453–457.

2. 谢幸 , 孔北华 , 段涛 . 妇产科学 [M].9 版 . 北京 : 人民卫生出版社 , 2018.

3. 姜梅 , 庞汝彦 . 助产士规范化培训教材 [M]. 北京 : 人民卫生出版社 , 2019.

4. 刘兴会 , 贺晶 , 漆洪波 . 助产 [M]. 北京 : 人民卫生出版社 , 2018.

（李秀梅　陈　娇）

第十章 新生儿护理技术

第一节 新生儿复苏技术

【名词定义】

新生儿窒息（asphyxia of newborn） 胎儿因缺氧发生宫内窘迫或娩出过程中引起的呼吸、循环障碍，以致生后 1 分钟内无自主呼吸或未能建立规律性呼吸，而导致低氧血症和混合型酸中毒。

新生儿窒息是新生儿伤残、死亡的重要原因之一。

【适应证】

新生儿复苏主要用于新生儿产前、产时或者产后的窒息，或者是出现危重的、影响生命的疾病的终末期，或者是发生心跳、呼吸骤停的新生儿。

【意义】

正确的复苏方法是降低新生儿窒息死亡率和伤残率的主要手段。提高新生儿复苏的水平，是围产工作者的重要任务。

【操作流程】

新生儿复苏技术操作流程见表 3-10-1。

表 3-10-1　新生儿复苏技术操作步骤与内容

操作步骤	内容
准备	环境符合操作要求。
	着装符合要求，个人防护规范。
	洗手、戴口罩、戴手套。
	分娩前要评估 4 个问题：孕周多少？羊水清吗？预期分娩的新生儿数目？母婴有何高危因素？（根据孕妇情况口述汇报。）
	组成团队：团队要明确组长和成员的分工。
	物品准备： 复苏物品核查表；保暖用品［预热的辐射台及温度传感器、预热的毛巾或毯子、婴儿帽子、塑料袋或保鲜膜（＜32 周）、预热的床垫（＜32 周）］；清理气道用品（肩垫、吸引球、负压吸引器、吸痰管、胎粪吸引管）；监测及评估用品（听诊器，3- 导联心电监测仪和电极片、脉搏血氧饱和度仪及传感器、目标血氧饱和度参考值表格）；正压通气设备（自动充气式气囊，T- 组合复苏器，足月儿和早产儿面罩、胃管、注射器）；给氧设备（氧源、空氧混合仪、吸氧导管）；气管插管［喉镜、0 号和 1 号镜片（00 号可选）、不带套囊的气管导管（2.5、3.0、3.5mm）、胶布、剪刀］；给药用品（1：1000 肾上腺素，0.9% 氯化钠注射液，1、5、10、50ml 注射器）；脐静脉置管（脐静脉导管、三通、脐静脉置管所需其他物品）。
快速评估	新生儿生后快速评估：①足月吗？②羊水清吗？③肌张力好吗？④哭声或呼吸好吗？（任一项为"否"，则进入复苏流程，开始初步复苏）。
初步复苏	记录抢救开始时间。
	保暖：将新生儿放在预热的辐射保温台上，足月儿用于预热毛巾包裹置于辐射保暖台上；胎龄＜32 周和（或）出生体重＜1500g 的早产儿，将其头部以下躯体和四肢包裹在清洁塑料膜或塑料袋内，或盖以塑料薄膜置于辐射保暖台上，连接温度传感器，将辐射台调至肤温模式。

操作步骤	内容
初步复苏	体位：垫肩垫，维持新生儿头部轻度仰伸，呈鼻吸气位。
	吸引：吸引球或吸痰管清理气道，先口后鼻（如负压清理时吸引时间＜15秒，则负压＜100mmHg）。（羊水粪染时的处理：首先评估新生儿有无活力，有活力时，继续初步复苏；无活力时，应在20秒内完成气管插管及吸引胎粪。如不具备气管插管条件而新生儿无活力，应快速清理口鼻后立即使用面罩气囊开始正压通气。）
	擦干：快速彻底擦干新生儿头部、躯干、四肢，拿开湿毛巾 [胎龄＜32周和（或）出生体重＜1500g 的早产儿擦干头部并戴帽；身体包裹薄膜，无需擦干]
	刺激：用手轻拍或手指弹新生儿足底，或摩擦背部2次。
	评估呼吸和心率：心前区听诊，计数6秒，数值×10得出每分钟心率。口述"呼吸暂停或喘息样呼吸，心率＜100次/分，需正压通气。"
正压通气	连接右上肢脉搏血氧饱和度仪传感器。
	取复苏囊、检查面罩及减压阀，开始通气。根据胎龄选择是否用氧（推荐使用空氧混合仪，足月儿和胎龄≥35周早产儿开始用21%氧气进行复苏；胎龄＜35周早产儿自21%～30%氧气开始复苏，或吸氧装置调节21%～40%氧气开始复苏）。
	正压通气：将气囊和面罩放置在新生儿面部，EC手法固定面罩，给予30秒有效的正压通气。正压通气频率为40～60次/分，用"吸-2-3"的节律大声计数，正压通气的吸气时间≤1秒，边操作观察胸廓是否起伏。 如未达到有效通气，需做矫正通气步骤。首先，检查面罩和面部之间是否密闭；其次，通畅气道，可调整体位为鼻吸气位，清理气道分泌物，使新生儿的口张开；最后，适当增加通气压力。上述步骤无效时，进行气管插管。 （如果首次通气有效可以不矫正通气。）
	再次评估心率：心前区听诊，计数6秒，数值×10得出每分钟心率，根据心率决定下步操作。（口述：心率≥100次/分，给予复苏后护理；心率在60～99次/分，再次给予有效正压通气30秒；心率小于60次/分，立即协助医师气管插管正压通气配合胸外按压。）
胸外按压	连接3-导联心电监测。
	增加氧浓度至100%。
	胸外按压的位置：胸骨下1/3（两乳头连线中点下方），避开剑突。 胸外按压的手法：拇指法，操作者双手拇指端按压胸骨，根据新生儿体型不同，双拇指重叠或并列，双手环抱胸廓支撑背部，按压和放松的比例为按压时间稍短于放松时间，放松时拇指不应离开胸壁。 胸外按压深度：为胸廓前后径的1/3。 胸外按压和正压通气比例：为3∶1（即每2秒有3次胸外按压和1次正压通气，达到每分钟约120个动作。胸外按压者大声喊出"1-2-3-吸"，其中"1-2-3-"为胸外按压，"吸"为助手做正压通气配合，胸外按压和正压通气配合60秒）。
	评估心率：通过3-导联心电监测心率决定下步操作。（口述：心率≥60次/分，停止胸外按压继续正压通气，30秒后再评估；心率＜60次/分，紧急脐静脉置管，给予肾上腺素。）
给药	正确执行口头医嘱。
	使用1∶10000的肾上腺素。静脉用量0.1～0.3 ml/kg；气管内用量0.5～1 ml/kg。（首选脐静脉给药，静脉给药后用1～2ml 0.9%氯化钠注射液冲管。如脐静脉置管尚未完成或没有条件行脐静脉置管，可于气管内快速注入，气管内给药后要快速挤压气囊几次。若需重复给药，则应选择静脉途径。）用药后口述：继续胸外按压配合正压通气60秒。
	评估心率：通过3-导联心电监测心率决定下步操作。（口述：心率≥60次/分，停止胸外按压继续正压通气，30秒后再评估；心率＜60次/分，每3～5分钟重复给药。）
复苏后护理	评价新生儿的心率、呼吸、血氧饱和度、肤色。
	双人新生儿核对身份，给予复苏后护理，确保新生儿安全，保暖，补写抢救记录。

【注意事项】

1.复苏的基本程序：评估—决策—措施，在整个复苏中不断重复。

2.整个复苏过程要在辐射台保暖下进行。

3.安全和适宜的触觉刺激：包括拍打或轻弹新生儿足底；轻轻地摩擦新生儿背部、躯干和四肢。不要有拍打背部或臀部或摇动新生儿等可造成新生儿损伤的动作。

4.正压通气时选择合适的面罩，以覆盖新生儿的下巴和口鼻，但不覆盖眼睛为宜。

5.胸外按压选择拇指法，因为它能产生更高的收缩峰压和冠状动脉灌注压，能更好地控制深度，并能更持久地给予压力。

6.无效通气通常与下列因素有关：如面罩与新生儿面部密闭不够、新生儿气道阻塞、压力不够等。MRSOPA可矫正通气，具体步骤为：M.调整面罩，保持面罩与面部的密封良好；R.重新摆正体位，将头调到"鼻吸气"体位；S.检查并吸引口鼻分泌物；O.口腔轻微张开，下颌略向前抬；P.逐渐增加压力直到每次呼吸都能看到胸廓运动，听到呼吸音；A.改变气道，考虑气管插管。

7.无效按压与按压位置错误、按压力度不够、无效通气有关。防范措施如下：

（1）按压部位必须准确，力度适宜，保证有效，防止损伤。

（2）按压时手指不可触及胸壁，放松时不能离开胸骨。

（3）胸外按压与人工通气配合协调，避免同时进行。

（4）加强团队合作演练，分工明确。

8.正压通气过程中易造成胃扩张而影响膈肌运动，使肺扩张受限，胃内容物反流，导致吸入性肺炎。因此，通气过程中应尽早置入胃管，抽出胃内容物，并进行胃肠减压以减轻胃扩张。

【并发症及处理】

1.早产儿低体温

（1）原因：①皮肤薄、体表面积大（与体重比）、脂肪少，容易丢失热量。②体温中枢不成熟，体温控制能力差。

（2）临床表现：早产儿体温低。

（3）预防：①升高产房室温，对孕周＜28周的新生儿，产房温度应保持至少26℃。②用辐射台保暖，分娩前提前打开辐射台的电源。③提前加热辐射保暖台的垫子，擦干、预热毛巾。④对于体重＜1500g的早产儿，采用塑料膜包裹。

（4）处理：严密监测体温，及时对症处理。

2.肺损伤

（1）原因：①正压通气压力过高和（或）频率过快。②气管导管插入右主支气管使一侧肺过度通气。

（2）临床表现：气胸。

（3）预防：使用适宜的正压通气压力和（或）频率。

（4）处理：①纠正导管位置。②小量气胸可自行吸收而无需治疗。大量气胸的情况下，或新生儿有进行性加重的呼吸困难和（或）低氧（SpO_2），可以经皮插入套管针或针头至胸膜腔来排出气体，如穿刺后仍不缓解，可放置胸导管持续负压引流气体。

3.胃充盈

（1）原因：正压通气时气体经过食管进入胃。

（2）临床表现：气体使胃扩张向上压迫横膈阻碍肺的充分膨胀，胃部的气体可引起胃内容物的反流，反流物可在正压通气时被吸入肺内。

（3）预防：经口插入胃管抽出气体。

（4）处理：持续面罩正压通气（＞2分钟）可造成胃充盈，需经口插入胃管，用注射器抽出胃内气体，并保持胃管远端处于开放状态。

【制度与依据】

1. 叶鸿瑁，虞人杰．新生儿复苏教程[M].6版．北京：人民卫生出版社，2017.

2. 邵肖梅，叶鸿瑁，丘小汕．实用新生儿学[M].5版．北京：人民卫生出版社，2019.

3. 崔焱，仰曙芬．儿科护理学[M].6版．北京：人民卫生出版社，2018.

4. 中国新生儿复苏项目专家组，中华医学会围产医学分会新生儿复苏学组．中国新生儿复苏指南（2021年修订）[J]．中华围产医学杂志，2022, 25(1): 4-12.

（王　琳）

第二节　暖箱使用技术

【名词定义】

暖箱　通过对流热调节的方式，为患儿提供舒适、温湿度适宜的环境。

【适应证】

1. 出生体重＜2000g的未成熟儿或小于胎龄儿。

2. 出生体重＞2000g，但无法较长时间在室温中维持正常体温者。

3. 皮肤破溃需暴露者。

4. 疾病需要放在暖箱中观察者。

【目的】

为新生儿创造一个温度和湿度均适宜的环境，以保持其体温的恒定，并促进新生儿的发育。

【操作流程】

暖箱使用技术操作流程见表3-10-2。

表 3-10-2　暖箱使用技术操作步骤与内容

操作步骤	内容
评估	评估患儿胎龄、日龄、体重、体温、呼吸、心率及皮肤状况，为患儿剪指甲、清洁皮肤。
准备	1. 检查暖箱的清洁度，是否处于备用状态。 2. 将水箱内加入灭菌用水至水箱的2/3处，暖箱内铺好床单、"鸟巢"（柔软布料围成的温暖空间）、推暖箱至患儿床旁，使用标准化核对流程。
实施	1. 连接电源线，开启电源开关，检测暖箱性能。 2. 根据患儿体重及日龄设定暖箱温湿度（参考暖箱温湿度表）。进行预热。 3. 预热达到设置温度，再次核对患儿身份，观察患儿面部、呼吸、心率、体温变化，若无异常，褪去患儿身上衣物，穿上一次性纸尿裤。 4. 打开箱门，将患儿放入"鸟巢"中，取舒适体位，操作轻柔、熟练、准确，关上箱门，固定好暖箱门栓，并再次检查暖箱性能。 5. 出暖箱时，核对患儿腕带，穿好衣物，包好包被，放入婴儿车。
记录	整理用物，洗手。

【注意事项】

1. 使用前应先检查暖箱的性能，并预热至所需温度。使用中每天清洁、消毒暖箱。使用1周后需更换暖箱，并用500mg/L的含氯消毒剂终末消毒。患者出箱后虽不足1周也需行终末消毒处理，彻底拆卸暖箱各部件。箱体后暖箱滤网应2个月更换一次。

2. 设定暖箱温度湿度，见表3-10-3和表3-10-4。

表 3-10-3 不同出生体重新生儿暖箱温度及湿度

体重（kg）	温度				湿度
	35℃	34℃	33℃	32℃	
1.0	≤10 天	＞10 天	＞3 周	＞5 周	
1.5		≤10 天	＞10 天	＞4 周	55%～65%
2.0		≤2 天	＞2 天	＞3 周	
＞2.5			≤2 天	＞2 天	

表 3-10-4 超低体重儿暖箱温度及湿度

日龄（天）	温度	湿度
1～10	35℃	100%
11～20	34℃	90%
21～30	33℃	80%
＞30	32℃	70%

3. 使用暖箱时须避免阳光直射，冬季避开放置在热源及冷空气对流处。

4. 使用暖箱时室温不宜过低，以免暖箱大量散热。

5. 使用中注意观察暖箱各仪表显示是否正常，出现报警要及时查找原因并予以处理，必要时切断电源，请专业人员进行维修。

6. 在使用暖箱过程中严格执行操作规程，以保证安全。

7. 操作应尽量在箱内集中进行，如喂奶、换尿布及检查等，并尽量减少开门次数和时间，以免箱内温度波动。注意不要损伤暖箱中的患儿皮肤，妥善固定针头。必要时剪短患儿指甲、包裹其手部，防止抓伤。暖箱中的婴儿需要外出检查或出箱操作时需要用温暖的包被包裹。

8. 需要有专业人员定期检修，确保暖箱结构、功能正常，确保使用安全。

9. 出箱条件：①体重 >2000g，室温 22～24℃能维持正常体温者，一般情况好，吸吮有力。②在暖箱中生活超过 1 个月，体重不足 2000g，一般情况良好者。

【并发症及处理】

1. 体温过高或过低

（1）原因及临床表现：① 体温过高：与设置箱温过高、暖箱设备箱温控制失灵或患儿自身感染有关，主要临床表现有体温 >37.5℃，出汗、烦躁、哭闹、皮肤潮红、尿少等。② 体温过低：与设置箱温过低、暖箱设备箱温控制失灵或患儿自身感染有关，主要临床表现为患儿反应较前差，四肢末梢凉，皮肤有花斑，体温＜35℃。

（2）预防及处理：① 评估患儿的胎龄、日龄、出生体重、生命体征或根据医嘱来调节箱温；② 按时监测患儿体温，并记录；③ 入箱前检查暖箱设备的性能是否运转正常，如有问题及时维修。

2. 皮肤损伤

（1）原因及临床表现：患儿在暖箱内缺乏安全感，烦躁，皮肤摩擦次数多，未及时修剪指甲易造成面部及前胸皮肤划伤、外踝皮肤擦伤。

（2）预防与处理：鸟巢包裹增加安全感，入箱前修剪指甲。

3. 坠床

（1）原因：暖箱门未关闭。

（2）处理：一旦出现摔伤应立即通知医生，检查全身情况及神志，遵医嘱完善相应检查，并上报。

【制度与依据】

1. 邵肖梅, 叶鸿瑁, 丘小汕. 实用新生儿学 [M].5 版, 北京：人民卫生出版社 .2019.

2. 张玉侠. 实用新生儿护理学 [M]. 北京：人民卫生出版社, 2015.

3. 范玲. 新生儿护理规范 [M]. 北京：人民卫生出版社, 2019.

（吴沙沙）

第三节　新生儿遗传疾病筛查技术

【名词定义】

新生儿遗传病　又称先天性代谢缺陷疾病，指由于基因突变引起酶缺陷、细胞膜功能异常或受体缺陷，从而导致机体生化代谢紊乱，造成中间或旁路代谢产物蓄积，或终末代谢产物缺乏，引起一系列临床症状的一组疾病。包括氨基酸、有机酸、脂肪酸、激素、糖、溶酶体贮积等缺陷。

【目的】

新生儿疾病筛查是提高出生人口素质，减少出生缺陷的预防措施之一。对新生儿进行普查，及早发现先天性甲状腺功能减退症（GH）、苯丙酮尿症（PKU）等，尽早确诊，给予有效治疗，从而保证患儿健康成长。血片采集是新生儿疾病筛查技术流程中最重要的环节，血片质量将直接影响实验室检测结果。

【操作流程】

新生儿遗传疾病筛查技术操作流程见表 3-10-5。

表 3-10-5　新生儿遗传疾病筛查技术操作步骤与内容

操作步骤	内容
准备	环境符合操作要求。
	着装符合要求，个人防护规范，修剪指甲。
	物品准备：一次性采血针、无菌手套、胶布、利器盒、采血架、75% 乙醇、棉签、弯盘、速干手消毒剂。
核对信息	标准化核对产妇及新生儿腕带（内容：新生儿母亲姓名、住院号，新生儿性别、孕周、出生体重，新生儿日龄及出生时间，采血日期及居住地址、联系电话等。）。
评估	1. 评估新生儿日龄、生命体征、分娩经过、出生体重、有无并发症及母乳喂养情况。 2. 评估产妇乳汁分泌、有无影响采集新生儿足跟血的其他因素。 3. 评估新生儿采血部位及血运状况。 4. 评估产妇对采集新生儿足跟血筛查先天性疾病的认知度，是否愿意主动配合。
摆放体位	正确包裹新生儿，取适宜体位，暴露采血部位。
准备	戴无滑石粉无菌手套。
	按摩或热敷新生儿足跟部。
皮肤消毒	以穿刺点为中心，用 75% 乙醇消毒采血部位皮肤，直径＞ 5cm，消毒两遍，第二次消毒面积小于第一次，待干。
规范采血	使用一次性采血针，刺足跟部内或外侧，深度＜ 3mm，用干棉签拭去第一滴血，自第二滴血开始取样。将滤纸片接触血滴，使血液自然渗透至滤纸背面，滤纸正反面血斑一致。根据新生儿疾病筛查的项目，采集相应个数的血斑，每个血斑直径＞ 8mm。不可在同一部位的血斑上重复滴入血液。滤纸切勿触及足跟皮肤，血滴采集规范。
穿刺点按压	手持消毒棉签轻压采血部位使其止血。
规范放置血片	将血片置于采血架上，悬空平置，自然晾干呈深褐色，避免阳光及紫外线照射、烘烤、挥发性化学物质污染。

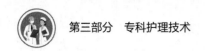

续表

操作步骤	内容
血片递运	及时将检查合格的滤纸干血片置于封口专用袋内，保存在 2～8℃冰箱中，有条件者可保存在 0℃以下环境，在规定时间内将滤纸干血片递送至实验室。
健康宣教	向产妇及家属交代注意事项及查询结果方法。

【注意事项】

1. 正常采血时间为新生儿出生后 72 小时至 7 天之内，并充分哺乳。对于因为各种原因（如早产儿、低体重儿、正在治疗疾病的新生儿、提前出院者）未采血者，采血时间一般不超过出生后 20 天。

2. 血片采集的滤纸应当与试剂盒标准品、质控品血片所用滤纸一致。

3. 认真填写采血卡片，做到字迹清楚、登记完整。卡片内容包括采血单位、母亲姓名、病案号、居住地址、联系电话、新生儿性别、孕周、出生体重、采血日期和采血者等。

4. 严格按照新生儿遗传代谢病筛查血片采集步骤采集足跟血，制成滤纸干血片，并在规定时间内，最迟不宜超过 5 个工作日递送至新生儿代谢病筛查实验室检验。

5. 合格滤纸干血片应当为：①至少 3 个血斑，且每个血斑直径大于 8mm。②血滴自然渗透，滤纸正反面血斑一致。③血斑无污染，血斑无渗血环。

6. 采集的血标本，避免阳光及紫外线照射、烘烤，被挥发性化学物质等污染。

7. 有完整的血片采集信息记录。

8. 采血针必须一婴一针。

9. 操作者应注意自身防护，注意预防针刺伤，并注意操作环境的管理。

10. 所有血片应当按照血源性传染病标本对待，对特殊传染病标本，如艾滋病等应当作标识并单独包装。

【制度与依据】

1. 吴欣娟，姜梅，罗碧如.产科专科护理 M].北京：人民卫生出版社，2021.

2. 新生儿疾病筛查技术规范.卫生部官网，2021.

3. 赵正言，顾学范.新生儿遗传代谢病筛查 [M].2 版.北京：人民卫生出版社，2015.

（牛秋红）

第四节　新生儿卡介苗注射技术

【目的】

通过人工自动免疫，刺激机体产生细胞免疫应答，防止结核分枝杆菌感染。

【操作流程】

新生儿卡介苗注射技术操作流程见表 3-10-6。

【注意事项】

1. 卡介苗为活菌苗，应保存在冰箱内（2～8℃）。

2. 以下情况者慎用：有惊厥病史或家族史者、慢性疾病患者、有癫痫病史者、过敏体质者、哺乳期妇女。

3. 注射前应认真核对卡介苗品名、剂量、批号、有效期；接种前需震荡菌苗使之混合均匀，抽吸注射器内也应随时摇匀；如发现有不可摇散的颗粒、药瓶有破漏、瓶签不清楚或菌苗过期、疫苗复溶后出现浑浊等外观异常等情况都应废弃。接种后须记录疫苗名称、剂量、批号、生产地、厂名。

表 3-10-6 新生儿卡介苗注射技术操作步骤与内容

操作步骤	内容
准备	环境符合操作要求。
	着装符合要求，个人防护规范，修剪指甲。
	物品准备： 治疗盘、弯盘、无菌巾、一次性注射器（2ml、1ml 各 2 个）、卡介苗专用自毁型注射器 2 个、75% 乙醇、消毒棉签、砂轮、利器盒、卡介苗 1 支（必要时将疫苗置于冰箱冷藏室）、无菌注射用水 0.5ml 1 支、肾上腺素 1 支、速干手消毒剂、新生儿出生信息记录单。
核对信息	标准化核对新生儿信息（内容：姓名、住院号），查看新生儿疫苗接种通知书，确定新生儿符合接种条件及护患双方已签字。
评估	1.评估新生儿的一般情况，出生时 Apgar 评分、精神状态、体重、胎龄、生理反射、体表有无畸形、生命体征、喂养情况，注射部位皮肤情况（左上臂外侧三角肌中部略下部），有无红肿、破溃等，有无合并症。 2.评估操作环境：环境清洁、安静、安全，室温适宜（22～24℃），光线充足。
摆放体位	操作者固定住新生儿的肩胛和左臂肘关节，充分暴露左上臂外侧三角肌。
皮肤消毒	以穿刺点为中心，用 75% 乙醇消毒皮肤 2 遍，向外直径不小于上臂两侧缘，第一遍范围大于第二遍。
准备药物	再次检查卡介苗及无菌注射用水，准备 2ml 注射器，按无菌操作原则抽吸无菌注射用水 0.5ml，将之完全注入卡介苗中，并反复抽吸 2 次，以充分溶解并摇匀疫苗，避免菌落下沉。准备卡介苗专用自毁型注射器，按无菌原则抽吸疫苗液至规定剂量（0.1ml），放于无菌巾内备用（卡介苗从冰箱取出后在半小时内完成注射）。
接种疫苗	待乙醇干后，再次确认新生儿信息后，排出空气，左手绷紧注射部位皮肤，右手以平执式持注射器，示指固定针管，针头斜面向上，与皮肤呈 5°～10° 角刺入皮内。放平注射器，左手拇指固定针栓，右手注射药液 0.1ml（严禁皮下或肌内注射），使注射部位形成一个圆形隆起的皮丘，皮肤变白，毛孔变大（如药液有漏出，即刻补足），注射完毕，针头顺时针方向旋旋转 180° 角后，迅速拔出针头（勿用棉签按压局部）。为新生儿穿好衣服。
注射后查对	再次核对产妇及新生儿信息、疫苗名称、剂量、接种途径。
健康宣教	告知新生儿家长注射后的注意事项，并告知接种局部皮肤反应的观察和处理，告知出现异常及时就诊。
发放接种本	根据新生儿出生信息记录单录入新生儿预防接种信息，与家属核对无误后，打印预防接种证并签名，交于家属。
用药后反应	嘱新生儿回病房重点观察至少 30 分钟，以免出现不良反应。

4. 疫苗开启后应立即使用，如需放置，应放置在温度为 2～8℃冰箱内，并于 30 分钟内用完，剩余药液均应废弃。

5. 严禁皮下或肌内注射。

6. 接种卡介苗的注射器应专用，不得用作其他注射，以防产生化脓反应。

7. 开启疫苗瓶和注射时，切勿使消毒剂接触疫苗。

8. 应备有肾上腺素等药物，以备偶有发生严重变态反应时急救使用；接受注射者在注射后应在现场观察至少 30 分钟。

9. 注射免疫球蛋白者，应至少相隔 1 个月以上接种本品，以免影响免疫效果。

10. 卡介苗严禁冻结。

11. 使用时应注意避光。

12. 出生 3 个月以内的婴儿或使用 5IU（0.1ml）结核分枝杆菌素纯蛋白衍化物进行的结核菌素试验（PPD 试验）阴性的儿童（PPD 试验后 72 小时局部硬结＜5mm），皮内接种以预防结核病。

【拓展知识】

1. 常见不良反应

（1）接种后2周左右，接种局部可出现红肿浸润，若随后化脓，形成小溃疡，8～12周后结痂，一般不需要处理，但要注意局部清洁，防止继发感染；出现脓疱或浅表溃疡时注意保持其干燥结痂，避免感染；有继发感染者，遵医嘱可在创面涂撒消炎药粉，不要自行排脓或揭除痂皮。

（2）局部脓肿或溃疡直径＞10mm及长期不愈（＞12周），应及时诊治。

（3）淋巴结反应：接种侧腋下淋巴结（少数在锁骨上或对侧腋下淋巴结）可出现轻微增大，一般≤10mm，1～2个月后消退。如遇局部淋巴结增大、软化形成脓疱，应及时诊治。

（4）接种疫苗后可出现一过性发热反应，大多数为轻度发热反应，持续1～2天后可自行缓解，一般不需处理。对于中度发热反应或发热时间＞48小时者，可给予对症处理。

2. 罕见不良反应

（1）严重淋巴结反应。临床上分为干酪型、脓肿型、窦道型等，表现为接种处附近如腋下、锁骨上下或颈部淋巴结强反应，局部淋巴结增大软化形成脓疱，应及时诊治。

（2）复种时偶见瘢痕。

3. 极罕见不良反应

（1）骨髓炎。

（2）过敏性皮疹和过敏性紫癜。

【制度与依据】

1. 安力彬，陆虹. 妇产科护理学[M]. 6版，北京：人民卫生出版社，2017.

2. 姜梅，罗碧如. 中华护理学会产科专科护士培训教材：产科专科护理[M]. 北京：人民卫生出版社，2021.

3. 国家疾控局网站. 2023版预防接种工作规范（2023年版）.

（张艳红）

第五节 新生儿乙肝疫苗注射技术

【目的】

通过人工自动免疫，刺激机体产生乙型肝炎病毒的免疫力，防止乙肝病毒感染，阻断母婴传播。

【操作流程】

新生儿乙肝疫苗注射技术操作流程见表3-10-7。

表3-10-7 新生儿乙肝疫苗注射技术操作步骤与内容

操作步骤	内容
准备	环境符合操作要求。
	着装符合要求，个人防护规范，修剪指甲。
	物品准备：治疗盘、弯盘、无菌巾、乙肝疫苗专用自毁型注射器2个、75%乙醇、消毒棉签、砂轮、利器盒、乙肝疫苗1支（必要时将疫苗置于冰箱冷藏室）、肾上腺素1支、速干手消毒剂、新生儿出生信息记录单。
核对信息	标准化核对新生儿信息（内容：姓名、住院号），查看新生儿疫苗接种通知书，确定新生儿符合接种条件及护患双方已签字。
评估	1. 评估新生儿的一般情况：出生时Apgar评分、体重、生理反射情况、体表有无畸形、生命体征，注射部位皮肤情况（右上臂外侧三角肌）：有无红肿、破溃等，有无合并重大的急慢性疾病；评估母亲HBsAg的情况。
	2. 评估操作环境：环境清洁、安静、安全，室温适宜（22～24℃），光线充足。

续表

操作步骤	内容
摆放体位	操作者摆好新生儿体位，充分暴露新生儿右上臂外侧三角肌。
皮肤消毒	以穿刺点为中心，用 75% 乙醇消毒皮肤 2 遍，向外直径不小于上臂两侧缘，第一遍范围大于第二遍。
准备药物	准备 1ml 注射器抽吸 10μg 重组（CHO 细胞）乙型肝炎疫苗，固定针头，针头斜面对刻度，反复抽吸至药液均匀。放于无菌巾内备用。
接种疫苗	待乙醇干后，再次确认新生儿信息后，排出空气，左手绷紧注射部位皮肤，右手持注射器在三角肌中部与皮肤呈 90° 角，垂直进针。进针深度为针头的 1/2 ～ 2/3。松左手，固定针管，抽回血，无回血后缓慢推注疫苗，注射完毕后快速拔出针头。勿用干棉签压迫局部，观察有无渗血或药液渗出，若有渗出，应用消毒干棉签轻拭干净。为新生儿穿好衣服。
注射后查对	再次核对产妇及新生儿信息，疫苗名称、剂量，接种途径。
健康宣教	再次告知新生儿家长注射后可能出现的反应及注意事项，第 2 次、第 3 次接种时间，并告知新生儿家长接种局部皮肤反应的观察和处理。
发放接种本	根据新生儿出生信息记录单录入新生儿预防接种信息，与家属核对无误后，打印预防接种证并签名，交予家属。
观察	嘱新生儿回病房重点观察至少 30 分钟，以及时发现和处理过敏反应或其他紧急情况。

【注意事项】

1. 乙肝疫苗基础免疫程序为 3 针，分别在第 0、1、6 个月时接种。新生儿第 1 针在出生后 24 小时内注射，并将接种程序告知新生儿家长。

2. 以下情况者慎用：家族和个人有惊厥史者、患慢性疾病者、有癫痫病史者、过敏体质者。

3. 评估新生儿情况，有肝炎或其他严重疾病者不宜接种。

4. 注射前应认真核对乙肝疫苗剂量、批号、有效期；使用时应充分摇匀，如发现有不可摇散的颗粒、药瓶有裂纹、瓶签不清楚及疫苗过期等情况应严禁使用。接种后需在接种本上注明疫苗名称、剂量、批号、生产地、厂名。

5. 疫苗瓶开启后应立即使用。

6. 应备有肾上腺素等药物，以备偶有发生严重变态反应时急救使用。

7. 注射第 1 针后出现高热、惊厥等异常情况者，一般不再注射第 2 针。对于母婴阻断的新生儿，应遵照医嘱注射第 2、3 针。

8. 疫苗严禁冻结。

9. 婴儿 1 周岁时复查免疫效果，免疫成功者 3 ～ 5 年内加强注射乙肝疫苗 1 剂（10μg 瓶）；免疫失败者，重复基础免疫。

10. 操作者应注意自身防护，必要时戴护目镜，如不慎将药液溅至眼内或皮肤上应立即用清水反复冲洗，再用 0.9% 氯化钠注射液反复冲洗。注意预防针刺伤，并注意操作环境的管理。

【不良反应】

1. *常见不良反应*　一般接种疫苗后 24 小时内，在注射部位可出现疼痛和触痛，红斑、皮疹等，多数情况下 2 ～ 3 天内自行消失。

2. *罕见不良反应*

（1）一般接种疫苗后 72 小时内，可能出现一过性发热反应，一般持续 1 ～ 2 天可自行消失。

（2）接种部位轻中度的红肿、疼痛，一般持续 1 ～ 2 天后可自行缓解，不需处理。

（3）接种部位可出现硬结，一般 1 ～ 2 天后可自行吸收。

（4）偶见不良反应有恶心、呕吐、腹泻、肌肉痛和变态反应等，一般不需要特殊处理，必要时可对症治疗。

【制度与依据】

1. 安力杉，陈虹．妇产科护理学 [M].6 版．北京：人民卫生出版社，2017.

2. 姜梅，罗碧如．产科专科护理 [M]．北京：人民卫生出版社，2021.

3. 中华医学会感染病学分会．中国乙型肝炎病毒母婴传播防治指南（2019 年版）[J]. 中华传染病杂志，2019, 37(7): 388–396.

（牛秋红　张艳红）

第六节　经皮黄疸检测技术

【名词定义】

新生儿黄疸（neonatal jaundice）　胆红素在体内积聚而引起。临床表现为皮肤、黏膜、巩膜及某些体液出现黄染。

科学实验得出，在皮下组织中胆红素对光波波长 460nm 处有明显的吸收峰值。而皮下组织中的血红蛋白在光波波长 460nm、550nm 两处有相等的吸收值。经皮黄疸测试仪就是运用上述两处光波波长分别出现吸收峰值及吸收值相等的特征，运用光纤技术、光电技术、电子技术及数据处理进行经皮胆红素值测量。

【适应证】

测定婴幼儿、新生儿的经皮胆红素值。

【操作流程】

经皮黄疸检测技术操作流程见表 3–10–8。

表 3–10–8　经皮黄疸检测技术操作步骤与内容

操作步骤	内容
准备	环境符合操作要求。
	着装符合要求，个人防护规范。
	物品准备：治疗盘、弯盘、黄疸测试仪、75% 乙醇、棉签、速干手消毒剂。检查物品质量及有效期，检查仪器的性能，电池充足，单位模式（mg/dl），将黄疸仪测量次数设置为 3 次，确认仪器性能良好。
	患者准备： 为新生儿采取安全舒适体位，正确包裹新生儿，充分暴露选择的测试部位（前额、面颊、胸骨中段）。
评估	评估新生儿分娩后天数、精神状态、喂养情况、大小便情况。
	确定新生儿皮肤情况，是否清洁，测试部位有无破损。（如新生儿测量部位皮肤不清洁，应先协助家属给予温水清洁皮肤后再测量。）
消毒	乙醇棉签消毒黄疸仪探头 2 遍。
身份核对	再次核对新生儿信息。
开机	打开电源开关（置开关键于 ON 位置），显示屏出现"REDAY"。
测量	将探头垂直放置在新生儿的前额（额眉弓连线中点上 1cm 皮肤），轻轻向下按压，听到"咔哒声"及看到闪光，显示屏上可出现黄疸指数，按下 RESET（复位）键，待显示屏出现"REDAY"时，同法测量面颊、胸骨中段（胸骨平第二肋间水平）的黄疸指数（操作过程中注意遮挡新生儿的眼睛，以防闪光刺激）。测量时，探头面应与皮肤紧密垂直接触，不留缝隙。
显示结果	测量完成后，待显示屏出现 AVERAGE（3），所对应的黄疸指数为黄疸平均指数，即为测量结果。

操作步骤	内容
测量后处理	1. 将测量结果告知监护人，针对结果向监护人做好解释。 2. 将电源开关键拨至 OFF 位置关闭电源。 3. 协助家属整理新生儿包被，为其整理床单位，为新生儿采取舒适安全的体位。
处置	整理用物，洗手。
记录	记录，并将结果反馈给医生。

【注意事项】

1. 仪器的读数与皮肤光反射强度密切相关，测试时，探头务必紧贴皮肤，不要因漏光造成数值偏差。

2. 经皮测血清胆红素受测试婴儿胎龄、体重影响。胎龄越小，体重越轻，仪器读数值高而反映的实际血清胆红素值相对低。

3. 由于操作人员测试时手法与力度、选择检测部位不同，会不同程度影响数值，建议仪器由专人测量，并固定检测部位。

【制度与依据】

1. 张玉侠. 实用新生儿护理学 [M]. 北京：人民卫生出版社，2015.

2. 婴幼儿经皮黄疸测试仪使用说明书.

（邵媛媛）

第七节　新生儿光照疗法

【名词定义】

光照疗法　通过蓝光或绿光照射产生的光能量，使新生儿血液中脂溶性的未结合胆红素转变为水溶性异构体，随胆汁和小便排出体外，从而降低血清中胆红素水平的治疗方法。因蓝色荧光灯是降低胆红素最有效的光源，故临床上多采用蓝光照射治疗，以下简称光疗。

【适应证】

所有未结合胆红素升高的新生儿黄疸均适用蓝光治疗。目前国际上新生儿光疗启动标准主要基于美国儿科学会（American Academy of Pediatrics，AAP）2004 年发表的《胎龄 ≥ 35 周高胆红素血症管理指南》（以下简称《指南》）。《指南》中介绍了依据胎龄、高胆红素血症的危险因素，采用三种以时龄为基础的标准。对于胎龄小于 35 周的早产儿，依据不同胎龄、出生体重和日龄也有相应的光疗标准，是否进行光疗均需由有资质的新生儿科或儿科专科医生参考《指南》决定。

【目的】

治疗新生儿高胆红素血症，降低血清中未结合胆红素。

【操作流程】

新生儿光照疗法操作流程见表 3-10-9。

【注意事项】

1. 患儿入箱前应清洁全身皮肤，不能涂抹油类物质，以免影响疗效。

2. 光疗中需密切监测患儿胆红素。胆红素水平越高，监测间隔时间越短。

3. 光疗下很难准确观察皮肤颜色和生命体征，因此，光疗过程中需要监测心率、呼吸、血氧饱和度。

4. 光疗中密切观察病情，发现患儿出现烦躁不安、反应低下、皮肤青铜色、大片皮疹、高热、呕吐、腹泻及脱水等症状时，及时报告医生并处理。

表 3-10-9 新生儿光照疗法操作步骤与内容

操作步骤	内容
评估	1. 评估患儿生命体征、胆红素水平，有无神经系统症状。 2. 评估患儿全身皮肤有无异常及皮肤清洁度。 3. 评估蓝光治疗设备是否完好，灯管表面有无灰尘，灯管是否全亮，灯光强度是否正常，环境是否符合光疗要求。
准备	1. 护士准备：操作者穿戴整洁，洗手，准备防护眼镜。 2. 患儿准备：裸露全身，修剪指甲，清洁皮肤，戴防护眼罩，穿蓝光尿裤。 3. 环境准备：清洁、安静，避免阳光直射，避免正对空调。 4. 用物准备：消毒后的蓝光箱或黄疸治疗仪；接通电源，预热辐射台或暖箱、蓝光箱；准备防护眼罩、防护尿裤，必要时备透明贴膜。
实施	1. 携用物至床旁，查对医嘱，核对患儿身份，洗手，戴防护眼镜。 2. 测量体温后将患儿置于蓝光箱中央。单面光疗者将蓝光机移至距离患儿 30cm 左右位置对准患儿，使皮肤均匀受光。 3. 记录光疗开始时间。 4. 光疗时观察患儿心率、呼吸、血氧饱和度，严密观察患儿精神状态、皮肤完整性以及黄疸的进展情况，并做好记录。 5. 如患儿有输液、吸氧、留置胃管等其他管道，应注意标志醒目，妥善固定，防止患儿抓脱。 6. 停止光疗时，核对停止蓝光时间，摘下患儿眼罩，更换尿裤，清洁并检查全身皮肤，测量体温。妥善安置患儿。
记录	整理用物，洗手、记录。

5. 光疗过程中，随时观察患儿眼部、会阴部是否遮盖完好。

6. 光疗下的患儿不显性失水增加，因此需保证足够的奶量，如经口喂养不足者需要静脉补充液量，每次更换尿裤时精确测量尿量。

7. 光疗时患儿喜哭闹，容易抓破皮肤，擦伤足后跟，因此，进行光疗前需修剪指甲，保护局部皮肤。

8. 光疗时患儿出汗多，易呕吐。如有汗水、呕吐物、大小便等污染光疗箱玻璃床，应及时清洁，以保证光疗效果。

9. 长时间光疗者，需遵医嘱补充核黄素。

10. 告知家属不得随意调节蓝光箱的设置，不得随意抱患儿出箱。

11. 光疗结束后，摘掉眼罩，清洁皮肤及眼部，消毒光疗箱，记录蓝光灯照射时间，LED 灯板使用 5000 小时以上要监测光照强度或更换灯板。

【并发症及处理】

1. 发热

（1）原因：主要是蓝色荧光灯的热能所致，环境气温高时更容易出现。

（2）临床表现：光疗后体温可达 38 ～ 39℃，少数可达 39℃以上。

（3）预防：光疗前注意室内温度及蓝光机的通风装置是否正常，对于日龄较大或体重较重的患儿应适当调低箱温。光疗中保持箱温 30 ～ 32℃，每 4 小时测体温 1 次。

（4）处理：① 37.5℃≤患儿肤温＜ 38℃下调环境温度 0.5℃；② 肤温 38 ～ 38.5℃，应暂停光疗，密切观察体温情况，半小时后复测体温；③ 体温≥ 38.5℃，应暂停光疗并排除其他病理因素，遵医嘱给予物理降温处理，给予枕冷水袋或温水擦浴，忌用乙醇擦浴，物理降温后半小时复测体温。

2. 腹泻

（1）原因：主要是由于光疗分解产物经肠道排出时刺激肠壁引起肠蠕动增加。

（2）临床表现：光疗 3 ～ 4 小时后即可出现。表现为大便稀薄，呈绿色，每日 4 ～ 5 次。光疗结束后不久可停止。

（3）处理：①记录患儿24小时出入量，每日测体重1次；②腹泻时做好臀部护理，及时更换尿裤，大便后清洁臀部，外涂鱼肝油软膏或鞣酸软膏保护肛周皮肤；③腹泻严重者，应查血气分析，警惕电解质紊乱及酸中毒。

3. 青铜症

（1）原因：胆汁淤积患儿在光疗后可出现皮肤及尿液呈青铜色。可能与血浆中卟啉的聚积有关，通常很少有不良后果。

（2）临床表现：皮肤及尿液呈青铜色。

（3）处理：光疗停止后，青铜症可逐渐消退，但时间较长。高胆红素血症存在结合胆红素增高时，光疗并非禁忌证，但因胆汁淤积，影响光产物经胆汁排出，从而影响光疗效果。当胆汁淤积患儿发生严重高胆红素血症时，光疗不能迅速降低胆红素水平，需考虑换血，换血标准以总胆红素水平为准。

4. 皮疹

（1）原因：可能是因为光疗的光产生极微量的紫外线，刺激皮肤产生皮疹。

（2）临床表现：血清胆红素高进行光疗时有可能出现皮肤红斑或瘀点，常分布于面部、下肢、躯干，可持续至光疗结束，消退后不留痕迹。

（3）处理：出现皮疹时，可停止光疗并观察，亦可在光疗停止后给予炉甘石外涂皮疹处，一般可自行消退。

5. 皮肤损伤

（1）原因：光疗时患儿喜哭闹，容易出现皮肤抓伤、蹭伤，主要发生在头面部及双足跟、脚踝处。

（2）预防：应在光疗前修剪指甲，防止抓伤；做好足踝、耳后、骶尾部等易受压部位的保护，可给予透明敷贴，避免蹭伤及压伤。

（3）处理：对已出现皮肤破损处，给予局部消毒、清洁，外涂湿润烧伤膏，并使用无菌纱布包裹，避免再次受损和感染。

6. 眼部损伤　强光线不仅能够损伤视网膜，还可引起结膜充血、角膜溃疡，因此光疗时应用专用眼罩或消毒后的黑布遮盖眼部。

7. DNA损伤　研究发现光疗可使体外培养细胞的DNA断裂，虽然在人体或动物中未得到证实。蓝光能穿透男性患儿阴囊皮肤，在女性患儿甚至可到达卵巢，故行蓝光治疗时需用尿布遮盖患儿会阴部生殖器。

【制度与依据】

1. 邵肖梅，叶鸿瑁，丘小汕. 实用新生儿学[M].5版. 北京：人民卫生出版社，2019.
2. 张玉侠. 实用新生儿护理学[M]. 北京：人民卫生出版社，2015.
3. 范玲. 新生儿护理规范[M]. 北京：人民卫生出版社，2019.

（王晓云）

第八节　新生儿听力筛查技术

【目的】

新生儿听力筛查技术　通过耳声发射测试探头内的两个扬声器和一个传声器的作用向耳道内发出刺激声音，声音通过中耳进入耳蜗，耳蜗中的毛细血管对此声音做出反应，产生并发送第三种声音，被探头传声器监测到，用于测试新生儿的耳蜗功能。

【操作流程】

新生儿听力筛查技术操作流程见表3-10-10。

表 3-10-10　新生儿听力筛查技术操作步骤与内容

操作步骤	内容
准备	环境符合操作要求。
	着装符合要求，个人防护规范。
	用物准备：治疗盘、听力测试仪、75% 乙醇、棉签、手套、速干手消毒剂。
评估	评估新生儿：出生时间≥48 小时，处于安静熟睡状态。评估新生儿耳郭内有无胎脂、破损、血迹、畸形。
	评估操作环境：病室环境安静舒适，通风良好，环境噪音≤45dB。
核对	与新生儿监护人共同核对：母亲姓名、住院号、居住地址、联系电话、新生儿手腕带、新生儿性别、孕周、出生体重、出生日期等，信息确认无误后方可进行。
操作前准备	1. 正确包裹新生儿，充分暴露耳郭，保持新生儿熟睡安静状态。 2. 检查探头过滤管是否清洁，选取合适的耳塞连接到探管上，启动设备。
听力筛查	根据新生儿卧位选择筛查顺序，如左侧耳郭暴露时，选择听力筛查仪"L"键，将新生儿耳垂往后下方轻拉，将耳塞轻轻放入耳道保证密闭状态，等待机器显示结果，如筛查结果示"通过"同法测量对侧。
操作后	如筛查结果示"未通过"，排查干扰因素，重新检测。如仍未通过告知新生儿监护人复筛时间及注意事项。
记录	洗手、整理用物，详细记录听力筛查结果。

【注意事项】

1. 听力检测环境应相对安静，噪音控制在 45dB 以下。新生儿必须保持安静，并且不能移动、哭闹、吸吮。实际操作中若受条件限制，可在母婴室内进行。筛查时要求家长保持安静并关闭电视机等干扰设备。测试者握探头的手应保持稳定，不可抖动。

2. 测试者插入探头前，先检查外耳道内是否有耳垢或胎儿皮脂，用棉签轻柔擦拭耳道后再测试。

3. 测试时根据新生儿外耳道口的大小选择合适的耳塞。筛查耳塞需一人一只或做好消毒措施。在插入探头前，先轻轻向后下方拉耳垂使外耳道伸直，尽量使探头插得深入耳道，增加敏感度。

【制度与依据】

1. 济宁市卫生健康委员会. 新生儿疾病筛查文件汇编 [G]. 济宁：济宁市妇幼保健计划生育服务中心，2022.

2. 吴欣娟，姜梅，罗碧如. 产科专科护理 [M]. 北京：人民卫生出版社，2021.

（黄凤娟）

第九节　新生儿抚触技术

【目的】

1. 促进胃液释放，加快婴儿对食物的消化、吸收。

2. 促进婴儿神经系统发育。

3. 增加和改善婴儿的睡眠。

4. 促进婴儿血液循环及皮肤的新陈代谢。

5. 促进婴儿免疫系统的完善，提高免疫力。

6. 促进母婴感情交流。

【操作流程】

新生儿抚触技术操作流程见表 3-10-11。

表 3-10-11　新生儿抚触技术操作步骤与内容

操作步骤	内容
准备	环境符合操作要求。
	着装符合要求，个人防护规范，修剪指甲，摘去手表及饰物。
	物品准备：纸尿裤、衣物、清洁包被、润肤油、消毒液、棉签、弯盘、速干手消毒剂。
	新生儿准备：在新生儿沐浴后及两次哺乳间最为适宜，避免在饥饿和进食后 1 小时内进行。
评估	评估新生儿：病情、身体状况、意识状态、合作程度。
	评估操作环境：病室环境清洁安静、光线柔和，关闭门窗，温度 26 ～ 28℃，湿度适宜。
抚触前	取适量润肤油倒在掌心，轻轻揉搓以润滑温暖双手（勿将润肤油直接倒在新生儿皮肤上），抚触动作开始要轻柔，慢慢增加力度，每个动作重复 4 ～ 6 次。
头面部抚触	1. 前额：两拇指指腹从新生儿眉间向两侧推至太阳穴处。 2. 两拇指从下颌部中央向上推至耳前，形成微笑状。 3. 一手托头，用另一手的指腹从前额发际抚向脑后，避开囟门，最后示指、中指分别在耳后乳突部轻压一下；换手同法抚触另半部。
胸部抚触	两手分别从新生儿胸部的外下方（两侧肋下缘）向对侧上方交叉推进至两侧肩部，在胸部划一个大的交叉，避开新生儿的乳腺。
腹部抚触	示指、中指依次从新生儿的右下腹至上腹向下腹移动，呈顺时针方向划半圆，避开新生儿的脐部和膀胱。
四肢抚触	1. 上肢：两手交替抓住新生儿的一侧上肢从上臂至手腕轻轻滑行，然后在滑行的过程中从近端向远端分段轻轻挤捏。用拇指指腹从婴儿掌面向手指方向推进，并抚触每个手指。同法挤捏对侧。 2. 下肢：双下肢的做法和双上肢相同，两手交替抓住新生儿的一侧下肢从股根部至踝部轻轻滑行，然后在滑行的过程中从近端向远端分段轻轻挤捏。用拇指指腹从婴儿脚跟向脚趾方向推进，并抚触每个脚趾。同法挤捏对侧。
翻身	双手抱紧新生儿双腋下，缓慢将新生儿转成俯卧位，放下新生儿着床的顺序：脚 – 胸部 – 头部，头偏向一侧。
背部抚触	1. 以脊椎为中分线，双手分别平行放在新生儿脊柱两侧，往相反方向重复移动双手，从背部上端开始逐步向下渐至臀部。 2. 用手掌自新生儿头顶沿脊椎摸至骶部、臀部。
抚触后护理	抚触结束后，对新生儿全身各部位从上到下按顺序检查，给予相应处理，根据情况需要用棉签清洁双鼻孔、耳郭等部位，用消毒液消毒脐部，自脐带根部由里向外消毒两遍。进行臀部护理，自上而下涂抹护臀霜，穿好纸尿裤、衣物。

【注意事项】

1. 抚触在出生后 24 小时开始，时间选择在沐浴后或哺乳间为宜，每次抚触 10 ～ 15 分钟，每日 2 ～ 3 次。

2. 室温应在 26 ～ 28℃以上，全裸时可使用调温的操作台，温度为 36℃左右。

3. 抚触者操作前要洗净双手，用婴儿润肤油揉搓双手至温暖后，再进行抚触。

4. 抚触时可播放柔和的音乐，抚触过程中要与婴儿进行语言和情感交流。

5. 抚触时要注意观察婴儿的反应，若有哭闹、肌张力提高、兴奋性增加、肤色改变或呕吐等，应立即停止对该部位的抚触。如反应持续 1 分钟以上，应完全停止抚触。

【制度与依据】

1. 郑修霞, 安力彬, 陆虹 . 妇产科护理学 [M].6 版 . 北京：人民卫生出版社, 2017.

2. 吴欣娟, 姜梅, 罗碧如 . 产科专科护理 [M]. 北京：人民卫生出版社, 2021.

（黄凤娟）

第十节　新生儿沐浴及脐部护理技术

【目的】

1. 使新生儿皮肤清洁舒适，避免感染。

2. 帮助新生儿活动肢体和肌肉，促进血液循环，增强皮肤排泄及散热功能。

3. 促进新生儿对食物的吸收，使新生儿体重增加。

4. 有助于观察新生儿全身情况，尤其是皮肤情况。

5. 对产妇做好新生儿沐浴的健康教育，促进母婴情感联系。

【操作流程】

新生儿沐浴及脐部护理技术操作流程见表 3-10-12。

表 3-10-12　新生儿沐浴及脐部护理技术操作步骤与内容

操作步骤	内容
准备	环境符合操作要求。
	着装符合要求，个人防护规范，修剪指甲，摘去手表及饰物，挽衣袖。
	物品准备：新生儿沐浴专用盆、婴儿秤、手消毒剂、清洁或消毒的浴巾、治疗巾、小毛巾或纱布、婴儿服及尿不湿、包被、婴儿专用物品（浴液、护臀霜、润肤露等）、水温计、脐部护理盘（弯盘 1 个，棉签、75% 乙醇），必要时备脐部防水贴、石蜡油、指甲剪。 校准婴儿秤。
	新生儿准备：核对新生儿胎龄与出生时间、出生体重，查看脐带情况，皮肤完整性、有无感染及破损，四肢活动情况以及有无产伤等。沐浴应选在新生儿两次喂奶之间（前或后 1 小时）。
核对信息	标准化核对产妇及新生儿腕带（内容：母亲姓名、住院号、床号，新生儿性别、出生时间）。
评估	打开新生儿包被，脱下衣物进行全身皮肤检查及评估，检查颅骨发育情况及有无头皮血肿。
	用水温计测量水温 38 ~ 40℃，沐浴时操作者再次用手腕内侧测试水温，感觉温暖即可。
面部清洗	浸湿纱布，以不滴水为宜，按照以下顺序擦拭：眼部（内眦向外眦，更换纱布部位按同法擦另一眼）—鼻—口唇四周—面颊—前额—下颌—耳后（用棉签清洁鼻孔）。
头部清洗	将新生儿抱于左腋下，以左前臂托住新生儿背部，左手掌托住头颈部，拇指与中指分别将新生儿双耳郭折向前按住，左臂及腋下夹住婴儿臀部及下肢，将头移至盆边。用湿纱布湿润头发（眼睛、耳朵勿进水），沐浴液清洗头发，清水洗净并用纱布擦至不滴水。用浴巾将患儿头发轻轻擦干，去除浴巾置于治疗车下层。
躯干清洗	将头颈部枕于操作者左前臂，左手握住新生儿左肩及腋窝处，右手握住新生儿左腿靠近腹股沟处，将新生儿慢慢放于水中，然后右手洗颈下—腋下—上肢—手—前胸—腹部—腹股沟—会阴——下肢—脚，注意洗净皮肤皱褶处。边洗边冲净浴液。
背部清洗	将右手前臂托在新生儿胸前，手掌握住新生儿左肩及腋窝处，使之呈前倾的姿势，头颈部俯卧于操作者右前臂，左手清洗后颈、背部、臀部。边洗边冲净浴液。
擦干	将新生儿自水中抱出迅速放在清洁干燥浴巾上擦干水分，重点是腋窝、腹股沟及皮肤皱褶处，注意保暖。
脐带消毒	检查全身各部位情况，用消毒棉签将脐窝内的水蘸干，乙醇棉签消毒脐带，消毒范围包括脐带残端和脐周，重点消毒脐轮根部。
穿好衣物	穿纸尿裤及衣物，再次核对手腕带和床号，并查看腕带是否清晰，包裹包被。
核对信息	标准化核对产妇手腕带，将新生儿交于产妇。
健康宣教	向产妇及家属交代注意事项。

【注意事项】

1. 严格掌握新生儿沐浴的时机，应在新生儿喂奶前或后 1 小时、不哭闹、清醒状态下进行，避免在新生儿饥饿时沐浴。操作过程规范，动作轻柔、迅速（尽量在 10 分钟内完成），注意保暖和安全。

2. 在沐浴过程中，应对产妇进行健康教育并与新生儿进行情感交流。

3. 沐浴时间和频率：新生儿出生 24 小时以后开始沐浴，母亲患传染性疾病的新生儿出生后 4～6 小时且生命体征必须平稳后可沐浴。沐浴的频率根据每个新生儿的个体需要来确定，同时结合地区、季节和环境洁净程度等因素综合考虑。通常情况下隔日进行一次即可。

4. 应使用婴儿专用、无泪配方、中性或弱酸性的沐浴液。沐浴后使用婴儿润肤露轻柔涂抹全身，并为新生儿戴好帽子，注意头部保暖。新生儿用物要一婴一用，避免交叉感染。

5. 新生儿腕带脱落后应双人核对无误后及时佩戴。

【制度与依据】

姜梅, 罗碧如 . 产科专科护理 [M]. 北京：人民卫生出版社, 2021.

（黄凤娟）

第十一章 中医护理技术

第一节 中药贴敷

【名词定义】

中药贴敷技术　将药物制成一定剂型，贴敷于人体体表的特定部位或穴位，通过刺激穴位，激发经气，以通经活络、清热解毒、活血化瘀、消肿止痛、行气消痞、扶正强身作用的一种操作方法。

【适应证】

1.外科疾病　疮疡、跌打损伤、烫伤、肠痈等。

2.内科疾病　支气管哮喘、慢性阻塞性肺病、腹胀、腹泻、便秘等。

3.儿科疾病　时行感冒、发热、咳嗽、痄腮、反复呼吸道感染等。

4.妇科疾病　月经失调、痛经、闭经、慢性盆腔炎等。

5.其他类疾病　过敏性鼻炎、慢性鼻窦炎、慢性咽喉炎、防病保健等。

【禁忌证】

1.贴敷部位有创伤、溃疡者禁用。

2.对药物或敷料成分过敏者禁用。

【目的】

1.增加药物的功效。

2.发挥药物行气血、营阴阳的整体作用。

3.有出血倾向者禁用。

【操作流程】

中药贴敷操作流程见表3-11-1。

表 3-11-1　中药贴敷操作步骤与内容

操作步骤	内容
操作前准备	取下腕表，修剪指甲。
	1.操作者：洗手，戴口罩。 2.环境：整洁安静，温度、光线适宜。 3.物品：治疗盘、药膏、姜汁（醋）、0.9%氯化钠注射液、棉签、弯盘、敷贴、剪刀，必要时备屏风等。 4.患者准备：清醒患者应向患者及家属解释使用中药贴敷的目的并取得同意。
评估	操作环境：环境安全，温湿度适宜。 患者：当前主要症状、合作程度、临床表现、既往史及药物过敏史；患者的体质及穴位贴敷处的皮肤情况、心理状况（根据患者情况口述汇报）。
核对解释	1.携用物至床旁，使用标准化核对流程，明确贴敷部位。 2.解释中药穴位贴敷的目的，取得患者理解与配合，体位舒适合理，暴露贴敷部位并评估局部皮肤状况，注意保暖和保护患者隐私（围帘或屏风遮挡）。

续表

操作步骤	内容
贴敷	1. 定穴：再次核对穴位，确定腧穴部位，按取穴方法，确定穴位或部位。 2. 清洁皮肤：用0.9%氯化钠注射液棉签清洁皮肤。 3. 贴敷：取适量药物摊于大小合适的敷贴上。 4. 再次核对：患者、药物、穴位，将摊有药物的敷贴贴在穴位上。 5. 询问患者对操作的感受。 6. 告知注意事项。
整理与记录	1. 协助患者取舒适体位，整理床单位，整理用物，洗手。 2. 记录所敷药物、时间、部位及皮肤情况等。
评价	1. 流程是否合理，技术是否熟练。 2. 局部皮肤有无损伤及患者感受。

【注意事项】

1. 孕妇的脐部、腹部、腰骶部及某些敏感穴位，如合谷、三阴交等处都不宜贴敷，以免局部刺激引起流产。颜面部慎用，糖尿病患者慎用。

2. 对于刺激性强、毒性大的药物，贴敷穴位不宜过多，面积不宜过大，时间不宜过长，以免发生药物中毒。

3. 对于老、弱、孕、幼及有严重心、脑、肝、肾疾病者，应避免贴敷刺激性强、毒性大的药物，且用药量不宜过大，药物厚薄一般以0.2～0.5cm为宜。贴敷时间不宜过久，一般为6～8小时，可根据病情、年龄、药物、季节调整时间，小儿酌减。贴敷期间注意观察患者病情变化和有无不良反应。帮助孕妇或患者克服恐惧、焦虑心理。

【制度与依据】

1. 胡慧，石国凤. 中医护理基础[M]. 北京：中国中医药出版社，2020.6.

2. 张素秋. 中医科护士规范操作指南[M]. 北京：中国医药科技出版社，2017.1.

3. 周燕. 留置针配合中药贴敷疗法预防静脉炎护理研究[J]. 新中医，2021, 53(23): 209-211.

4. 瀚城. 中药贴敷疗法简便有效[J]. 开卷有益－求医问药，2022(03): 40-41.

（苏雪艳）

第二节　中药保留灌肠技术

【名词定义】

中药保留灌肠技术　将中药药液从肛门灌入直肠或结肠，使药液保留在肠道内，通过肠黏膜吸收达到清热解毒、软坚散结、泄浊排毒、活血化瘀等作用的一种操作方法。

【适应证】

适用于慢性肾衰竭及其他慢性疾病所致的腹痛、腹泻、便秘、发热、带下等症状。

【禁忌证】

1. 肛门、直肠和结肠手术患者。

2. 大便失禁患者。

3. 下消化道出血患者。

4. 妊娠及急腹症患者。

【作用】

1. 镇静、催眠　用于高热等症。

2. 控制肠道感染　可用于治疗结肠炎、直肠周围脓肿、肠易激综合征。

3. 控制慢性炎症的临床症状　可用于治疗慢性盆腔炎、慢性前列腺炎等。

4. 降低血液中的含氮物质　可用于治疗氮质血症等疾病。

【操作流程】

中药保留灌肠技术操作流程见表3-11-2。

表3-11-2　中药保留灌肠技术操作步骤与内容

操作步骤	内容
素质要求	仪表大方，举止端庄，态度和蔼。
	服装、鞋帽整齐。
评估告知	主要症状、既往史、是否妊娠，排便及肛周皮肤情况，有无对药物过敏情况。 对疼痛的耐受程度，心理状况及配合程度。
	解释操作目的、方法及配合要点，取得患者配合。
	宣教内容准确。
操作前准备	环境准备：环境安全，温湿度适宜。
	核对医嘱，洗手，戴口罩。
	检查用物：配好的中药灌肠液（成人不超过200ml，儿童不超过50ml，温度39～41℃）、一次性灌肠袋（在治疗室完成配液）、手套、水温计、弯盘、纸巾、棉签、石蜡油球、一次性尿垫、便盆（必要时用小垫枕、屏风）、输液架。检查一次性物品的质量及有效期。
	患者理解与配合，根据病变部位取合理体位。
操作过程	再次核对，明确灌肠的目的及方法。
	暴露臀部，注意保暖，垫中单于臀下，置垫枕，抬高臀部。
	测量药液温度39～41℃，液面距离肛门不超过30cm。
	石蜡油润滑肛管前端，暴露肛门。
	轻轻插入15～20cm，缓慢滴入药液15～20分钟。
	观察局部情况，询问患者有无不适或便意。
	夹紧并拔除肛管。
	擦拭肛门。
	告知患者相关注意事项，灌肠液保留1小时以上为宜，保留时间长，有利于药物吸收。
	整理床单位，清理用物。洗手、记录（记录灌肠时间，灌肠液种类、量，患者反应）。

【注意事项】

1. 操作前先了解患者的病变部位，掌握灌肠的卧位和插入深度，一般视病情而定。例如，慢性痢疾，病变多在直肠和乙状结肠，宜采取左侧卧位，插入的深度以15～20cm为宜；溃疡性结肠炎，病变多在乙状结肠或降结肠，插入深度应达18～25cm；阿米巴痢疾，病变多在回盲部，应采取右侧卧位。

2. 为减轻肛门刺激，选用输液器进行灌肠，管径小而柔软，对肛门刺激小，灌肠液输注速度易于调节。

3. 灌肠时压力宜低，药量宜小（200ml以内）。为促进药物吸收，插入不能太浅，易引起排便反射达不到保留目的。操作前嘱咐患者排空二便，必要时先作不保留灌肠。

4. 药液温度应保持在39～41℃，过低可使肠蠕动加强，腹痛加剧，过高则引起肠黏膜烫伤或肠管扩张，产生强烈便意，致使药液在肠道内停留时间短、吸收少、效果差。

5. 操作时动作轻柔；若灌肠液滴入不畅，可能输液管出口被粪块堵塞或紧贴肠壁，可挤压或稍移动输液管。灌肠过程中应密切观察患者有无不良反应，如有不适立即停止，并通知医师处理。

【制度与依据】

1. 胡慧，石国凤. 中医护理基础 [M]. 北京：中国中医药出版社，2020.

2. 张素秋. 中医科护士规范操作指南 [M]. 北京：中国医药科技出版社，2017.

3. 余萌，刘慧玲，王昊阳. 醒胰汤保留灌肠联合西药治疗急性重症胰腺炎疗效及对患者血清淀粉酶和胃肠动力学的影响 [J]. 陕西中医，2020, 04: 505-508.

4. 王朝阳，郑文郁，王洪顺. 中药内服及保留灌肠治疗溃疡性结肠炎大肠湿热型疗效观察 [J]. 实用中医药杂志，2019, 12: 1453-1454.

（周艳梅）

第三节 耳穴放血疗法

【名词定义】

耳穴放血疗法 是采用特定的器具在耳穴上进行针刺、点刺，起到清热解毒、消肿止痛、祛风止痒、开窍泄热、通经活络、镇吐止泻等作用，从而达到防病治病目的的外治方法。

【适应证】

1. 内科疾病 上呼吸道感染、慢性心功能不全、反流性食管炎、单纯性甲状腺肿等。

2. 外科疾病 外伤、脉管炎、疖肿等。

3. 妇科疾病 急慢性盆腔炎、子宫内膜炎、子宫颈炎、子宫脱垂、月经不调、痛经、继发性闭经等。

4. 儿科疾病 小儿腹泻、营养不良、小儿麻疹不透等。

5. 眼科疾病 急性结膜炎、结膜炎等。

6. 皮肤科疾病 神经性皮炎、带状疱疹、单纯疱疹、接触性皮炎、股癣、湿疹、下肢溃疡、荨麻疹等。

【禁忌证】

1. 孕妇产后及月经期女性最好不要进行放血治疗，必须治疗时严格掌握刺激的量和出血的多少。

2. 过度疲劳、精神高度紧张和饥饿、晕车、高血压危象的患者。

3. 有出血倾向、凝血功能障碍、急性传染病患者。

4. 皮肤有溃疡或损伤，血管瘤处。

【目的】

清热解毒、消肿止痛、祛风止痒、开窍泄热、通经活络。

【操作流程】

耳尖放血疗法操作流程见表 3-11-3。

表 3-11-3 耳尖放血疗法操作步骤与内容

操作步骤	内容
操作前准备	环境符合操作要求。
	核对： 1. 患者姓名、性别、年龄、住院号 /ID 号。 2. 医嘱、诊断、放血部位、放血量。
	操作者：洗手、戴口罩。 物品：75% 乙醇、棉签、一次性三棱针、无菌棉球、血管钳或长镊子、弯盘。
评估	环境：环境安静、温度光线适宜。
	评估患者病情、意识状态、合作程度、过敏史（皮肤消毒剂、乳胶等）、既往史、晕针史、凝血机制、是否妊娠（根据患者情况口述汇报）。

续表

操作步骤	内容
告知	1. 操作的目的及过程。 2. 可能出现的不适、并发症及注意事项。 3. 协助患者取合适体位。
核对解释	1. 携用物至床旁，使用标准化核对流程。 2. 解释耳穴放血的目的，评估耳部皮肤情况，对疼痛的耐受程度。
操作过程	1. 定位：按摩耳郭部，依据病情辨证选择相关耳穴，亦可依据症状选定穴区后，用耳穴探测器查阳性反应点，将其作为放血点。 2. 正确消毒局部皮肤，用75%乙醇擦拭消毒，消毒范围直径大于1cm。 3. 再次核对患者，戴手套，正确针刺耳穴至出血。 4. 嘱患者放松，用干棉签沿针刺方向，用拇指、示指、中指三指挤压法挤压穿刺点至血滴出。 5. 挤压出血10～30滴左右。 6. 再次核对患者和医嘱执行单。 7. 告知患者注意事项。 8. 协助患者取舒适体位，整理床单位。
操作后处置	1. 用物按《医疗机构消毒技术规范》处理。 2. 洗手。 3. 记录患者一般情况，放血疗法后局部情况；放血的量、颜色；患者的反应及病情变化；异常情况，处理措施及效果。
评价	1. 流程是否合理、技术是否熟练。 2. 局部皮肤有无损伤及患者感受。

【注意事项】

1. 严格消毒，防止感染。因耳郭的结构特殊，若施术部位发红，肿痛，应及时抗感染处理。

2. 刺血针具应做到一人一针。

3. 施术前充分按摩耳郭，可使血出顺利，能提高疗效。

4. 点刺放血要做到准、快、轻、浅，出血不宜过多。身体虚弱者，放血量及次数均不宜过多。

5. 操作过程中，应时刻注意患者血压、心率的变化，谨防晕针和晕血的发生。

6. 用三棱针放血，深度要掌握好，不宜过深。

7. 术毕，用无菌干棉球按压片刻，但不可揉擦，否则易致皮下瘀血，术后尽量减少汗液及水湿污染伤口。

8. 出血较多时，患者宜适当休息后再离开。

9. 在耳穴放血疗法操作过程中，术者勿接触患者血液。

【制度与依据】

1. 胡慧. 中医护理基础 [M]. 北京：中国中医药出版社，2020.

（许文静）

第四节 耳穴贴压技术

【名词定义】

耳穴贴压技术 采用王不留行籽、莱菔子、磁珠等丸状物贴压于耳郭上的穴位或反应点，通过适度的揉、按、捏、压，产生热、麻、胀、痛等刺激以疏通经络，调整脏腑气血功能，促进机体的阴阳平衡，从而达到防病治病、保健强身目的的一种操作方法。

【适应证】

1. 各种痛性疾病 外伤性疾病、手术后疼痛、神经性疼痛、各类晚期癌症所致的疼痛。

2. 炎症性疾病及传染病　急慢性结肠炎、牙周炎、咽喉炎、扁桃体炎等。

3. 功能紊乱性疾病　胃肠神经官能症、心律不齐、高血压、眩晕、神经衰弱、失眠等。

4. 过敏、变态反应性疾病　荨麻疹、哮喘、过敏性鼻炎、过敏性结肠炎等。

5. 辅助治疗　单纯性甲状腺肿、甲状腺功能亢进、围绝经期综合征、心律不齐、高血压、多汗症、肠功能紊乱、遗尿、癔症、食物中毒、输液反应等，催产、催乳，戒烟、减肥、戒毒等。

6. 预防　感冒、晕车、晕船、输血反应等。

7. 其他　延缓衰老、防病保健等作用。

【禁忌证】

1. 严重器质性疾病（如心脏病）、重度贫血患者。

2. 外耳有湿疹、溃疡、冻疮破溃者。

3. 妇女怀孕期间、月经期、有习惯性流产史者。

【目的】

1. 疏通经络，调整脏腑气血功能，促进机体的阴阳平衡。

2. 保健强身。

【操作流程】

耳穴贴压技术操作流程见表 3-11-4。

表 3-11-4　耳穴贴压技术操作步骤与内容

操作步骤	内容
操作前准备	环境符合操作要求。
	核对： 1. 患者姓名、性别、年龄、住院号 /ID 号。 2. 医嘱、诊断、耳穴贴压部位（穴位）、保留时间。
	操作者：洗手、戴口罩。 用物准备： 1. 治疗盘：王不留行籽或莱菔子等丸状物、胶布、耳穴板（或一次性耳穴贴）、75% 乙醇、棉签、探棒、止血钳或镊子、弯盘等。 2. 必要时备耳穴模型。
评估	环境：环境安静，温度、光线适宜。
	1. 患者病情、既往史，有无胶布及药物过敏史，有无妊娠、感觉迟钝 / 障碍等。 2. 患者体质及耳部皮肤情况。 3. 患者的心理状态及对疼痛的耐受程度。
核对、解释	1. 携用物至床旁，使用标准化核对流程。 2. 解释作用及操作方法。 3. 告知局部感觉及注意事项，取得患者配合。
耳穴贴压	定位选穴或敏感点：操作者一手持耳轮后上方，另一手持探棒由上而下在选区内找敏感点，观察患者反应（面部表情），口述定位方法。 用 75% 乙醇消毒两遍，顺序由内而外，自上而下，待干。 再次核对，用镊子取耳贴进行贴压，一手持镊子夹住耳贴一角从耳贴板取下，另一手按压耳贴于选取的穴位上按实，手法熟练，方法正确。 按压力度适度，询问患者对疼痛的感受。 根据病情需要，准确贴压多个穴位。 观察耳部局部皮肤，询问患者有无热、麻、胀、痛的感觉。

续表

操作步骤	内容
核对、宣教	再次核对医嘱执行单。 指导正确的按压方法（对压法、直压法、点压法、揉按法），告知注意事项。
整理、记录	1. 用物按《医疗机构消毒技术规范》处理。 2. 洗手。 3. 记录贴压时间、数量及患者皮肤情况等。
评价	1. 流程是否合理、技术是否熟练。 2. 局部皮肤有无损伤及患者感受。

【注意事项】

1. 耳郭局部有炎症、冻疮或表面皮肤有溃破者、有习惯性流产史的孕妇不宜施行。

2. 操作前正确评估患者的饥饱状况，过于饥饿、疲劳、精神紧张状态下，不宜立即进行，操作前应适当休息。

3. 对身体虚弱、气虚血亏的患者，刺激时手法不宜过强，并应尽量选用卧位。对初次接受耳穴贴压治疗或精神紧张者做好解释工作。

4. 教会患者自我按压已贴耳穴，每天自行按压 3 ～ 5 次，每次每穴按 1 ～ 2 分钟。因耳郭血液循环差，按压次数过多或时间过长，容易导致耳郭软骨坏死、萎缩、畸变，故应积极预防。

5. 对扭伤及肢体活动障碍的患者实施耳穴贴压治疗，待耳郭充血发热时，鼓励患者适当活动患部，以增强疗效。例如肩周炎患者，进行耳穴贴压治疗时可活动肩关节。

6. 耳穴贴压每次选择一侧耳穴，双侧耳穴轮流使用。留置时间夏季 1 ～ 3 天，春秋季 3 ～ 5 天，冬季 3 ～ 7 天。

7. 告知患者留置期间注意防水，如有潮湿、脱落或污染，须及时更换。

8. 观察患者耳部皮肤情况，如果出现贴耳穴部位发痒、发热，甚至疼痛，可能是胶布过敏，应改用脱敏胶布。

9. 患者侧卧位耳部感觉不适时，可适当调整。

【制度与依据】

1. 胡慧 . 中医护理基础 [M]. 北京：中国中医药出版社，2020.

2. 黄丽春 . 耳穴治疗学 [M]. 北京：科学技术文献出版社，2017.

（周艳梅）

第五节　中药热奄包技术

【名词定义】

中药热奄包疗法　将加热好的中药药包置于身体的患病部位或身体的某一特定位置（如穴位上），通过热奄包的热蒸气使局部的毛细血管扩张，血液循环加速，利用其温热达到温经通络、调和气血、祛湿驱寒的一种外治方法。

【适应证】

1. *外科疾病*　跌打损伤等引起的局部淤血、肿痛，扭伤引起的腰背不适、行动不便等。

2. *内科疾病*　各种风湿、寒湿痹证引起的关节冷痛、酸胀、沉重、麻木，风寒感冒之头痛、身痛、咳喘，各种伤寒及外感发热，一切因经脉不通所致的肢体关节筋肉的疼痛、肿胀、麻木、瘫痪、挛缩和僵硬等病变。

3.儿科疾病　小儿惊风、哮喘、伤食、泄泻、便秘、腹痛、疝气等。

4.妇科疾病　慢性盆腔炎、不孕症等。

5.其他疾病　皮肤硬化症、湿疹、各种痛症等。

【禁忌证】

1.孕妇的腹部及腰骶部禁用。

2.严重的糖尿病、截瘫、偏瘫、脊髓空洞等感觉神经功能障碍的患者。

3.对药物过敏者。

4.有皮肤溃疡、不明肿块或有出血倾向者。

5.24小时急性期内用冷敷，禁止热敷。

【目的】

通过中药热奄包外敷达到消肿止痛、活血化瘀、消肿利湿、通经活络的作用。可减少疾病发作次数或减轻发作的程度。

【操作流程】

中药热奄包技术操作流程见表3–11–5。

表3–11–5　中药热奄包技术操作步骤与内容

操作步骤	内容
准备	洗手、戴口罩。
	衣帽整洁，符合要求，仪表大方，举止端庄，语言亲切，态度和蔼。
	用物准备：治疗盘、遵医嘱准备配置好的中药（加热至60～70℃备用）及器具、布袋2个、大毛巾、治疗巾，必要时备屏风、毛毯、温度计等。
评估	评估患者病情、合作程度，患者的局部皮肤情况、心理状况。
	评估操作环境：环境清洁，温湿度适宜。
核对、解释	携用物至床旁。
	标准化核对患者，说明目的，向患者解释方法并指导配合。
体位	患者取适宜体位，暴露药熨部位，必要时用屏风遮挡。
操作流程	先用棉签在药熨部位涂一层凡士林，将药袋放到患处或相应穴位处用力来回推熨，以患者能耐受为宜。力量要均匀，开始时用力要轻，速度可稍快，随着药袋温度的降低，力量可增大，同时速度减慢。
	操作过程中注意观察局部皮肤的颜色情况，及时询问患者对温度的感受。
	擦净局部皮肤，协助患者穿衣，取舒适体位。
	嘱患者避风保暖，多饮温开水。
宣教	再次核对，询问患者感觉。
整理	协助患者卧位舒适，整理床单位，洗手。

【注意事项】

1.问患者情况，有无不适，及时处理。

2.热敷20～30分钟，勿剧烈活动。留药时间结束，揭开被子，祛除药包，擦干局部。

3. 温度适宜，不宜过烫，一般温度为 50～70℃，用药时间每次应间隔 5 小时。

4. 冬季注意患者的保暖。

【制度与依据】

胡慧. 中医护理基础 [M]. 北京：中国中医药出版社，2020.

（曹媛媛）

第六节 拔罐技术

【名词定义】

拔罐法 以罐或筒为工具，利用热力排出罐内空气，形成负压，使罐或筒吸附于腧穴皮肤上或应拔部位的体表，造成局部皮肤充血、淤血，以达到通经活络、消肿止痛、祛风散寒、改善症状的一种操作方法。

【适应证】

1. 心肺疾病 咳嗽、哮喘、冠心病、高血压、胸闷、气短等。

2. 脾胃疾病 胃脘痛、消化不良、呃逆、泄泻、便秘、腹痛、腹胀等。

3. 肝胆疾病 胆结石、胆囊炎、胸胁痛、黄疸等。

4. 疼痛疾患 头痛、关节痛、四肢痛、腰背痛、肩痛、扭挫伤等。

5. 神经系统疾病 面瘫、坐骨神经痛、肋间神经痛等。

6. 妇科疾病 痛经、闭经，月经过多、白带异常等。

7. 皮肤疾病 疮疡及毒蛇咬伤的急性排毒等。

【禁忌证】

1. 急性严重疾病、慢性全身虚弱性疾病及接触性传染病。

2. 严重心脏病、心力衰竭。

3. 血小板减少性紫癜、白血病及血友病等出血性疾病。

4. 急性外伤性骨折、严重水肿。

5. 精神分裂症、抽搐、高度神经质及不合作者。

6. 皮肤高度过敏、传染性皮肤病及皮肤肿瘤（肿块）部、皮肤溃烂处。

7. 心尖区、体表大动脉搏动处及静脉曲张处。

8. 疝气及活动性肺结核。

9. 眼、耳、口、鼻等五官孔窍处。

10. 妊娠妇女的腹部、腰骶部、乳房部、前后阴部。

11. 精神紧张、疲劳、饮酒后及过饥、过饱者均不宜拔罐。

【目的】

人体受到外邪侵袭或内伤情志后，脏腑功能失调，可产生淤血、气郁、宿食水浊、邪火等病理产物，拔罐可通过罐内负压及热力的作用，使体内的病理产物从皮肤毛孔排出体外，达到逐寒祛湿、行气活血、消肿止痛、拔毒泻热的功效，使人体经络气血疏通，阴阳平衡，达到防治疾病的目的。

【操作流程】

拔罐技术操作流程见表 3-11-6。

表 3-11-6 拔罐技术操作步骤与内容

操作步骤	内容
准备	洗手，戴口罩。
	衣帽整洁，符合要求，仪表大方，举止端庄，语言亲切，态度和蔼。
	物品准备：治疗盘，95%乙醇棉球，血管钳，火罐，火柴，小口瓶。
评估	评估患者当前主要症状、意识状态、合作程度。询问患者时是否处于饥饿或者疲劳状态。
	操作环境：环境清洁、温湿度适宜。
	操作部位：评估患者局部皮肤情况及对疼痛的耐受程度。暴露拔罐位置，注意保暖。
核对、解释	携用物至床旁，核对患者及腕带信息（2个以上查对点），解释拔罐治疗的目的及方法，评估患者局部皮肤情况及对疼痛的耐受程度。暴露拔罐位置，注意保暖，明确腧穴的部位。
操作过程	1. 拔罐：95%乙醇棉球干湿适当（以不滴水为宜），一手持火罐，另一手持止血钳夹95%乙醇棉球点燃，深入罐内中下端，绕1～2周后迅速抽出，迅速将罐口扣在选定部位上不动，待吸牢后撒手。安全熄火，将点燃的明火稳妥、迅速地投入小口瓶。 2. 观察：随时检查火罐吸附情况、局部皮肤红紫的程度、皮肤有无烫伤或小水疱；留罐时间10分钟，询问患者的感觉。 3. 起罐：一手夹持罐体，另一手拇指按压罐口皮肤，待空气进入罐内即可顺利起罐。
宣教	再次核对医嘱，清洁及观察局部皮肤，观察皮肤颜色，有无水疱，告知患者注意事项。
整理	协助患者卧位舒适，整理床单位，洗手。

【注意事项】

1. 拔罐时应采取合适体位，选择肌肉较厚的部位。骨骼凹凸不平和毛发较多处不宜拔罐。

2. 操作前后一定要检查罐口周围是否光滑，有无裂痕。

3. 防止烫伤。拔罐时动作要准、稳、快，起罐时切勿强拉。

4. 使用过的火罐均应消毒后备用。

5. 起罐后，如果局部出现小水疱，不必处理，会自行吸收。

6. 如果出现较大水疱，消毒皮肤后，用无菌注射器吸出液体，覆盖无菌纱布。

7. 凝血机制障碍，呼吸衰竭，重度心脏病，严重消瘦，孕妇的腹部、腰骶部及严重水肿等不宜拔罐。

8. 面部、儿童、年老体弱者拔罐的吸力不宜过大。

【制度与依据】

胡慧.中医护理基础[M].北京：中国中医药出版社,2020.

（岳海凤）

第七节 虎符铜砭刮痧技术

【名词定义】

刮痧技术 在中医经络腧穴理论指导下，应用边缘钝滑的器具，如牛角类、砭石类、铜砭等刮板，蘸上刮痧油、水或润滑剂等介质，在体表一定部位反复刮动，使局部出现痧斑，通过其疏通腠理，驱邪外出，疏通经络，通调营卫，和谐脏腑功能，达到防治疾病的一种中医外治技术。

【适应证】

1. 内科疾病 普通感冒：肺炎、消化不良、高血压、心脏病、糖尿病等。

2. 骨科疾病 颈椎病、肩周炎、腰肌劳损、各类扭伤、强直性脊柱炎、风湿性关节炎、类风湿关节炎以及各类退行性病变等。

3.妇科疾病 各类妇科炎症、肿瘤、囊肿、盆腔积液、不孕不育等。

4.乳腺疾病 乳腺炎症、增生、肿瘤等。

5.各类疑难杂症 肿瘤甚至骨转移等。

6.五官科疾病 牙痛、耳鸣、急慢性鼻炎等。

7.神经系统疾病 老年痴呆症、中风后遗症等。

【禁忌证】

1.严重心血管疾病、肝肾功能不全、出血倾向疾病、感染性疾病、皮肤疖肿包块者不宜刮痧。

2.饱腹或未进食者不适合刮痧，醉酒者禁刮。

3.处于月经期或妊娠期女性患者的腹部、腰骶部禁刮痧。

4.哺乳期者不适合刮痧，若实在需要刮痧，被刮后 5 天内不能哺乳，因刮痧后部分痧毒会随着乳汁排出。

5.糖尿病坏疽到发黑水肿一碰就破皮的溃烂状态不适宜刮痧。

6.石门穴、乳头、阴部禁刮。

【目的】

1.活血祛瘀，增加组织血流量。

2.改善和调整脏腑功能，使脏腑阴阳平衡。

3.舒筋通络，减轻疼痛。

【操作流程】

虎符铜砭刮痧技术操作流程见表 3-11-7。

表 3-11-7 虎符铜砭刮痧技术操作步骤与内容

操作步骤	内容
准备	洗手、戴口罩。
	衣帽整洁，符合要求，仪表大方，举止端庄，语言亲切，态度和蔼。
	准备用物：治疗盘，刮具，刮痧油 1 瓶，纱布 2 块，弯盘，治疗巾，皮肤消毒液，检查手套 2 副。
评估	1.评估患者病情、意识状态、合作程度、过敏史（刮痧油或石蜡油等）；当前主要症状、临床表现、既往史及药物过敏史；患者的体质及刮痧部位的皮肤情况；对疼痛的耐受程度。 2.评估操作环境：环境清洁，温湿度适宜。
操作过程	1.携用物至床旁，使用标准化核对流程。 2.解释操作目的及方法。 3.再次核对，明确腧穴部位及刮痧方法，戴手套。 4.刮治手法，运用正确。刮痧板与皮肤呈 45° 角，用徐而和手法，即用力均匀适中，力道由轻渐重，以患者能耐受的力道为限。 5.刮治的顺序和方向符合要求，刮至局部皮肤出现发红或红紫色痧点。刮痧的顺序：从上到下，先内后外，先左后右。刮痧的方向：单方向用力，逆经为泄，顺经为补。 6.刮治时间合理，每个部位每次刮 20 次左右。操作中用力要均匀，由轻到重，勿损伤皮肤。 7.观察局部皮肤及病情变化，询问患者有无不适。 8.清洁局部皮肤，保暖。
核对	再次核对医嘱。
宣教	告知患者注意事项，协助患者取舒适体位，整理床单位。
整理	清理用物，归还原处，洗手，使用过的刮具应消毒后备用。按要求记录及签名。
整体评价	熟练程度，无菌观念，爱伤观念，语言表达能力，心理素质，应急能力等。

【注意事项】

1. 心肺功能差及年老体弱者，首刮肺经、心包经、心经以稳定上焦。

2. 刮痧前后 24 小时内不饮酒、不劳累；被刮部位 4 小时内不宜洗澡、吹风。

3. 哺乳期不能刮痧，如确需刮痧，5 天内不能哺乳，因刮痧后部分痧毒会随乳汁排出；长期便秘下焦不通者，慎刮腹部穴位，以防气逆上行，心肺功能衰竭。

4. 刮全背后建议辟谷（禁食）24 小时，可以喝温开水或红糖水，糖尿病、癌症患者术后不需要辟谷，也不能喝红糖水。

5. 刮痧力度要均匀，以被刮者不受惊、能忍受的力度为主，频率稳定、不紧不慢，以毛孔张开、皮肤发热为度。

6. 刮痧过程中施术者与受刮者要沟通，了解受刮者的感受，如有不适及时调整手法及处理。

7. 任何病症宜先刮督脉的大椎穴及足太阳膀胱经的膏肓、神堂、大杼穴调动一身之阳气，然后才刮其他经脉线及局部患处。

8. 刮痧过程中若出现头晕、目眩、心慌、出冷汗、面色苍白、恶心欲吐等晕刮现象，应立即停止刮痧，取平卧位，立刻通知医生，配合处理。

【制度与依据】

1. 胡慧，石国凤．中医护理基础 [M]．北京：中国中医药出版社，2020．

2. 张素秋．中医科护士规范操作指南 [M]．北京：中国医药科技出版社，2017．

3. 崔向清．刮痧疗法对大鼠和人体抗氧化及免疫功能影响的初步研究 [D]．北京：中国中医科学院，2009．

4. 段丹．铜砭刮痧治疗乳腺增生的临床疗效观察 [D]．武汉：湖北中医药大学，2018．

5. 陈海燕，黄沂，蒋菲菲，等．刮痧治疗神经根型颈椎病的临床研究进展 [J]．中西医结合护理 (中英文)，2020, 6(08): 126–129.

（岳海凤）

第十二章　康复指导训练技术

第一节　踝泵运动指导训练技术

【名词定义】

踝泵运动　以踝关节为中心，通过小腿三头肌和胫骨前肌发生规律的收缩和舒张起到泵的作用，从而加速下肢静脉血液的流动，缓解血液淤滞状态，减少下肢深静脉血栓的发生。

【适应证】

1.患者经筛查无下肢深静脉血栓，疾病处于稳定期，心理状态及配合程度良好。

2.各种原因导致的需长期卧床的患者。

3.妊娠和分娩、长时间保持坐位或蹲位、肥胖、激素避孕药、激素替代疗法、抗磷脂综合征、感染、制动及吸烟等获得性危险因素易发生血栓的非患者人群。

【禁忌证】

1.下肢已有血栓形成。

2.股静脉置管。

3.病理性骨折、踝部骨折未内固定 / 石膏固定，骨折影响踝关节功能。

4.全身情况极差、病情不稳定。

【目的】

通过踝关节的屈伸和环绕运动，带动小腿三头肌、胫骨前肌的收缩变短及放松伸长；同时通过肌肉的收缩与放松，带动血液和淋巴液回流及新的血液灌注，以此加强整个下肢的血液循环，从而达到预防血栓的目的。

【操作流程】

踝泵运动指导训练技术操作流程见表 3-12-1。

表 3-12-1　踝泵运动指导训练技术操作步骤与内容

操作步骤	内容
准备	环境符合操作要求。
	着装符合要求，个人防护规范。
	患者准备：将患者置于舒适平卧位或半卧位。
解释	训练的目的及注意事项。
评估	患者踝关节的功能、肌腱、下肢肌力和张力、下肢血管情况等。
	患者心理状态及配合程度。
训练方法	踝关节屈伸运动： 在无痛感或微微疼痛的范围内，最大限度地向上勾脚尖，让脚尖朝向自己，保持 3 ~ 5 秒，再最大限度向下绷脚尖，保持 3 ~ 5 秒，以上动作作为一组。双腿可交替或同时进行。
	踝关节环绕运动： 以踝关节为中心做踝关节 360° 环绕。

续表

操作步骤	内容
频次	每天 3 ～ 4 次，每次 20 ～ 30 组，可根据患者的活动耐受能力适当调整。
观察要点	操作过程中观察患者反应，询问有无不适，及时给予指导。

【注意事项】

以下情况不宜进行踝泵运动：

1. 患者疲劳或餐后。

2. 严重心脏疾病及以上和高血压 3 级的患者应谨慎。

3. 中枢神经系统疾病导致的肌肉、肌腱处于挛缩状态。

【制度与依据】

1. 山东省医疗质量控制中心管理办公室关于印发《住院患者 8 项风险评估与护理指导意见（2021 年版）》的通知 . 鲁卫质控办函〔2021〕15 号 .

2. 中华护理学会团体标准（T/CNAS 28-2023）. 成人住院患者静脉血栓栓塞症的预防护理 . 2023-1-31 发布，2023-5-1 实施 .

（冯　娥）

第二节　抗痉挛体位摆放指导训练技术

【名词定义】

抗痉挛体位摆放指导训练技术　　通常指患者根据治疗、护理以及康复的需要所采取的能保持身体姿势和位置的一种体位训练技术。多用于脑损伤患者的康复护理中，是为了防止或对抗痉挛姿势的出现，保护肩关节及早期诱发分离运动而设计的一种治疗体位。能抑制或是减轻上肢屈肌、下肢伸肌痉挛模式，有利于患者恢复正常运动模式。

【适应证】

因发育障碍、疾病或创伤而导致躯体残疾的患者、长期卧床患者。

【禁忌证】

严重痴呆不能配合诊疗活动的患者；疾病危重期血流动力学不稳定的患者。

【目的】

预防或减轻痉挛和畸形的出现；保持躯干和肢体功能状态；预防并发症及继发性损害的发生。

【操作流程】

抗痉挛体位摆放指导训练技术操作流程见表 3-12-2。

表 3-12-2　抗痉挛体位摆放指导训练技术操作步骤与内容

操作步骤	内容
基本要求	衣帽整洁，符合要求，仪表大方，举止端庄，语言亲切，态度和蔼。
准备	洗手、戴口罩。
	用物准备：枕头 3 ～ 4 个。
查对、解释	查对医嘱，核对患者腕带信息。 解释目的，取得配合。

续表

操作步骤	内容
评估	环境清洁，温湿度适宜。 评估患者病情、意识状态及配合能力；损伤部位、管路情况；患者需要保持的体位；肌力、肌张力和关节活动度。
体位训练	患侧卧位： 1. 使患者仰卧，协助患者用 Bobath 手法翻向患侧，背部用枕头支撑。 2. 将患肩拉出，避免肩关节受压和后缩，肘关节伸展，前臂旋后，腕关节背伸，手指伸展，掌心向上。健侧上肢置于体上或稍后方。 3. 健侧下肢呈迈步位，髋、膝关节屈曲放置在枕头上。患侧下肢在后，髋关节伸展、膝关节轻度屈曲放置在薄枕上，踝关节背屈 90°，防止足下垂。
	健侧卧位： 1. 使患者仰卧，协助患者用 Bobath 手法翻向健侧，背部用枕头支撑。 2. 患侧上肢尽量前伸置于枕上，患肩前屈 90°～130°，肘、腕伸展，前臂旋前，腕关节背伸、手指伸展。健侧上肢自由摆放。 3. 患侧下肢向前屈髋、屈膝放在枕头上，踝关节背屈 90°，防止足下垂。健侧下肢髋关节伸展，膝关节轻度屈曲。
	仰卧位： 1. 患者头下置枕头，不宜过高，面朝向患侧。 2. 患侧肩关节下方垫一小枕，将伸展的上肢平放于枕上，防止肩胛骨后缩，使肩关节外展，肘关节、腕关节伸展，手指伸展，掌心向上。 3. 患侧臀部下方及大腿外侧垫一枕头，使患侧骨盆向前，伸髋，将枕头外缘卷起，防止髋关节外旋、外展，将枕头下缘卷起使膝关节稍屈曲，踝关节背屈 90°，防止足下垂。
观察、整理	操作过程中观察患者病情变化，询问有无不适，注意保护患侧肢体，鼓励患者，给予心理支持。
	整理床单位，洗手。
整体评价	操作规范，熟练程度，爱伤观念，语言表达能力，心理素质，应急能力等。

【注意事项】

1. 偏瘫患者各卧位时的注意事项

（1）仰卧位：仰卧位时双足需摆放成中立位，在床尾放一支被架，把被子支撑起来，避免被子压在足上。也可以穿上矫形器预防足下垂。

（2）患侧卧位：肩关节姿势不当会导致肩关节脱位、肩手综合征。偏瘫患者取患侧卧位时，将患肩轻轻向前拉出，避免受压和后缩。患侧腕及手指充分打开放松，不建议在手中抓握物品。给予患侧手及足踝充分的支持，避免其处于悬空位，处于非抗重力位。

（3）偏瘫患者抗痉挛体位中，患侧卧位是所有体位中最重要的体位，可以增加患侧的感觉刺激，促进本体感觉输入，对抗患侧肢体痉挛，利于健侧手的活动。仰卧位应尽可能少用，以免引起异常反射活动。所有时间都应该避免半卧位，因其能强化痉挛模式。

2. 患者抗痉挛体位摆放训练时，室内温度要适宜，温度太低可使肌张力增高。1～2 小时变换一次体位，以维持良好的血液循环。

【制度与依据】

1. 燕铁斌，尹安春 . 康复护理学 [M].4 版 . 北京：人民卫生出版社，2017.

2. 郑彩娥，李秀云 . 康复护理技术操作规程 [M]. 北京：人民卫生出版社，2018.

3. 陈爱萍，谢家兴 . 实用康复护理学 [M]. 北京：中国医药科技出版社，2018.

4.谢家兴.康复护理常规与技术 [M].北京：人民卫生出版社,2022.

（陈 玮）

第三节 体位变换与转移指导训练技术

【名词定义】

体位转移 指人体从一种姿势转移到另一种姿势的过程，包括从卧位到坐位、从坐位到立位、从床到椅、从轮椅到卫生间的各种转移方法，是提高患者自身或在他人的辅助下完成体位转移能力的锻炼方法。根据患者的用力程度可分为：主动转移、辅助转移和被动转移。

【适应证】

1.因各种原因长期卧床的患者。

2.脊髓损伤、脑血管意外、脑外伤、小儿麻痹后遗症等运动神经元损伤后，肢体部分或完全瘫痪，完成转移动作相关的主要关键肌肌力达到 2 级或者 3 级的患者。

【禁忌证】

1.生命体征不稳定的患者。

2.认知功能障碍的患者。

3.关键肌肌力不足的患者。

【目的】

定时协助更换体位，使肢体的伸肌和屈肌张力达到平衡，预防压疮、坠积性肺炎、肌肉痉挛等并发症的发生；进行体位转移训练还能协助瘫痪患者能够独立地完成各项日常生活活动，从而提高其生存质量。

【操作流程】

体位变换与转移指导训练技术操作流程见表 3-12-3。

表 3-12-3 体位变换与转移指导训练技术操作步骤与内容

操作步骤	内容
基本要求	衣帽整洁，符合要求，仪表大方，举止端庄，语言亲切，态度和蔼。
准备	1.洗手，戴口罩。 2.准备、检查用物：根据转移需要准备轮椅、滑板。
查对	查对医嘱，核对患者腕带信息。
解释	讲解体位转移的重要性，取得患者配合、参与。
评估	评估患者： 1.肌力、上下肢关节活动度、平衡功能、协调性。 2.心理、知识水平、配合程度、需要帮助的程度。
翻身训练	偏瘫患者翻身训练： 1.讲解翻身的重要性、取得配合。 2.偏瘫患者正确的翻身方法： （1）辅助下向健侧翻身：将患侧下肢放于健侧下肢上，由健手将患手拉向患侧，协助者于患侧帮助抬起患者肩胛、骨盆，翻身至健侧。 （2）仰卧位→患侧卧位：患者仰卧，健侧髋、膝屈曲，双上肢 Bobath 握手伸肘，肩上举约 90°，健侧上肢带动患侧上肢先摆向健侧，再反方向摆向患侧，以借摆动的惯性翻向患侧。翻身后，患者头部置枕，背部垫软枕，两膝之间放软枕，双膝呈自然弯曲状。 （3）仰卧位→健侧卧位：患者仰卧，健足置于患足下方。双手 Bobath 握手上举后向左、右两侧摆动，利用躯干的旋转和上肢摆动的惯性向健侧翻身。 3.保暖、防坠床、皮肤检查、调整舒适度。

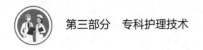

续表

操作步骤	内容
坐站训练	偏瘫患者坐、站训练： 1. 讲解从坐到站的方法，消除患者紧张情绪，以配合训练。 2. 患者的坐起训练指导： （1）独立从健侧坐起：患者健侧卧位，患腿跨过健腿，用健侧前臂支持自己的体重，头、颈和躯干向上方侧屈，用健腿将患腿移到床缘下，改用健手支撑，使躯干直立。 （2）独立从患侧坐起 　　方法一：体型偏瘦患者对掌十指交叉握手，并上举上肢伸肘 90°，抬起健侧腿，并向前摆动，健侧上肢向前摆动，不应抓住床边缘把自己拉过去，患者转向患侧；患者健足带动患足一并移向床沿，用健手将患臂置于胸前，用健侧上肢横过胸前置于床面上支撑，侧屈起身、坐直。 　　方法二：体型偏胖患者对掌十指交叉握手，并上举上肢伸肘 90°，抬起健侧腿，并向前摆动，健侧上肢向前摆动，不应抓住床边缘把自己拉过去，患者转向患侧；患者健足带动患足一并移向床沿，健侧上肢放于患侧腋下，健手推床面将身体推离床，双手撑床面。两足平放于地面。 （3）辅助坐起　患者仰卧，患侧上肢放于腹上，健足放于患侧足下呈交叉状。护理人员双手分别扶于患者双肩，缓慢帮助患者向健侧转身，并向上牵拉患者双肩。患者同时屈健肘支撑身体，随着患者躯体上部被上拉的同时患者伸健肘，手撑床面。健足带动患足一并移向床沿，两足平放于地面，整理成功能位。 3. 床边坐位到站立训练指导： （1）偏瘫患者独立坐位→站立位训练：患者坐于床边，双足分开与肩同宽，两足跟落后于两膝，患足稍后，以利负重及防止健侧代偿；双手 Bobath 握手，双臂前伸；躯干前倾，使重心前移，当双肩向前超过双膝位置时，抬臀，伸展膝关节，慢慢站起，立位时双腿同等负重。 （2）偏瘫患者一人协助坐位→站立位训练　患者坐于床边，双足分开与肩同宽，两足跟落后于两膝，患足稍前，以利负重及防止健侧代偿；双手 Bobath 握手，双臂前伸；协助者站在偏瘫侧，面向患者，指引患者躯干充分前倾，髋关节尽量屈曲，重心向患腿移动；协助者一手放于患膝上，重心转移时帮助把患膝向前拉，另一手放在同侧臀部帮助抬起体重；患者伸髋伸膝，抬臀离开椅面，慢慢站起。 4. 床边坐位到站立训练注意事项的掌握。
床上移动	脊髓损伤（SCI）患者床上移动： 1. 讲解移动的方法，消除患者紧张情绪，以配合移动。 2. C6 完全性损伤患者向前、后、左、右移动：患者坐位，双手放在体侧，躯干前屈、前倾，双手用力快速向下支撑，头肩后伸，躯干及下肢向前移动。也可以采取同样的方式进行向后和向两侧移动。 3. 床上移动训练注意事项的掌握。
床向轮椅转移	SCI 患者床至轮椅转移 1. 讲解转移方法，消除患者紧张情绪，以配合转移。 2. 床 – 轮椅转移： （1）垂直转移法： 　　①将轮椅推至床并与床成直角，刹好刹车。 　　②患者坐在床上，背向轮椅，稍屈膝，身体前倾，双手支撑床面，缓慢地将臀部移向靠近轮椅的床沿边。 　　③用双手握住轮椅扶手的中间位置，用力撑起上身，通过重心转移，使臀部落在轮椅内，调整好臀部的位置。 　　④再打开刹车，缓慢向后驱动轮椅，直到足跟移到床沿边。 　　⑤刹好刹车，把脚置于脚踏板上，调整好轮椅上的坐姿，系好轮椅的安全绑带。 以上是床到轮椅的垂直转移法，轮椅到床的转移步骤与之相反。 （2）侧方转移法： 　　①将轮椅推至与床平行或成 30°～45° 夹角，刹好刹车，卸去靠床沿一侧的轮椅扶手。 　　②患者坐在床上，双手支撑床面，把臀部抬高慢慢移向轮椅侧，坐在轮椅侧的床沿边上。 　　③用靠近轮椅侧的手握住轮椅对侧的扶手，另一侧手撑住床面，调整好身体的平衡，双手同时用力将身体撑起转移到轮椅上坐好，双手将双足放在脚踏板上，调好轮椅上的坐姿，系好轮椅的安全绑带。 以上是床到轮椅的侧方转移法，轮椅到床的转移步骤与之相反。 3. 床 – 轮椅转移训练注意事项的掌握。

续表

操作步骤	内容
观察	操作过程中观察患者病情变化，询问有无不适，注意保护患侧肢体，教会患者及家属操作方法。
健康宣教	护士做好健康宣教，鼓励患者及家属在病情允许时多加练习。
操作后处理	整理床单位，洗手。
整体评价	操作规范，熟练程度，爱伤观念，语言表达能力，心理素质，应急能力等。

【注意事项】

1. 患者教育与配合

（1）进行床上运动及转移指导训练时，需关注患者的心理变化，以取得配合。体位转移前消除患者的紧张、对抗心理，以配合转移。护理人员应详细讲解转移的方向、方法和步骤，使患者处于最佳的起始位置。

（2）转移前，向患者家属说明转移的要求和目的，取得家属的理解和配合；转移前后注意观察全身皮肤情况及肢体血液循环情况，有引流管者要事先固定好导管，以防滑脱。

（3）患者和操作者需要采用较大的站立支撑面以保证转移动作的稳定性。操作者在患者的重心附近进行协助，要注意搬移的正确姿势。

（4）由于长期卧位，患者在行坐位训练时极易出现体位性低血压，为了预防该类情况的出现，应早期使用靠背床或摇床，通过逐步增加靠背角度来训练患者坐起，一般两周左右可以完全坐起。

2. 转移指导训练注意事项

（1）转移中，应做到动作协调轻稳，不可拖拉，注意患者安全。鼓励患者尽可能发挥自己的残存能力，同时给予必要的指导和协助。每次协助仅给予最小的帮助，并依次减少辅助量，最终使患者独立完成。向患者分步解释动作顺序及要求，以获得患者主动配合。

（2）互相转移时，两个平面之间的高度尽可能相等，两个平面应尽可能靠近，两个平面的物体应稳定。例如，轮椅转移时必须先制动，椅子转移时应在最稳定的位置。

（3）偏瘫患者坐、立转移，床、椅转移过程中，协助者站于患者正面或患侧，保护患肢，协助者用双膝扶持患者的患膝，防止患膝"打软"。

（4）转移前，帮助或指导患者穿着合适的鞋、袜、裤子，以防跌倒。转移后，注意保持患者体位的正确、稳定、舒适和安全。

（5）尽量让患者独立完成体位转移，被动转移应作为最后选择的转移方法。肢体功能障碍较重和认知障碍患者，不要勉强进行独立转移活动。

（6）转移频繁或转移距离过远，难以依靠一个人的帮助完成时，选择合适的转移工具。观察患者的主观反应。

【制度与依据】

1. 燕铁斌，尹安春. 康复护理学 [M].4 版. 北京：人民卫生出版社，2017.

2. 郑彩娥，李秀云. 康复护理技术操作规程 [M]. 北京：人民卫生出版社，2018.

3. 陈爱萍，谢家兴. 实用康复护理学 [M]. 北京：中国医药科技出版社，2018.

（李美文）

第四节 体位排痰指导训练技术

【名词定义】

体位引流 是对分泌物的重力引流，根据肺部病灶位置，置患者于相应的引流体位，使病灶肺叶置于高位，再配合使用一些胸部手法治疗，如拍背、震颤等，使气管及支气管内的痰液松动、脱落，再借助重力的作用将痰液从病灶部位经各级支气管排出体外。

【适应证】

1. 身体虚弱、高度疲劳、麻痹或有术后并发症而不能咳出肺内分泌物者。

2. 慢性气道阻塞、患者发生急性呼吸道感染以及急性肺脓肿。

3. 长期不能清除肺内分泌物，如支气管扩张、肺囊性纤维化。

【禁忌证】

1. 年迈及一般情况极度虚弱、无法耐受所需的体位、无力排出分泌物。

2. 疼痛或明显不合作者。

3. 胸廓或脊柱骨折、近期大咯血和严重骨质疏松、明显的呼吸困难及患有严重心脏疾病者。

【目的】

利用重力原理，改变患者的体位有利于分泌物排出，从而有利于改善肺通气，提高通气血流比值，防止或减轻肺部感染，维护呼吸道通畅，减少反复感染，改善患者肺功能。

【操作流程】

体位排痰指导训练技术操作流程见表3-12-4。

表 3-12-4 体位排痰指导训练技术操作步骤与内容

操作步骤	内容
基本要求	衣帽整洁，符合要求，仪表大方，举止端庄，语言亲切，态度和蔼。
准备	洗手、戴口罩。
	用物准备：治疗床、枕头、听诊器、水杯、纸巾。
实施	1. 查对医嘱，核对患者腕带信息。
	2. 评估患者的病情、意识、年龄、呼吸困难程度、胸片结果及进餐时间；叩诊、听诊判断痰液位置。
	3. 向患者及家属说明体位引流的目的及注意事项，取得配合。
	4. 体位引流排痰：体位引流的部位、姿势正确，病变部位置于高处，让患者舒适放松，以利于痰液从高处向低处引流。如果患者可以忍受，维持引流体位30分钟左右，或直至分泌物排出为止。体位引流过程中，可结合使用手法叩击等技巧。如 5～10 分钟仍未咳出分泌物，则进行下一个体位姿势，每次引流时间不要超过 45 分钟。引流时间宜安排在早晨清醒后进行，能正确指导患者做合适的咳嗽及手法，观察生命体征，询问患者有无不适。
	5. 叩击震颤排痰训练：讲解手法排痰的目的、方法，取得合作，在叩击后再做震颤，在呼气末震颤，方法正确，关心患者，无不良反应，听诊呼吸音的改变。
	6. 观察痰液的颜色、性质、数量、气味，并记录。
	7. 协助患者取舒适卧位，整理床单位。
	8. 整理用物，洗手。
整体评价	熟练程度，无菌观念，爱伤观念，语言沟通表达能力，心理素质，应急能力等。

【注意事项】

1. 患者教育与配合

（1）排痰前讲解体位引流目的、方法消除患者的紧张情绪，使患者能很好地配合。

（2）体位排痰期间认真做好宣教，使患者认识到即使引流时未咳出痰液，也未必是无效，松动的液可能需要 30 ～ 60 分钟才能咳出，坚持训练则利于痰液排出。

（3）认真做好康复教育，告诉患者体位排痰期间应配合饮温水、雾化吸入，使痰液稀释，利于排出。

（4）看胸部 X 线片确定病灶部位，胸部听诊确定病灶集中部位（上中下肺，特别注意肺底听诊，每个部位听一个呼吸周期），判断患者哪一段肺部需要体位排痰引流。

2. 体位引流的注意事项

（1）体位引流排痰：适用于支气管 – 肺疾病有大量痰液的患者。引流原则是抬高患肺位置，使引流支气管开口向下，根据病变部位及患者自身体验，采取相应体位，先引流痰液较多的部位，然后再引流另一部位。引流过程中鼓励患者做深呼吸及有效咳嗽，并辅以叩击震颤，每次引流 15 分钟，每天 1 ～ 3次；引流过程中应有护士或家人协助，防坠床；引流过程中注意观察患者反应，若出现咳血、头昏、发绀、呼吸困难、出汗、脉搏细速、疲劳等情况应立即停止引流。

（2）体位引流时，尽可能让患者舒适放松，轻松呼吸，不能过度换气或呼吸急促；引流体位不宜刻板执行，必须采用患者既能接受又易于排痰的体位；随时观察患者面色及表情，患者不适时注意随时调整姿势或停止引流；引流过程中专人守护，备齐吸痰用物，防窒息，防坠床；引流结束后让患者缓慢坐起并休息一会儿，防止出现体位性低血压。

（3）训练过程中避免阵发性咳嗽，连续咳嗽 3 声后应注意平静呼吸片刻。有脑血管破裂、栓塞或血管瘤病史者应避免用力咳嗽。

（4）引流时间应安排在早晨清醒后进行，因为夜间支气管纤毛运动减弱，气道分泌物易于睡眠时潴留。

【知识拓展】

1. 腹式呼吸　患者可取立位、平卧位或半卧位，两手分别放于前胸部和上腹部。用鼻缓慢吸气时，膈肌最大程度下降，腹肌松弛，腹部凸出，手感到腹部向上抬起。呼气时经口呼出，腹肌收缩，膈肌松弛，膈肌随腹腔内压增加而上抬，推动肺部气体排出，手感到腹部下降。

2. 胸部叩击　将手指并拢，手指弯曲呈杯状，利用腕部的力量，以快速频率叩拍胸部。叩拍时产生的压缩空气释放机械能，通过胸壁传导至肺部。理论上，传导至肺部的能量能够促进黏附于气管壁的痰液有所松动，并有利于分泌物向外移动。胸部叩击的方向：自下而上、自外向内。

3. 胸部叩击的注意事项　对于恶性肿瘤骨转移、全身出血倾向、脓胸未引流的患者以及易发生骨折的高龄患者，胸部叩击为相对禁忌。

【制度与依据】

1. 燕铁斌，尹安春 . 康复护理学 [M]. 4 版 . 北京：人民卫生出版社，2017.

2. 郑彩娥，李秀云 . 康复护理技术操作规程 [M]. 北京：人民卫生出版社，2018.

3. 陈爱萍，谢家兴 . 实用康复护理学 [M]. 北京：中国医药科技出版社，2018.

（高淑红）

第五节　呼吸功能指导训练技术

【名词定义】

呼吸功能训练　是指保证呼吸道通畅、提高呼吸肌功能、促进排痰和痰液引流、改善肺和支气管组织血液代谢、增强气体交换效率的训练方法。呼吸功能训练技术常用包括：缩唇呼吸、前倾体位和控制性腹式呼吸胸 – 腹肌呼吸动作的配合以减慢呼吸频率和改善呼吸肌的协调。

【适应证】

1. 慢性阻塞性肺疾病，主要为慢性支气管炎和肺气肿。

2. 慢性限制性肺疾病，包括胸膜炎后、胸部手术后。

3. 慢性肺实质疾病，如肺结核、尘肺。

4. 哮喘及其他慢性呼吸系统疾病伴呼吸功能障碍者。

【禁忌证】

1. 临床病情不稳定、感染尚未被控制的患者。

2. 呼吸衰竭的患者。

3. 评估患者训练时可能导致病情恶化者，也不宜进行呼吸功能训练。

【目的】

1. 通过对呼吸运动的控制和调节来改善呼吸功能，尽可能恢复有效的腹式呼吸。

2. 增加呼吸肌的随意运动，提高呼吸容量，改善氧气吸入和二氧化碳排出。

3. 通过主动训练改善胸廓的顺应性，提高患者心肺功能和体力活动能力。

【操作流程】

呼吸功能指导训练技术操作流程见表 3-12-5。

表 3-12-5　呼吸功能指导训练技术操作步骤与内容

操作步骤	内容
准备	环境符合操作要求。
	取下腕表，修剪指甲，洗手，戴口罩。
	用物：口咽通气道（管）、压舌板、手电筒、负压吸引器、医用胶带、手消毒液、护理记录单、一次性手套。
	用物：听诊器、呼吸训练器、沙袋 1～2 个（1～2kg）、软枕（视病情定）、纸片或布条、纸巾、指脉氧。
操作过程	查对患者及操作项目。
	评估患者病情、意识、呼吸情况、受伤情况、管道情况及配合能力、心理、知识水平、配合程度、需要帮助的程度。
	告知患者及家属操作目的，取得配合。
	视病情采取坐位、半卧位或平卧位，拉起床挡，确保患者安全。
	缩唇呼吸：指导患者用鼻子吸气、经口呼气，呼气时将口唇缩用"O"形，深吸慢呼；吹气时徐徐吹气，吸：呼 =1：1.5～2；吹动距口唇 15～20cm 纸片或布条，并逐步增加纸片布条距离（以 30cm 为限）。
	腹式呼吸：指导患者匀速呼吸，将手放在腹直肌上，感受吸呼气时腹部起伏情况；指导患者用鼻吸气，观察腹部隆起，有无过度换气；指导患者经口呼气，观察腹部下降，有无过度换气。
	呼吸肌训练： 1. 吸气阻力训练：正确运用简易呼吸器。 2. 呼气肌训练（腹肌训练）：患者取仰卧位，正确选择 0.5～2kg 重量不等的沙袋放置于患者上腹部；吸气：呼气 =1：1.5～2，观察沙袋随腹部隆起。
	有效咳嗽：指导患者有效咳嗽的方法（深吸气，短暂闭气，关闭声门，连续咳嗽 3 声）。
	教会患者掌握呼吸训练方法，嘱患者多加练习。
	整理床单位，协助患者取舒适卧位，整理用物，洗手。
整体评价	熟练程度，无菌观念，爱伤观念，语言沟通表达能力，心理素质，应急能力等。

【注意事项】

1.患者教育与配合

（1）训练前要做好患者健康教育，讲解呼吸功能训练的意义、目的；训练时避免患者情绪紧张，做好解释工作，取得患者的配合。

（2）训练方案应因人而异，在训练过程中循序渐进，鼓励患者持之以恒。

（3）评估患者，制定具体训练计划，训练时间安排在两餐之间。

（4）用物准备：简易呼吸训练器、蜡烛。

2.体位选择

（1）体位的选择：选用放松、舒适的体位。合适的体位可放松辅助呼吸肌群，减少呼吸肌耗氧量，缓解呼吸困难症状，稳定情绪，固定和放松肩带肌群，减少上胸部活动，有利于膈肌移动等。

（2）头低位和前倾位：①头低位是让患者仰卧于已调整为倾斜的床上或平板床上，并同时垫高床脚（同体位引流时姿势）。②前倾位是患者坐位时保持躯干前倾斜20°～45°，为保持平衡，患者可用手肘支撑于自己的膝盖或桌子上，立位或散步时也可取前倾位，也可用手杖或扶车来支撑。

3.呼吸功能训练时注意事项

（1）每次练习腹式呼吸次数不宜过多，即练习2～3次，休息片刻再练，逐步做到习惯于在活动中进行腹式呼吸。各种训练每次一般为5～10分钟，以避免疲劳。

（2）放松呼气时必须被动，避免腹肌收缩，将双手置于患者腹肌上，判断腹肌有无收缩。

（3）注意观察患者的反应：训练时不应该有任何不适症状，锻炼次日晨起时应该感觉正常。如果出现疲劳、乏力、头晕等，应暂时停止训练。

（4）病情变化时应及时调整训练方案，避免训练过程中诱发呼吸性酸中毒和呼吸衰竭。

（5）训练时适当给氧，可边吸氧边活动，以增强活动信心。

4.教会患者握呼吸训练技巧

（1）缩唇呼吸需要鼓励患者全身放松，由鼻吸气，然后由撅起的嘴唇缓慢且完全地呼气。呼出的气流能使距口唇15～20cm处的蜡烛火焰倾斜而不熄灭为宜。

（2）腹式呼吸法需患者腹肌松弛，双手分别放于胸前、腹部，胸廓尽量保持不动，稍用力加压腹部，用鼻腔深吸气时腹部隆起，屏气1～2秒，缩唇像吹口哨一样呼气，腹部尽量回收，缓缓吹起达4～6秒，呼吸要深而缓，要求呼气时间是吸气时间的2～3倍。

（3）指导训练缩唇呼吸与腹式呼吸锻炼联合应用，可以改善呼吸困难；避免憋气和过分减慢呼吸频率，以防诱发呼吸性酸中毒。

【制度与依据】

1.燕铁斌,尹安春.康复护理学[M].4版.北京:人民卫生出版社,2017.

2.郑彩娥,李秀云.康复护理技术操作规程[M].北京:人民卫生出版社,2018.

3.陈爱萍,谢家兴.实用康复护理学[M].北京:中国医药科技出版社,2018.

（高淑红）

第六节 吞咽功能障碍指导训练技术

【名词定义】

吞咽障碍 由于下颌、双唇、舌、软腭、咽喉、食管括约肌或食管的结构和（或）功能受损，不能安全有效地把食物正常送到胃内的过程。

【适应证】

口、咽、食管病变，脑神经、延髓病变，假性延髓性麻痹，锥体外系疾病等引起的吞咽困难。

【禁忌证】

神志不清、不能够配合、疾病处于危重期患者，年老体弱不能耐受者。

【目的】

1. 使吞咽功能的效率和有效性最大化，保证患者营养供应，改善与吞咽相关的生活质量。

2. 规避吞咽障碍相关的风险，如患者体位，襁褓包裹婴儿，患者对辅助和监督的需要。

【操作流程】

吞咽功能障碍指导训练技术操作流程见表3-12-6。

表 3-12-6　吞咽功能障碍指导训练技术操作步骤与内容

操作步骤	内容
准备	环境符合操作要求。
	取下腕表，修剪指甲。
	用物准备：压舌板，棉签，手电筒，指脉氧，50ml 凉开水，1～10ml 注射器，长柄小勺，擦手纸和垃圾袋。直接训练用物：准备合适的食物 300～400ml，300ml 温开水，50ml 注射器，长柄小勺，手电筒，擦手纸和垃圾袋。代偿性训练用物：50ml 凉开水或矿泉水，1～10ml 注射器，长柄小勺，带餐板病床或轮椅等。
	患者准备： 1. 向患者及家属解释训练目的及过程。 2. 协助患者头部抬高。
评估	评估患者意识状态及吞咽程度。
吞咽困难筛查	准确使用进食评估问卷调查（eating assessment tool，EAT-10）吞咽筛查量表、洼田饮水试验。方法：患者依次喝下 1～3 汤匙水，如无问题，让患者像平常一样喝下 30ml 水，观察和记录饮水时间、有无呛咳、饮水状况（含饮、水从嘴角流出、呛咳、饮后声音改变及听诊情况）。
直接训练	1. 正确的训练体位：患者取坐位或半卧位，头部前屈，偏瘫侧肩部用枕头垫起，操作者位于患者健侧。 2. 选择合适形态的食物：首先糊状食物。 3. 食物在口中的位置：食物放在健侧舌后部或健侧颊部。 4. 一口量。先试少量（3～4ml），按 5ml，10ml 依次增加。
代偿性训练	根据病情选择合适的代偿方法，进食体位和姿势代偿：空吞咽与交替吞咽方法，用力吞咽方法，低头吞咽方法等，进食工具代偿，食物性状代偿。
记录	评价并记录训练效果。
健康宣教	给予健康教育指导，告知注意事项。

【注意事项】

1. 吞咽障碍训练防止误吸注意事项

（1）重视初步筛查及每次进食期间的观察，特别是隐性误吸发生。

（2）运用吞咽功能训练，保证患者安全进食，避免渗透和误吸。

（3）患者不能单独进食，进食或摄食训练前后应认真清洁口腔防止误吸。

（4）进行吞咽功能训练时，因人而异选择合适的体位尤为重要。

（5）为防止吞咽时食物误吸入气管，可结合声门上吞咽训练方法。这样在吞咽时可使声带闭合封闭喉部后再吞咽，吞咽后咳嗽，可除去残留在咽喉部的食物残渣。

（6）避免食用有碎屑的糕饼类食物和缺少内聚力的食物，防止误吸。

2.吞咽困难筛查注意事项

（1）首先评估患者意识状态和能否保持头部抬高的姿势。

（2）必须通过吞咽困难筛查来确诊患者的吞咽困难，制订个体化训练方案。

3.经口进食　吞咽困难患者进行经口进食训练时，康复处理包括：间接训练，直接训练，代偿性训练，电刺激治疗，环咽肌痉挛（失弛缓症）球囊导管扩张术。

4.球囊导管扩张术　用于脑卒中、放射性脑病等脑损伤所致环咽肌痉挛患者。方法是用普通双腔导尿管中的球囊进行环咽肌痉挛分级多次扩张治疗。此方法操作简单，安全可靠，康复科医生、治疗师、护士均可进行。每天扩张 1 ～ 2 次，以环咽肌的球囊容积每天增加 0.5 ～ 1ml 较为适宜。扩张后，可给予地塞米松＋糜蛋白酶＋庆大霉素雾化吸入，防止黏膜水肿，减少黏液分泌。

5.进食期间注意事项的观察

（1）患者采取安全的抬高上身的坐位。病情允许情况下，身体保持90°坐位，并且屈曲头部或者颈部。

（2）经口进食，必须严格遵守经过吞咽困难评估后制定的食物性状、剂量和进食次数；注意吃饭时声音质感的改变（表示咽部食物残留）。

（3）注意餐具的选择，应采用边缘钝厚匙柄较长，容量 5 ～ 10ml 的匙子为宜。

（4）吞咽时或之后咳嗽、呼吸时有湿啰音或水泡声，表示误吸和咽部、喉部食物残留，要及时对症处理。

（5）保证进食环境的安静，进食时注意力集中；观察肺部功能，如发热、干啰音、湿啰音和误吸的临床指征。

【制度与依据】

1.燕铁斌，尹安春.康复护理学[M].4 版.北京：人民卫生出版社，2017.

2.郑彩娥，李秀云.康复护理技术操作规程[M].北京：人民卫生出版社，2018.

3.谢家兴，陈霞.脑卒中康复护理技术操作规程[M].合肥：中国科学技术大学出版社，2021.

（陈　玮）

第七节　盆底肌功能指导训练技术

【名词定义】

盆底　支撑盆腔器官（膀胱、子宫部分肠管）于正常位置的结构。盆腔肌肉控制着膀胱和直肠功能，其断裂或功能不良即可引起疾病。盆底肌肉的康复训练就是有意识、有节律地做骨盆底肌的收缩与放松运动。

【适应证】

1.各类型尿失禁。

2.精癃（良性前列腺增生）术后康复患者。

3.尿道、生殖道修补术辅助治疗。

4.膀胱肿瘤（尿血）根治、原位回肠代膀胱术后康复患者。

5.中、晚期妊娠及产后妇女。

【禁忌证】

1.过度肥胖。

2.阿尔茨海默病。

3.严重的糖尿病。

4.心律失常或心功能不全的患者。

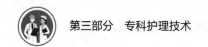

5. 膀胱出血（血尿）、尿路感染急性期和肌张力过高者。

【目的】

盆底肌肉因疾病或产后导致松弛是尿失禁的主要原因。盆底肌肉松弛后尿失禁可继发泌尿系感染、肾盂扩张积水，最终造成肾脏功能受损或衰竭。妇女进行产后盆底肌肉康复训练，能提高盆底肌肉核心力量，减少尿失禁发生率，改善盆腔器官脱垂。

【操作流程】

盆底肌功能指导训练技术操作流程见表 3-12-7。

表 3-12-7 盆底肌功能指导训练技术操作步骤与内容

操作步骤	内容
准备	环境符合操作要求。
	取下腕表，修剪指甲。
	用物准备：饮水计划单，排尿日志，手套，杯子，热毛巾，便盆，纸巾。
	患者准备： （1）向患者及家属解释盆底肌功能训练的目的及过程。 （2）拉围帘，保护患者隐私。
评估	评估患者排尿习惯、膀胱充盈情况、会阴部皮肤情况、饮水计划落实情况及排尿日志、有无尿失禁及漏尿情况。
排尿准备	1. 讲解意念排尿方法，取得配合，指导患者放松，听流水声，想象自己在排尿。 2. 无尿意者用温度适宜的热毛巾热敷膀胱区。
盆底肌肉训练	收缩部位：收缩及夹紧肛门口与尿道口（女性尿道口、阴道口），就像忍住大小便一样。 持续时间：收缩与放松肌肉各维持 5～10 秒。 训练次数：每日至少 5 次，每次 5～10 个轮回。初期练习先从每日 5 次开始，逐步增加至每日 10 次。 尿失禁患者，盆底肌训练每日 10～20 次。 协助桥式运动下进行盆底肌训练 10～20 次。
协助排尿	鼓励患者自解小便。
观察尿液	观察尿液的性质，测量残余尿量并记录。
健康宣教	指导患者落实饮水计划。

【注意事项】

1. 盆底肌肉运动并不是腹部的收缩运动，因此在做运动时，可将手置于腹部，感觉腹部无明显的起伏、震动。

2. 用手指感觉收缩：患者也可以用一根手指放入肛门口或阴道口来感觉收缩的情形，手指可感觉收紧和放松。

3. 训练时，保持正常呼吸（收紧时不可屏气）。该训练不受时间、地点、姿势的影响和限制，随时随地都可以做。

4. 盆底肌肉训练是促进全子宫切除患者快速康复的简单、经济、易行办法，可作为妇科加速康复技术优化入临床护理路径，并在临床推广、应用。

5. 告知患者盆底肌肉训练要坚持 3 个月至半年才会看出效果，长期坚持运动训练效果更佳。

【制度与依据】

1. 燕铁斌，尹安春. 康复护理学 [M].4 版. 北京：人民卫生出版社，2017.

2. 郑彩娥，李秀云. 康复护理技术操作规程 [M]. 北京：人民卫生出版社，2018.

3. 陈爱萍 , 谢家兴 . 实用康复护理学 [M]. 北京 : 中国医药科技出版社 , 2018.

（王玉荣）

第八节　直肠功能指导训练技术

【名词定义】

直肠康复训练　针对神经系统损伤或疾病导致神经功能异常而引起直肠排便机制发生障碍的恢复性康复治疗措施。通过训练指导患者选择适合自身排便的时间、体位、方式和不随意使用缓泻剂及灌肠等方法，形成规律的排便习惯。

【适应证】

1. 神经源性直肠所致的大便失禁及便秘患者。

2. 神志清楚并能够主动配合康复治疗的患者。

【禁忌证】

1. 严重损伤或感染患者。

2. 神志不清或不能配合的患者。

3. 伴有全身感染或免疫力极度低下者。

4. 有显著出血倾向的患者。

【目的】

降低患者便秘或大便失禁的发生率，降低对药物的依赖性，帮助患者建立胃结肠反射、直结肠反射、直肠肛门反射，使大部分患者在厕所、便器上利用重力和自然排便机制独立完成排便，在社会活动时间内能控制排便。

【操作流程】

直肠功能指导训练技术操作流程见表 3-12-8。

表 3-12-8　直肠功能指导训练技术操作步骤与内容

操作步骤	内容
准备	洗手、戴口罩。
	衣帽整洁，符合要求，仪表大方，举止端庄，语言亲切，态度和蔼。
	物品准备：治疗巾或尿垫，开塞露，肛管，手套，润滑油，纸巾，便盆。
评估	环境评估：环境清洁，温湿度适宜。
	患者评估：饮食、饮水情况，排便习惯，活动量大小，有无腹部及肛周手术史。
核对、解释	查对医嘱，携用物至床旁。
	标准化核对患者信息，向患者解释功能训练的重要性，教会患者正确排便的方法。拉围帘，保护患者隐私。
排便训练	腹部按摩：指导患者放松，暴露腹部，操作者用单手或双手的示指、中指和无名指沿结肠解剖位置方向作环形按摩。从盲肠部开始，依结肠蠕动方向，经升结肠、横结肠、降结肠、乙状结肠作环形按摩，按摩 5 ~ 10 次。询问患者有无不适。
	翻身，检查受压皮肤，垫治疗巾。
	手指直肠刺激：协助患者取左侧卧位，暴露肛门，臀部垫治疗巾，戴手套，右手戴双层手套。右手示指涂润滑油，顺时针按摩肛门内括约肌 3 ~ 5 次，右手中指涂润滑油后缓缓插入直肠，在不损伤直肠黏膜的前提下，沿直肠壁做环形运动并缓慢牵拉肛门（分别在 3 点、6 点、9 点、12 点方向缓慢牵拉），诱导排便反射。每次刺激时间持续 1 分钟，间隔 2 分钟后可以再次进行，循环两组。必要时小剂量不保留灌肠。询问患者有无不适。
	嘱患者模拟排便。

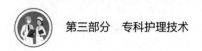

续表

操作步骤	内容
宣教	再次核对，询问患者感觉。
整理	协助患者卧位舒适，整理床单位，洗手。

【注意事项】

1. 膳食纤维对神经源性肠道功能有促进作用，评估纤维饮食对粪便黏稠度和排便频率的影响，最初每天饮食中纤维素的含量不应少于 15g。合理安排饮食，增加水分和纤维素含量高的食物，减少高脂肪、高蛋白食物的摄入，病情许可时每日液体摄入量不少于 2000ml。

2. 手指直肠刺激易引发自主神经过反射，要注意监测患者的血压、体征。

3. 指导患者定时排便：根据患者既往的习惯安排排便时间，养成每日定时排便的习惯，通过训练逐步建立排便反射，也可每日早餐后 30 分钟内进行排便活动。

【制度与依据】

1. 燕铁斌，尹安春. 康复护理学 [M].4 版. 北京：人民卫生出版社，2017.

2. 郑彩娥，李秀云. 康复护理技术操作规程 [M]. 北京：人民卫生出版社，2018.

3. 陈爱萍，谢家兴. 实用康复护理学 [M]. 北京：中国医药科技出版社，2018.

（王玉荣）

第九节　与排尿相关的训练技术

一、清洁间歇导尿指导训练技术

【名词定义】

清洁间歇导尿　在清洁条件下，定时将尿管经尿道插入膀胱，规律排空尿液的方法。清洁的定义是所用的导尿物品清洁干净，将会阴部及尿道口用清水清洗干净，无需消毒，插管前使用洗手液洗净双手即可，不需要无菌操作。

【适应证】

1. 神经系统功能障碍，如脊髓损伤、多发性硬化、脊柱肿瘤等导致的排尿问题。

2. 非神经源性膀胱功能障碍，如前列腺增生、产后尿潴留等导致的排尿问题。

3. 膀胱内梗阻致排尿不完全。

4. 常用于下列检查：获取尿液检测的样本，精确测量尿量，尿流动力学检测。

【禁忌证】

1. 不能自行导尿且照顾者不能协助导尿的患者。

2. 缺乏认知导致不能配合插管者或不能按计划导尿者。

3. 尿道生理解剖异常，如尿道狭窄，尿路梗阻和膀胱颈梗阻。

4. 可疑的完全或部分尿道损伤和尿道肿瘤。

5. 膀胱容量小于 200ml。

6. 膀胱内感染。

7. 严重的尿失禁。

8. 每天摄入大量液体无法控制者。

9. 经过治疗，仍有膀胱自主神经异常反射者。

【目的】

1.通过间歇导尿可使膀胱间歇性充盈和排空，有利于保持膀胱容量。

2.恢复膀胱的收缩功能，规律排出残余尿量，减少泌尿系统和生殖系统的感染，使患者的生活质量得到显著改善。

【操作流程】

1.女患者清洁间歇导尿技术 操作流程见表3-12-9。

表3-12-9 女患者清洁间歇导尿技术操作步骤与内容

操作步骤	内容
准备	洗手，戴口罩。
	衣帽整洁，符合要求，仪表大方，举止端庄，语言亲切，态度和蔼。
	用物：亲水性导尿管（成人通常用10～12号）、消毒湿纸巾、集尿器、量杯、手套、治疗巾。
评估	评估患者：病情、年龄、意识、生命体征。
	围帘遮挡，光线充足，温度适宜。
	评估操作环境、患者是否按饮水计划饮水、患者对间歇导尿的依从性、患者的膀胱充盈度及皮肤情况；排尿日记。
核对、解释	携用物至床旁，查对患者及腕带信息，告知患者操作目的及过程，以取得合作。
导尿过程	协助患者取适当体位，脱下对侧裤子盖在近侧腿上，分开双腿，将治疗巾垫于臀下，放集尿器于两腿之间。
	洗手。将亲水涂层导尿管撕开，妥善固定在适当位置。
	戴手套，分开阴唇，暴露尿道口，用湿纸巾清洁尿道口和会阴。
	一手分开小阴唇，一手持尿管轻轻插入4～6cm，见尿液流出再插入1cm左右。
	妥善固定导尿管，防止滑出。轻按腹部，彻底排空膀胱。
	缓慢拔出导尿管，清洁尿道口。
	观察及测量导出尿液。
体位	协助取舒适卧位，整理床单位。
核对	再次核对治疗单、患者及腕带信息。
整理、宣教	整理床单位，根据病情协助患者取舒适体位，告知注意事项，进行健康指导。

2.男患者清洁间歇导尿技术 操作流程见表3-12-10。

表3-12-10 男患者清洁间歇导尿技术操作步骤与内容

操作步骤	内容
准备	洗手，戴口罩。
	衣帽整洁，符合要求，仪表大方，举止端庄，语言亲切，态度和蔼。
	用物：亲水性导尿管（成人通常用10～12号）、消毒湿纸巾、集尿器、量杯、手套、治疗巾。
评估	评估患者：病情、年龄、意识、生命体征。
	围帘遮挡，光线充足，温度适宜。
	评估操作环境、患者是否按饮水计划饮水、患者对间歇导尿的依从性、患者的膀胱充盈度及皮肤情况、排尿日记。

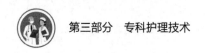

续表

操作步骤	内容
核对、解释	携用物至床旁，查对患者及腕带信息，告知患者，以取得合作。
导尿过程	协助患者取适当体位，脱下对侧裤子盖在近侧腿上，分开双腿，将治疗巾垫于臀下，放集尿器于两腿之间。
	洗手。将亲水涂层导尿管撕开，妥善固定在适当位置。
	戴手套，用湿纸巾包裹阴茎并将包皮向后牵拉，暴露尿道口，用湿纸巾清洁尿道口和会阴。
	一手握住阴茎使其与腹部呈60°，一手持尿管轻轻插入，见尿液流出再插入1～2cm。
	妥善固定导尿管，防止滑出。轻按腹部，彻底排空膀胱。
	缓慢拔出导尿管，清洁尿道口。
	观察及测量导出尿液。
体位	协助取舒适卧位，整理床单位。
核对	再次核对治疗单、患者及腕带信息。
整理、宣教	整理床单位，根据病情协助患者取舒适体位，告知注意事项，进行健康指导。

【注意事项】

1.在导尿过程中注意事项

（1）在导尿过程中遇阻碍：先应暂停5～30秒并把导尿管拔出3cm，嘱患者深呼吸或喝口水，然后再缓慢插入。

（2）拔出导尿管时遇到阻碍：可能是尿道痉挛所致，应等待5～10分钟再拔。

（3）经润滑的导尿管或持导尿管外包装直接插入尿道两种方法均适用于临床间歇性导尿。

（4）持导尿管外包装零接触方法导尿时撕外包装袋技巧：将尿管挤向尿管出口端，为便于撕包装时手指握点，打开尿管出口端（撕开一小口）倒掉润滑液，导尿管外包装凹槽向下撕开尿管插入端，撕开约尿管长度的2/3，将外包装还原至导尿管长度的1/2，手持导尿管的1/2处插入尿道。

2.清洁间歇导尿并发症预防

（1）尿道损伤预防：插尿管时动作轻柔。男性患者应注意尿管经尿道内口、膜部、尿道外口的狭窄部、耻骨联合下方和前下方处的弯曲部时，嘱患者缓慢深呼吸，慢慢插入尿管，切忌用力过快、过猛而损伤尿道黏膜。

（2）尿路感染预防：在间歇性导尿开始阶段，每周检查尿常规、细菌培养及尿细菌涂片镜检一次，以后根据情况延长到2～4周一次。①操作过程规范，选择合适的润滑剂，不易污染、感染。②选择大小、软硬程度合适的导尿管，以减少对尿道黏膜的机械性损伤和刺激。③间歇导尿的时间安排和次数要合适，每次达到完全排空膀胱。④保持会阴部的清洁，及时清洗会阴部分泌物，由前向后清洁大便。⑤每次导尿前用洗手液洗干净双手，使用清洁纸巾或毛巾抹干。

（3）尿路结石预防：进行早期活动；经常变换体位，限制饮食中的钙含量以防结石形成。治疗性站立和步行可以减少骨钙的流失，从而减少钙从泌尿系统的排泄。在无禁忌证的情况下，多饮水、勤排尿，每天摄入水量不低于2000ml，保证每天尿量在1500ml以上。

（4）附睾炎：选择材质合适的导管也是降低感染的一个因素。炎症反应和组织坏死在使用自然橡胶时最重，乳胶其次，硅酮胶最小。

（5）注意观察相关并发症：如遇下列情况应及时报告处理：出现血尿，尿管插入或拔出失败，插入导尿管时出现痛苦增加并难以忍受，泌尿道感染迹象（排尿时尿道口疼痛），尿液混浊、有沉淀物、有异味，下腹疼痛或背部疼痛及烧灼感等。

3. 正确执行饮水计划 在进行间歇导尿前 1～2 天教会患者按饮水计划饮水，24 小时内均衡地在每一时间段内摄入水分。每天饮水量控制在 1500～2000ml。可将饮水计划表放置于床边，以便与患者及家属沟通。交代患者尽量避免饮用茶、咖啡、含乙醇等利尿性饮料，同时避免摄入刺激性、酸辣食物。

4. 导尿时机及间隔时间

（1）从病情基本稳定、无需大量输液、饮水规律、无尿路感染的情况下开始，一般于受伤后早期（8～35 天）开始。

（2）导尿间歇时间依据残余尿量多少而定，开始一般 4～6 小时导尿 1 次；根据简易膀胱容量及压力测定评估，残余尿量大于 300ml/d 导尿 6 次，200～300ml/d 导尿 4 次，100～200ml/d 导尿 2～3 次，100ml/d 导尿 1 次。当每次残余尿量＜100ml 时，可停止间歇导尿。

5. 饮水计划 由于患者的饮水量或进食量会直接影响其排尿的次数及容量，甚至影响膀胱及肾功能等，所以正确的饮水计划至关重要。

（1）膀胱训练期间饮水量应控制在 1500～2000ml，于 6：00—20：00 平均分配饮水量，每次不超过 400ml，入睡前 3 小时尽量避免饮水。可将饮水计划表放置于床边，以便患者及家属参考。参考饮水计划：早餐 400ml 水分，早餐后午餐前 200ml 水分，午餐 400ml 水分，午餐后晚餐前 200ml 水分，晚餐 400ml 水分，晚 8 点 200ml 水分（如进食水果或汤类、流质则相应减少饮水量）。

（2）在限水的同时应特别注意患者有无脱水或意识不清等情况。脱水会使尿液浓缩，加重对膀胱黏膜的刺激，导致尿频或尿急等症状。

（3）患者口服抑制膀胱痉挛的药物时会有口干的不良反应，交代患者不要因此而大量饮水，只需间断少量饮水，湿润口腔即可。

（4）进食或饮水后，及时准确地记录水分量，每天的出入量须保持平衡，如未能达到目标，需根据情况做出适当的调整。

【制度与依据】

1. 燕铁斌，尹安春. 康复护理学 [M].4 版. 北京：人民卫生出版社，2017.

2. 郑彩娥，李秀云. 康复护理技术操作规程 [M]. 北京：人民卫生出版社，2018.

3. 李小寒，尚少梅. 基础护理学 [M].6 版. 北京：人民卫生出版社，2017.

4. 郑彩娥，李秀云. 实用康复护理学 [M].2 版. 北京：人民卫生出版社 2018.

5. 陈爱萍，谢家兴. 实用康复护理学 [M]. 北京：中国医药科技出版社，2018.

6. 谢家兴，陈霞. 脑卒中康复护理技术操作规程 [M]. 合肥：中国科学技术大学出版社，2021.

7. 马凌，李艳芬，李卉梅. 康复护理技术操作规范 [M]. 广州：广东科学技术出版社，2018.

（李 娟）

二、神经源性膀胱指导训练技术

【定义】

神经源性膀胱 是一类因神经性病变导致膀胱、尿道功能失常，由此而产生一系列并发症的疾病的总称。神经源性膀胱指导训练技术，是针对神经系统损伤或疾病导致神经功能异常而引起膀胱的储尿和排空机制发生障碍的恢复期的康复治疗护理措施。主要包括：排尿习惯训练、反射性排尿训练、肛门牵张排尿及盆底肌训练。

【目的】

1. 促进神经源性膀胱功能恢复。

2. 提高患者的生活质量。

【适应证】

神经功能异常患者合并膀胱控制障碍，包括脊髓损伤、脑卒中、脑外伤、周围神经损伤等患者。

【禁忌证】

1. 神志不清或无法配合治疗。

2. 膀胱或尿路严重感染。

3. 严重前列腺肥大或肿瘤。

4. 患者存在以下情况，禁忌进行反射性排尿训练：

（1）逼尿肌收缩不良；

（2）引发非协调性排尿，膀胱内压力长时间高于 40cmH$_2$O；

（3）膀胱输尿管返流；

（4）膀胱容量过小，复发性尿路感染持续存在。

5. 患者存在以下情况，禁忌进行代偿性排尿训练：

（1）括约肌反射亢进；

（2）逼尿肌括约肌失调；

（3）膀胱出口梗阻；

（4）膀胱输尿管 – 肾脏返流；

（5）颅内高压；

（6）尿道异常；

（7）有心律失常或心功能不全不适合行屏气动作者。

【操作步骤】

神经源性膀胱指导训练技术操作流程见表 3-12-11。

表 3-12-11　神经源性膀胱指导训练技术操作步骤与内容

操作步骤	内容
准备	洗手，戴口罩。 用物准备：饮水计划单，排尿日志，手套，杯子，治疗碗，热毛巾，治疗巾，便盆，洗手液，纸巾。
核对、解释	查对：查对医嘱，核对患者腕带信息。 解释：解释目的、取得同意。
评估	排尿习惯、膀胱充盈情况、会阴部皮肤情况、饮水计划落实情况及排尿日志、有无尿失禁及漏尿情况。
操作流程	1. 讲解意念排尿方法，取得配合，指导患者放松，听流水声，想象自己在排尿。 2. 无尿意者用温度适宜的热毛巾热敷膀胱区。 3. 尿失禁患者，盆底肌训练 10 ～ 20 次。 4. 协助桥式运动下进行盆底肌训练 10 ～ 20 次。 5. 鼓励患者自解小便。 6. 观察尿液的性质，测量残余尿量并记录。 7. 指导患者落实饮水计划。
健康宣教	告知患者注意事项，操作过程中及时沟通。

续表

操作步骤	内容
观察	操作过程中观察患者病情变化，询问有无不适，注意保护患者隐私。
整理	整理床单位，整理用物，洗手，记录。
整体评价	操作规范，熟练程度，爱伤观念，语言沟通表达能力，心理素质，应急能力等。

【注意事项】

在进行神经源性膀胱指导训练时，首先对患者的下尿路功能进行评估和分类，制定重建储尿和排尿功能的个体化康复护理方案。

1. 排尿习惯训练注意事项

（1）确立排尿间隔时间：如果 24 小时内尿失禁超过 2 次，将排尿间隔时间减少半小时；如果 24 小时内尿失禁不超过 2 次，保持排尿间隔时间不变；如果 48 小时内都没有出现尿失禁，将排尿间隔时间增加半小时，直至达到 4 小时排尿一次的理想状态。

（2）防止膀胱过度充盈：做到均匀摄入，避免短时间内大量饮水，防止膀胱过度充盈。

2. 反射性排尿训练注意事项

（1）训练前必须做好初步的评估，以判断是否可以进行训练。

（2）在排尿时膀胱内压力明显增加，应确保压力在安全范围（< 40cmH$_2$O），否则易导致膀胱内尿液逆流，导致上尿路损害。T6 平面以上的脊髓损伤在刺激时可出现自主神经异常反射，如发生则停用该方法。

3. 盆底肌训练注意事项　做好健康宣教，告知患者及照护者盆底肌训练的目的，消除患者紧张、焦虑情绪，提高患者配合的积极性，训练以患者不疲劳为宜。

逼尿肌-括约肌不协同型膀胱，不适宜采用训练，要避免因训练方法不当而引起尿液返流造成肾积水。痉挛型膀胱训练时要观察有无自主神经反射亢进的临床表现，并给予及时处理。

【制度与依据】

1. 燕铁斌，尹安春．康复护理学 [M]．第 4 版．北京：人民卫生出版社，2017.

2. 郑彩娥，李秀云．康复护理技术操作规程 [M]．北京：人民卫生出版社，2018.

3. 李小寒，尚少梅．基础护理学 [M]．第 6 版．北京：人民卫生出版社，2017.

4. 郑彩娥，李秀云．实用康复护理学 [M]．第 2 版．北京：人民卫生出版社，2018.

5. 陈爱萍，谢家兴．实用康复护理学 [M]．北京：中国医药科技出版社，2018.

6. 谢家兴，陈霞．脑卒中康复护理技术操作规程 [M]．北京：中国科学技术大学出版社，2021.

（王玉荣）

三、膀胱残余尿量测定技术

【定义】

膀胱残余尿量测定　指排尿后立即检查测定膀胱内残余尿量。

【目的】

通过膀胱残余尿量测定，可了解膀胱排尿功能，或判断下尿路梗阻程度，为膀胱治疗提供依据。

【适应证】

神经源性膀胱功能障碍的患者。

【禁忌证】

腹部手术后，腹部疼痛明显、腹部有伤口者等。

【操作步骤】

膀胱残余尿量测定技术操作流程见表3-12-12。

表3-12-12　膀胱残余尿量测定技术操作步骤与内容

操作步骤	内容
准备	洗手，戴口罩。 病房安静，患者取舒适的体位，围帘遮挡。 用物准备：膀胱残余尿量测定仪1台、耦合剂、纸巾、手套、记录单、医疗垃圾桶。
核对、解释	查对：查对医嘱，核对患者腕带信息。 解释：解释目的、取得同意，嘱患者测量前4小时饮水300～400ml，4小时内患者自行排尿后立即测定残余尿量。
评估	患者病情、诊断、意识状态、生命体征、合作程度、生活自理能力、心理状态、膀胱充盈度。
操作流程	1. 根据患者的自理能力，告知自排小便后立即进行。 2. 协用物至床旁，再次核对患者信息、保护隐私。 3. 体位：摇高床头30°，暴露膀胱区。 4. 定位：耻骨联合上两横指处放置探头。 5. 将膀胱扫描仪开机，选择测量模式（男、女），探头上涂抹一定量的耦合剂。 6. 将探头放置在患者耻骨联合上两横指处，探头向头部方向倾斜约30°（根据使用仪器要求及患者身形调整）按下开始测量键，观察膀胱扫描仪显示屏，确定液面区的中线，再次按下测量键确定，根据仪器指示等待几秒测出结果（如350ml），测量3次，取平均值。 7. 用纸巾擦除患者膀胱区及探头处的耦合剂。
健康宣教	协助患者穿好衣物，整理床单位，测量血压，并告知患者注意事项。
观察	操作过程中观察患者的病情变化，询问有无不适，注意保护患者隐私。
整理	整理用物，洗手记录。
整体评价	操作动作规范，准确到位，体现人文关怀；思路清晰，言语表达流畅、准确，解释到位。

【注意事项】

1. 操作前嘱患者尽可能排尽尿液。

2. 注意保护患者隐私。

3. 根据所用仪器摆好相应体位，调整探头与腹壁角度。

4. 操作时注意动作轻柔，防止探头损坏，耦合剂涂抹适量。

【制度与依据】

1. 谢家兴. 康复护理常规与技术 [M]. 北京：人民卫生出版社，2022.

2. 郑彩娥，李秀云. 康复护理技术操作规程 [M]. 北京：人民卫生出版社，2018.

3. 马凌. 康复护理技术操作规范 [M]. 广州：广东科学技术出版社，2018.

（王玉荣）

四、水柱法膀胱容量及压力测定技术

【定义】

水柱法测定　是根据压力量表的原理，将与大气压相通的压力管与膀胱相通，膀胱内压力随滴入的生理盐水储量的改变通过水柱波动来显示，它是评估膀胱在充盈期的感觉、稳定性和容量的测定技术。

【目的】

通过评估膀胱储尿期逼尿肌和括约肌的运动功能及膀胱感觉功能，获得逼尿肌活动性和顺应性、膀胱内压力变化、安全容量、残余尿量等信息，以指导膀胱康复训练及治疗。

【适应证】

神经源性膀胱功能障碍的患者。

【禁忌证】

1. 膀胱内感染伴全身症状。

2. 有出血倾向者。

3. 自主神经反射异常者。

4. 尿道狭窄。

【操作步骤】

水柱法膀胱容量及压力测定技术操作流程见表3-12-13。

表 3-12-13　水柱法膀胱容量及压力测定技术操作步骤与内容

操作步骤	内容
准备	洗手，戴口罩。 病房安静，患者取舒适的体位，围帘遮挡。 用物准备：输液架1个，测压标尺1个，膀胱冲洗器2副，500ml生理盐水1瓶，带有刻度的量杯或尿壶1个，无菌导尿包1个，10号无菌尿管1根。
核对、解释	查对：查对医嘱，核对患者腕带信息。 解释：解释目的、取得同意。
评估	患者病情、诊断、意识状态、生命体征、合作程度、生活自理能力、心理状态、膀胱充盈度及会阴部皮肤黏膜状况。
操作流程	1. 固定标尺：将膀胱冲洗器作为测压管垂直固定于测压标尺旁，避免迂曲，将测压标尺挂在输液架的一侧。 2. 将500ml的生理盐水瓶加温至35～37℃，将刻度标记贴于瓶上，插上另一膀胱冲洗器进行排气并悬挂在输液架另一侧。 3. 调节标尺：将测压管下端的与输注生理盐水的膀胱冲洗器相接，调节输液架使测压管的零点（先少量灌入部分生理盐水以调零）与患者的耻骨联合平齐。 4. 测定膀胱残余尿量：嘱患者尽可能排空膀胱后，取仰卧位或坐位，打开无菌导尿包，插入无菌导尿管，固定导尿管，引流出膀胱内的尿液即为残余尿量。记录残余尿量。 5. 测定膀胱容量和压力：打开调节器以适当的速度向膀胱内灌入生理盐水，灌注速度：20～30ml/min；观察每进入50ml液体量，对应测压管中的水柱波动（以cmH_2O代表压力的变化），记录容量改变对应的压力改变。记录膀胱的感觉、膀胱压力及容量、漏尿点压力。 6. 当测压管中的水柱升至$40cmH_2O$以上或尿道口有漏尿时停止测定。 7. 撤除测定装置，引流排空膀胱，拔出导尿管，记录导尿量并进行分析。
健康宣教	协助患者穿好衣物，整理床单位，测量血压，并告知患者注意事项。
观察	操作过程中观察患者的病情变化，询问有无不适，注意保护患者隐私。
整理	整理用物，洗手记录。
整体评价	操作动作规范，准确到位，体现人文关怀；思路清晰，言语表达流畅、准确，解释到位。

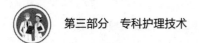

【注意事项】

1. 保证测量结果的准确性

（1）选择合适的导管：一般用 8 号或 10 号一次性无菌导尿管，如使用气囊导尿管不要向气囊管里注水以免影响测压结果。

（2）患者的状态：清醒，未服镇静剂和影响膀胱功能的药物。

（3）调节测压的零点：要与耻骨联合上缘平齐。

2. 注重灌注的速度　灌注的速度会影响测定的结果，用输液泵以均匀的速度滴入膀胱。一般采用 20 ～ 30ml/min 作为常规灌注速度，但膀胱过度活跃时可减慢点滴的速度至小于 10ml/min。如果水柱上升速度很快，此时不一定要停止测定，可以先减慢滴速，再做观察。

3. 注意保持测压管道的通畅　在测定前嘱患者咳嗽，以测试各管道是否通畅，水柱波动是否灵敏。

4. 出现漏尿时的观察及处理　当出现漏尿时注意观察漏尿点的膀胱压力及灌入量，并停止测压。

【制度与依据】

1. 谢家兴 . 康复护理常规与技术 [M]. 北京：人民卫生出版社，2022.

2. 郑彩娥，李秀云 . 康复护理技术操作规程 [M]. 北京：人民卫生出版社，2018.

3. 马凌 . 康复护理技术操作规范 [M]. 广州：广东科学技术出版社，2018.

（房　健）

五、仪器法膀胱容量及压力测定技术

【定义】

膀胱容量压力评定仪　是运用压力传感器测定膀胱在储尿期与排尿期内压的变化，通过计算机软件界面实时检测获得评估信息的技术。

【目的】

通过评估膀胱储尿期逼尿肌和括约肌的运动功能及膀胱感觉功能，获得逼尿肌活动性和顺应性、膀胱内压力变化、安全容量、残余尿量等信息，以指导膀胱康复训练及治疗。

【适应证】

神经源性膀胱功能障碍的患者。

【禁忌证】

1. 膀胱内感染伴全身症状。

2. 有出血倾向。

3. 自主神经反射异常者。

4. 尿道狭窄。

【操作步骤】

仪器法膀胱容量及压力测定技术操作流程见表 3-12-14。

表 3-12-14　仪器法膀胱容量及压力测定技术操作步骤与内容

操作步骤	内容
准备	洗手，戴口罩。 病房安静，患者取舒适的体位，围帘遮挡。 用物准备：膀胱压力测定仪，一次性灌注连接管 1 套，500ml 生理盐水 1 瓶（加温至 35 ～ 37℃），无菌导尿包 1 个，10 号无菌尿管 1 根。

续表

操作步骤	内容
核对、解释	查对：查对医嘱，核对患者腕带信息。 解释：解释目的，取得同意。
评估	患者病情、诊断、意识状态、生命体征、合作程度、生活自理能力、心理状态、膀胱充盈度。
操作流程	1. 打开设备：设备连接电源，打开设备，并保证设备急停开关（红色旋钮）处于打开状态。 2. 灌注管排气：灌注管连接生理盐水，将流量调节器及止水夹（测压通路白色夹）关闭，将三通阀旋至直通状态（导尿管通路仅与输液通路相通）。 3. 测定膀胱容量和压力：打开流量调节器、止水夹开关，设定最大灌注量为500ml、灌注速度10～20ml/min、压力报警值40cmH$_2$O。压力校零后填写患者信息，点击"开始"进行灌注。 4. 在灌注过程中，观察压力－容量实时曲线，注意压力变化时对应的临床情况（咳嗽、体位的改变）并给予标注。当出现以下几种情况时，应当停止灌注，并认定此时病人的膀胱容量为安全容量：①当曲线显示压力＞40cmH$_2$O时，点击"暂停"后压力仍未下降，即停止。②当曲线显示灌注量达到500ml，压力仍＜40cmH$_2$O时，即停止。③当灌注过程中，患者出现漏尿，即停止。④当灌注过程中，患者出现自主神经过反射（收缩压＞160mmHg）时，即停止。 5. 停止灌注后，将三通阀旋至尿袋通路与尿管通路相通，点击"排尿"，待患者排空膀胱后点击停止，保存文件并打印测压报告。 6. 撤除测定装置，拔出导尿管，进行分析。
健康宣教	协助患者穿好衣物，整理床单位，测量血压，并告知患者注意事项。
观察	操作过程中观察患者的病情变化，询问有无不适，注意保护患者隐私。
整理	整理用物，洗手记录。
整体评价	操作动作规范，准确到位，体现人文关怀；思路清晰，言语表达流畅、准确，解释到位。

【注意事项】

1. 保证测量结果的准确性

（1）选择合适的导管：一般用8号或10号一次性无菌导尿管，如使用气囊导尿管不要向气囊管里注水，以免影响测压结果。

（2）患者的状态：清醒，未服镇静剂和影响膀胱功能的药物。

（3）调节测压的零点：要与耻骨联合上缘平齐。

2. 注重灌注的速度 灌注的速度会影响测定的结果，用输液泵以均匀的速度滴入膀胱。一般采用20～30ml/min作为常规灌注速度，但膀胱过度活跃时可减慢点滴的速度至小于10ml/min。如果水柱上升速度很快，此时不一定要停止测定，可以先减慢滴速，再做观察。

3. 注意保持测压管道的通畅 在测定前嘱患者咳嗽，以测试各管道是否通畅，水柱波动是否灵敏。

4. 出现漏尿时的观察及处理 当出现漏尿时注意观察漏尿点的膀胱压力及灌入量，并停止测压。

【制度与依据】

1. 谢家兴. 康复护理常规与技术 [M]. 北京：人民卫生出版社，2022.

2. 郑彩娥，李秀云. 康复护理技术操作规程 [M]. 北京：人民卫生出版社，2018.

3. 马凌. 康护护理技术操作规范 [M]. 广州：广东科学技术出版社，2018.

（房　健）

第十节 日常生活活动能力（ADL）指导训练技术

【名词定义】

日常生活活动能力（ADL）指导训练技术 以改善或恢复患者日常生活活动能力为目的而对患者进行一系列最基本、最简单，并具有针对性的护理训练方法。生活自理辅助器具能够补偿残疾人缺失的功能，帮助他们完成之前无法完成的日常生活活动。生活自理辅助器具应用指选择并应用自助具，帮助患者完成部分为了维持生存及适应生存环境而每天必须反复进行的，最基本的、最具有共性的活动。

【适应证】

生活自理和日常生活活动有一定困难，但使用改良用品、用具后能克服的患者。

【禁忌证】

意识障碍、严重痴呆、疾病处于急性期的患者。

【目的】

1.建立或维持患者基本 ADL，发掘身体潜能，将生活依赖减小到最低限度。

2.改善患者躯体功能的灵活性、协调性，增加活动能力；使患者能独自或借助最少的帮助，完成日常生活。

3.对不能独立完成日常生活的患者，通过评估，找出存在的主要问题及解决问题的具体办法，决定实施何种帮助或借助活动辅助器具达到完成自理的目的。

【操作流程】

日常生活活动能力（ADL）指导训练技术操作流程见表 3-12-11。

表 3-12-11 日常生活活动能力（ADL）指导训练技术操作步骤与内容

操作步骤	内容
准备	环境符合操作要求。
	洗手，戴口罩。
	物品准备：包括各类常用的日常生活活动训练用物（小毛巾、碗、勺子、水杯、衣服、裤子、袜子、纸巾）。
核对、解释	查对：查对医嘱，核对患者腕带信息。
	解释：告知患者及家属操作目的、方法及注意事项，取得配合。
评估	评估患者病情，根据评定，制订 ADL 训练计划。
ADL 训练指导	关闭门窗，温度适宜，拉起围帘，保护隐私，协助患者排空大小便。
	洗手，携用物至床旁。
	床上坐起训练指导：指导患者抓住床栏坐起或床旁轮椅扶手翻身坐起；摇高床头协助坐起，保护患侧肢体。
	指导患者进行床上洗脸、进食、喝水、擦嘴训练。
	床椅转移训练指导：指导患者从床上正确转移到床旁椅上（协助患者行 Bobath 站立转移；环抱式转移）。
	床椅转移训练：转移过程中做好患侧肢体保护。
	穿脱衣裤、鞋袜训练：讲解穿脱要领，指导患者穿轻便宽松衣、裤、鞋、袜。 1. 穿衣裤训练：穿衣服时，先穿患侧，后穿健侧；脱衣服时，先脱健侧，再脱患侧；穿裤子时，先穿患侧，后穿健侧；脱裤子时，先脱健侧，再脱患侧。根据患者情况，指导患者正确站立方法（用健侧手抓住裤腰站起，将裤子上提；协助患者行 Bobath 站立，将裤子上提）。 2. 穿鞋袜训练：将患腿抬起置于健腿上，用健手为患足穿袜和鞋；放下患腿，穿好健侧袜和鞋。脱袜子和鞋顺序相反。
	穿脱衣裤鞋袜训练时穿脱顺序正确，患侧肢体保护到位。

操作步骤	内容
宣教、记录	操作过程中与患者适当沟通，给予相关健康教育指导。
	观察病情、生命体征、有无疲劳感等情况。
	洗手，记录 ADL 训练效果。
整体评价	操作规范，熟练程度，爱伤观念，语言表达能力，心理素质，应急能力等。

【注意事项】

1.向患者及家属示范和解释如何使用辅助器具（必要时写下书面指导）。

2.训练前，协助患者妥善固定好辅助器具；训练时，对患者整体情况进行观察，嘱患者如有不适感及时与康复医师联系，调整训练内容。

3.观察患者用自助具进行功能性活动的情况；指导和协助患者床上活动、就餐、洗漱、更衣排泄、移动等。

4.指导和协助患者清洗自助具，并对患者进行追踪随访（包括再评定、自助具保养和必要的维修）。

5.密切观察、有效监督与指导：训练过程中，注意观察患者的活动情况及心理反应，若发现不适，及时给予处理；训练时，有人陪伴，给予患者正确的指导。

【日常生活动作分析】

日常生活动作分析指分析患者进行日常生活活动的每一个动作，找出妨碍活动完成的主要原因，针对性地将训练项目分解成若干个阶段性动作进行练习。待患者熟练后，再结合起来进行整体训练。

1.进食动作分析

（1）坐稳桌边。

（2）伸手拿起食具（筷子、匙），把食具放入有食物的碗或碟中，夹住食物。

（3）将食物运送到口部，张开嘴巴，将食物送入口中，然后合上嘴，进行咀嚼和吞咽。

（4）放下食具。

2.洗澡动作分析

（1）打开花洒。

（2）洗湿、擦洗、冲洗身体。

（3）擦干身体。

3.修饰动作分析（包括洗脸、刷牙、梳头及剃须）

（1）刷牙动作分析：① 杯里装满水。② 牙膏挤在牙刷上、刷牙。③ 漱口。

（2）洗脸动作分析：①打开和关上水龙头。②冲洗毛巾。③拧干毛巾。④擦脸。

（3）梳头动作分析：①拿起梳子。②梳前面的头发。③梳后面的头发。

4.穿衣动作分析（包括穿上、脱下及扣好衣物）

（1）穿开襟上衣步骤：①一侧上肢穿进相应的袖口。②将上衣向上拉并跨到对侧肩和颈部。③另一侧上肢穿进衣袖。④整理上衣、扣扣子。

（2）脱开襟上衣步骤与穿衣步骤相反。

（3）穿套头衫步骤：①一侧上肢穿入相应的袖口，并将衣袖拉到肘部以上。②另一侧上肢也穿入相应袖口，并穿到肘部以上。③将套头衫从衣领到衣襟拉在一起，然后低头套过头。④拉衣襟整理好套头衫。

（4）脱套头衫的动作与穿衣步骤基本相反。

（5）穿裤子步骤：①穿一侧裤腿，再穿另一侧裤腿。②将裤子拉到双腿的大腿部。③把裤子拉过臀部直到腰。

（6）脱裤子动作与穿裤子步骤基本相反。

5. 如厕动作分析

（1）坐到厕座上。

（2）脱下裤子。

（3）便完后清洁。

（4）穿上裤子。

【制度与依据】

1. 燕铁斌，尹安春. 康复护理学 [M].4 版. 北京：人民卫生出版社，2017.

2. 郑彩娥，李秀云. 康复护理技术操作规程 [M]. 北京：人民卫生出版社，2018.

3. 陈爱萍，谢家兴. 实用康复护理学 [M]. 北京：中国医药科技出版社，2018.

（李　娟）

第十一节　助行器使用指导训练技术

【名词定义】

助行器　辅助人体支持体重、保持平衡和行走的工具。根据工作原理和功能的不同，分为无动力式助行器、动力式助行器和功能电刺激助行器。

【适应证】

主要适用于行走不稳、下肢缩短、一侧下肢不能支撑或步态不平衡的患者，如瘫痪患者、下肢肌肉功能损伤和肌力偏弱的患者。

【禁忌证】

阿尔茨海默病、认知低下不能独立使用助行器的患者。

【目的】

选择并运用拐杖、步行器等设备帮助患者实现行走的目的。

【操作流程】

助行器使用指导训练技术操作流程见表 3-12-12。

表 3-12-12　助行器使用指导训练技术操作步骤与内容

操作步骤	内容
准备	洗手、戴口罩。
	衣帽整洁，符合要求，仪表大方，举止端庄，语言亲切，态度和蔼。
	用物：辅助具——合适的拐杖、助行器。
评估	评估患者的病情、意识、肌力、肌张力、关节活动度、平衡能力、皮肤、管道、合作程度等；心理指导，讲解辅助具的应用，消除患者焦虑、紧张情绪。
	操作环境：环境清洁、温湿度适宜。
核对解释	携用物至床旁，核对患者及腕带信息。讲解辅助具运用的目的、方法，以取得配合。

续表

操作步骤	内容
辅助用具使用指导	1. 为患者选取一款合适的辅助用具。 2. 向患者讲解如何正确选择适合自己的辅助具、调节辅助具的高度。 3. 演示辅助具上下楼梯的正确使用方法。 4. 患者使用辅助具时在旁指导与保护，预防跌倒等意外情况发生，说明辅助具使用的注意事项。 5. 训练结束，指导患者正确上床的方法及正确体位的摆放。
宣教	告知患者注意事项，再次核对，评价操作的熟练程度。关注患者有无头晕、疼痛等不适。注意安全，防止跌倒的发生。鼓励患者，给予心理支持。
整理	协助患者卧位舒适，整理床单位，洗手。

【注意事项】

1. 使用助行器前的康复评定

（1）患者情况：病情、年龄、身高、体重、患肢关节活动度、平衡能力及肌力情况。

（2）心理：对使用助行器行走的反应和合作程度。

（3）认知：对使用助行器锻炼行走等相关知识的认知能力。

2. 助行器应用指导训练注意事项

（1）加强心理疏导：对需要使用助行器的患者，首先应消除其对助行器的紧张、恐惧心理，使他们正确认识使用助行器的必要性，帮助患者建立起恢复独立行走能力的信心。

（2）选择适当的助行器：评估患者的平衡能力、下肢的负重能力、行走的步态、上肢的力量及病情，同时考虑助行器的使用环境和患者学习使用助行器的能力等因素。

（3）助行器长度的调节：① 手杖：合适的手杖是患者持杖站立时，肘屈曲30°；行走时伸肘下推手杖才能支撑体重。② 腋杖：身长减去41cm的长度即为腋杖的长度。

3. 助行器应用指导训练中的安全

（1）行走步态的训练：为确保安全，步态训练应先在双杠内进行，然后再练习使用拐杖行走，最后再独立行走。

（2）选择合适的步行器：根据患者的实际需要选择步行器。患者使用助行器进行功能训练时，康复护士必须评估病情，对患者进行有效的监督和指导。

（3）使用步行器时的安全防范：步行车有四个轮，移动容易，但老年人要注意安全防范。指导患者身体保持与地面垂直，防止滑倒引发意外发生。

（4）防止压疮：使用助行器的患者，腋下、肘部、腕部等部位长期受压，容易造成压疮，故应多观察，及早预防。

【制度与依据】

1. 燕铁斌，尹安春. 康复护理学 [M].4 版. 北京：人民卫生出版社,2017.

2. 郑彩娥，李秀云. 康复护理技术操作规程 [M]. 北京：人民卫生出版社,2018.

3. 陈爱萍，谢家兴. 实用康复护理学 [M]. 北京：中国医药科技出版社,2018.

（王玉荣）

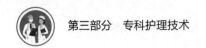

第十二节 轮椅使用指导训练技术

【名词定义】

轮椅使用指导训练技术 选择并应用轮椅帮助下肢残疾或全身虚弱患者完成移动、社交、生活自理。轮椅可分为普通轮椅、电动轮椅、截肢患者用轮椅、站立轮椅、竞技轮椅和儿童用轮椅等。

【适应证】

普通轮椅适用于脊髓损伤、下肢伤残、颅脑疾患、年老、体弱、多病者。

【禁忌证】

严重的臀部压疮或骨盆骨折未愈合者。

【目的】

轮椅是残疾者的重要代步工具。残疾者独立生活、参与工作和社会活动时，都必须依靠轮椅。

1. 对于借助各种助行器也难以步行的患者，轮椅具有代替步行的作用。

2. 可进一步开展身体训练，提高患者独立生活能力和参加社会活动的能力。

【操作流程】

轮椅使用指导训练技术操作步骤与内容见表3-12-13。

表3-12-13 轮椅使用指导训练技术操作步骤与内容

操作步骤	操作内容
准备	洗手、戴口罩。
	衣帽整洁，符合要求，仪表大方，举止端庄，语言亲切，态度和蔼。
	准备、检查用物：选择合适的轮椅。
评估	评估患者：能力、肢体情况，对轮椅坐位的耐受程度、使用轮椅的认知及接受、配合程度；讲解轮椅训练的重要性，取得配合参与。 评估操作环境：环境清洁，温湿度适宜。
轮椅使用训练	1. 携用物至患者旁，查对患者、腕带信息及翻身记录卡。 2. 解释操作目的、操作方法、注意事项和配合要点，取得患者合作。 3. 轮椅打开与收起训练指导。 4. 正确坐姿训练指导： （1）一般要求乘坐者在轮椅中保持躯干直立、稍向前倾，目视前方、两侧对称，保持安全舒适、功能最好的姿势。 （2）某些姿势异常者需定制特殊的轮椅座位及座位系统来校正或维持坐姿。 （3）使用特制的座椅和各种坐垫、扶手和扶手垫、脚踏板给乘坐者以稳定的支撑，防止局部过度受压，保持舒适和良好的姿势。 5. 减压训练指导：患者坐在轮椅上，用上肢支撑身体抬起臀部或用一侧上肢支撑减压，双侧轮流进行。一般每隔30分钟左右进行一次。 6. 推进与后退训练指导： （1）推进：患者坐稳，身体保持平衡，双眼注视前方，然后双臂向后伸，肘关节微屈，手握轮环，身体前倾，双臂同时用力搬动轮环向前推，使轮椅前行，重复上述动作。 （2）后退：患者双臂动作相反，身体微前倾，缓慢后退。 7. 转换方向训练（以转向左侧为例）： （1）患者先将左手置于手动圈后方，左臂略向外侧旋转，身体重量通过左手传递至车轮内侧。

续表

操作步骤	操作内容
轮椅使用训练	（2）用左手将右侧车轮向后转动，同时用右手在正常姿势下将右侧车轮转向前方。行进时一只手驱动，另一只手固定手轮；或一只手驱动轮椅，用脚改变行进方向；或用一只手固定一侧手轮，另一只手驱动另一侧手轮可在原地转向。 8.偏瘫转移训练：选择合适的轮椅及注意事项的掌握及意外情况防范处理。 （1）坐式转移：用滑板的侧方滑动转移，不用滑板的侧方转移及前后滑动转移。 （2）床－轮椅转移：床铺高度与轮椅座接近。 　①将轮椅放在患者的健侧，与床呈30°～45°夹角，关闭轮椅手闸，卸下近床侧轮椅扶手，移开近床侧脚踏板。 　②患者健手支撑于轮椅远侧扶手，患手支撑于床上。 　③患者向前倾斜躯干，健手用力支撑，抬起臀部，以双足为支点旋转身体直至背靠轮椅坐下，调整自己的位置，用健手将患腿提起，并把足放在脚踏板上。由轮椅返回病床的转移与上述顺序相反。 （3）轮椅－地面转移训练：用刹车锁定轮椅，将臀部移到座垫前缘；患手握住同侧扶手，健手伸向地面；重心移向健侧，臀部离开座位；健侧上肢支撑躯体屈肘，坐在地面上。地面－轮椅转移训练与上述顺序相反。 （4）轮椅－座厕转移训练：轮椅斜放，关闭轮椅手闸，患者健侧靠近座厕，足移至侧边；用健侧手支撑轮椅扶手，躯干前倾；用健腿支撑体重从轮椅内起立；站立后转动两足至座厕前；将裤子褪下并坐在座厕上。座厕－轮椅转移训练按相反程序进行。 （5）辅助下由床到轮椅的转移 　①将轮椅放在与床呈45°，刹住轮椅，卸下近床侧轮椅扶手和近床侧脚踏板。 　②护理人员面向患者站立，双膝微屈，腰背挺直，用自己的膝部在前面抵住患膝，防止患膝倒向外侧。 　③护理人员一手从患者腋下穿过，置于患者患侧肩胛上，将患侧前臂放在自己的肩上，抓住肩胛骨的内缘，另一上肢托住患者健侧上肢，使其躯干向前倾，臀部离开床面后将患者的重心前移至其脚上，引导患者转身坐于轮椅上。 由轮椅返回病床，方法同前。 9. 截瘫转移训练：轮椅的选择和使用。 （1）坐式转移：双手支撑身体，抬起臀部，向左右、前后转移，减压预防压力性损伤。 （2）床－轮椅转移训练：将病床调节至与轮椅齐平的高度，轮椅与床成直角，关闭手闸，协助患者以双手多次撑起动作将臀部移至床边背向轮椅，将双手放在轮椅扶手两侧，撑起上身，使臀部向后坐于轮椅内，再打开手闸，将轮椅移至足跟到床沿，关闭手闸，移回脚踏板，将双足放于脚踏板上面。 （3）轮椅－治疗垫转移训练：用刹车锁定轮椅，双手支撑身体，抬起臀部将臀部移到轮椅座垫前缘；双手握住扶手，支撑身体使臀部离开座位；上肢支撑躯体屈肘，转移到治疗垫上，坐在治疗垫上，用上肢帮助摆正下肢的位置。治疗垫－轮椅转移训练与上述顺序相反。 （4）减压训练：指导患者每隔15～20分钟，用双上肢支撑身体，抬起臀部进行减压，不能用手支撑起身体者，可将躯干侧倾，交替使一侧臀部离开座垫，进行轮流减压。 （5）户外活动训练指导： 　①上、下斜坡训练：患者练习两手同步地用力推或拉，并学会灵活地用车闸，以便在失控时能尽快把车刹住。 　②马路训练：治疗人员保护下，练习在后轮上的平衡。患者双手用同等力量推动双侧轮环，使小轮悬空，轮椅后倾，双手调节轮环或前或后，使轮椅后轮着地，协调躯体保持平衡。 　③台阶训练：过台阶时，轮椅面向台阶，距离约为20cm，身体向前倾，双手握住轮环后部，用同等力量快速向前推进，使小轮抬起，落在台阶上，再顺势推动大轮向前移动，直到整个轮椅越过台阶。
核对	再次核对翻身记录卡、患者与腕带信息。
宣教	告知患者注意事项，整理床单位，操作过程中及时沟通，教会患者及家属操作方法。
整理	整理用物，洗手。
整体评价	操作规范，熟练程度，爱伤观念，语言沟通表达能力，心理素质，应急能力等。

【注意事项】

1. 轮椅转移训练的注意事项

（1）患者转移技巧指导：①转移前护理人员应评估患者的能力、全身及局部肢体的活动情况、对轮椅坐位的耐受程度、使用轮椅的认知程度及接受程度。②体位转移前消除患者的紧张、对抗心理，以配合转移，护理人员应详细讲解转移的方向、方法和步骤技巧，使患者处于最佳的起始位置。③互相转移时，两个平面之间的高度相等、尽可能靠近，物体应稳定。④患者初用轮椅时，为避免危险应由护士辅助，上下轮椅需要反复练习，才能掌握技巧。

（2）患者轮椅转移安全性教育：①患者自己操作轮椅时，要掌握轮椅操作要领，坐姿正确、保持平稳、注意安全。使用轮椅转移过程中，注意检查轮椅的安全性能，刹好轮椅手闸。②转移时的空间要足够：床、轮椅之间转移时，轮椅放置的位置要适当（缩短距离及减小转换方向），去除不必要的物件。③轮椅转移时必须先制动，固定在最稳定的位置。④转移时应注意安全，避免碰伤肢体、臀部、踝部的皮肤，帮助患者穿着合适的鞋、袜、裤子，以防跌倒。⑤患者和操作者采用较大的站立支撑面，以保证转移动作的稳定性，操作者在患者的重心附近进行协助，要注意搬移的正确姿势。

2. 皮肤护理　长时间坐轮椅易产生压疮，应定时抬高臀位减压，使用软垫固定、保护。转移训练时应注意安全，避免碰伤肢体、臀部、踝部的皮肤。

3. 饮食护理　应合理饮食，适当控制体重，避免过重而导致轮椅的废用。

【制度与依据】

1. 燕铁斌, 尹安春. 康复护理学 [M].4 版. 北京 : 人民卫生出版社 , 2017.

2. 郑彩娥, 李秀云. 康复护理技术操作规程 [M]. 北京 : 人民卫生出版社 , 2018.

3. 陈爱萍, 谢家兴. 实用康复护理学 [M]. 北京 : 中国医药科技出版社 , 2018.

（李美文）

第十三节　婴幼儿触觉康复护理技术

【名词定义】

触觉康复　融入 Rood 技术、婴幼儿抚触、小儿推拿、脊柱整理法等综合手法，通过物理性质的触摸，达到家属、护理人员与患儿之间情感的传递和连接。抚触患儿时与其进行对话、对望，可刺激患儿的视、听觉发育。在多种感觉的共同作用下，触觉康复能够更好地促进患儿神经系统功能康复。

【适应证】

1. 皮肤无破损、红肿的婴儿。

2. 消化系统不良、发育迟缓、运动障碍及脑性瘫痪的婴幼儿。

【目的】

1. 促进神经系统的发育。

2. 提高免疫力，加快食物的消化和吸收。

3. 减少婴儿哭闹，增加睡眠。

4. 促进婴幼儿生长发育。

【操作流程】

触觉康复护理技术操作流程见表 3-12-14。

表 3-12-14　触觉康复护理技术操作步骤与内容

操作步骤	内容
准备	环境符合操作要求，调节室温至 28℃。
	着装符合要求，个人防护规范，操作前洗手。
	物品准备：教具、按摩油、手消毒液、音乐播放器等。
	患儿准备： 1. 提前一小时给患儿喂奶。 2. 让患儿处于最佳状态。
评估	评估患儿病情：包括意识状态、肌张力的高低、是否腹泻、是否患有癫痫等。
面部	1. 涂抹按摩油，双手拇指放在患儿前额眉间上方，用指腹从额头轻柔向外平推至太阳穴，重复 3～4 次（缓解面部表情）。 2. 双手拇指指腹自患儿眉心（两眉中间）自下而上交替推至小儿囟门，重复 8～10 次（醒脑开窍）。 3. 双手拇指指腹自唇下正中划至耳前，双手拇指指腹自下颌正中向外上滑动至耳根，划出微笑状，重复 3～4 次（舒缓脸部因吸吮、啼哭及长牙所造成的紧绷）。 4. 四指并拢，用指腹从前额中央发际插入，向上、向后经枕骨粗隆至耳后，再沿耳郭轻轻按摩至耳垂，重复 3～4 次（促进大脑发育）。
胸部	双手放在患儿肋骨下缘两侧。右手上提，用手指向上滑向患儿对侧肩，并避开患儿乳头，复原。左手以同样手法做对侧，重复 3～4 次（增加心肺功能，顺畅呼吸循环）。
腹部	大小便正常及便秘患儿操作者用双手交替沿右下腹向上顺时针推回至右下腹（避开脐周），腹泻患儿同动作逆时针方向按摩，重复 3～4 次（顺时针按摩促进患儿消化吸收，逆时针按摩缓解患儿腹泻情况）。
上肢	操作者用一只手固定住一侧手臂，另一只手的大鱼际沿手臂外侧由上至下旋揉至手腕处，再用小鱼际由上至下旋揉手臂内侧，直至手腕处；同法旋揉对侧手臂（肌张力高的患儿尽量放慢速度进行旋揉，注意力度适中，放松患儿肌肉；肌张力低的患儿使用快速点敲的手法进行刺激疗法，或使用触觉刷、按摩球等教具辅助治疗），时间 3～4 分钟。
手部	操作者用双手拇指交替自患儿手掌根部抚摸手掌心直至手指末端，其余 4 个手指交替抚摸患儿的手背，再用拇指、示指和中指分别提捏患儿 5 个手指至指尖。对存在拇指内收的患儿，操作者可用拇指指腹由患儿掌根平推至拇指指尖，重复 10～20 次，再用拇指指腹按揉虎口处，重复 3～4 次。
头控练习	操作者将双手拇指放在患儿掌心，其余四指固定住患儿手腕，两手同时用力将患儿拉起，使患儿头部与台面呈 30°，提高患儿头颈部控制能力。
下肢	操作者用一只手固定住一侧下肢，另一只手的大鱼际沿一侧下肢外侧由上至下旋揉至脚腕处，再用小鱼际由上至下旋揉下肢内侧，直至脚腕处；同法旋揉对侧下肢（肌张力高的患儿尽量放慢速度进行旋揉，注意力度适中，放松患儿肌肉；肌张力低的患儿使用快速点敲的手法进行刺激疗法，或使用触觉刷、按摩球等教具辅助治疗），时间 3～4 分钟。
脚部	操作者用双手拇指交替自患儿脚掌跟部抚摸脚掌心直至脚趾末端，其余 4 个手指交替抚摸患儿的脚背，再用拇指、示指和中指分别提捏患儿 5 个脚趾至趾尖，操作者用一只手固定患儿脚踝，另一只手握住患儿脚掌，向前牵拉，使足背屈角达到 20°，注意力度适中，重复 3～4 次。
背部（"脊背六法"）	1. 脊法：用掌根沿督脉或示、中、无名指三指指腹沿督脉及两侧膀胱经第一、二侧线从龟尾至大椎穴推行。推进时速度宜缓慢，压力要平稳、均匀而适中。 2. 捏脊法：用双手拇指桡侧缘顶住皮肤，示、中二指前按，三指同时用力提拿皮肤，沿督脉和膀胱经第一、二侧线从龟尾穴双手交替向上捻动，直至大椎，每捻三下重提一下，即"捏三提一"法。初次对患儿施用时一般可捏 3～5 次，待患儿适应后可增至 6～9 次。捏拿肌肤的多少及力度应视患儿年龄的大小及承受程度而定。 3. 点脊法：用双手拇指指面点压背部督脉及两侧膀胱经第一、二侧线上的穴位及夹脊穴，从上到下沿背部经脉穴位顺次点压，力度由轻到重、稳而持续，忌突然加力或突然撤力。常结合拇指揉法，使手法刚中带柔。

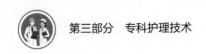

续表

操作步骤	内容
背部（"脊背六法"）	4. 叩脊法：多采用三指叩击法。拇指与示、中两指指腹紧贴在一起，连续叩击背部督脉及两侧膀胱经穴位。多从上到下顺次叩击，叩击的力度应根据患儿的大小、体质、身体条件灵活掌握。 5. 拍脊法：五指并拢微屈，掌心呈空虚状以形成虚掌或用拳背有节奏地拍击患儿背部，主要沿着督脉及膀胱经第一、二侧线由上向下进行拍击。操作时要求腕掌、掌指关节放松，应用腕力进行拍打，用力需平稳、轻巧而有弹性。 6. 收脊法：在患儿背部有顺序地应用掌根擦法、掌根揉法、三指揉法等放松性手法，称为收脊法。主要作用于脊柱及两侧肌肉，一般多先擦后揉，手法衔接要协调，力度应适中。
记录	整理用物，洗手记录。

【注意事项】

1. 根据患儿状态决定抚触时间，避免在饥饿时和进食后 1 小时内进行。最好在婴儿沐浴后进行，时间 10 ～ 30 分钟。

2. 抚触过程中注意观察患儿的反应，如出现哭闹、肌张力提高、兴奋性增加、肤色改变等，应暂停抚触。反应持续 1 分钟以上应停止抚触。

3. 注意力度适当，避免过轻或过重。

4. 抚触时保持环境安静，可以播放音乐，注意和患儿进行语言和目光的交流。

【并发症及处理】

1. 韧带拉伤

（1）原因：与操作者者用力不当有关。

（2）临床表现：患儿哭闹，拉伤的部位会出现红、肿、痛的表现。

（3）预防：①操作者注意手法与力度，避免用力过度。②操作时先让患儿适应环境，做好热身准备，让患儿逐渐适应评估过程。

（4）处理：①局部制动，抬高患肢，防止拉伤进一步加重。②专科会诊，严密观察病情变化，及时对症处理。

2. 关节脱位

（1）原因：与操作者用力不当有关。

（2）临床表现：患儿哭闹，不敢抬胳膊。

（3）预防：操作者注意手法与力度，避免用力过度。

（4）处理：严密观察病情变化，及时对症处理。

【制度与依据】

1. 周信文. 实用中医推拿学 [M].5 版. 上海：上海科学技术出版社, 2002.

2. 李文海, 刘淑余. 背脊疗法 [M]. 长沙：湖南科学技术出版社, 2004.

3. 程宾, 董晓斌, 谢杰, 等. 捏背疗法治疗小脑瘫中微量元素含量变化与临床疗效之间相关性研究 [J]. 福建中医药, 2005, 36(2): 46.

4. 仰曙芬, 崔焱. 儿科护理学实践与学习指导 [M].6 版. 北京：人民卫生出版社, 2017.

（邓继红）

第十四节　冲吸式口护吸痰护理技术

【定义】

对于不能自行完成口腔清洁和吐出口腔内残留物的患者，通过吸引式牙刷连接吸引装置，利用负压清洗并吸出口腔内液体和残留物质，以清洁口腔、预防和治疗口腔疾病，防止误吸的护理技术。

【目的】

1. 去除患者口腔异味和残留物质，保持患者口腔清洁、舒适。

2. 预防和治疗口腔感染。

3. 防止误吸。

【适应证】

危重症、大手术后、留置鼻饲管、留置气管套管（插管）、昏迷、禁食等患者。

【操作步骤】

冲吸式口护吸痰护理技术操作流程见表 3-12-15。

表 3-12-15　冲吸式口护吸痰护理技术操作步骤与内容

操作步骤		内容
操作前准备		操作者仪表、着装规范符合要求。
		环境：宽敞、明亮，温湿度适宜。
		用物：冲吸式口护吸痰管、20ml 注射器、负压装置及连接管、生理盐水或温水、牙膏、垫巾、速干手消毒液、污物桶，必要时备口腔护理液、压舌板（舌钳、开口器）、润唇膏。
		核对患者，讲解口腔护理的目的，做必要的示范，取得患者或照护者的配合。
		评估患者神志、病情、生活自理能力、配合度等；评估患者口腔情况。
操作过程	清醒/合作患者	协助取下活动义齿。
		连接负压吸引装置、冲吸式吸痰管、冲水管，保持冲吸式口护吸痰装置密闭、通畅。
		检查冲水管是否通畅，调节负压在 80～120mmHg。
		在牙刷头上涂适量牙膏，检查患者口腔是否有溃疡，口腔太干燥时先用冲洗液湿润口腔。
		按照正常刷牙法刷洗口腔：牙齿、舌苔、上颚、颊部。
		右手拇指封闭控压口，将口腔的污垢、牙膏泡及时刷净吸除。
		左手用冲洗液冲洗，用右手拇指控制控压口，一边冲洗一边刷，同时吸净口腔内的液体。
		待口腔清洁干净后，先停冲洗液，再把患者口腔内液体吸净，最后关负压开关。
		检查口腔情况：口腔溃疡、出血者酌情用药；口唇干裂者涂润唇膏（必要时含漱口腔护理液）。
		擦去患者口角、面部水渍。
	昏迷/不合作者	昏迷牙关紧闭者：可放置开口器（舌钳、压舌板），打开并固定。协助取下活动义齿。其余操作程序与清醒合作患者相同。
观察		操作过程中观察患者病情变化，及时沟通，询问有无不适。
健康宣教		告知注意事项，防误吸、呛咳。
整理		整理床单位，整理用物，洗手，记录。
整体评价		操作规范，熟练程度，爱伤观念，语言沟通表达能力，心理素质，应急能力等。

【注意事项】

1. 评估患者的生活自理能力，有无手术、插管、溃疡、感染、出血等。

2. 操作前要向患者或照护者详细讲解目的、方法及必要的配合，进行口腔卫生知识宣教，并取下活动义齿。

3. 鼓励有生活自理能力的卧床患者自行刷牙。

4. 根据口腔 pH 值或咽拭子培养结果、痰培养结果等，选择合适的口腔护理溶液。

5. 观察口腔情况：口唇色泽，口腔黏膜有无溃疡、出血、肿胀，牙齿数量，口腔气味等。

6. 每次注入的口腔护理液量要适中，防止因过多而造成误吸和流出口唇。

7. 对昏迷、不合作、牙关紧闭的患者需另备无菌开口器、舌钳、压舌板，开口器从臼齿处放入。必要时准备润唇膏，溃疡、出血、感染等局部用药。

8. 清醒患者取坐位或半坐卧位，不宜抬高床头者取仰卧位，头偏向一侧。不合作患者可使用保护性约束。

9. 口腔溃疡严重、疼痛明显者，护理前可予 0.5%～1% 利多卡因含漱表面麻醉。

10. 动作轻柔，避免损伤牙龈及黏膜，尽量避免触及软腭或咽部，以免引起患者不适或恶心。

11. 检查负压是否在 80～120 mmHg，检查各管路是否在位、通畅，保持冲吸式口护吸痰装置密闭。

【制度与依据】

1. 谢家兴. 康复护理常规与技术 [M]. 北京：人民卫生出版社, 2022.

2. 郑彩娥, 李秀云. 康复护理技术操作规程 [M]. 北京：人民卫生出版社, 2018.

3. 马凌. 康复护理技术操作规范 [M]. 广州：广东科学技术出版社, 2018.

（宋文杰）

第十三章　伤口造口专科技术

第一节　伤口换药技术

【名词定义】

伤口换药　又称更换敷料，包括检查伤口、去除脓液和分泌物、清洁伤口及覆盖敷料。

【适应证】

1.急性伤口　一般是指在2周内愈合的伤口，如择期的手术切口、浅层皮外伤、浅2度烧烫伤、供皮区创面等。

2.慢性伤口　指愈合时间超过2周的伤口，如压力性损伤、糖尿病足溃疡、下肢血管性溃疡、其他难愈性伤口。

【禁忌证】

1.病情危重需随时抢救、生命体征不平稳的患者禁用，例如，休克或可能因换药影响患者的抢救或因换药疼痛加重病情的患者。

2.皮肤过敏、发疱性疾病慎用。

【目的】

保持伤口清洁、预防和控制伤口感染、促进伤口愈合。

【操作流程】

伤口换药技术操作流程见表3-13-1。

表3-13-1　伤口换药技术操作步骤与内容

操作步骤	内容
准备	环境符合操作要求。
	着装符合要求，个人防护规范。
	物品准备：治疗盘、无菌换药包、0.9%氯化钠注射液、消毒剂、无菌敷料、医用手套、治疗巾、注射器、无菌棉球、纱布、无菌剪刀，必要时备培养管。
	患者准备： 1.了解换药的目的、过程和配合方法。 2.按需排尿、排便；勿空腹，以防止换药时发生低血糖。 3.协助患者取舒适卧位，暴露伤口位置，注意保护患者隐私。
评估	评估患者的伤口敷料、有无引流及有无影响伤口愈合的因素。
	评估患者的心理状态、对换药知识的了解。
	评估环境是否清洁、安静，有利于伤口换药。
操作者准备	仪表符合要求，洗手、戴口罩。
	打开换药包，将0.9%氯化钠注射液和消毒剂分别浸湿棉球。
揭除敷料	先取下外层敷料，再用镊子沿伤口长轴平行方向取下内层敷料。
	若敷料与伤口粘连，先用0.9%氯化钠注射液棉球浸湿敷料，待敷料与伤口分离后再轻轻揭去。

续表

操作步骤	内容
伤口评估	评估伤口类型、部位、大小，伤口基底颜色，渗液量，伤口周围皮肤状况等。
清洗伤口	1. 先从较清洁的部位清洗，避免将污染部位的细菌带到清洁部位。 2. 根据伤口性质选择清洗液，一般来说最理想的是 0.9% 氯化钠注射液。 3. 如有必要，清洗被感染或污染的伤口后，要用 0.9% 氯化钠注射液完全冲洗干净，避免伤口的健康细胞受破坏而影响伤口愈合。
覆盖伤口	1. 根据伤口的位置、大小、渗液量等选择合适的无菌敷料覆盖伤口。 2. 妥善固定敷料，注意松紧适宜，以免影响血液循环。 3. 以不引起皮肤紧张力或牵拉力的方法把胶布粘在敷料及皮肤上。
整理用物	撤治疗巾，脱手套，分类、清洁、消毒用具，有传染性的分类包装。
健康宣教	1. 指导患者保护伤口，告知患者注意保持伤口敷料清洁干燥。 2. 如患者自觉不适，渗血渗液至敷料边缘时，及时通知护士。 3. 告知患者换药的间隔时间。
记录	记录伤口换药的时间、伤口的具体情况。

【注意事项】

1. 严格执行无菌操作技术。

2. 揭开敷料应从上至下，不可从敷料中间揭开。

3. 观察伤口及周围皮肤的情况。

4. 评估有无影响伤口愈合的全身因素及局部因素。

5. 根据伤口类型不同选择不同的清洗液和消毒液，无菌伤口清洗、消毒应从中间向外擦拭；感染伤口从外向中间擦拭。

6. 要在全面评估伤口的基础上，根据伤口愈合的阶段和渗液等情况选择敷料。

7. 不同类型伤口同时存在时，要遵循以下原则：清洁伤口 - 污染伤口 - 感染伤口；简单伤口 - 复杂伤口；一般感染伤口 - 特殊感染伤口。

8. 绷带固定要从远心端向近心端螺旋缠绕，跨越关节处需 "8" 字包扎，包扎不宜过紧，防止肢端坏死，指（趾）端要外露，以便观察血运情况。动脉闭塞或不全闭塞、糖尿病足等动脉循环障碍者，绷带固定时勿加压。

9. 敷料如有脱落，需随时更换。伤口存在出血、渗出多、红肿等情况时，建议随时到医院就诊。

10. 嘱糖尿病患者注意控制饮食，按时用药，监测血糖，维持血糖接近正常值。提醒患者预防双足、肢体等身体部位受伤。

11. 不能自行活动的患者，需加强护理。保持患者身体清洁、干爽，2 小时帮其翻身 1 次，左右两侧交替卧位，床头抬高不宜超过 30°。患者身下垫软枕或软垫，防止骨突部位受压形成压力性损伤。

【制度与依据】

1. 李秀华. 伤口造口失禁专科护理 [M]. 北京：人民卫生出版社，2018.

2. 丁炎明. 伤口护理学 [M]. 北京：人民卫生出版社，2017.

3. 胡爱玲，郑美春. 现代伤口与肠造口临床护理实践 [M]. 北京：中国协和医科大学出版社，2010.

（高　伟）

第二节 更换造口袋技术

【名词定义】

更换造口袋 将患者旧的造口袋连同底盘从造口处揭除，评估造口及其周围皮肤情况，再剪裁新的造口底盘并粘贴的过程。

【适应证】

适用于使用造口袋的患者。

【目的】

患者及家属掌握造口袋的更换方法，观察造口及造口周围皮肤的情况，以提高造口者的舒适度。

【操作流程】

更换造口袋技术操作流程见表3-13-2。

表3-13-2 更换造口袋技术操作步骤与内容

操作步骤	内容
准备	环境符合操作要求。
	着装符合要求，个人防护规范。
	物品准备：一件式造口袋1只或两件式造口袋（造口底盘和造口袋）、温水、剪刀、检查手套、医用纱布/柔软的纸巾、造口测量尺、造口护理用品（按需）、便盆或垃圾袋、治疗巾。
	患者准备： 1.患者了解操作的目的、过程和配合方法。 2.尊重患者意愿，可在病房内或卫生间内完成。 3.协助患者取舒适卧位，温湿度适宜，注意保护患者隐私。
评估	评估患者的病情、合作程度、心理状况。
	评估造口的类型、位置、大小，造口周围皮肤状况，造口袋内容物的颜色、性状、气味。
操作者准备	仪表符合要求、洗手、戴口罩。
患者准备	协助患者取舒适体位，充分暴露造口部位，在患者造口侧身下铺治疗巾。
揭除旧的造口袋	戴手套，一手轻压皮肤，另一手由上至下缓慢揭除造口底盘，观察造口底盘浸渍变白情况，询问患者有无不适。
	若为两件式造口袋，先将造口袋与造口底盘分离，造口袋清洗后可重复使用。
观察造口及周围皮肤	造口部位、类型、颜色、形状等。
	造口周围皮肤是否正常，有无发红、破溃等。
	有无并发症，若出现异常情况，报告医师，遵医嘱给予处理。
测量造口大小	若为圆形、椭圆形造口，用量尺沿身体长轴方向测量为造口根部长度，沿着长轴垂直的方向测量为造口宽度。
	不规则形造口用透明膜：将透明膜轻轻置于造口上描画出造口大小。
剪裁底盘	根据测量结果画线，用剪刀沿画线剪裁，剪裁的造口底盘孔径要比造口大2mm。
粘贴底盘	脱手套，揭开底盘保护纸，手勿触及底盘黏胶，由下而上粘贴造口袋底盘，夹闭造口袋下方开口。如为两件式造口产品，应将开口端闭合后再与底板扣合，并检查扣合是否紧密。
整理	撤治疗巾，妥善处理污物。
	协助患者穿好衣服，取舒适体位，整理床单位。
洗手，记录	记录患者/家属更换造口袋的情况、造口是否存在并发症等。

【注意事项】

1. 每次更换造口袋时均需测量造口大小、剪裁造口底盘的直径要比造口直径大 2mm，以防太大引起皮炎，太小造成黏膜受损或缺血。

2. 观察造口及周围皮肤情况，若出现并发症，报告医生，遵医嘱给予处理。

3. 粘贴造口底盘后，轻压造口底盘内侧约 30 秒，以确保造口底盘与皮肤完全粘贴。

4. 为尿路造口患者粘贴造口袋时动作要迅速。换袋过程中如有尿液流出，应及时擦除，也可将干棉球轻轻按压在造口上，吸收渗出的尿液。

5. 患者在日常生活中，造口袋内排泄物超过 1/3 满需要及时倾倒，避免出现造口袋脱落。

6. 开口袋的尾端摆向应根据患者的体位情况而定，平卧时选择横向、半卧位选择斜向。儿童佩戴造口袋时，新生儿一般选择斜向，能自由走动的患儿一般选择垂直摆向。

7. 更换造口袋最好选择在清晨未进食之前，避免更换过程中排泄物流出，影响造口袋的粘贴和稳固性。

【制度与依据】

1. 李秀华 . 伤口造口失禁专科护理 [M]. 北京：人民卫生出版社 , 2018.

2. 丁炎明 . 造口护理学 [M]. 北京：人民卫生出版社 , 2017.

3. 胡爱玲 , 郑美春 . 现代伤口与肠造口临床护理实践 [M]. 北京：中国协和医科大学出版社 , 2010.

（高　伟）

第十四章　中心静脉血管通路装置护理技术

第一节　概　述

【名词定义】

1. 中心静脉血管通路装置　包括中心静脉导管（central venous catheter，CVC），经外周静脉置入中心静脉导管（peripherally inserted central catheter，PICC），植入式输液港（implantable venous access port）。

2. 中心静脉导管（central venous catheter，CVC）　指经颈内静脉、锁骨下静脉、股静脉置入，尖端位于上腔静脉或下腔静脉的导管。

3. 经外周静脉置入中心静脉导管（peripherally inserted central catheter，PICC）　经上肢贵要静脉、肘正中静脉、头静脉、肱静脉（新生儿还可通过大隐静脉、头部颞静脉、耳后静脉等）穿刺置管，尖端位于上腔静脉或下腔静脉的导管。

4. 输液港（implantable venous access port）　完全植入体内的闭合输液装置，包括尖端位于上腔静脉的导管部分及埋植于皮下的注射座。

【中心静脉透析导管置管的技巧】

1. 临床上传统的中心静脉导管（CVC）置管方法　采用 Seldinger 技术。

Seldinger 术是由 Sven-Ivar Seldinger 于 1953 年提出来的血管穿刺技术，一般分为经典 Seldinger 术和 Seldinger 改良法。

经典 Seldinger 术的定义是：用带针芯的穿刺针穿透血管前后壁，退出针芯，缓慢向外拔针，直至血液从针尾喷出，迅速插入导丝，拔出针，通过导丝引入导管，即为 Seldinger 术。

Seldinger 改良法由 Driscoll 于 1974 年提出，其方法为，用不带针芯的穿刺针直接经皮穿刺血管，当穿刺针穿破血管前壁，进入血管内时，即可见血液从针尾喷出，再引入导丝导管即可。改良法和经典 Seldinger 术的区别是，前者不用穿透血管后壁，成功率高，并发症少。目前以 Seldinger 改良法使用较多。

研究表明，与传统的标记技术相比，超声引导下的 CVC 置入术降低了并发症的发生率、误穿动脉率及血肿形成率、成功插管的尝试次数和使用时间均减少，而且第一次尝试穿刺时的成功率有所增加。无论是经验丰富还是缺乏经验的操作者，他们在超声引导或超声协助下进行 CVC 置入的并发症的总发生率、总成功率和成功的尝试次数是一致的。如果有条件的医院，均需要采用超声引导下中心静脉置管，对于带隧道带涤纶套导管，最好采用超声与 DSA 引导相结合的方式，这样可大大减少置管风险，减少置管过程中相应并发症的发生。

超声引导下的 CVC 置管方法，包括评估目标静脉（解剖和血管定位，血管通畅性），使用可用于指导静脉穿刺的实时超声，确认穿刺针、导丝和导管在静脉中的正确位置。为了达到 CVC 放置的最佳技术水平，需要将解剖标志技术的知识和超声引导的 CVC 置入的知识结合起来。

超声探头可以放置在相对于血管的横向位置，这可以获得超声屏幕上的"短轴"视图（图 14-1-1）。通过将超声探头放置在相对于血管走向的平行位置，来获得"长轴"视图（图 14-1-2）。短轴和长轴视图可以用于超声协助和指导 CVC 的置入。

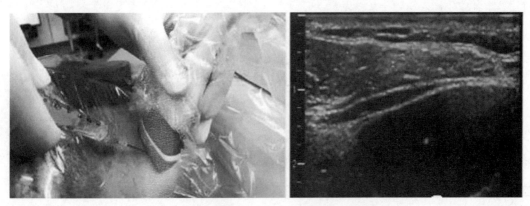

图 14-1-1 超声引导穿刺血管的横截面图像

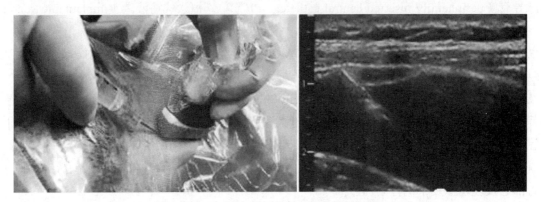

图 14-1-2 超声引导穿刺血管的纵向图像

2. 中心静脉导管置管要点

（1）颈内静脉置管（internal jugular vein catheterization，IJVC）（图 14-1-3）：

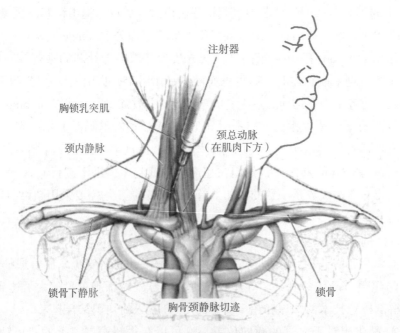

图 14-1-3 颈内静脉置管血管解剖

体位：Trendelenburg 体位（头低足高 15°～30°），去枕仰卧位，头对侧转动约 45°，肩下可垫枕头，此体位可保持颈内静脉充盈，并减少空气栓塞。

穿刺点：以胸锁乳突肌为标志，分为前中后路三种方法。①前路：术者以示指和中指在中线旁开3cm，于胸锁乳突肌前缘中点，相当于甲状软骨上缘水平，触摸到颈总动脉搏动并推向内侧，离颈总动脉搏动外缘0.5cm处进针，针身与皮面呈30°～40°角，针尖指向胸锁乳突肌三角处，边进针边回抽，见暗红色血后即置入导丝。前路不易出现气胸，但容易误入颈总动脉。②中路：以胸锁乳突肌三角顶点为进针点，该点距锁骨上缘3～5cm（1～2横指），针身与皮肤夹角呈30°，与中线平行指向同侧乳头，一般进针2～3cm即可入颈内静脉。中路是目前临床上最常用的进针方式，此处容易触及颈总动脉，可减少动脉损伤几率，同时颈内静脉表浅，穿刺成功率较高。③后路：在胸锁乳突肌的外缘中、下1/3交点处进针，针身保持水平位，针尖指向胸骨柄上窝。不宜过分向内侧深入，以免损伤颈总动脉。

穿刺深度：一般2～3cm，肥胖患者可达到5～7cm，穿刺时不推荐试穿进针，正式穿刺时粗针头较粗，易将静脉壁向前推移甚至压瘪，尤其是低血容量的病人。如进针未抽到回血，可保持注射器负压，缓慢退针，有时可在退针时抽到回血。建议超声引导下穿刺，尤其对于穿刺困难者，颈内静脉存在一定的解剖变异情况。

导丝置入深度：根据患者身高，一般置入15～20cm左右即可，不宜过深，避免导丝进入心室，引发心律失常。在置入导丝过程中，偶尔也会有穿刺后导丝不能顺利下行的情况，常见原因包括导丝进入锁骨下静脉或其他静脉分支，也可能是导丝下行过程中遇到静脉瓣膜根部阻挡所致。还有一种情况就是在颈内静脉穿刺置入导丝困难时，可能是导丝碰到了静脉内膜嵴。静脉内膜嵴是指颈内静脉与锁骨下静脉交界处在静脉腔内出现向头臂静脉入口方向的嵴状内膜突起，其形态大多呈月牙状，游离缘较基底部为薄。在静脉角内约有19%的可见到内膜嵴，28%的患者位于颈内静脉出口瓣膜降入静脉角的腔内，这两种情况均可影响颈内静脉和锁骨下静脉的有效出口径及静脉血的回流，也增加了静脉置管时操作损伤瓣膜和内膜嵴的可能。此时，最好在超声或DSA引导下调整导丝方向。

CVC置管后建议立即行胸部X线片检查确认导管位置，排除并发症。无隧道无涤纶套颈静脉和锁骨下静脉透析导管尖端位置应在上腔静脉（SVC），颈部带隧道带涤纶套留置导管的尖端应该在右心房中上部，颈部导管尖端留置位置可以根据术前胸部X线平片心脏右心房上部位置与前肋骨或前肋间隙的相对应位置确认，大多数位于第3前肋骨或第3、4前肋间隙水平，或者在血管造影指导下确定。

（2）股静脉置管（femoral vein catheterization，FVC）：股静脉为髂外静脉的延续，在大腿根部腹股沟韧带下方与股动脉伴行，于股血管鞘内位于动脉的内侧，在腹股沟韧带下1.5～2cm处有大隐静脉汇入。由于此处股动脉搏动容易触及，定位标志明确，与之伴行的股静脉直径较粗大，因此行股静脉穿刺容易成功。

穿刺体位：患者取仰卧位，穿刺侧大腿外展、外旋30°～45°

穿刺点定位：在大腿根部腹股沟韧带下方2cm，与股动脉伴行，位于动脉的内侧0.5～1cm，针干与皮肤冠状面呈30°～45°，针尖指向肚脐。股静脉多数时候是位于股动脉的内下方，而且在腹股沟不同部位，两者的关系也不一样。越靠近身体头侧，两者越趋近与"左右"关系；而越远离头侧，两者越趋向于"上下"关系。所以对于股静脉穿刺困难的患者，可靠近腹股沟韧带穿刺。对于重度肥胖或下肢严重水肿，不能扪及股动脉搏动的患者，首选超声引导下穿刺置管。

左右股静脉的解剖存在区别，左侧髂总静脉走行时要从右侧髂总动脉下方穿过。交叉的解剖关系，就可能出现静脉被压迫，造成狭窄甚至闭塞，称为Cockett综合征。对于左侧股静脉置管困难的患者，要警惕Cockett综合征，可通过股静脉造影确诊，必要时在DSA引导下置管。

无隧道无涤纶套股静脉透析导管尖端应在下腔静脉（IVC），股静脉留置长期导管尖端应该在下腔静脉甚至右心房内。

（3）锁骨下静脉置管（subclavian vein catheterization，SVC）：锁骨下静脉置管难度较大，出现血胸、气胸、远期中心静脉狭窄率高、动脉损伤后止血困难等并发症较多，对术者手术经验要求较高，目前临床上采用较少。锁骨下静脉穿刺可分为锁骨上途径和锁骨下途径。

锁骨上途径的穿刺点：显露胸锁乳突肌锁骨头外侧缘与锁骨上缘所形成之夹角，该角平分线之顶端或其外侧 0.4cm 左右处为穿刺点。针尖指向胸锁关节，进针角度 30°～40°，边进针边抽回血，试穿锁骨下静脉，以探测进针方向、角度与深度。一般进针 2.5～4cm 即达锁骨下静脉。

锁骨下途径穿刺点：取锁骨中点内侧 1～2cm 处（或锁骨中点与内 1/3 之间）锁骨下缘为穿刺点针尖指向头部方向，与胸骨纵轴约呈 45°，与皮肤呈 10°～30° 角。进针时针尖先抵向锁骨，然后回撤，再抬高针尾，紧贴锁骨下缘负压进针，深度一般为 4～5cm。

【中心静脉置管常见急性并发症的预防及处理】

1. 气胸　穿刺过深或锁骨下静脉穿刺进针角度针尖未指向头部，针尖指向肩部，会损伤胸膜或肺尖，可导致气胸，气胸的发生跟术者的经验相关，超声引导下穿刺可大大降低气胸的发生率。患者有咳嗽、胸闷等症状，术后胸片检查可明确诊断，肺压缩比例 < 25% 可给予吸氧，严密观察，不用特殊处理，等待自然吸收。肺压缩比例较大或张力性气胸，需行胸腔闭式引流术。

2. 血胸　胸膜腔出血死亡率极高，见于置管过程中的血管损伤，往往跟术者操作不当有关，在超声或 DSA 引导下置管可减少血胸发生率，也可见于凝血功能异常的患者，术前需仔细评估置管风险。患者可出现胸痛、呼吸困难及休克征象，胸片检查可明确诊断，需行胸腔闭式引流术或急诊开胸手术止血。

3. 动脉损伤　在置管过程中，因术者经验不足，术中操作不当或血管位置畸形等原因，可出现动脉损伤。超声引导下穿刺可大大减少动脉损伤发生率。误伤颈部动脉后未及时有效压迫，可出现颈部血肿，严重者可压迫气道，导致死亡。在未行扩张前发现损伤动脉，可拔除穿刺针或导丝，局部压迫 15～20 分钟，大多能彻底止血。在颈内静脉或锁骨下静脉置管过程中，如扩张管或导管已放入动脉，建议介入下放入动脉覆膜支架或外科手术修补，单纯拔管压迫出血风险较大。股静脉置管过程中误伤动脉，大多可以通过有效局部压迫止血，如压迫不当，可出现局部假性动脉瘤。如贯穿静脉后再损伤动脉，往往会出现动静脉瘘，可通过介入置入覆膜支架或外科手术修补。

4. 空气栓塞　发生率低，但死亡率极高。常与置管过程中不规范操作、患者体位不当有关。致死空气量 70～100ml，临床主要症状有：突发呼吸困难、咳嗽、气紧、呼吸窘迫及休克征象。查体可闻及肺部哮鸣音和"磨轮样杂音（mill-wheel murmur）"。处理：头低左侧卧位，气泡在右心室底，未阻塞肺动脉口，吸氧，经皮右心室穿刺抽气，急诊体外循环等。

5. 心律失常　常见于颈内静脉或者锁骨下静脉置管过程中，导丝或导管置入过深，进入右心室后，可引起心律失常，严重者可出现心脏骤停。在置管过程中必须全程心电监护，密切观察患者心律变化，一旦出现心律失常，可拔出部分导丝或导管，并采取对症处理。

6. 心包填塞　发生率非常低，但却是最严重的并发症，多发生于颈内静脉或锁骨下静脉置管时。由于导管太硬且送管太深直至右心房，心脏收缩而穿破心房壁或右室壁，死亡率高。患者突然出现紫绀、颈静脉怒张、恶心、胸骨后或上腹部疼痛、烦躁不安和呼吸困难；继而出现低血压、脉压差减小、奇脉、心动过速等表现。

预防：在超声或 DSA 引导下置管，操作前认真检查导管的质量，严禁使用劣质导管。送管不宜过深，颈内及锁骨下静脉置管导管送入的长度根据病人的具体情况而定。处理：立即停止置管操作，给予氧气吸入，抽吸心包内积液。必要时进行心包穿刺引流。

7. 切口出血　切口出血发生率较高，常与误伤动脉压迫不当、患者凝血功能障碍、隧道针误伤颈外静脉等原因有关。可通过局部加压包扎、局部注射肾上腺素或局部缝扎止血等措施止血。对于术前凝血功能障碍者，建议在超声引导下穿刺置管，术后采用无肝素透析或者枸橼酸抗凝，及时纠正凝血功能障碍，如出血不止，必要时需拔除导管或手术探查止血。

【中心静脉导管并发症及其处理】

1. 导管相关性感染 感染是拔除中心静脉导管的主要原因。导管感染的途径因导管留置时间而有所不同。30 天内的导管感染主要由外源性途径引起，比如医务人员置管时的双手以及病人皮肤上的微生物菌落；而 30 天以上的导管感染主要由内源性途径引起，主要是导管接口的污染引起。根据感染发生部位，一般分为：局部感染、隧道感染及导管相关性菌血症。

2. 血栓形成 导管相关性血栓形成常见危险因素有感染和导管留置时间过长。临床表现为导管流量不畅或上机时导管抽吸困难。可以分为管腔内血栓、管腔外血栓和右心房内血栓。

针对血栓形成，可以采取溶栓、更换导管以及抗凝治疗来处理。尿激酶溶栓治疗的成功率为 70%～90%，应当作为首选治疗方案。溶栓时，如果情况紧急，可以采用 5000IU/ml 的尿激酶溶栓。在导管内保持 25～30 分钟。也可以保留 10 分钟后每隔 3～5 分钟推注尿激酶溶液 0.3ml。针对右心房血栓，有的专家建议移除导管并联合全身抗凝。全身抗凝推荐 6 个月短期抗凝。手术风险低的患者推荐手术切除血栓，特别是有感染迹象者。手术风险大的患者，死亡率高目前尚无恰当的诊治策略，推荐长期抗凝，每周随访超声心动图监测。

3. 纤维鞘形成 纤维鞘形成是机体对导管的一种应激反应，在血液流过导管时，纤维蛋白沉积在导管周围，从而形成一层包裹在导管周围的袖套样纤维蛋白鞘。可逐渐堵塞导管口及侧孔，引起功能不良，反复溶栓治疗，并增加导管感染机会。可以采用溶栓、更换导管等方法治疗。

如果尿激酶溶栓治疗失败，应当对导管进行造影检查，导管造影可以发现非血栓形成事件导致的导管功能不良，例如残余血栓、表面纤维导管鞘形成、导管尖端位置不良等。在这三者中以纤维鞘形成为最常见原因。

导管感染、纤维蛋白鞘与血栓形成之间的关系目前尚不清楚。最近一项前瞻性研究分析了导管血栓形成与感染之间的相关风险，发现感染严重程度与血栓形成的风险之间确实存在关联。与仅有局部感染的患者相比，伴有菌血症患者的导管血栓形成风险显著增加。此外。Timsit 等报道导管相关性菌血症患者静脉血栓形成的发病率为 18.8%，而无导管相关性菌血症的患者仅为 7.2%。

（胡桂菊）

第二节 超声引导结合 ECG 定位 PICC 置管技术

【适应证】

1. 患者的病情不稳定，输液治疗用药方案复杂（多种药物输注）。

2. 在预期外周静脉血管通路不足的情况下进行不定期化疗时。

3. 不适合外周静脉输液规定的输液治疗（如发泡剂、肠外营养、电解质和其他刺激性药物）。

4. 有创血流动力学监测的患者。

5. 长期间歇性输液治疗（如对已知或怀疑感染的患者输注包括抗感染药物在内的药物或用于治疗慢性疾病的输液治疗）。

6. 外周血管条件差，既往有外周静脉穿刺困难或超声引导穿刺失败的患者。

【禁忌证】

1. 有血栓史、血管手术史的静脉不应置管。

2. 放疗部位不宜置管。

【目的】

1. 导管可长期留置在体内，提供长期静脉给药通道。

2. 避免反复穿刺对血管的损伤，减轻患者痛苦。

3. 减少药物对周围血管的刺激。

【操作流程】

超声引导结合腔内心电图（ECG）定位 PICC 置管技术操作流程见表 3-14-1。

表 3-14-1　超声引导结合 ECG 定位 PICC 置管技术操作步骤与内容

操作步骤	内容
准备	洗手、戴口罩。
	衣帽整洁，符合要求，仪表大方，举止端庄，语言亲切，态度和蔼。
	用物：PICC 导管 1 套，一次性穿刺包 1 套（无菌手套 2 付、无菌剪刀 1 把、无菌治疗巾、敷贴、胶布），中心静脉套件，输液接头，20ml 注射器、10ml 注射器、1ml 注射器各 1 支，250ml 0.9% 氯化钠注射液 1 袋，弹力绷带，2% 利多卡因 1 支，75% 乙醇，聚维酮碘溶液，超声一台，心电监护仪一台，电极片 3 个，止血带 1 根，耦合剂 1 袋。
查对、解释、评估	查对患者、医嘱执行单。
	解释操作目的，取得配合，签署知情同意书。
	评估身体状况，白细胞、血小板、出凝血是否正常，局部皮肤组织及血管情况等；评估有无穿刺禁忌证。
	询问是否大小便。
核对患者	核对患者，询问是否开始，协助患者取合适卧位。
仪器安装评估	安装心电监护仪，选择Ⅱ导联。在预期穿刺部位以上扎止血带，B 超评估穿刺血管，松开止血带。
测长度	患者去枕、取仰卧位，铺治疗巾，穿刺侧手臂外展 90°。从穿刺点沿静脉走向至右胸锁关节内缘，反折至第三肋间；测臂围：肘横纹上 10cm 处，测量对侧臂围。
消毒	手消毒，打开穿刺包，戴无菌手套。消毒建立无菌区： 1. 按照无菌原则整臂消毒，先用乙醇消毒 3 遍待干，再用聚维酮碘消毒 3 遍待干。无菌治疗巾及无菌止血带垫在患者手臂下。脱手套，手消，穿隔离衣，戴手套。 2. 建立最大化无菌屏障：铺治疗巾、大单、洞巾。
穿刺、送管、定位	助手协助打开导管、中心静脉套件，抽吸 0.9% 氯化钠注射液及利多卡因。盐水预冲导管，浸润导管、连接器、输液接头。
	探头涂抹超声耦合剂，套无菌保护套，安装导针架。
	扎止血带，再次确定穿刺血管。穿刺处局部麻醉。
	安装穿刺针，针尖斜面朝上，缓慢穿刺，刺破血管后观察回血。
	递送导丝，将穿刺针连同导丝放平，递送导丝至外露 5～10cm，松止血带，将超声探头和穿刺针分离。
	撤穿刺针，扩皮。放置微插管鞘，将微插管鞘沿着血管走行方向缓慢推进，使插管鞘完全进入血管。
	左手按压穿刺处上臂血管，撤出导丝，将扩张器和导丝一起拔出，检查导丝的完整性。
	置入 PICC 导管：将导管缓慢送入静脉，用力要均匀缓慢（送入静脉 15～20cm 时，嘱患者头偏向操作者，下颌贴近穿刺侧肩部），缓慢送入至所需长度。
退出穿刺鞘	1. 当导管置入预计长度时，指压穿刺鞘端静脉稳定导管，从静脉内退出穿刺鞘。 2.ECG 定位，匀速推注 0.9% 氯化钠注射液并观察 P 波。
	撤出导引钢丝：一手固定导管，一手轻轻移去导丝。修剪导管，安装连接器、输液接头。

续表

操作步骤	内容
冲封管、固定	抽回血和冲封管：抽回血确认穿刺成功。0.9%氯化钠注射液脉冲式冲管正压封管。清洁穿刺点及周围皮肤，固定导管，覆盖无菌敷料： 1. 将体外导管呈"S"或"L"状弯曲。 2. 在穿刺点上放置一小块纱布吸收渗血，撤去洞巾。 3. 覆盖透明贴膜，弹力绷带加压包扎。 4. 标明穿刺的日期。
整理	再次核对，协助取舒适卧位，整理床单位。
宣教并记录	询问患者感觉，告知注意事项；正确处理用物。洗手。签署执行单、置管维护记录，粘贴条形码。

【注意事项】

1. 尽早选择合适的静脉通路装置（VAD）需要医护团队、患者以及照护者之间共同合作。

2. 满足治疗方案的前提下，选择最细、管腔数量最少、创伤性最小的导管。

3. 制定血管通路规划时，应首先考虑血管的健康和保护。

4. 使用超声识别和评估血管，包括：血管的粗细、深度和走行，应避开的解剖部位，如动脉和神经，PICC 插入的最佳部位。在超声引导下置管可以提高一针穿刺置管成功率。

5. 最适合 PICC 置管的静脉是位于肘窝上方的贵要静脉、肱静脉和头静脉，首选贵要静脉；确保导管与血管比率小于 45%。对于新生儿和其他年龄较小的儿童，还可选择腋静脉、头部的颞静脉、耳后静脉、下肢大隐静脉和腘静脉。

6. 穿刺部位的选择应该避开触诊疼痛区域或有创伤的部位，以及受损的血管（如既往置管区域，局部瘀紫、发红外渗，静脉炎，硬化、条索状的血管）。

7. 避免对慢性肾脏病患者进行经外周穿刺的中心静脉置管，因为可能存在中心静脉狭窄和闭塞的风险，以及若静脉损伤会妨碍未来建立动静脉瘘。

【并发症及处理】

1. 静脉炎

（1）原因：①机械性静脉炎：机械损伤，如穿刺过程中存在暴力送管等操作不当行为。②化学性静脉炎：因化学药物刺激血管或药物外渗引起。③细菌性静脉炎。④血栓性静脉炎。

（2）临床表现：

0 级：无症状。

1 级：红，有或无疼痛。

2 级：疼痛伴红和（或）水肿。

3 级：疼痛伴红和（或）水肿，可触摸到条索状静脉。

4 级：疼痛伴红和（或）水肿，可触摸到条索状静脉＞2.54cm，脓液流出。

（3）预防：①满足治疗需要的情况下，尽量选择材质柔软、较细、较短的导管。②不用力按压穿刺鞘，缓慢、匀速送管，缓解患者紧张情绪。③应在超声引导下进行中心静脉置管（条件允许），以减少反复穿刺试探致机械损伤。④转变理念，主动输液评估，选择合理静脉输液通路。⑤加强培训，标准化维护与使用。⑥做好患者及家属的健康宣教。

（4）处理：①水胶体贴敷：预防性使用、治疗作用。②如意金黄散＋蜂蜜或香油。③液体敷料（赛肤润）或多磺酸黏多糖乳膏（喜疗妥）外敷，肿胀时用硫酸镁湿敷。④土豆片贴敷。⑤热敷。⑥频谱、红外线理疗。

2. 导管相关性感染

（1）原因：①操作者未严格执行无菌操作。②置管时／导管留置期间，微生物沿导管通道迁移。③常规给药和对导管端口操作时，通过导管端口进入。④天气炎热患者出汗较多，敷料潮湿未及时更换。⑤输入受污染的液体或药物；血液中的内源性微生物。⑥患者对 PICC 日常维护知识掌握不够，返院维护依从性差。

（2）临床表现：局部感染时出现红、肿、热、痛、渗出等炎症表现，血流感染除局部表现外还会出现发热（＞ 38℃）、寒战或低血压等全身感染表现。血流感染实验室微生物学检查结果：外周静脉血培养细菌或真菌阳性，或者从导管尖端和外周血培养出相同种类、相同药敏结果的致病菌。

（3）预防

①置管前预防措施。a. 严格掌握置管指征，减少不必要的置管。b. 对患者置管部位和全身状况进行评估。选择能够满足病情和诊疗需要的管腔最少、管径最小的导管。选择合适的留置部位，中心静脉置管成人建议首选锁骨下静脉，其次选颈内静脉，不建议选择股静脉；连续肾脏替代治疗时建议首选颈内静脉。c. 置管使用的医疗器械、器具、各种敷料等医疗用品应当符合医疗器械管理相关规定的要求，必须无菌。d. 患疖肿、湿疹等皮肤病或呼吸道疾病（如感冒、流感等）的医务人员，在未治愈前不应进行置管操作。e. 如为血管条件较差的患者进行中心静脉置管或经外周静脉置入中心静脉导管（PICC）有困难时，有条件的医院可使用超声引导穿刺。

②置管中预防措施。a. 严格执行无菌技术操作规程。置入中心静脉导管、PICC、中线导管，置入全植入式血管通路（输液港）时，必须遵守最大无菌屏障要求，戴工作圆帽、医用外科口罩，按《医务人员手卫生规范》有关要求执行手卫生并戴无菌手套、穿无菌手术衣或无菌隔离衣、铺覆盖患者全身的大无菌单。置管过程中手套污染或破损时应立即更换。置管操作辅助人员应戴工作圆帽、医用外科口罩，执行手卫生。完全植入式导管（输液港）的植入与取出应在手术室进行。b. 采用符合国家相关规定的皮肤消毒剂消毒穿刺部位。建议采用含洗必泰醇浓度＞ 0.5% 的消毒液进行皮肤局部消毒。c. 中心静脉导管置管后应当记录置管日期、时间、部位、置管长度、导管名称和类型、尖端位置等，并签名。

③置管后预防措施。a. 应当尽量使用无菌透明、透气性好的敷料覆盖穿刺点，对高热、出汗、穿刺点出血、渗出的患者可使用无菌纱布覆盖。b. 应当定期更换置管穿刺点覆盖的敷料。更换间隔时间为：无菌纱布至少 2 天 1 次，无菌透明敷料至少 1 周 1 次，敷料出现潮湿、松动、可见污染时应当及时更换。c. 医务人员接触置管穿刺点或更换敷料前，应当严格按照《医务人员手卫生规范》有关要求执行手卫生。d. 中心静脉导管及 PICC，尽量减少三通等附加装置的使用。保持导管连接端口的清洁，每次连接及注射药物前，应当用符合国家相关规定的消毒剂，按照消毒剂使用说明对端口周边进行消毒，待干后方可注射药物；如端口内有血迹等污染时，应当立即更换。e. 应当告知置管患者在沐浴或擦身时注意保护导管，避免导管淋湿或浸入水中。f. 输液 1 天或者停止输液后，应当及时更换输液管路。输血时，应在完成每个单位输血或每隔 4 小时更换给药装置和过滤器；单独输注静脉内脂肪剂（IVFE）时，应每隔 12 小时更换输液装置。外周及中心静脉置管后，应当用不含防腐剂的 0.9% 氯化钠注射液或肝素盐水进行常规冲封管，预防导管堵塞。g. 严格保证输注液体的无菌。h. 紧急状态下的置管，若不能保证有效的无菌原则，应当在 2 天内尽快拔除导管，病情需要时更换穿刺部位重新置管。i. 应当每天观察患者导管穿刺点及全身有无感染征象。当患者穿刺部位出现局部炎症表现，或全身感染表现的，怀疑发生血管导管相关感染时，建议综合评估决定是否需要拔管。如怀疑发生中心静脉导管相关血流感染，拔管时建议进行导管尖端培养、经导管取血培养及经对侧静脉穿刺取血培养。j. 医务人员应当每天对保留导管的必要性进行评估，不需要时应当尽早拔除导管。k. 若无感染征象，血管导管不宜常规更换，不应当为预防感染而定期更换中心静脉导管、肺动脉导管和脐带血管导管。不宜在血管导管局部使用抗菌软膏或乳剂。

（4）处理：①怀疑导管相关性感染，应通知医生，行导管血与外周血液培养，以此为诊断依据，若有脓液，应做脓液培养。②如果局部感染，穿刺点局部使用抗菌药物并用无菌小纱布覆盖，每日换药。③血培养阳性，且排除其他部位感染，根据中心静脉通路装置（CVAD）的类型（长期与短期）、感染微生物以及在需要时置入 CVAD 的能力，评估 CVAD 移除或导管挽救的风险和益处。④如果有症状恶化或存在持续性或复发性的菌血症，则移除 CVAD。 根据患者的需求综合决定在新的部位置入新的 CVAD。

3. 导管破裂、断裂

（1）原因：① 导管皮下隧道位置、角度不合适（如隧道式 PICC），易打折磨损。②肘下置管、颈部置管，体外导管摆放角度不合适，出现反复折管。③导管堵塞或输液不畅时暴力冲管易导致导管破裂；拔管时暴力拔管，易导致导管体内断裂。④导管夹闭综合征，导管通过肋锁间隙时过于居中，使导管贴近锁骨下静脉，导管在肩部运动时受压迫。⑤ 导管维护或置管过程中受锐器损伤；使用 10ml 以下注射器冲封管。

（2）临床表现：导管输液部位发生肿胀/渗液，输液或冲管时发现导管漏液，导管拔出后发现不完整。

（3）预防：① 隧道式 PICC 置管时低位穿刺，建立皮下隧道，钝性分离皮下筋膜，避免锐角，减少打折磨损。②超声引导肘上置管，尽量避免颈内静脉置管，体外导管 U 或 L 形摆放角度合适，避免出现反复折管。③导管堵塞或输液不畅时避免暴力冲管；拔管时勿暴力拔管，避免导管体内断裂。④改变进针角度，外侧锁骨下静脉穿刺置管，降低导管夹闭综合征的发生。⑤ 导管维护或置管过程中避免受锐器损伤；使用 10ml 以上注射器或预充封管液冲封管。

（4）处理

①体外断裂处理：a. 体外导管立即反折，防止导管滑入体内。b. 确定尖端位置，如果在正常范围内，无菌剪去导管破裂部分，重新连接延长管及无针输液接头。c. 如果尖端位置不在正常范围内，拔除 PICC 导管。

②体内断裂处理：a. 立即将患者制动，置于左侧卧位，并保持头低足高位，采用止血带捆扎置管手臂近心端并严密监测手臂血运情况。b. 拍摄 X 线片定位 PICC 断裂位置及完整性，通知介入科取管。c. 科室人员组织讨论，分析，不良事件上报。

4. 导管相关血栓形成

（1）原因：需要 VAD 的患者发生导管相关性深静脉血栓形成（CA-DVT）的危险因素。① 年龄较大（＞ 60 岁）、恶性肿瘤、糖尿病、肥胖、化疗、血栓形成（如凝血因子 V 异常、C 蛋白缺乏、S 蛋白缺乏）、危重疾病和血栓形成史被确定为重要的危险因素。②其他危险因素包括：成人/儿科慢性疾病，包括炎症性肠病、先天性心脏病、镰状细胞疾病、终末期肾衰竭，手术/创伤患者，妊娠，非糖尿病儿童危重儿童高血糖症，既往 CVAD 的置管史，儿科患者在同一臂上重复 PICC 置管术。

（2）临床表现：大多数中心静脉 CA-DVT 通常无征兆，没有明显的症状和体征。其临床症状和体征与静脉血流阻塞相关，可能包括但不局限于：肢体、肩部、颈部或者胸部的疼痛、水肿、红斑，以及肢体外周静脉充血怒张，颈部或者肢端运动困难。

（3）预防：①规范置入、使用和维护导管，以及专业的护理团队是减少包括血栓在内的导管相关并发症的重要先决条件。应开展相关培训，组建专业静脉通路管理团队。②推荐在置管环节使用超声引导，除避免反复穿刺提高成功率外，还可对血管管径进行评估。评估应在自然状态下进行，根据拟置管血管条件选择合适的导管，建议导管外径与置管静脉内径比值≤ 0.45。③在满足治疗需求前提下，应选择外径最小、管腔数量最少、创伤最小的输液装置。尽量避免置入多腔 PICC，除非患者的输液需要 。④确保所有 CVAD 尖端正确放置在上腔静脉（SVC）下 1/3 或上腔静脉与右心房交界处，因为尖端位于 SVC 的中上部会有较高的 DVT 发生率。⑤在条件允许时，鼓励使用非药物措施预防血栓，包括置管肢体早期活动、正常日常活动、适当的肢体锻炼和补充足够的水分。⑥降低导管失功风险。正确使用冲封管技术；应用正确顺序进行导管夹闭和分离注射器，减少血液回流；同时输注≥2种药物时应核查药物相容性，并在每次输液前用0.9%氯化钠溶液充分冲洗管路，或更换输液器。

（4）处理

① 保留或拔除导管的选择与时机。现有指南均不推荐常规拔除导管。如果患者治疗仍然需要该导管通路，可在抗凝治疗下继续保留并正常用于临床治疗。即便在恶性肿瘤患者中，这种处理措施同样有良好的预后。目前公认的拔管指征为：治疗已不需要该导管；导管功能已丧失；导管位置异常；合并导管相关性血流感染。当合并抗凝禁忌证或在规范抗凝治疗下症状仍持续进展，则需要考虑拔管。但在临床实际中是否拔管，还需要评估治疗对导管的依赖程度，以及重新建立静脉通路的可行性。对于导管高度依赖且建立新静脉通路困难的患者，需要权衡保留导管的价值和血栓带来的其他潜在风险，可在密切观察随访下保留导管。在拔管时机方面，对于导管相关深静脉血栓，建议在接受一段时间抗凝之后再拔管，有利于血栓的稳定。

② CRT 的基本处理原则。不同临床表现的血栓有不同的处理方式。部分患者临床表现上可能是几种分类的组合，应同时按照不同分类血栓对应的处理原则进行处理。a. 血栓性浅静脉炎处理的核心是对症缓解炎症刺激引起的疼痛。目前，仍无单一的、基于证据的治疗方法，常用的对症处理包括抬高患肢、热敷或者冰敷、口服或外涂非甾体抗炎药（nonsteroidal antiinflammatory drugs，NSAIDs）、外涂多磺酸黏多糖。下肢血栓性浅静脉炎的处理，对于血栓长度＞5cm，进展出现静脉血栓栓塞症（VTE）风险高的患者可能需要抗凝治疗，多为预防性剂量4～6周。b. 导管相关 DVT 应使用与下肢深静脉血栓形成（DVT）相同剂量的抗凝治疗。是否须溶栓治疗尚无定论。导管诱发的上肢 DVT 较非导管诱发的 VTE 发生深静脉血栓后综合征（PTS）风险更低，溶栓联合抗凝效果并未优于单独抗凝。因此，不倾向积极溶栓。c. 无症状血栓。没有确切的临床证据支持无症状血栓需要治疗。发生在浅静脉的无症状血栓具有自限性。

③抗凝药物选择及疗程。a. 抗凝药物选择。目前缺乏足够的临床研究指导 CRT 抗凝药物选择。临床上最常使用低分子肝素和直接口服抗凝药物（direct oral anticoagulants，DOACs）。b. 抗凝治疗疗程。目前，多个指南建议在保留导管期间一直使用抗凝治疗，至拔除导管后3个月。在临床实际中，多数患者对抗凝治疗有较好的反应。对于血栓已经完全消融，且无其他持续存在的高危因素，VTE 风险分级已下降至低危的患者，是否必须将抗凝延长至拔管后3个月，还需要进一步研究明确。c. 低血小板时的抗凝治疗。化疗引起的骨髓抑制可导致血小板减少。血小板计数＜$25×10^9$/L 时为绝对抗凝禁忌，对高于此水平的血小板降低患者，可考虑降低剂量继续抗凝治疗。建议对此类患者进行密切随访，并根据血小板水平调整抗凝治疗方案。d. 溶栓治疗。除非患者急性血栓形成（症状出现时间＜14天）症状极为严重（如表现出上腔静脉综合征）且经评估后出血风险较低，不推荐常规采用溶栓治疗。

④其他对症治疗方式。a. 肿胀的对症处理：适当抬高患肢，并使用静脉血管活性药物，可以缓解肿胀的症状。常用的静脉血管活性药物包括黄酮类、七叶皂苷类。黄酮类药物（如地奥司明）可以增强静脉张力，降低毛细血管通透性，改善淋巴回流。同时，地奥司明具有一定的抗炎作用。DVT 非急性期可使用物理治疗，包括加压弹力袜和间歇气压治疗。对于血栓性浅静脉炎导致的肿胀症状，也可局部进行50%硫酸镁湿热敷。b. 疼痛的对症处理：患者疼痛来源于严重肿胀以及局部炎症刺激。前者主要发生在 DVT，根本措施是正规抗凝促进血栓消融。后者主要发生在血栓性浅静脉炎，常依赖于抗炎药物缓解症状。c. 导管失功的处理：导管失功是导致非计划性导管拔除的重要原因。引起导管失功的因素包括管腔内的血栓或纤维蛋白鞘和纤维蛋白尾引起的血栓性失功（约占60%）和药物沉淀或机械原因引起的非血栓性失功。d. 溶栓是血栓性导管失功的主要处理方式，抗凝药物（如肝素）对恢复导管通畅性无效。文献报道的药物包括尿激酶或重组尿激酶、阿替普酶、瑞替普酶、替奈普酶和蛇毒纤溶酶等。

⑤手术或腔内介入方法的应用。对于置管困难，置管过程中怀疑导丝、穿刺鞘或导管穿出静脉外，建议与血管外科或介入科等具有腔内介入操作能力的科室联系，通过数字减影血管造影（DSA）引导完成置管。

导管尖端异位是血栓形成的重要危险因素，不能使用异位的导管。建议对所有仍有保留导管需求的尖端异位患者，如经其他手段无法调整，应在第一时间与血管外科或放射介入科等具有腔内介入操作能力的科室联系调整。

导管相关 DVT 如导致肢体肿胀明显，甚至有导致骨筋膜室综合征风险时，可采用导管直接溶栓（使用专门的溶栓导管置入到血栓中进行溶栓，而非将溶栓药物注入到原血管通路装置中）或经皮穿刺机械吸栓治疗。一般在置于下肢的导管继发。

因上腔静脉置入滤器并发症风险较高，一般不考虑滤器置入。

导管失功如果通过常规溶栓方法无法恢复通畅性，且有特殊的原因导致无法更换导管，或换管后仍无法解决通畅性问题时（常见于原路径换管），建议寻求血管外科或放射介入科等具有腔内介入操作能力的科室帮助，通过 DSA 明确原因。对于纤维蛋白鞘，可以通过腔内介入使用抓捕器等工具清除，但需要考虑腔内介入的成本问题。

5. 神经损伤

（1）原因：认识到静脉、动脉和神经的解剖变异是常见的，并且可能是复杂的，因此会增加 VAD 插入和留置期间发生短暂性或永久性神经损伤的风险。当神经穿过上肢或下肢关节时，神经组织会增加，增加了这些区域出现神经损伤的风险。直接的神经刺伤或神经压迫，可能会导致运动、感觉和（或）自主神经损伤。

（2）临床表现：患者主诉感觉异常，如放射性痛、刺痛、灼烧感、刺痛感或麻木。

（3）预防：①在静脉穿刺前，检查患者是否使用全身抗凝药物。对于尝试或已成功穿刺的部位，采用适当的方法控制出血，以减少血肿的风险，血肿压迫可能导致神经损伤。②使用超声引导穿刺，以减少穿刺时神经损伤的风险。③静脉采血应选择肘正中静脉（首选）或头静脉，因为这些静脉更表浅，发生神经损伤可能性最小。贵要静脉和肱静脉是最后的选择，因为它们靠近正中神经和肱动脉。④避免使用前臂前 1/4 处（即手腕上方）的头静脉，大约距桡骨茎突 8.5cm，可能有桡神经支损伤的风险。⑤在静脉采血操作中，在连接和移除采血针时，尽量减少针头移动的风险。⑥静脉穿刺时，避免进行多次穿刺尝试。

（4）处理：①患者主诉感觉异常，如放射性痛、刺痛、灼烧感、刺痛感或麻木，立即停止 VAD 置管操作并小心移除 VAD；当患者提出要求和（或）患者的行为表明已疼痛难忍时，应停止置管。②将患者的症状报告术者，尽早识别神经损伤，可获得更好的预后。可能需要与适当的外科医生（如手外科专家）合作，应在病历中详细记录患者的症状报告。③外周导管停留期间，患者主诉异常疼痛，应立即拔除外周导管，因为液体积聚在组织中导致神经压迫损伤。④尽早识别渗出和（或）外渗的症状体征，限制进入组织的溶液量。⑤监测神经血管方面的症状体征，观察神经异常是否加重（例如疼痛、烧灼感或局部刺痛、麻木），这些症状可能表明了神经损伤加剧，包括：a. 神经瘤抑制损伤部位的神经再生。可手术切除恢复正常功能。b. 骨筋膜室综合征，造成神经压迫，导致乏神经组织灌注不佳。疼痛感觉异常发展到麻痹。皮肤苍白和外周脉搏渐弱表明了筋膜室综合征的进一步恶化。需要在数小时内进行筋膜切开术，以防止肢体坏死。c. 复杂性局部疼痛综合征，是一种慢性的、令人衰弱的状况，可能由静脉穿刺引起，其特征是局部持续神经性疼痛；且疼痛与原发损伤不成正比；可进展到感觉、运动和自主神经病变。该综合征通常会扩散到其他未受伤的肢体。需要终身管理，包括药物治疗、神经阻滞和化学、热或手术交感神经切除术。

6. 导管、导丝栓塞

（1）原因：导丝、导管内栓子或部分导管进入血管内，经血液循环发生栓塞。

（2）临床表现：当患者表现出与原发症或者合并症没有关联的下列症状时，如心悸、心律失常、呼吸困难、咳嗽或者胸部疼痛，应怀疑发生了导管栓塞。在一些情况下，虽然无任何症状或体征，但在长期使用后可能发生导管损坏。

（3）预防：①隧道式 PICC 置管时低位穿刺，建立皮下隧道，钝性分离皮下筋膜，避免锐角，减少打折磨损。②导管堵塞或输液不畅时避免暴力冲管；拔管时勿暴力拔管。③改变进针角度，外侧锁骨下静脉穿刺置管，降低导管夹闭综合征的发生，避免导管断裂引起栓塞。④导管维护或置管过程中避免受锐器损伤；使用 10ml 以上注射器或预充封管液冲封管。

（4）处理：①患者左侧头低脚高位，减少患者肢体活动，按压穿刺肢体上目标静脉减少断裂导管移位，安慰患者，及时通知医疗护理专家团队，可能需要经皮介入干预 / 外科静脉切开取出导丝 / 断管。②立即给予吸氧，调节氧流量 4 ~ 6L/min，条件允许情况下吸入 100% 的氧气，保持呼吸道通畅，必要时建立人工气道，应用呼吸机辅助呼吸。③开放静脉通路，遵医嘱药物治疗。④做好心理护理，减轻患者的焦虑与恐惧，采取措施缓解患者疼痛。

7. 导管堵塞

（1）原因：①血凝堵塞原因，未做到采血后未及时脉冲式冲管正压封管，患者血液高凝状态。②非血凝堵塞：配伍禁忌，如采血时患者正在输注的药物与 0.9% 氯化钠注射液配伍禁忌，则可引起非血凝堵塞；使用 TPN 时，脂质残留沉积管壁堵塞导管。

（2）临床表现：①回抽无回血或回血缓慢。②输液时滴速缓慢；推注受阻或无法冲洗管腔；无法输注液体或不能冲洗管腔；不能注入液体。③电子输液泵频繁发出堵塞报警。④输液部位发生肿胀和（或）渗液。⑤在血液透析 CVAD 中无再回流或血流不足。

（3）预防：①间断输液及每次输液（血）前及治疗结束后，应回抽并冲洗导管，以评估导管功能，并将附着在管腔内的药液、血液冲入体内，降低堵管风险。采用正压封管方式进行封管，以减少血液反流入管腔，降低堵管、导管相关感染等风险。②输液（血）治疗过程中，输注黏稠、高渗、中药制剂、抗生素等对血管刺激较大的液体后，宜进行冲管；连续输注的药液不相容时，应在两种药物输注之间进行冲管，以免产生沉淀堵塞导管。当使用脂肪乳、TPN 时，识别脂质残留阻塞的风险，如果怀疑脂质残留积聚，则采用预防措施（例如增加冲管频率）。③建立护士培训体系，严格掌握配伍禁忌，在使用 / 维护导管之前，进行认真、全面的护理评估，以保证患者导管留置期间的治疗需求及安全。准确评估导管功能：评估导管管腔内有无血液残留；评估导管是否存在脱出、异位、打折、折断等情况；经 PVC 输注药物前宜通过输入 0.9% 氯化钠注射液确定导管在静脉内；宜回抽 PICC、中心静脉导管（CVC）、输液港（PORT）有无回血，确定导管是否通畅。能够预防导管相关性血栓堵塞的发生。

（4）处理：①使用尿激酶或阿替普酶进行负压技术溶栓治疗。②考虑解决可疑的化学阻塞（如药物沉淀或脂质残留），根据导管腔灌注体积使用导管清除剂，并允许它停留 20 ~ 60 分钟。a. 使用 L- 半胱氨酸 50mg/mL 或 0.1N 盐酸（HCl）处理酸性药物沉淀（pH 1 ~ 5）。b. 使用 8.4% 碳酸氢钠或 0.1mmol/L 氢氧化钠处理碱性药物沉淀（pH 9 ~ 12）。c. 使用氢氧化钠（0.1mmol/L）和 70% 乙醇处理脂质残留。d. 必要时重复灌注导管清除剂一次。e. 导管清除剂停留适当时间后，在冲洗管腔之前抽吸和丢弃降解产物，以评估导管的通畅性。③如导管通畅未恢复：a. 考虑其他措施，如胸部 X 线正位片，以排除导管尖端异位或介入下发现并处理导管纤维蛋白鞘。b. 与医疗护理团队合作，进一步调查，以排除导管相关血栓形成，因为静脉血栓形成预示着溶栓操作无效。c. 可能需要移除导管，重新建立血管通路。

8. 导管异位

（1）原因

①在置管过程中，可能会发生导管异位，导致导管尖端位置不正确。原发性 CVAD 异位发生在置管过程中或操作后立即发生，异位部位包括主动脉、右心房下部和右心室、同侧和对侧头臂（无名）静脉和锁骨下静脉、同侧和对侧颈内静脉、奇静脉和许多其他较小的分支静脉。股静脉置管可能会导致导管异位于腰静脉、髂腰静脉和髂总静脉处。异位的原因包括: a. 导管长度和置管深度不当。b. 患者体位改变（如从仰卧到站立）。c. 呼吸运动的膈肌和使用机械通气。d. 上肢和肩部运动。e. 体型（如肥胖、乳房大小）。f. 先天性静脉畸形，包括永存左上腔静脉和下腔静脉、奇静脉和肺静脉的变异。在需要放置 CVAD 之前，许多这些解剖变异都没有被诊断出来。g. 后天获得性静脉变异包括血栓形成、硬化狭窄和恶性或良性病变压迫静脉。

②继发性 CVAD 异位也称尖端移位，可发生在导管留置期间的任何时间，可能与以下因素有关: 胸内压力的变化（如咳嗽、呕吐）；原始尖端位置在 SVC 中上段；DVT；充血性心力衰竭；颈部或手臂运动以及正压通气。

③原发性和继发性血管外 CVAD 异位包括以下部位: a. 纵隔: 会导致外渗和（或）渗出。b. 胸导管: 会导致乳糜胸。c. 胸膜: 会导致血胸或胸腔积液。d. 心包: 会导致心包积液和急性心脏压塞（心包填塞），特别是在婴儿中。e. 腹膜: 会导致腹腔内出血和腹腔筋膜室综合征。f. 气管和其他组织: 会导致瘘管形成。g. 新生儿中可出现在硬膜外腔。

（2）临床表现: ① 所有导管腔内无回血。② 所有导管腔回血的血液颜色和搏动性的变化。③ 难以或无法冲洗 CVAD。④ 压力传感器产生动静脉波形。⑤ 房性和室性心律失常。⑥ 血压和（或）心率、呼吸变化。⑦置管时或留置期间肩部、胸部或背部疼痛。⑧颈部或肩部水肿。⑨主诉在同侧听到流水声。⑩由于液体逆行注入颅内静脉窦而引起的感觉异常和神经系统反应。

（3）预防: ①尽可能置管过程中识别和控制异位风险。尽量不选左侧置管。② 使用尖端定位技术，超声排除颈内异位，ECG 定位导管尖端，提高异位早期识别。③ 在置入过程中使用实时超声降低误入动脉的风险。

（4）处理: 根据 CVAD 的位置、是否需要持续输液治疗以及患者的敏感度进行导管异位的处理。①术中及时发现并处理导管异位。②无创或微创技术是首选的第一步，以重新定位 CVAD。③对于在右心房或右心室的下 2/3 导管，应根据胸部 X 线片上特定距离的测量，后撤 CVAD。④进入颈内静脉、对侧锁骨下或头臂静脉（无名）或其他支流静脉，可通过高流速冲洗技术重新确定导管尖端定位，将患者的头部抬高到 60°～90°（即 Fowler 体位），并冲洗导管。指导患者冲洗时咳嗽，也可以改变胸内压力让导管移动。⑤ 对于不小心放置在动脉中的 PICC，取出导管，手动加压止血。密切观察穿刺部位情况。⑥对于新生儿 PICC 异位，尝试无创复位，颈内置管者抬高床头，头臂静脉置管者头部抬高转为对侧卧位；温和冲洗或液体输注。继发性血管内异位可能会由肢体外展、内收、屈曲或肢体伸展而纠正。⑦长时间留置的 CVAD，可能需要在透视下通过股静脉插入诊断导管，并使用抓捕技术重置导管尖端。⑧ 如果怀疑有心脏压塞，可在移除前从 CVAD 抽吸液体。咨询静脉治疗专家团队。

【制度与依据】

1. 中华人民共和国卫生行业标准 .WS/T433-2013: 静脉治疗护理技术操作规范 [S]. 北京 : 国家卫生健康委员会 , 2013.

2.Gorski LA, Hadaway L, Hagle ME, et al.Infusion therapy standards of practice, 8th edition[J].Infus Nurs, 2021, 44（IS Suppl 1）: S1-S224.[输液治疗实践标准 INS 指南（2021 版）].

3. 中华护理学会静脉输液治疗专业委员会 . 临床静脉导管维护操作专家共识 [J]. 中华护理杂志，

2019, 54(9): 9.

4. 国家卫生健康委办公厅. 血管导管相关感染预防与控制指南（2021 版）[J]. 传染病信息，2021(004); 34.

5. 成芳，傅麒宁，何佩仪，等. 输液导管相关静脉血栓形成防治中国专家共识（2020 版）[J]. 中国实用外科杂志，2020.V.40(04): 22–28.

（胡桂菊）

第三节　中心静脉导管维护技术

【目的】

规范临床静脉导管维护操作，减少导管相关并发症，延长导管使用寿命，降低医疗费用。

【要求】

无菌透明敷料至少每 7 天更换一次；无菌纱布敷料至少每 2 天更换一次；敷料完整性受潮、松动或有可见的污渍，或在敷料下发现潮湿、渗液或血液时应立即进行穿刺部位的护理。包括更换输液接头、冲封管、皮肤消毒和更换敷料等。

【操作流程】

中心静脉导管维护技术操作流程见表 3–14–2。

表 3–14–2　中心静脉导管维护技术操作步骤与内容

操作步骤	内容
准备	洗手、戴口罩。
	衣帽整洁，符合要求，仪表大方，举止端庄，语言亲切，态度和蔼。
	用物：换药包（无菌手套、无菌纱布、乙醇棉片、碘伏和乙醇棉棒、透明敷贴）、输液接头、10ml 注射器及 0.9% 氯化钠注射液 100ml（预充封管液）、75% 乙醇、无菌棉签、敷料。
评估	评估操作环境：环境清洁，温湿度适宜。
	评估患者病情、意识状态、营养状况、心理状态、配合程度和过敏史（根据患者情况口述汇报）。
	告知操作目的、注意事项，以取得配合。
	评估患者 PICC 导管固定情况；评估穿刺点局部和敷料情况，查看贴膜更换时间、置管时间。
测量臂围	打开换药包，于肘横纹上 10cm 处测量臂围，在穿刺肢体下铺无菌治疗巾。
清洁胶痕	揭开固定输液接头的胶布，乙醇棉签清洁胶布痕迹。
去除敷料	0° 或 180° 角揭贴，自下而上去除敷料，去除 PICC 导管固定装置（思乐扣）。
放置物品	手消毒，换药包内无菌放入输液接头、10ml 注射器（预充封管液）、无菌透明敷贴；观察穿刺点情况。评估穿刺点有无红肿、渗血、渗液。
更换输液接头	戴无菌手套，无菌注射器抽吸 0.9% 氯化钠注射液 10ml，（预充释放压力）连接输液接头，预充接头待用，取出乙醇棉片（乙醇棉片包装袋勿弃），一手用无菌纱布包裹导管延长管，另一手乙醇棉片包装袋包裹并取下原有输液接头，乙醇棉片包裹消毒厄氏接头，拇指顶压横截面旋转消毒时间大于 5 秒，乙醇棉片包裹用力旋转摩擦消毒厄氏接头螺旋面时间大于 10 秒，更换输液接头脉冲式封管、正压封管。
消毒皮肤	左肘部支撑，左手持纱布覆盖输液接头向上提起导管，右手取出乙醇棉片，消毒减压套筒直至整个连接管，持乙醇棉棒消毒减压套筒至连接管＞3cm，并去脂、消毒皮肤 3 遍（避开导管及穿刺点 1cm，顺时针 – 逆时针 – 顺时针），待干，聚维酮碘（碘伏）棉棒按压穿刺点＞5 秒，消毒导管至固定翼上＞1cm，翻转棉棒及导管同法消毒。以穿刺点为中心消毒皮肤 3 遍（顺 – 逆 – 顺），待干。皮肤消毒范围：以穿刺点为中心，直径＞15cm，两侧到臂缘，导管反 J 型或 U 型摆放，待干。

操作步骤	内容
敷贴固定	更换无菌手套，（涂抹皮肤保护剂，安装思乐扣）无张力粘贴 10cm×12cm 透明敷料，胶带蝶形交叉并横向固定。
标注维护时间	注明维护时间、置管日期、操作者姓名，填写维护手册。
整理用物	整理用物，洗手，记录。
健康教育	告知带管注意事项。

【注意事项】

1. 对于皮肤完整性受损的患者，先用无菌 0.9% 氯化钠注射液清洗，再用 0.5% 聚维酮碘（碘伏）消毒，自然干燥。皮肤消毒面积应大于敷料面积。

2. 应使用无菌纱布或无菌透明敷料覆盖穿刺点，透明敷料采用以穿刺点为中心无张力放置、塑形、抚压的方法固定。注明敷料的使用日期或更换日期。患者出汗较多、穿刺点出血或渗液时可用纱布覆盖，待出汗、出血和（或）渗液问题解决后再使用其他类型敷料。对粘胶过敏、皮肤病变及皮肤完整性受损的患者，可选用纱布敷料，必要时可选择水胶体等治疗性敷料。

3. 导管固定应不影响观察穿刺点和输液速度，且不会造成血液循环障碍、压力性损伤及神经压迫。

4. 皮肤病变、过敏或禁忌使用医用胶粘剂的患者，可使用纱布敷料保护穿刺点，管状纱网固定导管。

5. 向患者及家属解释物理固定装置的必要性、方法和注意事项，必要时签署知情同意书。

6. 需要快速输液时，不宜使用无针接头，因其可以降低输注速度（包括晶体液及红细胞悬液等）。

7. 为降低感染风险，应减少三通接头使用。

8. 合适的消毒剂包括：75% 乙醇、浓度 > 0.5% 的葡萄糖酸氯己定乙醇溶液、有效碘浓度不低于 0.5% 碘伏溶液。

9. 每次连接前应用消毒棉片多方位机械法用力擦拭消毒输液接头的横截面和外围 5～15 秒，并待干。

10. 使用含有乙醇或异丙醇的消毒帽可以降低中心导管相关血流感染（CLABSI）的风险，消毒帽应一次性使用。

11. PICC、CVC、PORT 附加的肝素或无针接头应至少 7 天更换一次。以下情况应立即更换输液接头：输液接头内有血液残留或有残留物；完整性受损或被取下；在血管通路装置血液培养取样之前；明确被污染时。三通接头应与输液装置一起更换。

12. 一般选择 10ml 注射器或 10ml 管径的预充式导管冲洗器。一次性预充式导管冲洗器可减少导管相关感染和回血率，但不应使用其稀释药物。

13. 应采用脉冲式冲管，即"推 – 停 – 推"方法冲洗导管。采取正压封管方法，防止导管内血液反流。

14. 导管冲管液量应以冲净导管及附加装置腔内药物为目的，原则上应为导管及附加装置内腔容积总和的 2 倍以上。封管液量应为导管及附加装置管腔容积的 1.2 倍。

15. 治疗间歇期的 PICC、CVC 至少 1 周冲封管一次；治疗间歇期的 PORT，一般 4 周冲封管一次；双腔及多腔导管宜单手同时冲封管。

16. 当出现导管相关血流感染时，可使用抗生素封管液，不宜常规预防使用。

对长期使用中心静脉通路、多次 CLABSI 病史、化疗致中性粒细胞减少的革兰氏阳性菌感染等 CLABSI 高危患者及采取预防措施后 CLABSI 发生率仍较高的患者，可预防性使用抗生素封管。封管期结束后应将中心血管通路装置内腔中的所有抗生素封管液抽出，不可将抗生素冲入血管内。

【并发症及处理】

1. 导管堵塞　同前。

2. 导管相关性感染　同前。

3. 局部皮肤损伤

（1）原因：导管压伤，皮肤未完全待干，贴膜未做到无张力粘贴。

（2）临床表现：皮肤出现张力性水疱，湿疹，渗液。

（3）预防：①消毒皮肤完全待干后再贴敷贴。②做到无张力粘贴。

（4）处理：缩短换药时间，局部用药。

4. 导管脱出

（1）原因：导管固定不牢，敷贴松动，溶栓时牵拉导管。

（2）临床表现：导管脱出体外及导管部分脱出体外。

（3）预防：避免牵拉导管，保护固定敷贴。

（4）处理：①导管脱出体外切勿重新送入体内。②查看导管置管记录，置管时导管尖端位置，根据导管脱出的长度决定导管去留。导管未脱出上腔或下腔静脉，修剪导管；导管脱出上腔或下腔静脉评估再需要使用时间、药物性质、治疗方案决定是否拔除导管。③导管脱出上腔或下腔静脉，评估需要拔除导管。如治疗需要，遵医嘱给予重新建立中心静脉血管通路装置。

5. 导管破裂、断裂　同前。

6. 栓塞　同前。

【制度与依据】

1. 中华人民共和国卫生行业标准 .WS/T433-2013: 静脉治疗护理技术操作规范 [S]. 北京：国家卫生健康委员会 , 2013.

2. Gorski L A, Hadaway L, Hagle M E, et al.Infusion therapy standards of practice, 8th edition[J].Infus Nurs, 2021, 44(lS Suppl 1): S1-S224.[输液治疗实践标准 INS 指南（2021 版）].

3. 国家卫生健康委办公厅 . 血管导管相关感染预防与控制指南 (2021 版)[J]. 传染病信息 , 2021(004): 34.

4. 成芳，傅麒宁，何佩仪，等 . 输液导管相关静脉血栓形成防治中国专家共识 (2020 版)[J]. 中国实用外科杂志 , 2020.V.40(04): 22-28.

（李　硕）

第四节　经中心静脉血管通路装置（CVAD）采血技术

【操作流程】

经中心静脉血管通路装置（CVAD）采血技术操作流程见表 3-14-3。

表 3-14-3　经中心静脉血管通路装置（CVAD）采血技术操作步骤与内容

操作步骤	内容
准备	洗手，戴口罩。
	着装符合要求，仪表大方，举止端庄，语言亲切，态度和蔼。
	用物：试管，化验标签，乳胶手套，75% 医用乙醇棉片，5ml、10ml、20ml 注射器，0.9% 氯化钠注射液，输液接头，治疗巾。治疗车下层：污物桶、利器盒。
评估	评估操作环境：环境清洁，温湿度适宜。
	评估患者病情、意识状态、营养状况、心理状态、配合程度和过敏史（根据患者情况口述汇报）。

操作步骤	内容
核对	携用物至患者床旁，使用标准化核对流程，告知操作目的、注意事项，取得配合。
导管评估	评估患者中心静脉导管装置情况；评估穿刺点局部和敷料情况，查看贴膜更换时间、置管时间。
停止输液	协助患者取合适体位，戴乳胶手套，铺治疗巾。
	取用 1 支 10ml 注射器抽取 0.9% 氯化钠注射液 10ml，1 支 20ml 注射器抽取 0.9% 氯化钠注射液 20ml（控制入量者 10ml）预充输液接头，停止该导管所有管腔的输液，取下输液接头。
消毒接口	用 75% 医用乙醇棉片消毒厄氏接头横截面及螺旋面，时间大于 15 秒。抽回血，脉冲式冲管，抽 3 ~ 4ml 血液，（夹闭导管夹）取下注射器弃去。
再次核对、采血	再次核对，打开导管夹，用新注射器抽取需要血量，（夹闭导管夹）将血液注入试管。抗凝试管呈 180° 轻轻摇动 5 ~ 8 次（需要抗凝剂的血标本应将血液与抗凝剂混匀；取血清标本时避免振荡，防止红细胞破坏；采血培养标本时，应轻轻摇匀）。
再次消毒厄氏接头	用 75% 医用乙醇棉片消毒厄氏接头横截面及螺旋面，时间大于 15 秒。安装输液接头，0.9% 氯化钠注射液 20ml 脉冲式冲管，正压封管。需继续输液者连接输液器。
再次核对	再次核对患者和试管信息。
脱手套	撤治疗巾，脱手套。
洗手	协助患者取舒适体位，整理床单位。洗手。
整理用物	回治疗室整理用物，洗手，临时医嘱签字（结合临床）。

【注意事项】

1. 严格无菌技术操作。

2. 评估导管固定情况，是否通畅，禁止暴力冲管。

3. 厄氏接头消毒时间不少于 15 秒。

4. 严格执行标准化脉冲式冲管，正压封管技术操作。

5. 只有当导管被怀疑是感染源时，才使用 CVAD 抽血培养。同时从外周静脉抽取一组血培养，以确认导管相关血流感染诊断，并在使用抗生素之前获取血液进行培养。

6. 在从 CVAD 获得血液样本之前，拆下输液接头。

7. 推注 – 抽吸法（即混合法）在成人和儿科患者中可获得具有临床意义的实验数值，同时减少血量浪费和端口操作次数。包括全血细胞计数、电解质、肝肾功能和葡萄糖、凝血象、血气、C 反应蛋白等。连接注射器，抽吸 4 ~ 6ml 血液，然后推注回导管内，抽吸 / 推回重复进行 4 次。

8. 对于丢弃量的研究是有限的，范围从 2 ~ 25ml 不等。数量差异较大可能与 CVAD 的内部容量、丢弃前是否用 0.9% 氯化钠注射液冲洗以及所需的具体检验测试有关。凝血研究需要最大的丢弃量才能产生准确的结果。这个体积丢弃量可能会导致医院获得性贫血。

9. 不要常规使用输注肠外营养（PN）的 CVAD 进行采血，因为这是引起 CABSI 的严重危险因素。

【并发症及处理】

1. 导管堵塞　同前。

2. 导管相关性感染　同前。

【制度与依据】

1. 中华人民共和国卫生行业标准 .WS/T433–2013：静脉治疗护理技术操作规范 [S]. 北京：国家卫生健康委员会 ,2013.

2.Gorski L A, Hadaway L, Hagle M E, et al.Infusion therapy standards of practice, 8th edition[J].Infus

Nurs, 2021, 44(lS Suppl 1): S1–S224.[输液治疗实践标准 INS 指南 (2021 版)].

3. 中华护理学会静脉输液治疗专业委员会 . 临床静脉导管维护操作专家共识 [J]. 中华护理杂志，2019, 54（9）：9.

4. 国家卫生健康委办公厅 . 血管导管相关感染预防与控制指南 (2021 版)[J]. 传染病信息，2021(004)：34.

（李 静）

第五节 中心静脉导管堵管溶栓技术

【名词定义】

中心静脉导管堵管 即导管堵塞，指血管内置管导管部分或完全堵塞，出现输液速度减慢或停止、输液泵堵塞报警频繁、导管抽吸和（或）注射阻力增大、穿刺部位漏液或疼痛，致使液体或药液的输注受阻或受限。分为机械性堵塞、药物性堵塞和血栓性堵塞。根据堵塞程度分为完全性堵塞和不完全性堵塞。根据堵塞原因可分为血栓性导管堵塞和非血栓性导管堵塞，后者又可分为机械性堵塞、药物性堵塞。

【适应证】

血管内置管导管部分或完全堵塞。

【禁忌证】

导管破裂患者。

【目的】

使用溶栓剂采用负压技术或推注法溶解导管内血栓，恢复导管通畅。

【操作流程】

中心静脉导管堵管溶栓技术操作流程见表 3–14–4。

表 3–14–4 中心静脉导管堵管溶栓技术操作步骤与内容

操作步骤	内容
准备	洗手、戴口罩。
	衣帽整洁，符合要求，仪表大方，举止端庄，语言亲切，态度和蔼。
	用物：5000 ～ 10 000U/ml 尿激酶、75% 乙醇棉片、10ml 注射器、0.9% 氯化钠注射液、肝素 0.9% 氯化钠注射液 10U/ml、输液接头、治疗巾、医疗废物桶、利器盒、乳胶手套。
评估	评估操作环境：环境清洁，温湿度适宜。
	评估患者病情、意识状态、营养状况、心理状态、配合程度和过敏史（根据患者情况口述汇报）。
	告知操作目的、注意事项，取得配合。
	评估患者中心静脉导管固定情况；评估穿刺点局部和敷料情况，查看贴膜更换时间、置管时间，确认导管的容量（BARD 4F PICC 导管 0.49ml）。
暂停输液	停止该导管输液（有夹子应先夹闭导管）。
溶管	不完全性堵管：用乙醇棉片消毒输液接头时间大于 15 秒，将稀释的尿激酶注入 1 ～ 2ml。
	完全性堵管：去除输液接头，用乙醇棉片消毒厄氏接头时间大于 15 秒，抽取稀释好的尿激酶 2 ～ 3ml，连接厄氏接头，反复负压抽吸回弹多次，靠负压作用溶解，如抽出回血则回抽 2 ～ 3ml 弃去（如果未抽出回血可停留 1 小时后继续反复回弹，多次尝试仍未通，应告知主管医生，严禁用力推注）。
溶解成功	导管溶解成功用乙醇棉片消毒厄氏接头时间大于 15 秒，10ml 0.9% 氯化钠注射液预充输液接头，进行脉冲式冲管。如需输液直接连接输液器，若不输液抽取 5ml 肝素 0.9% 氯化钠注射液正压封管。

续表

操作步骤	内容
密切观察	观察患者反应，撤去治疗巾、脱手套。
整理	协助患者取舒适体位，整理用物。洗手。
签字	临时医嘱签字（结合临床）。
健康宣教	健康宣教，观察导管固定情况，注意保护敷贴，正确肢体活动。

【注意事项】

1. 评估导管固定情况，注意预防脱管。

2. 评估导管是否通畅，禁忌暴力冲管。

3. 接头消毒：厄氏接头消毒时间不少于 15 秒。

4. 避免溶管药物进入血管内，溶管时禁忌冲管，避免栓子进入体内。

【并发症及处理】

1. 导管脱出

（1）原因：导管固定不牢，敷贴松动，溶管时牵拉导管。

（2）临床表现：导管脱出体外及导管部分脱出体外。

（3）预防：避免牵拉导管，保护固定敷贴。

（4）处理：①导管脱出体外切勿重新送入体内。②查看导管置管记录，置管时导管尖端位置，根据导管脱出的长度决定导管去留。导管未脱出上腔或下腔静脉，修剪导管；导管脱出上腔或下腔静脉时，需先评估再需要使用时间、药物性质、治疗方案，再决定是否拔除导管。③导管脱出上腔或下腔静脉，评估需要拔除导管。如治疗需要，遵医嘱给予重新建立中心静脉血管通路装置。

2. 导管堵塞　同前。

3. 导管相关性感染　同前。

4. 导管破裂、断裂　同前。

5. 栓塞　同前。

【制度与依据】

1. 中华人民共和国卫生行业标准 .WS/T433–2013: 静脉治疗护理技术操作规范 [S]. 北京：国家卫生健康委员会，2013.

2.Gorski L A, Hadaway L, Hagle M E, et al.Infusion therapy standards of practice, 8th edition[J].Infus Nurs, 2021, 44(lS Suppl 1): S1–S224.[输液治疗实践标准 INS 指南 (2021 版)].

3. 中华护理学会静脉输液治疗专业委员会 . 临床静脉导管维护操作专家共识 [J]. 中华护理杂志，2019, 54（9）: 9.

4. 国家卫生健康委办公厅 . 血管导管相关感染预防与控制指南 (2021 版)[J]. 传染病信息 , 2021(004): 34.

（李　硕）

第六节　中心静脉导管移除技术

【适应证】

1. 当 CVC 留置时间＞ 7 天，或输液治疗终止，或护理计划中不再包含需要留置 CVC 的项目时，应予以移除。当 CVC 留置时间＞ 7 天 时，CRBSI 的发生率会明显提高，应行计划性移除导管。

2. 如果导管功能已经丧失，不能继续使用，需要移除。使用 PICC 输液治疗终止，或导管留置一年的患者，需移除导管。

3. 如果导管尖端位置存在异常（如不在上腔静脉或下腔静脉），并且患者使用刺激性药物、输注溶液渗透压＞ 900mmol/L 或 pH ＜ 5 或 pH ＞ 9 时，需要移除导管，重新置管。

4. 有未能解决的并发症，如渗出或外渗、导管破裂及严重感染等。

【禁忌证】

导管相关性血栓急性期，应慎重移除导管。

【目的】

及时安全移除不需要的中心静脉导管，以减少导管并发症，确保患者安全。

【操作流程】

中心静脉导管移除技术操作流程见表 3-14-5。

表 3-14-5　中心静脉导管移除技术操作步骤与内容

操作步骤	内容
准备	着装符合要求，个人防护规范。
	用物准备：换药包（无菌手套、无菌纱布、乙醇棉片、碘伏和乙醇棉棒、透明敷贴），6cm×7cm 透明敷贴，检查一次性物品的质量及有效期。
	洗手、戴口罩。
评估	评估患者病情、意识状态、营养状况、心理状态、配合程度和过敏史（根据患者情况口述汇报）。
	评估操作环境：环境清洁、温湿度适宜。
核对患者	携用物至患者床旁，使用标准化核对流程。
	告知操作目的、注意事项，以取得配合。
评估导管情况，取合适体位	评估患者 PICC 导管固定情况；评估穿刺点局部和敷料情况，查看贴膜更换时间、置管时间、导管置入长度。
	协助患者取仰卧位或头低脚高位（早产儿不宜此体位），使置入部位低于心脏水平。
去除贴膜	手消毒、打开无菌用物，铺无菌治疗巾。
	0° 角或 180° 角自下而上去除敷贴，去除思乐扣，观察穿刺点情况。观察穿刺点处有无渗血、渗液、红肿。
皮肤及导管消毒	手消毒，戴无菌手套，左肘部支撑，左手持纱布覆盖输液接头向上提起导管，右手持乙醇棉棒去脂消毒皮肤 3 遍（避开导管及穿刺点 1cm 顺 - 逆 - 顺），待干，碘伏棉棒按压穿刺点＞ 5 秒，消毒导管至固定翼上＞ 1cm，翻转棉棒及导管同法消毒。以穿刺点为中心消毒皮肤 3 遍（顺 - 逆 - 顺），待干。皮肤消毒范围：以穿刺点为中心上下 15cm，两侧到臂缘。
	有缝线固定者用无菌刀片或 20ml 注射器针头拆除缝线。
再次核对	再次核对，确定移除导管。
拔出导管	用右手拇指及示指捏持导管，适度用力缓慢向外拔出：每次向外拔出 1 ～ 2cm 后，将两指前移至靠近穿刺点的导管处，再向外拔，如果遇到阻力，不可强行拔除。
	在导管即将完全拔出前（导管剩余体内 5cm），嘱患者深吸气后屏住呼吸下用力做呼气动作 10 ～ 15 秒（Valsalva 动作），缓慢拔出导管。导管完全拔出后立即用无菌纱布覆盖住穿刺点压迫止血（5 ～ 10 分钟）。同时嘱患者正常呼吸。
	检查导管完整性，与患者或家属共同查看。
覆盖穿刺点	用 6cm×7cm 透明敷贴密闭穿刺点至少 24 小时。
	移除导管后，患者保持平卧 30 分钟。
整理	脱手套，整理用物，洗手，临时医嘱签字。

【注意事项】

1. 将患者置于平卧或头低脚高位（早产儿不宜取此体位），使置入部位低于心脏水平。

2. 指导患者在导管拔除过程中在适当的时间点进行 Valsalva 动作。心功能障碍、青光眼和视网膜病变的患者不宜做该动作，可以取头低脚高位或左侧卧位，让患者屏住呼吸，移除后再呼气。

3. 拔管后，无菌纱布垫压迫穿刺部位正上方 5 ～ 10 分钟，直到压迫止住出血。

4. 密闭性敷料覆盖穿刺部位至少 24 小时。封闭皮肤与穿刺静脉的通道，降低空气栓塞的风险。

5. 告知患者移除导管后保持平卧或半卧位 30 分钟。

6. 检查导管的完整性，如果怀疑体内有断管，立即通知导管置管者处理。

7. 移除导管时如果遇到阻力，不要强行移除 CVAD，以防止血管撕裂、导管断裂的发生。发现导管体内断裂，应立即联系静脉治疗专家团队处理，以减少感染、血栓和导管迁移的风险。

8. 导管拔出后，再按压穿刺点，可以降低导管尖端纤维蛋白鞘、附壁血栓脱落血管内，引起肺栓塞的风险。

【并发症及处理】

1. 拔管困难

（1）原因：① 导管外纤维蛋白鞘形成，牢固包裹导管。②患者精神紧张，血管痉挛。③血管细小、弹性差，导管 / 血管比率＞ 45%。④置管后有静脉炎发生史。

（2）临床表现：拔管时有阻力，不易拔出。

（3）预防：使用超声识别和评估合适的置管血管，超声引导穿刺，导管 / 血管比率＜ 45%。与患者充分沟通，缓解其焦虑情绪。

（4）处理：局部热敷，稳定情绪，避免暴力拔管，以免折断。必要时血管切开取管，或进行介入治疗（血管捕获器）。

2. 导管破裂、断裂　同前。

3. 空气栓塞

（1）原因：①在连接或启动输液之前，未排尽给药装置（如静脉给药装置、注射器、输液接头、延长管、三通装置以及任何附加装置）中的空气。② 患者和（或）照护者断开或重新连接任何静脉给药装置或输液接头。③导管被剪刀、止血钳、针头等锐器损伤。④在导管移除时，空气通过完整的皮肤 – 血管通道和纤维蛋白鞘进入血管内。

（2）临床表现：可出现心肺和神经体征和症状，患者突然呼吸困难、大口喘气、持续咳嗽、呼吸暂停、胸痛、低血压、心率加快、气喘、呼吸急促、精神状态改变、语速改变、样貌变化、麻痹、瘫痪等。

（3）预防：① 预充所有给药装置，排出空气。②在 VAD 移除期间和之后使用特定的体位和空气闭塞技术。③使用螺纹接口连接预防空气栓塞的安全设备，如自动排气输液器和带有空气传感器的输液泵。④不要将未排气的给药装置与液体相连。 ⑤在更改给药装置、输液接头前，确保 VAD 已夹闭。⑥实施预防措施，以防止空气栓塞。包括但不限于： a. 移除导管时将患者置于平卧或头低脚高位，（早产儿不宜此体位），使置入部位低于心脏水平。b. 指导患者在导管拔除过程中在适当的时间点进行 Valsalva 动作（深吸气后屏住呼吸下用力做呼气动作 10 ～ 15 秒）。心功能障碍、青光眼和视网膜病变的患者不宜做该动作，则采用头低脚高位或左侧卧位，让患者屏住呼吸，移除后再呼气。c. 拔管后，无菌纱布垫压迫穿刺部位正上方，5 ～ 10 分钟，直到压迫止住出血。 d. 密闭性敷料覆盖穿刺部位至少 24 小时。封闭皮肤与穿刺静脉的通道，降低空气栓塞的风险。e. 告知患者移除导管后保持平卧或半卧位 30 分钟。

（4）处理：①立即采取措施防止更多的空气进入血流：关闭现有导管，如已移除，则可以使用透明敷料或棉片覆盖穿刺部位。②患者取左侧头低脚高位或左侧卧位，将空气局限于右心室下部。③保持安静，及时通知医生。④开放静脉通路，遵医嘱药物治疗。⑤立即给予吸氧，调节氧流量 4 ～ 6L/min，条件允许情况下吸入 100% 的氧气，保持呼吸道通畅，必要时建立人工气道，应用呼吸机辅助呼吸。⑥做好心理护理，减轻患者的焦虑与恐惧，采取措施缓解患者疼痛。

【制度与依据】

1. 中华人民共和国卫生行业标准 .WS/T433-2013: 静脉治疗护理技术操作规范 [S]. 北京：国家卫生健康委员会，2013.

2.Gorski L A, Hadaway L, Hagle M E, et al.Infusion therapy standards of practice, 8th edition[J].Infus Nurs, 2021, 44(lS Suppl 1): S1-S224.[输液治疗实践标准 INS 指南 (2021 版)].

3. 中华护理学会静脉输液治疗专业委员会 . 临床静脉导管维护操作专家共识 [J]. 中华护理杂志，2019, 54(9): 9.

（卢　路）

第七节　中心静脉导管尖端培养技术

【名词定义】

1. 血管导管相关感染（vessel catheter associated infection，简称 VCAI）　留置血管导管期间及拔除血管导管后 48 小时内发生的原发性且与其他部位感染无关的感染。包括血管导管相关局部感染和血流感染。

2. 导管相关血流感染（CABSI）　鉴于国际上导管相关血流感染（CR-BSI）和中心导管相关血流感染（CLABSI）的定义、结果报告和应用的差异，术语导管相关血流感染（CABSI）指来自外周静脉导管（PIVCs）和（或）中央血管通路装置（CVADs）的血流感染（BSI）。

3. 导管相关血流感染（CR-BSI）　更准确地确认导管为感染源的公认诊断标准。如果从血液培养中和导管尖端培养中分离出相同的微生物，并且从导管尖端分离的微生物数量大于 15 个菌落形成单位（CFU），则可以诊断。或者参考报阳时间差（DTP）：外周静脉血和导管管腔内血培养结果为同一种微生物，且在导管血中提前 2 小时检测到该微生物（即培养时间短 2 小时）。

4. 中心导管相关性血流感染（CLABSI）　这是通常用作报告的监测术语，并不是诊断标准。CLABSI 是原发性 BSI，患者在 BSI 发展前 48 小时内带有中心静脉导管，且与其他部位的感染无关。但是，由于一些 BSI 是继发于中心静脉导管以外的来源（例如胰腺炎、黏膜炎），并且不易被识别，因此 CLABSI 的监测定义可能会高估 CR-BSI 的真实发病率。

【适应证】

怀疑患者出现导管相关血流感染。

【目的】

正确采集导管尖端标本，协助诊断导管相关血流感染。

【操作流程】

中心静脉导管尖端培养技术操作流程见表 3-14-6。

表 3-14-6　中心静脉导管尖端培养技术操作步骤与内容

操作步骤	内容
准备	洗手、戴口罩。
	衣帽整洁，符合要求，仪表大方，举止端庄，语言亲切，态度和蔼。
	用物：换药包（无菌手套 2 付、无菌纱布、乙醇棉片、碘伏和乙醇棉棒、敷贴），无菌剪刀，无菌容器，无菌镊子。

操作步骤	内容
评估	评估患者病情、意识状态、营养状况、心理状态、配合程度和过敏史（根据患者情况口述汇报）。
	评估操作环境：环境清洁、温湿度适宜。
核对患者	携用物至患者床旁，使用标准化核对流程。
	告知操作目的、注意事项，以取得配合。
评估导管情况，取合适体位	评估患者 PICC 导管固定情况；评估穿刺点局部和敷料情况，查看贴膜更换时间、置管时间、导管置入长度。
	协助患者取仰卧位或头低脚高位（早产儿不宜此体位），使置入部位低于心脏水平。
去除贴膜	手消毒，打开无菌用物，铺无菌治疗巾。
	0°角或180°角自下而上去除敷贴，去除思乐扣，观察穿刺点情况。观察穿刺点处有无渗血、渗液、红肿。
皮肤及导管消毒	手消毒，戴无菌手套，左肘部支撑，左手持纱布覆盖输液接头向上提起导管，右手持乙醇棉棒去脂消毒皮肤 3 遍（避开导管及穿刺点 1cm，顺 – 逆 – 顺），待干，碘伏棉棒按压穿刺点 > 5 秒，消毒导管至固定翼上 > 1cm，翻转棉棒及导管同法消毒。以穿刺点为中心消毒皮肤 3 遍（顺 – 逆 – 顺），待干。皮肤消毒范围：以穿刺点为中心上下 15cm，两侧到臂缘。
	有缝线固定者用无菌刀片或 20ml 注射器针头拆除缝线。
再次核对	再次核对，确定移除导管。
拔出导管	用右手拇指及示指捏持导管，适度用力缓慢向外拔出：每次向外拔出 1 ~ 2cm 后，将两指前移至靠近穿刺点的导管处，再向外拔，如果遇到阻力，不可强行拔除。
	在导管即将完全拔出前（导管剩余体内 5cm），嘱患者行 Valsalva 动作（深吸气后屏住呼吸下用力做呼气动作 10 ~ 15 秒），缓慢拔出导管。导管完全拔出后立即用无菌纱布覆盖住穿刺点压迫止血（5 ~ 10 分钟）。同时嘱患者正常呼吸。
留取导管尖端	无菌非接触技术（ANTT）检查导管完整性，助手打开无菌容器，导管垂直于容器上方，用无菌剪刀剪下尖端至少 5cm，立即盖上容器，核对粘贴标签，及时送检。
覆盖穿刺点	用 6cm × 7cm 透明敷贴密闭穿刺点至少 24 小时；患者保持平卧 30 分钟。
整理用物	脱手套，整理用物，洗手，临时医嘱签字。
宣教	告知注意事项。

【注意事项】

1 ~ 8. 参见"中心静脉导管移除技术"。

9. 导管移除后，不常规对 VAD 尖端进行培养，除非怀疑患者患有 CABSI。可能检测出假阳性导管定植，导致抗感染药物不适当使用，增加出现抗菌药物耐药性的风险。应了解导管尖端培养是用于识别管腔外壁上的微生物，而不是位于管腔内壁上的微生物。

10. 如果怀疑出现 CABSI，为了明确诊断 CR–BSI，在开始抗菌治疗之前，分别从导管内和外周静脉中抽取血液样本进行培养。如果出现败血症的临床表现，同时没有其他感染源且具备以下条件之一，则可能诊断为 CR–BSI：① VAD 尖端培养结果：与外周血分离出相同的微生物，阳性半定量 > 15 个菌落形成单位（CFU）或定量 ≥ 10^3 CFU。②同时定量血液培养，比例 ≥ 3 ：1（CVAD 血和外周血）。③ CVAD 血培养比外周血培养阳性出现时间提前 2 小时。

11.导管血培养应将从 CVAD 抽出的初始血样送血培养，无需丢弃。评估是否使用抗菌 CVAD 封管液，这可能会干扰培养结果。

【并发症及处理】

1.拔管困难　同前。

2.导管破裂、断裂　同前。

3.空气栓塞　同前。

【制度与依据】

1.中华人民共和国卫生行业标准 .WS/T433–2013: 静脉治疗护理技术操作规范 [S]. 北京：国家卫生健康委员会 , 2013.

2.Gorski L A, Hadaway L, Hagle M E, et al.Infusion therapy standards of practice, 8th edition[J].Infus Nurs, 2021, 44(lS Suppl 1): S1–S224.[输液治疗实践标准 INS 指南 (2021 版)].

3.中华护理学会静脉输液治疗专业委员会 . 临床静脉导管维护操作专家共识 [J]. 中华护理杂志 , 2019, 54(9): 9.

4.国家卫生健康委办公厅 . 血管导管相关感染预防与控制指南 (2021 版)[J]. 传染病信息 , 2021(004): 34.

（卢　路）

第八节　超声引导结合 ECG 定位输液港植入技术

【适应证】

同 PICC 置管技术。

【禁忌证】

同 PICC 置管技术。

【目的】

1.保护血管，避免反复穿刺对血管的损伤，减轻患者痛苦。

2.提高患者生活质量，增加舒适度。

3.由于输液港完全埋于皮下组织，感染率降低。

【操作流程】

超声引导结合 ECG 定位输液港植入技术操作流程见表 3–14–7。

表 3-14-7　超声引导结合 ECG 定位输液港植入技术操作步骤与内容

操作步骤	内容
准备	洗手、戴口罩。
	衣帽整洁，符合要求，仪表大方，举止端庄，语言亲切，态度和蔼。
	用物：输液港 1 套、一次性穿刺包 1 套（无菌手套 2 付、无菌剪刀一把、无菌治疗巾、敷贴、胶布）、输液接头、20ml 注射器 1 支、10ml 注射器 2 支、1ml 注射器 1 支、250ml 0.9% 氯化钠注射液 1 袋、2% 利多卡因 2 支、75% 乙醇、碘伏溶液、超声 1 台、心电监护仪 1 台、电极片 3 个、耦合剂 1 袋。
查对解释评估	查对患者、医嘱执行单。
	解释操作目的，取得配合，签署知情同意书。
	评估身体状况，白细胞、血小板、出凝血是否正常，局部皮肤组织及血管情况等；评估有无穿刺禁忌证。
	询问是否大小便。

操作步骤	内容
穿刺、定位	核对患者，询问是否开始，协助患者取平卧位。
	安装心电仪，选择Ⅱ导联。B超评估穿刺血管并在预期穿刺部位及底座放置部位，做好标识。
	患者去枕平卧位，头偏向对侧。铺治疗巾、穿刺侧手臂外展90°，从穿刺点沿静脉走向至右胸锁关节内缘，反折至第三肋间；测臂围：于肘横纹上10cm处，测量对侧臂围。
	手消毒，打开穿刺包，戴无菌手套，消毒，建立无菌区： 1. 按照无菌原则以穿刺点为中心，上至耳后、下口唇线，两侧至颈、颈项交界及锁骨上窝、至腋前线，下至两乳头连线。75%乙醇消毒皮肤，顺序为顺－逆－顺，3遍，待干。同法洗必泰消毒皮肤3遍，待干；脱手套、手消，穿隔离衣，戴手套。 2. 建立最大化无菌屏障：铺治疗巾、大单、洞巾。
	助手协助打开输液港导管及中心静脉套件，注射器抽吸0.9%氯化钠注射液及利多卡因盐水预冲，浸润导管、港座、输液接头。
	探头涂抹超声耦合剂，套无菌保护套。
	再次确定穿刺血管，穿刺处局部麻醉。针尖斜面朝上，嘱患者深吸气后屏住呼吸。穿刺血管。递送导丝，将穿刺针连同导丝放平，递送导丝至外露5～10cm，将超声探头和穿刺针分离。撤穿刺针，嘱患者自由呼吸，扩皮。放置微插管鞘，将微插管鞘沿着血管走行方向缓慢推进，使插管鞘完全进入血管。嘱患者深吸气后屏住呼吸，左手按压穿刺处血管，撤出导丝，将扩张器和导丝一起拔出，检查导丝的完整性。置入PICC导管；将导管缓慢送入静脉，至所需长度。退出穿刺鞘，嘱患者自由呼吸：①当导管置入预计长度时；②指压穿刺鞘端静脉稳定导管，从静脉内退出穿刺鞘（保持鞘的完整性）；③ECG定位，匀速推注0.9%氯化钠注射液并观察P波。通过胸片确定导管尖端位置。
缝合	建立皮囊，建立皮下隧道，导管引出隧道出口，连接底座，抽回血确认，缝合刀口。
固定、包扎	清洁穿刺点、刀口及周围皮肤，在穿刺点、刀口上放置纱布压迫止血，撤去洞巾，覆盖透明贴膜，必要时用弹力绷带加压包扎。标明手术的日期。
整理	再次核对，协助取舒适卧位，整理床单位。
宣教及记录	询问患者感觉，告知注意事项；正确处理用物。洗手。签署执行单、置管维护记录，粘贴条形码。

【注意事项】

1.穿刺输液港时，评估患者对于疼痛管理的需求和偏好。

2.若患者有输液港，除非禁忌使用，应优先选择输液港作为静脉输液途径，而不是重新置入额外的VAD。

3.在穿刺输液港的过程中，应采用无菌非触摸技术（ANTT）。

4.选择符合治疗方案的最小规格的无损伤针进行输液港的穿刺，无损伤针针尖斜面宜与输液港港座出口呈反方向，使其冲管效果最佳。

5.使用透明敷料，覆盖无损伤针和穿刺部位。至少每7天更换一次透明敷料；如果需要纱布覆敷料每2天更换一次敷料。当纱布在透明敷料下仅用于支撑针翼时，不会遮挡穿刺部位，且完整性不会受到损害（例如，没有明显的污垢，渗血、渗液），至少每7天更换一次透明敷料。

6.按时维护。术后24～48小时首次维护；之后5～7天再次维护，10～14天拆线；伤口完全闭合后方可淋浴。间歇期4周维护一次，无损伤针拔针后密闭覆盖至少24小时。

7.勤观察。观察敷贴情况，敷贴出现松动、卷边及时更换；刀口及港针穿刺点出现红、肿、热、痛或渗

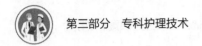

血、渗液时及时来院就诊。

8. 正常活动。输液时勿大幅度活动（如扩胸运动、单杠、双杠），防止无损伤针头脱出港座，引起药物外渗。

9. 术后 1 周内尽量平卧或健侧卧位；带港期间不可用力重击港座部位，不背双肩包；穿刺侧肢体出现肿胀、疼痛等不适及时就诊。

10. 禁止使用 10ml 以下注射器冲封管，严禁高压注射，防导管破裂（耐高压除外）。输全血、血浆、脂肪乳等黏稠液体时及时冲管可防止堵管。

【并发症及处理】

1. 空气栓塞　同前。

2. 导管相关性感染　同前。

3. 导管破裂、断裂　同前。

4. 导管相关血栓形成　同前。

5. 神经损伤　同前。

6. 导管、导丝栓塞　同前。

7. 导管堵塞　同前。

8. 导管异位　同前。

【制度与依据】

1. 中华人民共和国卫生行业标准 .WS/T433–2013: 静脉治疗护理技术操作规范 [S]. 北京：国家卫生健康委员会 , 2013.

2.Gorski L A, Hadaway L, Hagle M E, et al.Infusion therapy standards of practice，8th edition[J].Infus Nurs, 2021, 44(lS Suppl 1): S1–S224.[输液治疗实践标准 INS 指南 (2021 版)].

3. 中华护理学会静脉输液治疗专业委员会 . 临床静脉导管维护操作专家共识 [J]. 中华护理杂志 , 2019, 54(9): 9.

4. 国家卫生健康委办公厅 . 血管导管相关感染预防与控制指南 (2021 版)[J]. 传染病信息 , 2021(004): 34.

5. 成芳，傅麒宁，何佩仪，等 . 输液导管相关静脉血栓形成防治中国专家共识 (2020 版)[J]. 中国实用外科杂志 , 2020.V.40(04): 22–28.

（胡桂菊）

第九节　植入式输液港维护技术

【适应证】

治疗期间无菌透明敷料及无损伤针至少每 7 天更换一次；无菌纱布敷料至少每 2 天更换一次；敷料完整性受潮、松动或有可见的污渍，或在敷料下发现潮湿、渗液或血液时应立即进行穿刺部位的护理。

【禁忌证】

患者输液港港座囊袋感染时，避免做港座穿刺冲管维护。

【目的】

规范临床静脉导管维护操作，减少导管相关并发症，延长导管使用寿命，降低医疗费用。

【操作流程】

植入式输液港维护技术操作流程见表 3–14–8。

表 3-14-8　植入式输液港维护技术操作步骤与内容

操作步骤	内容
准备	洗手、戴口罩。
	衣帽整洁，符合要求，仪表大方，举止端庄，语言亲切，态度和蔼。
	用物：敷料包［无菌手套、无菌纱布、乙醇棉片、聚维酮碘（碘伏）和乙醇棉棒、透明敷贴］、输液接头、10ml 注射器 1 支、20ml 注射器 1 支、无损伤针、75% 乙醇、无菌棉签、0.9% 氯化钠注射液。
评估	评估患者病情、意识状态、营养状况、心理状态、配合程度和过敏史（根据患者情况口述汇报）。
	评估操作环境：环境清洁，温湿度适宜。
核对	携用物至患者床旁，使用标准化核对流程。
取得配合	告知操作目的、注意事项，以取得配合。
评估	评估患者输液港底座处皮肤情况。
手卫生	协助取合适体位。消毒双手，打开敷料包。
戴手套	戴无菌手套，用 20ml 0.9% 氯化钠注射液预充输液接头和无损伤针，排净管内空气，10ml 注射器抽 100U/ml 肝素盐水 5ml。
皮肤消毒	铺无菌巾，皮肤消毒，用 75% 乙醇以静脉输液港港座为中心，向外以螺旋方式清洁脱脂 3 遍，再用有效碘浓度 1% 的聚维酮碘消毒 3 遍，消毒范围大于 15cm。
穿刺港针	更换无菌手套，左手触摸静脉输液港注射座的位置，拇指与示指、中指固定输液港港体，确定此三指的中点即为穿刺点，右手持无损伤针自港体中心处垂直刺入港体外皮肤，经硅胶隔膜，直至港体底部。
贴无菌敷料	（患者需要留置港针输液时）在无损伤针翼下垫无菌纱布，防止皮肤压痕及穿刺针移动。无损伤针穿刺点上方勿用纱布覆盖，以免影响对穿刺点局部的观察；使用透明敷料覆盖无损伤针，注明维护日期、时间、操作者姓名。
拔港针	（患者不需要留置港针输液时）用左手拇指、示指固定港体，右手持无损伤针，从港体中垂直向上拔除针头，无菌小纱布按压穿刺点 3 ～ 5 分钟，然后无菌透明敷贴密闭覆盖穿刺点 24 小时。
整理	脱手套，洗手，按污物分类整理用物。
宣教与记录	告知注意事项，详细记录输液港维护日期及时间。

【注意事项】

1. 了解输液港植入侧的肢体活动情况，有无疼痛等。

2. 检查输液港周围皮肤有无压痛、肿胀、血肿、感染、浆液脓肿等。

3. 观察隧道情况，同侧胸部、颈部静脉及四肢有无肿胀。

4. 根据治疗计划，选择型号和长度合适的无损伤针。无损伤针针尖斜面宜与输液港港座出口反方向，使其冲管效果最佳。

5. 在穿刺输液港的过程中，应采用无菌非触摸技术（ANTT）。

6. 使用透明敷料覆盖无损伤针和穿刺部位。至少每 7 天更换一次透明敷料；如果需要纱布覆敷料每 2 天更换一次敷料 。当纱布在透明敷料下仅用于支撑针翼时，不会遮挡穿刺部位，且完整性不会受到损害（例如，没有明显的污垢、渗血、渗液），至少每 7 天更换一次透明敷料。无菌透明敷贴密闭覆盖穿刺点 24 小时。

7. 勤观察。观察敷贴情况，敷贴出现松动、卷边及时更换；刀口及港针穿刺点出现红、肿、热、痛或渗血、渗液时及时来院就诊。

8. 正常活动。输液时勿大幅度活动（如扩胸运动，单杠、双杠运动），防止无损伤针头脱出港座，引起药物外渗。

9. 术后 1 周内尽量平卧或健侧卧位；带港期间不可用力重击港座部位，不背双肩包；穿刺侧肢体出现肿胀、疼痛等不适及时就诊。

10. 禁止使用 10ml 以下注射器冲封管，严禁高压注射，以免引起导管破裂（耐高压除外）。输全血、血浆、脂肪乳等黏稠液体时及时冲管可防止堵管。

【并发症及处理】

1. 导管堵塞　同前。

2. 导管相关性感染　同前。

3. 局部皮肤损伤　同前。

4. 导管破裂、断裂　同前。

5. 栓塞　同前。

【制度与依据】

1. 中华人民共和国卫生行业标准 .WS/T433-2013: 静脉治疗护理技术操作规范 [S]. 北京：国家卫生健康委员会 , 2013.

2.Gorski L A, Hadaway L, Hagle M E, et al.Infusion therapy standards of practice, 8th edition[J].Infus Nurs, 2021, 44(lS Suppl 1): S1-S224.9 输液治疗实践标准 INS 指南 .(2021 版).

3. 中华护理学会静脉输液治疗专业委员会 . 临床静脉导管维护操作专家共识 [J]. 中华护理杂志 , 2019, 54(9): 9.

4. 国家卫生健康委办公厅 . 血管导管相关感染预防与控制指南 (2021 版)[J]. 传染病信息 ,2021, (004): 34.

（王友焕）

第一章 SBAR 病情汇报

【名词定义】

SBAR 医护人员之间关于患者病情交流的一种标准信息传递方式。

【目的】

SBAR 方法可以确保医护人员之间传递的信息完整和准确，使医护人员之间关于患者病情的交流简单且具有针对性。

【SBAR 报告模型】

S——Situation 患者现状。包括报告者的姓名和科室、患者的床号和姓名、性别、年龄、医疗诊断等一般情况。

B——Background 患者背景。包括患者的主诉、问题的依据及分析、既往史、过敏史、治疗史、特殊检查结果、管道管理等。

A——Assessment 对患者的评估。是指患者意识、生命体征、出入量平衡评估、风险评估、异常报告值及危急值、归纳目前主要治疗、护理情况、治疗效果对比、当前的现存问题、护理计划。

R——Recommendation 建议。是指接班者需要重点关注的安全风险及意识、护理措施、护理要点及给出建议。

【制度与依据】

1. 毛可，王卫红 . SBAR 沟通模式在我国临床护理中的应用现状 [J]. 全科护理，2020, 18(27): 3624-3626.

2. 耿君，彭皓，王雪娟，等 . SBAR 标准化沟通模式在护理领域中的应用现状 [J]. 当代护士（下旬刊），2017, (06): 16-20.

（高淑红）

第二章 床边系统评估

【名词定义】

床边系统评估 检查者运用自己的感官，或借助体温表、血压计、听诊器、手电筒和叩诊锤等简单的检查器具，用视、触、叩、听等基本方法，综合运用已有的知识与技能，对受检者实施从头到脚、系统而有序的体格检查的过程。一般在问诊之后开始，必要时可边问诊边检查。

【基本检查方法】

1. 视诊（inspection） 检查者通过视觉了解受检者全身或局部状态有无异常的检查方法，包括全身和局部视诊，以及呕吐物或排泄物的观察等。

2. 触诊（palpation） 检查者通过手与被检查部位接触后的感觉，或观察受检者的反应来判断身体某部位有无异常的检查方法。因不同的目的所施加的压力不同，分浅部触诊法与深部触诊法。

（1）浅部触诊法（light palpation）：将手轻置于受检部位，利用掌指关节和腕关节的协同动作以旋转或滑动的方式轻压触摸，可触及的深度为 1～2cm。主要用于检查腹部有无压痛、抵抗感、搏动感、包块或某些肿大的脏器。

（2）深部触诊法（deep palpation）：用一手或两手重叠，由浅入深，逐步施加压力以达深部，可触及的深度多在 2cm 以上，可达 4～5cm。主要用以察觉腹腔内的病变和脏器的情况。根据检查目的与手法的不同，又将深部触诊分为以下几种：

① 深部滑行触诊法：检查时嘱受检者张口呼吸，尽量放松腹肌，可以与受检者谈话以转移其注意力，检查者以右手并拢的 2、3、4 指末端逐渐触向腹腔脏器或包块，并在其上做上、下、左、右滑动触摸。常用于腹腔深部包块和胃肠病变的检查。

② 双手触诊法：将右手并拢的 2、3、4 指平置于腹壁上，左手掌置于被检查脏器或包块的后部，向右手方向托起，这样既可起到固定脏器或包块的作用，又可使其更接近体表以配合右手触诊。多用于肝、脾、肾及腹腔肿物的触诊。

③ 深压触诊法：以右手并拢的 2～3 个手指逐渐深压腹壁被检部位达 4～5cm，以探测腹腔深在病变的部位或确定腹部压痛点，如阑尾压痛点、胆囊压痛点等。检查反跳痛，则是在手指深压的基础上稍停 2～3 秒，迅速将手抬起，同时询问受检者有无疼痛加剧或观察其面部有无痛苦表情。

3. 叩诊（percussion） 用手指叩击或手掌拍击受检部位的表面，使之振动产生音响，根据其振动和音响特点判断受检部位的脏器有无异常的检查方法。根据不同的叩诊手法和目的，可分为间接叩诊法和直接叩诊法。

（1）间接叩诊法（indirect percussion）：包括指指叩诊与捶叩诊。①指指叩诊时，检查者以左手中指第二指节紧贴叩诊部位，其余手指稍抬起，勿与体表接触。右手自然弯曲，以中指指端叩击左手中指第二指关节处或第二节指骨的远端。叩击方向与叩诊部位的体表垂直，叩诊时应以腕关节与掌指关节的活动为主，肘关节和肩关节不参与运动，叩击后右手中指立即抬起，以免影响叩诊音的辨别。叩击力量要均匀，叩击动作要灵活、短促和富有弹性。一个叩诊部位每次连续叩击 2～3 下。叩诊过程中左手中指第二指节移动时应抬起并离开皮肤，不可连同皮肤一起移动。②捶叩诊时，检查者将左手掌平置于受检部位，右手握拳后用其尺侧缘叩击左手背，观察并询问受检者有无疼痛。主要用于检查肝区或肾区有无叩击痛。

（2）直接叩诊法（direct percussion）：检查者用右手指掌面直接拍击受检部位，根据拍击的反响和指下的振动感判断病变情况。主要适用于胸部和腹部面积广泛的病变，如大量胸腔积液、腹腔积液或气胸等。

4. 听诊（auscultation）　检查者通过听取发自受检者身体各部的声音，以判断其正常与否的检查方法。听诊是体格检查的重要手段，在心、肺部检查中尤为重要。

听诊可分为直接听诊法与间接听诊法两种。

（1）直接听诊法（direct auscultation）：用耳直接贴于受检部位体表进行听诊的方法。

（2）间接听诊法（indirect auscultation）：借助听诊器进行听诊的方法。听诊器由耳件、体件和软管3部分组成。体件有钟型和膜型两种。钟型适于听取低调的声音，如二尖瓣狭窄的舒张期隆隆样杂音；膜型适于听取高调的声音，如呼吸音、心音、肠鸣音等，应用较为广泛。

5. 嗅诊（smelling）　以嗅觉判断受检者的异常气味与疾病之间关系的检查方法。嗅诊时，用手将受检者散发的气味扇向自己的鼻部，仔细判别气味的特点与性质。

【操作流程】

床边系统评估操作流程见表4-2-1。

表 4-2-1　床边系统评估操作步骤与内容

操作步骤	内容
准备	环境符合操作要求。
	着装符合要求，个人防护规范。
	物品准备： PDA、听诊器、体温枪（体温表）、血压计、手电筒、压舌板、表、纸和笔、皮肤消毒剂、疼痛评估卡、弯盘［瞳孔笔、手套、卷尺、手电筒（必要时）］，物品放置有序。
	患者准备：取舒适体位，平卧位或者半卧位。
标准化核对	标准化核对，自我介绍。向患者（清醒）或患者家属（昏迷患者）解释方法并指导配合。询问既往史、过敏史，询问患者是否大小便。
生命体征监测	监测生命体征。
精神心理评估	1. 开放式提问患者，并观察患者的全身状态，包括面容与表情、毛发、发育、意识、营养状态等。 2. 有无焦虑、紧张、抑郁状况，有无社会家庭支持（是否比平时紧张和情绪低沉）。
疼痛评估	询问并关注全身疼痛情况：如疼痛部位、性质、持续时间，用药情况。询问诱因及有无并发症状，评估疼痛评分。
神经系统评估	1. 询问视力情况，检查眼结膜有无充血，巩膜有无黄染。 2. 观察瞳孔形状、大小、双侧是否等大等圆及对光反射（必要时用手电筒）。
耳、口、鼻腔及颈部评估	1. 询问有无耳鸣，检查听力情况（用粗测法检查听力情况）；检查耳郭外形、大小、位置、对称性、有无瘢痕、有无牵拉痛等。 2. 询问有无鼻塞、鼻炎，按压鼻翼有无疼痛；检查鼻腔有无出血、充血，鼻中隔有无偏曲。 3. 询问有无义齿，口腔、咽部有无疼痛，检查口唇颜色、有无疱疹；口腔黏膜是否完整，有无义齿、白斑、溃疡、真菌感染及疼痛情况。 4. 询问咽部有无红肿疼痛；嘱患者发出"啊"的声音（压舌板）查看咽部及扁桃体有无淋巴滤泡、增生、红肿。查看咽及扁桃体情况。 5. 检查颈部淋巴结有无肿大，有无颈静脉怒张。检查甲状腺情况：观察甲状腺是否有明显突出。 6. 如有颈部静脉通路，查看刻度、固定、穿刺处有无发红，询问患者有无不适。

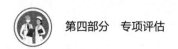

续表

操作步骤	内容
呼吸系统评估	1. 询问有无咳嗽、咳痰，痰的颜色、性质、量，能否自主咳痰，有无胸闷、气急、胸痛；评估患者是否会行深呼吸并指导配合。 2. 视诊胸廓外形（鸡胸、漏斗胸、桶状胸等）、胸部皮肤（皮疹、出血点等）以及呼吸形态是否正常。 3. 听诊顺序由肺尖开始，自上而下，分别检查前胸部、侧胸部、背部，而且要在左右、上下对称的部位进行对比。 4. 背部听诊时查看背部、骶尾部皮肤有无压痛、压疮，皮肤有无伤口、糜烂。 5. 关注吸氧方式、氧流量、SpO_2。若有胸腔引流管等，评估引流管及宣教。
心血管系统评估	1. 询问有无胸闷、心悸、心前区疼痛等情况。 2. 视诊：观察心前区有无隆起或异常搏动等。 3. 听诊心率（30秒），不规则心律听诊60秒，看表，听诊位置正确。
双上肢评估	1. 观察双上肢情况，包括活动度，双手握力，有无水肿，皮肤颜色、弹性及皮温。如有静脉通路，检查静脉通路情况。 2. 检查双手指末端毛细血管充盈情况，顺势查看手卫生。 3. 检查双上肢肌张力、肌力。
胃肠系统评估	1. 询问胃纳情况，有无恶心、呕吐、腹胀，大便情况（腹部手术患者肛门排气情况）。 2. 腹部评估顺序为视、听、触、叩，顺序正确。 3. 视诊：充分暴露全腹，查看腹部有无膨隆、静脉曲张等。观察腹部切口、引流管及敷料情况。 4. 听诊：将温暖的听诊器置于腹壁上，固定区域听诊1分钟并数肠鸣音的次数。 5. 触诊：指导患者两腿屈起分开，平静呼吸。先以温暖的全手掌置于腹部，适应片刻，用掌指关节和腕关节协同动作以旋转或滑动方式触诊，包括腹壁紧张度，腹壁肿块，压痛、反跳痛，以及脏器触诊。观察患者的反应与表情。 6. 必要时叩诊肝脏、胆囊、脾脏、移动性浊音等。
泌尿系统评估	1. 询问排尿情况（量、颜色、性状等）。 2. 观察下腹部有无局部膨隆，应注意其大小、形态、部位。 3. 查看并触摸膀胱区。叩诊、触诊手法正确。 4. 如有导尿管，检查是否固定、留置时间、通畅性、尿液情况。
双下肢评估	1. 查看患者下肢活动度及皮肤情况（有无肿胀、静脉曲张、足底压红）。 2. 评估水肿：按压胫骨前缘、外踝、内踝。 3. 检查肌力及肌张力。 4. 检查双下肢足背动脉（并拢的示指、中指和无名指指腹触摸5～10秒）搏动。 5. 若骨折患者，评估局部皮肤、石膏固定情况。
引流管评估	如患者有引流管，根据查体顺序，查看各引流管情况：颜色、性质、量，固定情况，引流管周围皮肤，引流管上有无标识（挤压引流管手法正确）等。
总结与宣教	1. 总结目前患者存在的问题，并询问有无补充。 2. 针对问题进行健康宣教包括：药物、活动、饮食、伤口、引流管知识等。 3. 针对患者特殊情况及异常体征等汇报医生。
整理	协助患者取舒适体位，整理床单位，洗手。

【操作关键点】

1. 疼痛评估　如果患者自述疼痛，要询问疼痛的性质、部位、持续时间、缓解方式或用药效果。当疼痛评分≥4分时，护士应及时报告医生，由医生决定处理措施。

2. 神经系统评估

（1）上睑结膜：检查者用示指和拇指捏住上眼睑中外1/3交界处的边缘，嘱受检者双目下视，然后轻轻向前下方牵拉，同时示指压迫睑板上缘，与拇指配合将睑缘向上捻转即可将眼睑翻开，观察结膜情况。正常睑结膜为粉红色。

（2）瞳孔：虹膜中央的孔洞，可反映中枢神经的一般功能状况，为危重患者的主要监测项目。①形状与大小：正常瞳孔圆形，双侧等大，直径一般为 2.5 ～ 4mm。②对光反射：包括直接对光反射和间接对光反射。

正常情况下，当受到光线刺激后瞳孔立即缩小，移开光源后瞳孔迅速复原。直接受到光线刺激一侧瞳孔的反应，称为直接对光反射；另一侧瞳孔也会出现同样的反应，称为间接对光反射。检查时，通常用手电筒分别照射两侧瞳孔并观察其反应。瞳孔对光反射以"敏捷""迟钝""消失"加以描述。正常人瞳孔对光反射敏捷。

3. 耳、鼻、咽喉及颈部评估

（1）粗测法测听力：在安静的室内，嘱受检者闭目静坐，并用手指堵塞一侧耳道，检查者以拇指与示指互相摩擦（或手持手表），自 1m 以外逐渐移近受检者耳部，直到其听到声音为止，测量距离。用同样方法检测另一耳听力。正常人一般约在 1m 处即可听到捻指音或机械表的滴答声。

（2）咽部与扁桃体：①检查方法：受检者取坐位，头稍后仰，张口发"啊"音，检查者用压舌板于受检者舌前 2/3 与后 1/3 交界处迅速下压，在照明的配合下，观察咽及扁桃体。正常人咽部无充血、红肿及黏液分泌增多，扁桃体不大。②扁桃体肿大：扁桃体肿大，不超过咽腭弓者为 I 度；超过咽腭弓而未达咽后壁中线者为 II 度；达到或超过咽后壁中线者为 III 度。

（3）颈静脉怒张：正常人坐位或半坐位（上身与水平面呈 45°）时，颈静脉常不显露，去枕平卧位时颈静脉可稍充盈，充盈水平仅限于锁骨上缘与下颌骨连线的下 2/3 以内；当患者坐位或半坐位时，颈静脉明显充盈，或平卧位时充盈的颈静脉超过正常水平，称为颈静脉怒张。

4. 呼吸系统评估

（1）听诊顺序：听诊时，受检者取坐位或卧位，均匀呼吸，必要时做深呼吸或咳嗽，一般由肺尖开始，按前胸、侧胸和背部的顺序进行，自上而下，左右交替逐一肋间隙进行。每个听诊部位至少听 1 ～ 2 个完整的呼吸周期。注意上下、左右对称部位进行对比。

（2）听诊声音：有正常呼吸音、异常呼吸音、啰音、语音共振和胸膜摩擦音。①正常呼吸音：支气管呼吸音、肺泡呼吸音、支气管肺泡呼吸音。②异常呼吸音：异常支气管呼吸音、异常肺泡呼吸音、异常支气管肺泡呼吸音。③啰音：呼吸音以外的附加音，正常情况下不存在。按性质不同分为湿啰音和干啰音两种类型。

5. 心血管系统评估

（1）听诊顺序：自心尖区开始，循逆时针方向按二尖瓣区、肺动脉瓣区、主动脉瓣区、主动脉瓣第二听诊区和三尖瓣区的顺序进行。

（2）二尖瓣区：位于心尖搏动最强点。心脏大小正常时，多位于第 5 肋间左锁骨中线稍内侧。一般在心尖听取心率，计数 1 分钟。正常成人心率为 60 ～ 100 次 / 分，3 岁以下儿童多在 100 次 / 分以上，老年人稍慢。

6. 四肢评估

（1）肌力分级

0 级：肌肉无任何收缩（完全瘫痪）。

1 级：肌肉可轻微收缩，但不能活动关节，仅在触摸肌肉时感觉到。

2 级：肌肉收缩可引起关节活动，但不能对抗地心引力，肢体不能抬离床面。

3 级：肢体能抬离床面，但不能对抗阻力。

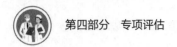

4 级：肢体能对抗阻力，但较正常差。

5 级：正常肌力。

（2）肌张力：指静止松弛状态下肌肉的紧张度。检查时患者完全放松被检肢体，通过触摸肌肉硬度以及根据关节做被动运动时的阻力作出判断。

（3）水肿分级：①轻度：水肿见于眼睑、眶下软组织、胫骨前及踝部皮下组织，指压后组织轻度凹陷，平复较快。②中度：全身疏松组织均可见明显水肿，指压后组织凹陷较深，平复缓慢。③重度：全身组织严重水肿，身体低垂部位的皮肤紧张发亮，甚至有液体渗出，可伴有胸腔、腹腔和鞘膜腔积液，外阴部可见明显水肿。

（4）足背动脉：将示指、中指和无名指末节指腹并拢，放置于足背第 1、2 趾长伸肌腱间触及有无搏动感。

7. 胃肠系统评估

（1）墨菲征（Murphy sign）阳性：以左掌平放于被检者右肋缘部位，以拇指指腹勾压于右肋缘与腹直肌外缘交界处（胆囊点），嘱受检者缓慢深吸气，吸气过程中有炎症的胆囊下移碰到用力按压的拇指时即可引起疼痛，此为胆囊触痛，若因剧烈疼痛而致吸气中止，称墨菲征阳性。

（2）麦氏点：位置是脐与右髂前上棘连线中、外 1/3 交界处。

（3）肠鸣音：肠管内气体和液体随着肠道的蠕动相互之间发生碰撞时，产生的一种断断续续的气过水声（或咕噜声），称为肠鸣音（bowel sound）。①听诊顺序：肠鸣音可在全腹任何部位被听到，以脐部最清楚。听诊时注意其频率、强度和音调。为准确评估肠鸣音的次数和性质，应在固定部位听诊至少 1 分钟，如未闻及肠鸣音，则应延续至闻及肠鸣音为止或听诊至少 5 分钟。正常肠鸣音每分钟 4 ～ 5 次，其频率、强度和音调变异较大，餐后频繁而明显，休息时稀疏而微弱。需要检查者根据经验进行判断。②异常肠鸣音：肠鸣音活跃、肠鸣音亢进、肠鸣音减弱、肠鸣音消失。

8. 泌尿系统评估

（1）膀胱区叩诊：在耻骨联合上方进行，通常以上往下，由鼓音转成浊音。

（2）肋脊角叩击：受检者取坐位或侧卧位，检查者左手掌平置于受检者肋脊角处（肾区），右手握拳以由轻到中等力量叩击左手背。正常人肋脊角处无叩击痛。肋脊角叩击痛阳性常见于肾炎、肾盂肾炎、肾结石及肾周围炎等肾脏病变。

9. 引流管评估　如患者有引流管，根据查体顺序，查看各引流管情况：颜色、性质、量，固定情况，引流管上有无标识、周围皮肤（挤压引流管手法正确）等。

【注意事项】

1. 检查环境安静、舒适并具有私密性，室温适宜，最好以自然光线为照明。

2. 检查者衣着整洁，举止端庄，态度和蔼。

3. 检查前向受检者说明自己的身份、检查的目的与要求，取得受检者的同意后，再次进行手卫生（使用手消液消毒双手或用流动水洗净双手）。

4. 检查者一般站于受检者右侧，依次暴露受检者的受检部位，注意保护受检者隐私，每个部位检查完毕即行遮挡。

5. 检查手法准确、规范，动作轻柔，检查内容全面、系统且重点突出。

6. 按照一定的顺序进行检查，以避免重复或遗漏，同时避免受检者反复调整体位。通常情况下，首先进行生命体征及一般状况检查，然后按照头部、颈部、胸部、腹部、脊柱、四肢及神经系统的顺序进行。可根据受检者的具体情况调整检查顺序。对于急危重症患者，应先进行重点检查，且边检查边抢救处理。

7. 检查过程中要手脑并用，边检查边思考，结合检查部位的组织脏器特点、相互的位置关系及可能的病理改变等，分析其正常与否及引起异常的可能病因。

8.根据病情变化，随时复查以发现新的体征，不断补充和修正检查结果，调整和完善护理诊断与相应的护理措施。

【制度与依据】

1.孙玉梅,张力立,张彩虹.健康评估[M].5版.北京:人民卫生出版社,2021.

2.万学红,卢雪峰.诊断学[M].9版.北京:人民卫生出版社,2019.

（傅国宁　秦莉莉）

第三章　疼痛评估

【名词定义】

1. 疼痛　一种与实际的或潜在的组织损伤相关的不愉快的感觉和情绪情感体验，或与此相似的经历。

2. 疼痛评估　在疼痛治疗前后及过程中，利用一定的方法测定患者的疼痛强度、类型、性质、部位等信息，为临床评判病情、制订治疗方案提供科学依据。

3. 简易评估　使用疼痛评估工具，准确评估患者的疼痛程度。

4. 综合评估　评估患者的疼痛程度、部位、性质、频率、加重或缓解因素、伴随症状等。

【评估对象】

住院患者和门急诊患者。

【目的】

1. 准确地判定患者疼痛特征，便于制订恰当的治疗和护理方案。

2. 评价患者治疗过程中和治疗前后疼痛强度和其他疼痛特征的变化情况，以及时调整治疗和护理方案。

3. 疼痛评估的过程也是医护人员和患者交流及对患者进行宣教的过程。

【常用疼痛评估工具】

1. 自我报告型工具（为主观评估工具）

（1）NRS（数字疼痛评分法）。

（2）FPRS（脸谱疼痛评分法）。

（3）VRS（词语分级评分法）。

（4）简明疼痛评估量表（BPI）。

2. 行为评估工具（为客观评估工具）

（1）成人疼痛行为评估量表。

（2）重症监护患者疼痛观察工具（CPOT）。

（3）儿童行为评估工具：①新生儿疼痛、躁动及镇静评估量表（N-PASS）；②FLACC疼痛行为评估量表。

【操作流程】

疼痛评估操作流程见表4-3-1。

表4-3-1　疼痛评估操作步骤与内容

操作步骤	内容
准备	环境符合操作要求。
	着装符合要求，个人防护规范。
	物品准备：疼痛评估工具。
	患者准备：协助患者取合适体位。

操作步骤	内容
评估	携用物至患者床旁，使用标准化核对流程，核对患者姓名、住院号或就诊卡号。
	评估患者年龄、病情、意识状态、饮食、睡眠状况、心理状态、配合程度和镇痛药物用药史。
	向患者解释疼痛评估的目的、方法和配合要点，判定有无疼痛。无疼痛记录"0"分，有疼痛进入以下疼痛评估。
疼痛评估	评估患者疼痛部位，包括疼痛发生的主要部位和发生放射性疼痛、牵涉性疼痛的部位。
	评估患者疼痛的性质。
	评估患者疼痛强度。
	评估患者疼痛频率：疼痛开始发生和持续的时间。
	评估患者疼痛伴随症状，如头晕、恶心、呕吐、心慌气促、疲乏无力、出汗、烦躁不安等。
	评估疼痛对功能活动和自理活动等的影响，对饮食、睡眠等的影响。
	评估疼痛对心理情绪的影响：是否有情绪低落、烦躁、焦虑、抑郁、自杀倾向等。
	评估家庭、社会支持系统在疼痛控制中的作用：评估家属对疼痛治疗的态度、心理情绪支持等。
	评估患者对疼痛治疗的态度和依从性。
记录	记录患者疼痛的分值及上述评估内容。

【注意事项】

1. 选择合适的疼痛评估工具。

2. 对同一名患者在整个住院过程中，使用同一种自我报告型疼痛评估工具。

3. 使用标准化疼痛评估工具。

4. 疼痛评估应持续、动态的开展。

【制度与依据】

1. 山东省质量控制中心 ."住院患者疼痛评估与护理指导意见". 2021.

2. 国家卫生健康委员会 . 癌症疼痛诊疗规范 (2018 年版)[J]. 临床肿瘤学杂志 , 2018, 023(010): 937–944.

3. 中华护理学会团体标准 .T/CNASO1--2019: 成人癌性疼痛护理 [S]. 北京 : 国家卫生健康委员会 , 2019.

4. 童莺歌 , 田素明 . 疼痛护理学 [M]. 杭州 : 浙江大学出版社 , 2017.

5. 郑显兰 , 史源 . 中国新生儿疼痛管理循证指南（2023 年）[J]. 中国当代儿科杂志 , 2023, 25(2): 109-127.

（唐向芹）

第四章　危重症患者床边系统评估

【名词定义】

1. 危重症患者的系统功能评估与监测　应用评估技术与监测手段，针对危重症患者心血管系统、呼吸系统、神经系统、消化系统、泌尿系统等状况进行动态评估，以便及时有效地反映患者全身功能状态、精神心理反应与疾病严重程度，及时发现病情变化并预测转归。

2. 格拉斯哥昏迷量表（GCS）　一种用来评估和计算患者意识水平的工具。

【目的】

1. 动态观察患者病情变化发展。

2. 判断患者意识状态，根据意识改变及时发现患者病情变化。

3. 了解患者中枢神经损伤程度。

【操作流程】

危重症患者床边系统评估操作流程见表 4-4-1。

表 4-4-1　危重症患者床边系统评估操作步骤与内容

操作步骤	内容	
准备	洗手、戴口罩。	
	衣帽整洁，符合要求，仪表大方，举止端庄，语言亲切，态度和蔼。	
	用物：体温枪（体温表）、手电筒、瞳孔笔、压舌板、听诊器、棉签、快速手消毒剂等。	
评估	评估患者病情、生命体征、意识状态、合作程度。	
	使用 ICU 非语言交流患者疼痛评估量表（CPOT），评估患者疼痛程度。	
	操作环境：环境清洁，温湿度适宜，注意保暖。	
核对解释	标准化核对流程，说明目的，向患者（清醒）或患者家属（昏迷患者）解释方法并指导配合	
体位	患者取仰卧位，床头抬高 30°，根据镇痛镇静评分为患者解除约束具。	
评估意识障碍程度	睁眼动作（E）	1. 至患者床旁，观察患者能否自主睁眼。 2. 无自主睁眼可呼唤患者的姓名给予言语刺激睁眼。 3. 如果呼唤无反应，予以疼痛刺激睁眼（避免使用压眶刺激造成患者闭眼，可用掌指关节沿胸骨施压滑动。） 4. 任何刺激均无睁眼。 评估完睁眼反应后可核对患者身份信息。
	言语反应（V）	如果患者能被唤醒或刺激后唤醒，通过询问患者，评估其时间、地点、人物定向力等。 询问患者"知道现在在哪吗？""现在是几月？""＊＊＊，是你什么人？"等。 根据患者回答情况评估患者言语反应。
	运动反应（M）	1. 嘱患者"握住我的手""松开""伸一根手指"等，观察其运动反应。 2. 不能完成遵嘱动作，予以疼痛刺激观察患者反应。

操作步骤		内容
头面部	评估瞳孔	清醒患者嘱其睁眼,目视前方;无法睁眼者用拇指和示指将患者双眼上睑上提,用自然光或将手电筒弱光源照在患者鼻梁部,观察瞳孔大小、形状、位置是否对称。
		直接对光反射:用手电筒或瞳孔笔快速从侧方分别照射两侧瞳孔并观察其反应,反射以敏捷(D)、迟钝(S)、消失(N)加以描述。
		间接对光反射:当患者存在视神经或动眼神经损伤时,将一手竖直放于两眼之间,以挡住光线照到对侧,光照一侧观察另一侧瞳孔对光反应情况。
	评估耳、鼻情况	1. 检查耳郭、鼻外形、有无皮肤破损情况、耳郭有无牵拉痛等。 2. 借助手电筒观察耳道、鼻腔有无破溃、分泌物、脑脊液漏等情况。 3. 留置鼻胃管、鼻肠管及气管插管者,要检查管路的留置情况。
	评估口腔情况	1. 评估患者有无口角歪斜,口唇颜色及皮肤完整性。 2. 评估患者口腔内情况,如牙齿有无松动、黏膜有无破溃及舌体等情况。
颈部	视诊、触诊	1. 视诊观察患者颈部外形,有无异常肿大及肿块。观察患者有无颈静脉怒张。有气管切开者观察切口处皮肤情况:切口处有无红肿、硬结及渗血及分泌物,周围有无皮下气肿。 2. 触诊患者有无淋巴结肿大、颈部肿物或皮下气肿等。
	神经反射检查	1. 颈强直:患者仰卧,护士一手置于其胸前,另一手托扶患者枕部做被动屈颈动作以测试颈肌的抵抗力。抵抗力增强下颌不能触及胸骨柄称为颈强直。 2. 布鲁津斯基征:患者仰卧,下肢自然伸直,护士一手置于患者胸前以维持胸部位置不变,另一手托起患者的枕部使其头部前屈。当头部前屈时,若双侧髋关节和膝关节同时向腹部屈曲,为阳性。
胸部	视诊、触诊	1. 评估室内温度,充分暴露受检部位。注意保护隐私及保暖。 2. 视诊观察患者胸廓外形,是否对称,有无皮肤破损、胸壁静脉曲张或三凹征等。 3. 视线与胸廓平齐,观察患者有无心前区异常隆起或搏动。 4. 观察患者监护仪呼吸波形及胸部起伏,是否存在呼吸增强或减弱。 5. 触诊患者有无皮下气肿或肋骨骨折等。
	听诊	肺尖:锁骨上窝。 前胸:锁骨中线和腋前线(位置未明确,沿锁骨中线听,不要超过第6肋即可)。 侧胸:沿腋中线和腋后线(不要超过腋中线第8肋)。 后胸:肩胛间区(不要超过肩胛线第10肋)。 气管呼吸音、支气管呼吸音:喉部、锁骨上窝及胸骨角两边。 (听诊自上而下,左右对称进行。吸痰前后对比听诊,吸痰时注意无菌操作,先吸净口鼻再进行气道吸引。)
腹部	视诊	1. 摇低床头,取屈膝仰卧位并稍分开。注意爱伤观念,保护隐私,充分暴露受检部位。视线与受检部位平齐,视诊观察患者腹部外形,并观察患者腹壁皮肤情况、有无腹壁静脉曲张,有无异常隆起等。 2. 腹部有切口者检查敷料有无渗血渗液。 3. 膀胱区视诊:观察有无下腹部膨隆。 4. 观察患者会阴部皮肤黏膜情况以及有无分泌物。 5. 检查引流管固定情况,引流液颜色、量、性质。
	听诊	方法:将温暖的听诊器置于腹壁上,有步骤地在四个区域听诊(通过脐画一水平线与垂直线,两线相交将腹部划为四区,左右上腹和左右下腹)。对于腹部伤口纱布覆盖患者,则需避开纱布覆盖位置。固定一个部位听诊至少1分钟。

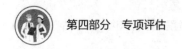

续表

操作步骤		内容
腹部	触诊	1.评估时手掌保持温暖（评估腹部有切口和引流管的患者，戴手套），先以全手掌置于腹壁，待其适应片刻，并感受腹肌紧张度。然后以轻柔动作按顺序触诊全腹，自左下开始逆时针方向检查全腹及各脏器。原则是先触诊健康部位，逐渐移向病变区域，边触诊边观察患者的反应与表情。 2.浅触：利用掌指关节和腕关节的协同动作以旋转或滑动的方式轻压触摸，可触及深度为 1～2cm，主要检查腹部有无压痛、抵抗感、搏动感、包块或某些肿大的脏器。 3.深触诊：用一手或两手重叠，由浅入深，逐步施加压力以达深部，可触及深度多在 2cm 以上，可达 4～5cm。主要用以触诊腹腔内的病变和脏器的情况。
		墨菲征阳性：右手掌平置于患者的右肋缘部位，以拇指指腹勾压于右肋缘与腹直肌外缘交界处（胆囊点），然后嘱患者缓慢深吸气，吸气过程中有炎症的胆囊下移碰到用力按压的拇指时即可引起疼痛，此为胆囊触痛，若因剧烈疼痛而致吸气中止，称为墨菲征阳性。
		麦氏点：脐与右髂前上棘连线中、外 1/3 交界处。
	叩诊	方法：以左手中指第二指节紧贴叩诊部位，其余手指稍抬起，勿与体表接触。右手自然弯曲，以中指指端叩击左手指第二指节处或第二节指骨的远端，以腕关节和掌指关节活动为主，一个叩诊部位连续叩击 2～3 下，力量均匀，叩诊动作要灵活、短促且富有弹性。
		膀胱叩诊：由耻骨联合上方逐渐自上向外叩诊或由脐部向下向外叩诊。
四肢	评估肌力	1.患者双手平放在身体两侧，如有约束，予以松解约束侧肢体，暴露肢体。嘱患者抬高肢体并对抗阻力，检查者施予下压的阻力，评定下肢肌力。 2.意识不清，不能配合肌力检查的患者，观察其有无自发运动。
	评估肌张力	方法：嘱患者完全放松被检肢体，护士通过触摸肌肉的硬度以及关节被动运动时的阻力进行判断。
	评估水肿	方法：用手指按压后应停留片刻，观察有无凹陷及平复情况。常用检查部位有：胫骨前、踝部、足背、骶尾部及颏前等浅表骨面部位。
	神经反射检查	克尼格征：患者仰卧，护士将一侧髋、膝关节屈曲成直角，然后用左手固定膝关节，右手将其小腿尽量上抬，使其膝关节伸直。正常膝关节可伸达 135° 以上。
		巴宾斯基征：患者仰卧，双下肢伸直，护士手持患者踝部，用棉签杆沿足底外侧，由足跟向前划至小趾根部足掌时再转向踇趾侧。踇趾背屈，其余四趾呈扇形展开为阳性。
翻身		1.摇低床头，使患者双手环抱于胸前，并妥当安置患者身上导管。拉起对侧床挡。两名护士站在床的同一侧，一人托住患者的颈肩部和腰部，另一人托住臀部和腘窝部，同时将患者抬起，移向近侧。两人分别托扶患者的颈肩部、腰部和臀部、膝部，轻推，使患者转向对侧。 2.观察枕后、背部、骶尾部、双足跟及股骨隆突处皮肤情况。必要时给患者叩背。 3.在患者背部、胸前和两膝间放置软枕，使患者安全舒适。重新约束，妥善固定管路。
整理、汇报		整理床单位，协助患者取舒适体位。洗手，将异常症状、体征及时汇报医生。

【注意事项】

1.睁眼动作

（1）先评估患者睁眼反应，先呼唤，后轻拍肩膀，再推动肩膀，最后疼痛刺激，切忌一开始就给予疼痛刺激。评估完再进行身份核对，避免影响睁眼反应评分。

（2）呼唤患者姓名时睁眼应判断为自主睁眼；呼唤姓名不睁眼而大声嘱患者睁眼时才睁眼，判断为呼唤睁眼。

（3）避免予以中心性疼痛刺激而造成患者闭眼。应采用指压法、按压甲床、捏耳垂、捏大腿内侧、挤捏斜方肌等方法。

（4）如患者因眼睑水肿或面部骨折不能睁眼，无法进行评估时，用 C 代替评分（C 是闭眼，closed 的缩写）。

2. 言语反应

（1）通过询问患者，评估其时间、地点、人物等定向力。提问患者的问题应有明确答案，避免影响评分。

（2）气管切开及气管插管患者语言反应无法测定，可用 T 代替（T, tracheotomy 气管切开、Tracheal intubation 气管插管的缩写）。

3. 运动反应

（1）屈曲：去皮层屈曲，上肢屈曲，内收内旋；下肢伸直，内收内旋，踝跖屈。

（2）强直：去脑强直，上肢伸直，内收内旋，腕指屈曲；下肢伸直，内收内旋，踝跖屈。

（3）如两次刺激患者反应不同，或者两侧肢体反应不同，按其最好反应评分。

（4）评估运动反应的刺激部位应以上肢为主，以最佳反应记分。疼痛刺激不能针对下肢。疼痛刺激下肢引出的体动反应可能是脊髓反射的结果，易造成混淆。

（5）当患者可按指令完成睁眼、闭眼或握手、松手等一套指令动作时，患者才能评为 6 分，为"遵嘱动作"。

4. 注意事项

（1）疼痛刺激应遵循由轻到重的原则，避免不必要的痛苦；可以重复刺激，但不可以一次刺激持续时间太长。

（2）注意每次刺激选择在健康肢体，避免在偏瘫肢进行，上肢的反应比下肢反应可靠。

（3）评分没有包括瞳孔大小及对光反射、眼球运动、脑干反射和生命体征等重要资料，在应用的时候不要忽略了更重要的瞳孔、生命征及脑干反射的检查和记录。

（4）判断遵嘱和语言定向力时，所提问题应尽可能简单明确，如嘱患者握手、松手，询问患者姓名和年龄，询向患者现在何处。应避免问不易回答的复杂问题。

（5）评价时应记录观察到的最佳状态。

【制度与依据】

1. 丁炎明，王玉英 . ICU 护理评估工具手册 [M]. 北京：人民卫生出版社，2016.

2. 孙玉梅，张立力，张彩虹 . 健康评估 [M]. 5 版 . 北京：人民卫生出版社，2021.

3. 张波，桂莉 . 急危重症护理学 [M]. 4 版 . 北京：人民卫生出版社，2017.

4. 国家卫生健康委员会脑损伤质控评价中心，中华医学会神经病学分会神经重症协作组，中国医师协会神经内科医师分会神经重症专业委员会 . 中国成人脑死亡判定标准与操作规范 (第二版)[J]. 中华医学杂志，2019, 99(17): 1288-1292.

5. Mehta R, GP trainee, Chinthapalli K, et al. Glasgow coma scale explained[J]. BMJ, 2019, 2: 365.

6. 刘大为 . 实用重症医学 [M]. 北京：人民卫生出版社，2010.

（高淑红）

第五章　分娩期妇女床边系统评估

【名词定义】

分娩期妇女床边系统评估　正确运用系统评估的方法和技巧，系统、持续地收集与患者健康状况相关资料的过程。评估的主要内容包括健康史评估、症状问诊、体格检查、辅助检查和心理社会评估等。

【适应证】

初次入产房待产及病情变化的分娩期孕产妇。

【禁忌证】

病情危重，不能适应系统评估的孕产妇。

【目的】

收集与孕产妇健康状况相关的资料，发现异常情况、利用专业优势和资源，准确找出现存和潜在健康问题及其主要高危因素，为制订切实可行的照护计划提供依据。

【操作流程】

分娩期妇女床边系统评估操作流程见表4-5-1。

表 4-5-1　分娩期妇女床边系统评估操作步骤与内容

操作步骤	内容
准备	人员准备：洗手、戴口罩。
	操作环境：环境清洁，温湿度适宜。
	物品准备：PDA、听诊器、体温枪（体温表）、血压计、手电筒、压舌板、表、纸和笔、皮肤消毒剂、弯盘（手电筒、瞳孔笔、手套、卷尺、骨盆测量器必要时），物品放置有序。
标准化核对	向孕妇（清醒）或孕妇家属（昏迷患者）解释目的并指导配合。询问孕妇是否大小便，协助孕妇取舒适体位。
健康史	询问孕妇年龄、职业、文化程度、宗教信仰、身高、体重、过敏史、既往史、家族史。
	生育史：包括足月产、早产及流产次数，分娩方式，有无难产史、死胎死产史，新生儿出生情况及有无产后出血或产褥感染史。
精神、心理	开放式提问患者，并观察孕妇的精神面貌，观察是否疲乏无力。
	有无焦虑、紧张、抑郁状况，询问有无头痛、头晕或晕厥状况，有无社会家庭支持（是否比平时紧张着急和情绪低沉）。
疼痛	询问孕妇有无腰骶部及肢体疼痛不适，耻骨联合处有无明显疼痛。
	询问孕妇疼痛的部位、性质、规律及其伴随症状。
	询问孕妇对疼痛的感受，观察其面部表情等进一步判断孕妇疼痛的程度。
生命体征	监测生命体征：体温、脉搏、呼吸、血压。
眼、耳、鼻、口	1. 询问视力情况，有无视物模糊等情况。观察瞳孔形状、大小（必要时用手电筒），眼结膜有无充血。 2. 询问有无耳鸣、耳痛、耳胀等异常感觉。 3. 询问有无鼻塞、鼻炎等情况。 4. 询问有无义齿，口腔、咽部有无疼痛。

操作步骤	内容
呼吸系统	1. 询问有无咳嗽、咳痰，痰的颜色、性质、量，能否自主咳痰，有无气促、呼吸困难；评估患者是否会行深呼吸并指导配合。 2. 视诊：胸部有无畸形，呼吸运动是否正常。
乳房	1. 询问乳房有无胀痛。 2. 视诊：乳头大小及形态是否正常，双乳是否对称。
心血管系统	1. 询问有无心血管疾病史，胸闷、心悸、心前区疼痛等情况。 2. 听诊心率（30秒），不规则心律听诊60秒，看表，听诊位置正确。
上肢	1. 观察双上肢情况。 2. 检查双手指甲的毛细血管充盈情况，顺势查看手卫生。 3. 检查双上肢肌张力及肌力。 4. 查看背部、骶尾部皮肤有无压痛、压疮，皮肤有无伤口、糜烂。
腹部	1. 询问进食情况，有无恶心、呕吐的表现。 2. 询问有无肛门坠胀及排便感。 3. 视诊：腹部是否膨隆，有无腹壁静脉曲张，有无腹胀腹痛，腹壁张力是否增高；腹部有无瘢痕，瘢痕处是否有压痛。 4. 触诊法；子宫收缩的间歇时间、持续时间及强度。 5. 四步触诊：了解胎方位、胎产式。测量宫高、腹围、骨盆外测量（必要时）。 6. 听诊胎心。
泌尿系统	1. 询问排尿情况（量、颜色、性状等），有无尿频、排尿困难情况。 2. 视诊下腹部有无局部膨隆、膀胱充盈，应注意其大小、形态、部位。 3. 查看并触摸膀胱区。
生殖系统	1. 询问有无见红、阴道流液的情况，以及出现此状况的时间及伴随症状，有无子宫疾病、瘢痕子宫。 2. 视诊：观察外阴是否有静脉曲张、水肿、皮肤赘生物或破溃；会阴部是否有瘢痕等；阴道口流血或流液情况，如已破膜需观察羊水颜色、量和性状。 3. 阴道检查：评估宫颈成熟度、判断宫口扩张及胎先露下降情况、判断胎方位、评估胎头塑形程度。
下肢	1. 查看患者下肢活动度及皮肤情况（有无肿胀、静脉曲张、足底压红）。 2. 评估水肿：按压胫骨前缘、外踝、内踝。 3. 检查肌力及肌张力。 4. 检查双下肢足背动脉（并拢的示指、中指和环指指腹触摸5～10秒）搏动。
整理	协助孕妇取舒适体位，整理床单位，洗手。
	总结目前孕妇存在的问题，并询问有无补充。

【注意事项】

1. 操作过程中注意屏风遮挡，保护孕产妇隐私。

2. 有难产及产后出血史的产妇，本次妊娠难产及产后出血发生概率高。

3. 临产后，助产士至少每小时评估一次产妇的疼痛状况，直至产后2小时，同时动态监测产妇的子宫收缩情况及产程进展。

4. 详细介绍分娩镇痛方法（非药物：分娩镇痛仪穴位按摩刺激、拉玛泽呼吸减痛、家属陪伴分娩、分娩球、自由体位、音乐、曼舞等。药物：麻醉师行分娩镇痛术）。

5. 分娩期妇女体温、脉搏、呼吸、血压略有上升。

6. 肺部、心脏听诊时要按一定顺序，准确定位。

7. 掌握四步触诊手法，手法应轻柔，通过四步触诊法检查子宫大小、胎产式、胎先露、胎方位及胎

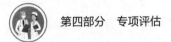

先露是否衔接，判断准确。

【并发症及处理】

1. 仰卧位低血压综合征

（1）原因：孕产妇较长时间取仰卧位时，由于增大的妊娠子宫压迫下腔静脉使回心血量及心排血量突然减少，出现低血压。

（2）临床表现：头晕、胸闷、恶心、呕吐等症状，检查时可发现孕妇频频打哈欠、全身出冷汗、脉搏加快、血压下降。

（3）预防：避免长时间取仰卧位，采取半卧位或侧卧位。

（4）处理：立即指导孕产妇左侧卧位。

2. 阴道流血

（1）原因：产妇患有宫颈糜烂或宫颈息肉，阴道检查时接触性出血。

（2）临床表现：阴道检查前发现阴道少量流血或检查后手套有血。

（3）预防：① 检查前观察有无阴道流血，详细询问病史孕期有无反复阴道出血情况。② 减少阴道检查次数，检查时动作轻柔。

（4）处理：①准确评估阴道流血的原因及出现量，严密监测孕妇生命体征及胎儿宫内情况。②必要时建立静脉通路，做好抢救和终止妊娠的准备。

3. 感染

（1）原因：①孕妇抵抗力差，患有贫血、妊娠期高血压、糖尿病等合并症。②孕妇妊娠合并阴道炎，上行性感染。

（2）临床表现：发热、外阴瘙痒。

（3）预防：①控制阴道检查次数，减少不必要的检查。②积极治疗原发病，增强抵抗力。

（4）处理：①监测体温、心率变化，宫缩、阴道流液性状，血白细胞计数及胎儿宫内情况。②促进舒适，保持外阴清洁。③遵医嘱使用抗生素治疗。

【制度与依据】

1. 罗碧如，李宁. 健康评估 [M]. 北京：人民卫生出版社，2017.

2. 姜梅，庞汝彦. 助产士规范化培训教材 [M]. 北京：人民卫生出版社，2016.

3. 谢幸，孔北华，段涛. 妇产科学 [M].9 版. 北京：人民卫生出版社，2018.

（李　敏）

第六章　新生儿床边系统评估

【意义】

新生儿全面的体格检查是诊断疾病的关键步骤。

【适应证】

适用于 28 天内的新生儿。

【目的】

核对确认患儿身份信息，对患儿进行全面的评估，根据评估的结果，制订个体化的护理计划。

【操作流程】

新生儿床边系统评估操作流程见表 4-6-1。

表 4-6-1　新生儿床边系统评估操作步骤与内容

操作步骤	内容
准备	将患儿置于暖箱或辐射台上，辐射台调至肤温模式，体温设置 36.5℃。
	着装符合要求，修剪指甲，洗手。
	物品准备：听诊器、体温枪、手电筒、量尺、体重秤、棉签、隔板、胶布。物品放置有序。
体格测量	体温、身长（48～53cm）、体重（2.5～4kg）、头围（33～38cm）。
意识评估	意识是否正常，是否有嗜睡、迟钝、浅昏迷、昏迷等意识障碍。
皮肤、黏膜	正常新生儿呈粉红色。 异常状态：有无苍白、发绀、花斑、黄染、水肿、硬肿。 此外查看全身是否有皮疹、色斑和血管瘤。颈部、耳后、腋窝等皮肤褶皱处有无淹红。
头、面、颈部	观察头颅外形是否对称、变形；触诊前囟的大小和张力，头皮有无血肿和产伤。
	面部：是否对称，是否有特殊面容。
	眼：有无眼睑水肿，有无分泌物，双眼是否凝视，巩膜有无黄染。 耳：观察耳的外形是否正常，检查外耳道有无分泌物。 鼻：观察有无鼻翼翕动，鼻腔有无分泌物。 口腔：口唇的颜色，有无鹅口疮，有无唇腭裂。观察吸吮反射。
	颈部：新生儿颈部相对较短，触诊检查有无曲颈抵抗、斜颈、肿块等。
胸腹部	胸廓：观察胸廓的形状、有无畸形，两侧是否对称，有无生理性乳腺增大。 1. 肺： （1）视诊：呼吸的次数，是否有呻吟，三凹征，呼吸急促、浅慢，呼吸暂停等情况。 （2）听诊：呼吸音的强弱，有无啰音、痰鸣音等异常呼吸音。
	2. 心脏： （1）视诊：在左锁骨中线第 4～5 肋间可见心尖搏动。 （2）听诊：心率的次数。

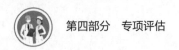

续表

操作步骤	内容
	3. 腹部： （1）视诊：外形是否正常，有无肠型、腹壁静脉明显；脐部有无红肿，有无渗血渗液、分泌物，有无脐疝等。 （2）听诊：听诊肠鸣音。 （3）叩诊：有无移动性浊音。 （4）触诊：腹壁是否柔软、肝脏大小。
脊柱和四肢	1. 脊柱：触诊脊柱有无侧凸、包块和脊柱裂。 2. 四肢：视诊上、下肢有无异常，肌张力是否正常，检查毛细血管充盈实验是否正常，握持反射是否正常。
会阴、肛门和外生殖器	1. 视诊：观察肛周、会阴部皮肤褶皱处有无淹红。外生殖器是否正常，有无疝气、肛门闭锁、肛裂等。 2. 触诊：男婴睾丸是否下降到阴囊内。
整理、记录	整理用物，洗手，记录，妥善安置患儿。

【注意事项】

1. 新生儿体格检查应在温暖明亮的环境中进行，维持室温在 25℃以上。

2. 新生儿应全身裸露，便于观察皮肤颜色、肢体活动和反应等。

3. 检查前医务人员必须先洗手，并使手温暖，检查时动作轻柔，速度要快。

4. 测量体重前体重秤应校正零点，注意患儿安全，防止着凉和意外事故。

5. 测量身长时要保持患儿身体平直，测量头围时，让患儿处于安静状态，并尽量保持头固定。

6. 测量呼吸时应保持患儿安静，注意呼吸是否通畅。

7. 触诊脊柱俯卧时应保持患儿头偏向一侧，严密观察，防止窒息。

【制度与依据】

1. 张玉侠. 实用新生儿护理学 [M]. 北京：人民卫生出版社，2019.

2. 邵肖梅，叶鸿瑁，丘小汕. 实用新生儿学 [M].5 版. 北京：人民卫生出版社，2019.

（王　琳）

第七章 小儿床边系统评估

【名词定义】

小儿床边系统评估 对儿科患者进行床边综合评估时，护士运用多方面的知识及技能，根据儿童特点来获得全面、正确、可靠的主客观资料，确立护理计划，发现潜在的并发症及时处理，防止意外情况的发生，促进疾病的康复。

【适应证】

急、门诊患儿及所有住院患儿。

【目的】

通过床边系统评估获得患儿生长发育的资料，发现危重情况、遗传疾病及先天畸形。

【操作流程】

小儿床边系统评估操作流程见表4-7-1。

表4-7-1 小儿床边系统评估操作步骤与内容

操作步骤	内容
准备	衣帽整洁，符合要求，修剪指甲，洗手。
	用物准备：听诊器、体温枪（体温表）、血压计、手电筒、压舌板、表、纸和笔、皮肤消毒剂、量尺、体重秤，物品放置有序。
	提前与家属及患儿解释沟通，做好查体前的准备。
	环境：环境清洁，温、湿度适宜。
评估前准备	询问既往史（一般健康状况、既往疾病史、预防接种史、食物药物过敏）、个人史（出生史、喂养史、生长发育史、生活史）、家族史，根据患儿病情、年龄、性格特点、配合程度，选取合适体位。
一般状况评估	一般状况：观察患儿的发育与营养状况，精神状态、面部表情，语言、活动、体位等，初步判断患儿的神志及病情轻重。
	一般测量：体温、脉搏、呼吸、血压（可口述）、体重、身高（长），必要时测量头围、胸围等。初步判断患儿体格生长发育情况。
皮肤和皮下组织	观察皮肤颜色（有无苍白、青紫、潮红、黄染、皮疹、淤点/斑、脱屑等），观察肛周、会阴部、脖子、耳后等皮肤褶皱处有无淹红。
	观察毛发（颜色、光泽，有无脱发、枕秃）。
	触摸皮肤温湿度、弹性、皮下脂肪厚度（只做粗评，5岁以下可选用上臂围代替），有无脱水、水肿。
淋巴结	检查淋巴结的大小、数目、活动度、质地，有无粘连或（和）压痛。
头颈部	头颅：观察头颅形状、大小，必要时测头围。小婴儿需要检查前囟大小和紧张度，是否隆起或凹陷，注意有无颅骨软化、枕秃。
	面部：有无特殊面容，眼距宽窄、鼻梁高低等。
	眼、耳、鼻：检查眼睑有无水肿、下垂，眼球是否突出、斜视，结膜是否充血，巩膜是否黄染，角膜有无溃疡以及瞳孔大小和对光反射情况；外耳道有无分泌物，有无牵拉痛等；鼻翼是否翕动，有无鼻腔分泌物、鼻塞等。

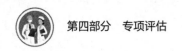

操作步骤	内容
头颈部	口腔：询问口腔、咽部有无疼痛，查看有无张口呼吸、口唇的颜色。从外向里检查口唇、牙的数目和排列，有无龋齿，口腔黏膜是否完整，硬腭和颊黏膜有无溃疡、麻疹黏膜斑、鹅口疮，舌部有无舌苔、草莓舌、杨梅舌等，嘱患儿发出"啊"的声音（压舌板），查看咽部及扁桃体有无淋巴滤泡增生、红肿。咽部是否充血，扁桃体是否肿大。
	颈部：检查有无斜颈，甲状腺是否肿大，气管是否居中，颈静脉是否充盈及搏动情况，有无颈抵抗。
胸部	胸廓外观：检查胸廓是否对称，有无肋骨串珠、鸡胸、漏斗胸等畸形，有无三凹征等。
	肺部： 1. 视诊：看呼吸频率、节律，有无呼吸困难等。 2. 触诊：年幼儿可利用啼哭或说话时进行，触诊观察胸廓扩张度、语音震颤（发"一"音），有无胸膜摩擦感。 3. 叩诊：正常肺部呈清音（前胸、侧胸、后背，每个肋间，左右对称，用力要轻）。 4. 听诊：正常小儿呈支气管呼吸音，听诊顺序一般由肺尖开始，自上而下，先前胸、侧胸，后背部，而且要在左右对称的部位进行对比。听诊部位按锁骨中线、腋前线、腋中线三条线，上、中、下三部位左右对称（共18个），后背部肩胛间区上下左右四个部位，腋后线、肩胛线上下左右八个部位共12个听诊区。注意每个部位至少听诊1～2个呼吸周期。
	心脏： 1. 视诊：心前区是否隆起，心尖搏动是否移位。正常小儿波动范围2～3cm之内，肥胖小儿不易看到心尖搏动。 2. 触诊：心尖搏动位置及有无震颤。 3. 叩诊：叩心界估计心脏大小、形状及在胸腔位置，分辨心脏清、浊音界线。 4. 听诊心率（30秒），不规则心率听诊60秒，看表，听诊位置正确。
腹部	胃肠： 1. 询问有无腹痛及腹痛的时间及部位，大小便情况。 2. 腹部评估的顺序为视、听、触、叩。 3. 视诊：充分暴露全腹。观察有无肠型、脐疝，下腹部有无局部膨隆、腹部切口、引流管敷料。 4. 听诊：听诊肠鸣音时，将温暖的听诊器放置于腹壁，有步骤地在四个区域听诊（听到肠鸣音时应在固定部位听诊1分钟）。 5. 触诊：检查腹壁紧张度，有无腹胀、腹壁肿块、压痛及反跳痛。 6. 脏器触诊。
	泌尿系统： 1. 评估排尿情况，询问年长儿有无尿频、尿急、尿痛情况，评估尿量及出入量。 2. 观察下腹部有无局部膨隆，注意其大小、形态。 3. 查看并触摸膀胱区，叩诊、触诊手法要正确。
脊柱和四肢	检查有无畸形、躯干与四肢比例、佝偻病体征，观察手足指（趾）有无杵状指、多指（趾）畸形，查看掌纹、有无通贯手等。检查四肢的肌张力及肌力。
会阴、肛门和外生殖器	观察有无先天性肛门直肠畸形、尿道下裂、两性畸形、肛裂、肛周脓肿等，查看皮肤的完整性、有无淹红，女孩有无阴道分泌物，男孩有无隐睾、鞘膜积液、腹股沟疝等。
总结	目前患儿存在的问题。 针对问题进行健康宣教、包括药物、活动、饮食、伤口、引流管知识等。将患儿特殊情况及异常体征等汇报医生。
整理	整理用物。
	洗手。
	记录。

【注意事项】

1. 评估前消除患儿紧张、恐惧心理，取得信任与合作。在评估过程中要有良好的交流、沟通技巧。

2. 检查时注意隐私保护，应尽量让患儿与家长在一起。婴幼儿可坐或躺在家长的怀里接受检查，或者由父母抱着进行检查。检查者顺应患儿体位。

3. 评估检查的顺序可根据患儿当时的情况灵活掌握。心肺听诊，呼吸、脉搏、血压的监测易受患儿哭闹的影响，需在患儿安静时进行。

4. 在急诊和重症监护室，首先检查重要生命体征以及疾病损伤相关的部位。

5. 护理体检方法恰当、熟练，检查动作快速、轻柔，有敏锐的观察力，注意观察病情的变化。

【拓展知识】

1. **儿童体格生长发育常用指标** 体格生长应选择易于测量、有较大人群代表性的指标。常用的指标有体重、身高（长）、坐高、头围等。

（1）体重：新生儿平均男婴出生体重为（3.38±0.40）kg，女婴为（3.26±0.40）kg。正常足月儿生后第1个月体重增长可达1～1.7kg，生后3～4个月时体重约为出生体重的2倍；出生后前3个月的增长约等于后9个月体重的增长。

（2）身高（长）：新生儿出生时的身长平均为50cm。生后第一年身长平均增长约25cm，其中前3个月增长11～13cm，约等于后9个月的增长，1岁时身长约为75cm，2岁时身长约为85～87cm，2岁以后用公式计算，见表4-7-2。

表4-7-2 正常儿童体重、身高估算公式

年龄	体重（kg）	年龄	身高（长）/cm
出生	3.25	出生	50
3～12个月	［年龄（月）+9］/2	12个月	75
1～6岁	年龄（岁）×2＋8	2～6岁	年龄（岁）×7＋75
7～12岁	［年龄（岁）×7－5］/2	7～10岁	年龄（岁）×6＋80

（3）头围：指眉弓上缘经枕骨结节绕头一周的长度。出生时头围相对较大，平均34～35cm，头围在1岁以内增长较快，前3个月和后9个月都增长6～7cm，3个月时头围约40cm，1岁时45～47cm。1岁以后头围增长缓慢，2岁时47～49cm，5岁时50～51cm。15岁时接近成人，为54～58cm。头围测量在2岁以内最有价值。

2. **正常各年龄儿童心脏、心率、血压的特点**

（1）心脏大小和位置：新生儿和小于2岁的婴幼儿的心脏多呈横位，心尖搏动位于左侧第4肋间，锁骨中线外侧，心尖部主要为右心室；以后心脏由横位转为斜位，3～7岁心尖搏动已位于左侧第5肋间、锁骨中线处，左心室形成心尖部；7岁以后心尖位置逐渐移到锁骨中线以内0.5～1cm。

（2）心率：由于儿童新陈代谢旺盛和交感神经兴奋性较高，故心率较快。随年龄增长心率逐渐减慢，新生儿平均120～140次/分，1岁以内110～130次/分，2～3岁100～120次/分，4～7岁80～100次/分，8～14岁70～90次/分。进食、活动、哭闹和发热可影响儿童心率，因此，应在儿童安静或睡眠时测量心率和脉搏。

（3）血压：测量血压时应选择合适的袖袋宽度，应为小儿上臂长度的1/2～2/3。新生儿收缩压平均60～70mmHg（8.0～9.3kPa），1岁时70～80mmHg（9.3～10.7kPa），2岁以后收缩压可按公式计算，收缩压（mmHg）＝年龄×2＋80mmHg（年龄×0.26＋10.7kPa）。收缩压的2/3为舒张压。收

缩压高于此标准 20mmHg（2.6kPa）为高血压，低于此标准 20mmHg（2.6kPa）为低血压。

3. 呼吸　婴幼儿呼吸肌发育不全，呈腹式呼吸。随着年龄增长，呼吸肌逐渐发育，开始出现胸式呼吸。7 岁以后以混合式呼吸为主。呼吸频率增快是婴儿呼吸困难的第一征象，年龄越小越明显。任何年龄段患儿呼吸频率＞60 次 / 分，或者频率大于同龄正常儿童 20 次 / 分，说明存在呼吸窘迫的情况；呼吸频率小于正常范围 5 次 / 分，同时伴有吸气凹陷或呻吟，提示有呼吸衰竭的存在。不同年龄儿童呼吸频率见表 4-7-3。

表 4-7-3　不同年龄儿童呼吸频率（单位：次 / 分）

年龄	新生儿	1 月龄～1 岁	1～3 岁	4～7 岁	8～14 岁
呼吸频率	40～45	30～40	25～30	20～25	18～20

4. 全身浅表淋巴结的分布与部位

（1）头面部：①耳前淋巴结：位于耳屏的前方。②耳后淋巴结：位于耳后乳突表面，胸锁乳突肌止点处。③枕淋巴结：位于枕部皮下，斜方肌起点与胸锁乳突肌止点之间。④颌下淋巴结：位于颌下腺附近，下颌角与颏部中间的部位。⑤颏下淋巴结：位于颏下三角内，下颌舌骨肌表面，两侧下颌骨前端中点的后方。

（2）颈部：①颈前淋巴结：位于胸锁乳突肌表面及下颌角处。②颈后淋巴结：位于斜方肌前缘。③锁骨上淋巴结：位于锁骨与胸锁乳突肌形成的夹角处。

（3）上肢：①腋窝淋巴结：是上肢最大淋巴结组群，分为 5 群。②滑车上淋巴结：位于上臂内侧，内上髁上方 3～4cm 处，肱二头肌与肱三头肌之间的肌间沟内。

（4）下肢：①腹股沟淋巴结：位于腹股沟韧带下方的股三角内。②腘窝淋巴结：位于小隐静脉与腘静脉的汇合处。

5. 肌张力　婴幼儿可通过被动运动屈伸肢体，了解肌张力。检查时可握住小儿手臂，摇晃其手，检查下肢时握住膝关节及踝关节之间的小腿，摇晃其脚，观察手和脚的活动情况。肌张力低时很容易摇动，而且活动范围很大。肌张力高时活动幅度范围小。

6. 神经反射评估　评估患儿病理及生理反射，婴儿评估原始反射是否存在；有些神经反射有其年龄特点，如婴儿腹壁反射、提睾反射较弱或不能引出，但跟腱反射亢进，并可出现踝阵挛；18 个月以下巴宾斯基征（Babinski sign）可呈阳性，18 个月以后出现或单侧阳性有临床意义，提示锥体束损伤。评估患儿有无脑膜刺激征。脑膜刺激征检查方法：

（1）颈强直：患儿仰卧，检查者一手托住患儿枕部并向胸前屈曲颈部，使其下颌接触前胸部，正常时颈部无抵抗，若颈部屈曲有阻力，下颌不能抵至胸部，则属颈强直或称颈抵抗阳性。小婴儿囟门及颅缝未闭合，可以缓解颅内高压，即使有脑膜感染，也可不出现颈强直。

（2）克氏（Kernig）征：患儿仰卧，将患儿一侧下肢髋、膝关节均屈曲成直角，然后试伸其小腿，如有抵抗不能向上上举时为阳性。小婴儿生理性屈肌紧张，故生后 3～4 个月内阳性无病理意义。

（3）布氏（Brudzinski）征：患儿仰卧，托其头部向前做屈颈动作时，下肢出现自动屈曲为阳性。

【制度与依据】

1. 崔焱，张玉侠. 儿科护理学 [M].7 版 . 北京：人民卫生出版社，2021.

2. 孙玉梅，张立力，张彩虹. 健康评估 [M]. 5 版 . 北京：人民卫生出版社，2021.

3. 江载芳，王天有，申昆玲，等 . 褚福棠实用儿科学 [M]. 北京：人民卫生出版社，2022.

4. 朱丽辉，陈朔晖. 儿科专科护理 [M]. 北京：人民卫生出版社，2021.

5. 左启华 . 小儿神经系统疾病 [M].2 版 . 北京：人民卫生出版社，2002.

（艾亭亭）

第八章 0～1岁婴幼儿生长发育评估

【名词定义】

1. 儿童体格生长 儿童身体各器官和系统的长大和形态变化，有相应的测量值，是机体量的改变。发育是细胞、组织、器官功能的分化与成熟，是机体质的变化。生长和发育二者密不可分，共同表示机体的动态变化。研究儿童的生长发育，不仅围绕体格发育的改变，而且要研究随年龄增长出现的组织成熟及功能改变。

2. 儿童神经心理发育 其水平表现在感知、运动、语言和心理过程等各种能力及性格方面。对这些能力和性格特点的检查统称为心理测查。婴幼儿期的心理测验通常称为发育评估。《0～6岁儿童神经心理发育诊断量表》，其由首都儿科研究所生长发育研究室研制，是目前国内测试儿童智能发育的主要方法之一，其测试内容包括大运动、精细动作、适应能力、语言、社交行为。

【适应证】

主要是早产儿、生长发育迟缓、脑瘫以及有运动障碍的患儿。

【目的】

1. 通过婴幼儿的发育测评，可以及时发现神经心理发育的偏离，及早进行病因诊断，并及时开始进行干预训练。

2. 对于发育异常的儿童，定期进行体格检查，可以判断疗效，指导进一步早期干预。

3. 可以提高0～1岁婴幼儿的发育筛查检查率，加强对运动落后、社交落后、语言落后等问题进行重点训练。

【操作流程】

0～1岁婴幼儿生长发育评估操作流程见表4-8-1。

表4-8-1 0～1岁婴幼儿生长发育评估操作步骤与内容

操作步骤	内容
准备	环境符合操作要求。
	着装符合要求，个人防护规范。
	物品准备：软尺、红球、摇铃、黑白卡、功能毯、小丸、沙槌、拨浪鼓、积木、纸和笔。
	患儿准备： （1）提前半小时给患儿喂奶。 （2）让患儿处于最佳状态。
评估	评估患儿的月龄、出生体重、是否早产、皮肤有无破损、肢体活动能力、营养状况、配合程度和过敏史等。
适应能力检查	1. 视觉追踪： （1）拿一个较大的色彩鲜艳的响声玩具，使玩具发出声响，当孩子用眼睛去看玩具时，在水平面上缓慢移动玩具，诱导宝宝目光来跟随移动的玩具。 （2）黑白闪卡：拿一张黑图片和一张白图片，放在婴儿正上方20～30cm之间，2～3秒一张快速闪卡。每次1～2分钟。 2. 听觉追踪：拿摇铃在小儿周围不同方向晃动或用不同的声调发出啊、哦等音，刺激小儿转头寻找声源。

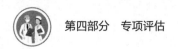

续表

操作步骤	内容
关节活动度检查	1. 头部侧向转动试验。 2. 围巾征：将小儿手通过前胸拉向对侧肩部，使上臂围绕颈部，尽可能向后拉，观察肘关节是否过中线。 3. 腘窝角：小儿仰卧位，屈曲大腿使其紧贴到胸腹部，然后伸直小腿，观察大腿与小腿之间的角度。 4. 足背屈角：小儿仰卧位，检查者一手固定小腿远端，另一手托住足底向背推，观察足从中立位开始背屈的角度。 5. 股角（又称内收肌角）：小儿仰卧位，检查者握住小儿膝部使下肢伸直，并缓缓拉向两侧，尽可能达到最大角度，观察两大腿之间的角度，左右两侧不对称时应分别记录。 6. 牵拉试验：小儿仰卧位，检查者握住小儿双手向小儿前上方牵拉。
粗大运动（原始反射）的检查	1. 觅食反射：用手指触摸婴儿的口角或上下唇。 2. 握持反射：将手指或其他物品从婴儿手掌的尺侧放入并按压。 3. 拥抱反射： （1）声法：用力敲打床边附近发出声音。 （2）落法：抬高小儿头部 15cm 后下落；托法：平托起小儿，令头部向后倾斜 10°～15°。 （3）弹足法：用手指轻弹小儿足底。 （4）拉手法：拉小儿双手慢慢抬起，当肩部略微离开桌面（头未离开桌面）时，突然将手抽出。 4. 侧弯反射：婴儿处于俯卧位或俯悬卧位，用手指刺激一侧脊柱旁或腰部。肌张力低下难以引出，脑瘫患儿或肌张力增高可持续存在，双侧不对称具有临床意义。 5. 紧张性迷路反射：将婴儿置于仰卧位及俯卧位，观察其运动和姿势变化。 6. 非对称性紧张性颈反射：小儿仰卧位，检查者将小儿的头转向一侧。 7. 对称性紧张性颈反射：小儿呈俯悬卧位，使头前屈或背屈。
粗大运动的检查	1. 起抬头：婴儿仰卧，检查者站在患儿脚前，面对患儿弯腰、微笑、说话，直到患儿注视检查者的脸，这时检查者轻轻握住患儿两只手腕，将患儿拉坐起来，观察患儿控制头部的能力。 2. 俯卧位抬头：将患儿俯卧在床上，脸朝下趴着，用玩具引逗患儿抬头。 3. 仰卧位翻身：仰卧，用玩具逗引患儿翻身，从仰卧自行翻到俯卧位。 4. 坐位：将患儿以坐姿置于床上，用玩具引逗。 5. 爬行：俯卧，用玩具引逗患儿爬。 6. 站立：根据患儿的月龄不同，可进行双手扶物站、拉着栏杆站、独站评估。
精细运动的检查	1. 大把抓物：抱坐，桌上放一玩具，患儿可用一手或双手抓取玩具。 2. 拇它指对捏：抱坐，将小丸放在桌上，患儿能用拇指和它指捏取小丸。 3. 拇示指对捏：抱坐，将小丸放在桌上，患儿能用拇指和示指捏取小丸。
语言检查	不同月龄的患儿，语言发音不同。 1 月龄患儿，可以自发细小喉音。 2 月龄患儿，通过引逗能发出 a、o、e 等元音。 3 月龄患儿，通过引逗可以笑出声。 4 月龄患儿，可高声叫、伊语作声。 7 月龄患儿会发 da、ma 的声音，但无所指。 10 月龄患儿会模仿成人发一、二等字音。 11 月龄患儿可以有意识地发一个字音。 12 月龄患儿会叫爸爸妈妈，有所指。
记录	整理用物、洗手记录。

【注意事项】

1. 评估者要具备过硬的理论知识，经过严格的培训。

2. 患儿要精神饱满，无身体不适。

3.评估过程中要注意患儿的情绪状态、注意力集中程度、有无影响测试的外来因素。

4.环境安静、光线柔和、温湿度适宜。

5.房间相对独立、色调单一，布置简单，以免分散患儿注意力。

【并发症及处理】

1.韧带拉伤

（1）原因：与评估者用力不当有关。

（2）临床表现：患儿哭闹，拉伤的部位会出现红、肿、痛的表现。

（3）预防：①操作者注意手法与力度，避免用力过度。②评估时先让患儿适应环境，做好热身准备，让患儿逐渐适应评估过程。

（4）处理：①局部制动，抬高患肢，防止拉伤进一步加重。②专科会诊，严密观察病情变化，及时对症处理。

2.关节脱位

（1）原因：与评估者用力不当有关。

（2）临床表现：患儿哭闹，不敢抬胳膊。

（3）预防：操作者注意手法与力度，避免用力过度。

（4）处理：严密观察病情变化，及时对症处理。

【制度与依据】

1.刘湘云.儿童保健学[M].4版.南京：江苏科学技术版社,2011.

2.首都儿科研究所生长发育研究室：0～6岁儿童神经心理发育测验量表（Ⅱ）.

3.加拿大Albetta大学Mattha C.Piper和Johanna Darrah：Alberta婴儿运动量表

4.李林,武丽杰.人体发育学[M].3版.北京：人民卫生出版社,2018.

5.毛萌,江帆.儿童保健学[M].4版.北京：人民卫生出版社,2020.

6.李晓捷.实用小儿脑性瘫痪-康复治疗技术[M].2版.北京：人民卫生出版社,2016.

（邓继红）

第九章 头颈部评估

【名词定义】

头颈部评估 头颈部是体格检查时检查者最先和最容易见到的部位。头颈部检查以视诊和触诊为主，检查内容包括头发与头皮、头颅、头面部器官及颈部。检查时手法应轻柔，一般在问诊之后开始，必要时可边问诊边检查。

【基本检查方法】

1. 视诊（inspection） 检查者通过视觉了解受检者头颅大小、头颈部外形及有无异常运动。

2. 触诊（palpation） 检查者用双手仔细触摸头颅的每一个部位，了解其外形、有无压痛和异常隆起。

3. 听诊（auscultation） 检查者通过听取发自受检者身体各部的声音，以判断其正常与否的检查方法。听诊可分为直接听诊法与间接听诊法两种：

（1）直接听诊法（direct auscultation）：用耳直接贴于受检部位体表进行听诊的方法。

（2）间接听诊法（indirect auscultation）：借助听诊器进行听诊的方法。听诊器由耳件、体件和软管3部分组成。体件有钟型和膜型两种。钟型适于听取低调的声音，如肿大的甲状腺上，听诊有无血管杂音；膜型适于听取高调的声音，如呼吸音、心音、肠鸣音等，应用较为广泛。

【操作程序】

头颈部评估操作流程见表4-9-1。

表4-9-1 头颈部评估操作步骤与内容

操作步骤	内容
准备	环境符合操作要求。
	着装符合要求，个人防护规范。
	物品准备：PDA、听诊器、表、纸和笔、皮肤消毒剂、疼痛评估卡、弯盘、手电筒、瞳孔笔、手套、软尺等。物品放置有序。
	患者准备：舒适体位，平卧位或者半卧位。
标准化核对	标准化核对，自我介绍。向患者（清醒）或患者家属（昏迷患者）解释方法并指导配合。询问既往史、过敏史，询问患者是否大小便。
头颅	1. 观察头颅大小、形态与运动。 2. 头发：观察颜色、疏密度、脱发。
眼	1. 眼睑：观察有无睑内翻、上睑下垂、眼睑闭合障碍、水肿、倒睫等。 2. 泪囊：有无分泌物或泪液自上、下泪点溢出。 3. 结膜：观察结膜有无异常。
眼球	1. 观察有无突出。 2. 观察有无下陷。 3. 观察眼球运动有无异常：运动受限和复视、眼球震颤。
眼压	通过触诊法或眼压计检查。

操作步骤	内容
眼节前	1. 观察角膜透明度，注意有无云翳、白斑、溃疡、软化、新生血管等。 2. 观察巩膜颜色有无异常。 3. 观察虹膜纹理及形态有无异常。 4. 观察瞳孔：注意形状与大小、对光反射、集合反射。
耳	1. 注意耳郭有无畸形、红肿、瘘口、结节；外耳道皮肤是否正常，有无溢液；中耳有无鼓膜穿孔及穿孔位置，有无积血积液；乳突有无红肿和压痛。 2. 检查听力。
鼻	1. 观察鼻的外形与颜色、鼻翼翕动、鼻黏膜颜色，有无红肿或萎缩，鼻甲大小，鼻腔是否通畅，有无分泌物；鼻中隔有无偏曲及穿孔；有无鼻出血。 2. 检查各鼻窦区有无压痛。
口	1. 观察口唇颜色，口唇有无干燥、皲裂、疱疹，口角有无糜烂或口角歪斜等。 2. 观察口腔黏膜。 3. 观察牙齿与牙龈：注意牙齿颜色、数目、排列、咬合，有无龋齿、缺齿、义齿和残根；牙龈形态、颜色与质地，有无肿胀、增生或萎缩、溢脓及出血等。 4. 观察舌的颜色、形状、感觉或运动变化。 5. 询问咽部有无红肿疼痛；查看咽部及扁桃体有无淋巴滤泡增生、红肿。查看咽及扁桃体情况。 6. 观察腮腺导管口有无红肿和分泌物。
颈部	1. 观察颈部外形、姿势、运动度、皮肤与包块。 2. 颈部血管：有无明显的充盈、怒张或搏动。
	甲状腺的视诊：观察甲状腺的大小和对称性。 甲状腺的触诊：包括甲状腺大小、硬度、对称性、表面光滑度，有无结节及震颤等。 甲状腺的听诊：当触及肿大的甲状腺时，用钟形听诊器直接放在肿大的甲状腺上，听诊有无血管杂音。
	观察气管有无偏移。
总结与宣教	1. 总结目前患者存在的问题，并询问有无补充。 2. 针对问题进行健康宣教，包括：药物、活动、饮食、伤口、引流管知识等。 3. 针对患者特殊情况及异常体征等汇报医生。
整理	协助患者取舒适体位，整理床单位，洗手。

【操作关键点】

1. 疼痛评估　如果患者自述疼痛，要询问疼痛的性质、部位、持续时间、缓解方式或用药效果。当疼痛评分≥4分时，护士应及时报告医生，由医生决定处理措施。

2. 头颅

（1）头颅大小以头围来衡量，测量时以软尺自眉间经枕骨粗隆绕头一周。正常成人颅围≥53cm。

（2）观察大小与形态，常见异常如下：小颅、方颅、巨颅、尖颅、长颅、变形颅。

（3）观察头部运动有无异常。

3. 眼

（1）泪囊：请受检者向上看，检查者用双手拇指轻压患者双眼内眦下方，挤压泪囊，同时观察有无分泌物或泪液自上、下泪点溢出。有急性炎症时应避免做此检查。

（2）上睑结膜：检查者用示指和拇指捏住上眼睑中外1/3交界处的边缘，嘱受检者双目下视，然后轻轻向前下方牵拉，同时以示指向下压迫睑板上缘，与拇指配合将睑缘向上捻转即可完成。同法检查对侧。

（3）下睑结膜：嘱受检者向上看，检查者拇指向下按睑边缘。

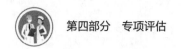

（4）眼球与眼压

①眼球运动：检查者将目标物（棉签或手指）置于受检者眼前30～40cm处，嘱其头部固定，眼球随目标物按左→左上→左下及水平向右→右上→右下6个方向移动。

②眼球震颤：双侧眼球发生一系列有规律的快速往返运动。检查方法：让受检者眼球随检查者手指所示方向（水平和垂直）运动数次，观察是否出现震颤。

③眼压：触诊法靠手指感觉到的眼球硬度判断眼压，虽简便易行，但不准确。

检查方法：嘱受检者睁眼向下看，检查者将双手示指置于受检者上睑的眉弓和睑板上缘之间，轻压眼球，感觉眼球波动的抗力，判断其软硬度。正常眼压范围为11～21mmHg（1.47～2.79kPa）。

（5）瞳孔变化

①查看瞳孔变化：可嘱患者配合眼睛看向天花板，正常直径等大等圆，直径2.5～4mm。

②瞳孔对光反射：包括直接对光反射和间接对光反射。正常情况下，当受到光线刺激后瞳孔立即缩小，移开光源后瞳孔迅速恢复正常。直接受到光线刺激一侧瞳孔的反应，称为直接对光反射；另一侧瞳孔也会出现同样的反应，称为间接对光反射。检查时，通常用手电筒分别照射两侧瞳孔并观察其反应。瞳孔对光反射以敏捷、迟钝、消失加以描述。正常人瞳孔对光反射敏捷。

③集合反射：检查者将示指置于受检者1m外，嘱其注视示指，同时将示指逐渐移向受检者眼球，距离眼球5～10cm处，正常人此时可见双眼内聚，瞳孔缩小，集合反射消失见于动眼神经功能损害。

4. 耳 粗测法测听力：方法是在安静的室内，嘱受检者闭目静坐，并用手指堵塞一侧耳道，检查者以拇指与示指互相摩擦（或手持手表），自1m以外逐渐移近受检者耳部，直到其听到声音为止，测量距离。用同样方法检测另一耳听力。正常人一般约在1m处即可听到捻指音或机械表的滴答声。

5. 鼻 各鼻窦区压痛检查法：

（1）上颌窦：检查者双手拇指分别置于受检者鼻侧颧骨下缘向后按压，其余4指固定在受检者的两侧耳后。

（2）额窦：检查者双手拇指分别置于受检者眼眶上缘内侧，用力向后上按压，其余4指固定在受检者颅颞侧作为支点。

（3）筛窦：检查者双手拇指分别置于受检者鼻根部与眼内眦之间向后按压，其余4指固定在受检者两侧耳后。按压同时询问受检者有无疼痛，并作两侧比较。

（4）蝶窦：因解剖位置较深，不能在体表进行检查。

（5）检查上颌窦和额窦时，可以用中指指腹叩击检查部位，询问有无叩击痛。正常人鼻窦无压痛。

6. 口

（1）正常人口唇红润有光泽。

（2）口腔黏膜：检查应在充分的自然光下进行，也可借助手电筒。检查口底和舌底黏膜时，嘱受检者舌头上翘触及硬腭。正常口腔黏膜光洁，呈粉红色。

（3）舌：局部或全身疾病均可使舌的颜色、形状、感觉或运动发生变化。检查时嘱受检者伸舌，舌尖翘起，并左右侧移。正常人舌质淡红，表面湿润，覆有白苔，伸舌居中，活动自如无颤动。

（4）咽部与扁桃体：让受检者取坐于位，头稍后仰，张口发"啊"音，检查者用压舌板于受检者舌前2/3与后1/3交界处迅速下压，在照明的配合下，观察咽及扁桃体。正常人咽部无充血、红肿及黏液分泌增多，扁桃体不大。

（5）扁桃体肿大分3度：扁桃体肿大，不超过咽腭弓者为Ⅰ度；超过咽腭弓而未达咽后壁中线者为Ⅱ度；达到或超过咽后壁中线者为Ⅲ度。

（6）腮腺：位于耳屏、下颌角、颧弓所构成的三角区内，腮腺导管开口于上颌第二磨牙相对的颊黏膜上。

7. 甲状腺视诊　检查时，受检者取坐位，头后仰，嘱其做吞咽动作，观察甲状腺大小和对称性。正常情况下，除女性在青春发育期甲状腺可略增大外，甲状腺外观不明显，若能看到轮廓即可认为甲状腺肿大。

甲状腺肿大可分为三度：

Ⅰ度：不能看出肿大但能触及者；

Ⅱ度：能看到肿大又能触及，但在胸锁乳突肌以内者；

Ⅲ度：超过胸锁乳突肌外缘者。

8. 甲状腺峡部　站于受检者前面用拇指或站于受检者后面用示指从胸骨上切迹向上触摸，可感到气管前面软组织，判断有无增厚，请受检者吞咽，可感到此软组织在手指下滑动，判断有无肿大和肿块。

9. 甲状腺侧叶

（1）前面触诊：检查者立于受检者前面，一手拇指施压于一侧甲状软骨，将气管推向对侧，另一手示指、中指在对侧胸锁乳突肌后缘向前推挤甲状腺侧叶，拇指在胸锁乳突肌前缘触诊，配合吞咽动作，重复检查，可触及被推挤的甲状腺。用同法检查另一侧甲状腺侧叶。

（2）后面触诊：检查者立于受检者后面，一手示指、中指施压于一侧甲状软骨，将气管推向对侧，另一手拇指在对侧胸锁乳突肌后缘向前推挤甲状腺，示指、中指在其前缘触诊甲状腺，配合吞咽动作，重复检查。用同法检查另一侧甲状腺侧叶。

10. 检查气管有无偏移　受检者取坐位或仰卧位，使颈部处于自然直立状态，检查者将右手示指与环指分别置于受检者两侧胸锁关节上，中指置于气管上，观察中指是否在示指与环指中间。也可比较气管与两侧胸锁乳突肌间的间隙大小是否一致。若两侧距离或间隙不对等，则为气管移位。

【注意事项】

1. 检查环境安静、舒适且具有私密性，室温适宜，最好以自然光线为照明。

2. 检查者衣着整洁，举止端庄，态度和蔼。

3. 检查前向受检者说明自己的身份、检查的目的与要求。取得受检者的同意后，再次进行手卫生（使用手消液消毒双手或用流动水洗净双手）。

4. 检查者一般站于受检者右侧，依次暴露受检者的受检部位。注意保护受检者隐私，每个部位检查完毕即行遮挡。

5. 检查手法准确规范，动作轻柔，特别是颈部及甲状腺的检查。检查内容全面、系统且重点突出。

6. 按照一定的顺序进行检查，以避免重复或遗漏，同时避免受检者反复调整体位。通常情况下，首先进行生命体征及一般状态检查，然后按照头部、颈部、胸部、腹部、脊柱、四肢及神经系统的顺序进行。可根据受检者的具体情况，调整检查顺序。对于急危重症患者，应先进行重点检查，且边检查边行抢救处理。

7. 检查过程中要手脑并用，边检查边思考，结合检查部位的组织脏器特点、相互的位置关系及可能的病理改变等，分析其正常与否及引起异常的可能病因。

8. 根据病情变化，随时复查以发现新的体征，不断补充和修正检查结果，调整和完善护理诊断与相应的护理措施。

【制度与依据】

1. 孙玉梅，张力立，张彩虹. 健康评估 [M]. 5 版. 北京：人民卫生出版社，2021.

2. 万学红，卢雪峰. 诊断学 [M]. 9 版. 北京：人民卫生出版社，2019.

（秦莉莉）

第十章　脊柱评估

【名词定义】

脊柱专科查体　临床上常见的体格检查方式，一般包括视诊、触诊、叩诊、动诊、量诊等。按照先上后下、先主动后被动、先远处后患处的原则进行详细检查。主要检查脊柱大体形态，并对可能的疾病做出初步判断。

【目的】

1. 辅助检查方法之一。

2. 为患者提供护理程序的依据。

3. 脊柱外科围术期病情观察的重点，可以及时发现与预防并发症的发生。

【操作流程】

脊柱评估操作流程见表 4-10-1。

表 4-10-1　脊柱评估操作步骤与内容

操作步骤	内容
准备	1. 操作者准备 （1）洗手、戴口罩。 （2）衣帽整洁，符合要求，仪表大方，举止端庄，语言亲切，态度和蔼。 （3）用物：叩诊锤、卷尺、棉签、弯盘、快速手消毒剂等。
	2. 患者准备：检查者站于患者右侧，患者体位正确。
评估	评估患者病情、生命体征、意识状态、合作程度和外伤情况。
	操作环境：环境清洁、温湿度适宜，注意保暖。
核对、解释	标准化核对流程，说明目的，告知查体注意事项，取得患者配合。
视	1. 暴露上半身，从正面观察脊柱有无侧弯、肩及胸是否对称、两侧髂嵴是否在同一水平面上、双下肢是否等长、肢体肌肉是否萎缩、步态是否正常。 2. 从侧面观察脊柱有无后凸畸形。
触	1. 触压痛、叩击痛：患者取端坐位，身体稍前倾。检查者以右手拇指从枕骨粗隆开始自上而下逐个按压脊椎棘突、椎旁肌肉、骶髂关节确认有无压痛、叩击痛。
	2. 触感觉： （1）浅感觉（触觉）：患者闭目，用棉絮（或棉球或神经诊锤）轻触患者躯干及四肢皮肤，让患者回答触觉轻重是否一致（对应感觉平面，根据患者主诉，重点检查异常的地方）。 （2）深感觉（运动觉）：检查者用示指和拇指轻持患者的手指两侧做被动伸或屈的动作，让患者说出"向上"或"向下"。
动	观察脊柱的活动情况及有无异常改变： 患者取直立站位、骨盆固定；嘱患者做前屈、后伸、侧弯、旋转等动作，观察脊柱的活动度。 颈椎的活动范围是前屈、后伸均为 35°～45°，左右侧屈为 45°，左右旋转各 60°～80°； 腰椎的活动范围是前屈 75°～90°，后伸 30°，左右侧屈为 20°～35°。
	评定上肢、下肢肌力：患者双手平放在身体两侧，前方无阻碍，暴露双腿。

操作步骤	内容
量	1. 长度测量 （1）双上肢长度测量：双肩峰至双中指指尖的长度。 （2）双下肢长度测量：髂前上棘到胫骨内踝下缘。 2. 周径测量 （1）大腿周径测量：髌骨上缘 10cm。 （2）小腿周径测量：胫骨结节下 10cm。
特殊试验评估	1. 颈椎检查的特殊试验 （1）Jackson 压头：患者取端坐位，检查者双手重叠放于其头顶部，向下加压，如有颈部疼痛或上肢放射痛即为阳性，多见于颈椎病及颈椎间盘突出症。 （2）压颈试验：患者取仰卧位，检查者以双手指按压患者两侧颈静脉，颈部及上肢疼痛加重，为根性颈椎病。 （3）旋颈试验：患者取坐位，头略后仰，并自动向左、右做旋颈动作，出现头昏、头痛、视力模糊症状，提示椎动脉型颈椎病。 （4）霍夫曼征：检查时检查者以右手的示、中两指夹持患者的中指中节，使其腕关节背屈，其他指各处于自然放松半屈状态，然后检查者以拇指迅速弹刮患者中指指甲，若出现其他各指的掌屈运动，即为霍夫曼征阳性。 2. 腰骶椎检查的特殊试验 （1）直腿抬高试验：检查时嘱患者仰卧，双下肢伸直，检查者一手置于膝关节上，使下肢保持伸直，另一手将下肢抬起，正常人可抬高 80°～90°，如抬高不足 70°，即出现由上而下的放射性疼痛，为直腿抬高试验阳性。此时，缓慢降低患肢高度，待放射痛消失，再将踝关节极度背屈，若再次出现腰痛及下肢放射痛，则为直腿抬高加强试验阳性。 （2）拾物试验：将一物品放在地上，嘱患者拾起，正常人可两膝伸直，腰部自然弯曲，俯身将物品拾起。如患者先以一手扶膝蹲下，腰部挺直地用手接近物品，即为拾物试验阳性。
宣教	核对患者，观察、询问患者是否有不适感，并告知查体结果及相关注意事项。
整理	整理复原患者衣物及床单位，协助患者卧位舒适，洗手。

【检查原则】

1. 按顺序检查：视、触、叩、动、量。

2. 全面系统。

3. 充分暴露（注意不要着凉）。

4. 轻柔到位，正确测量。

5. 两侧对比，与上一节段对比，反复检查。

【注意事项】

1. 按照视诊、触诊、叩诊、动诊、量诊的顺序进行检查。

2. 对颈椎损伤或者疑似损伤的患者，必须用颈托固定，限制其颈部活动，根据病情，选择进一步处理方式。

3. 对脊髓损伤或疑似损伤的患者，在进行移动或检查前，应轴线翻身，维持脊柱稳定性，防止出现脊柱扭曲，以免造成进一步的损伤。

4. 若疑为脊柱病变，特别是颈椎骨关节损伤，慎用直接叩击法。

5. 护士要熟悉全身脊神经皮节分布图，并将神经恢复情况与术前作对比，利于围术期病情观察。

【制度与依据】

1. 李乐之，路潜 . 外科护理学 [M].7 版 . 北京：人民卫生出版社，2021.

2. 万学红，卢雪峰 . 诊断学 [M].9 版 . 北京：人民卫生出版社，2018.

（王　芳　李书会）

第十一章　骨关节评估

【名词定义】

1. 骨科评估　主要包括问诊、望诊、触诊、叩诊、动诊、量诊。动诊和量诊可为骨科疾病提供重要的诊断依据。

2. 骨关节检查　内容包括四肢与关节的形态和活动度或运动的情况。检查方法以视诊和触诊为主，两者相互配合，检查体位依内容而不同。

【评估原则】

1. 充分暴露。

2. 双侧对比。

3. 先健侧后患侧。

4. 先健处后患处。

5. 先主动后被动。

6. 全面、反复、轻柔、到位。

【操作流程】

骨关节评估的操作流程见表4-11-1。

表4-11-1　骨关节评估的操作步骤与内容

操作步骤	内容
准备	环境符合操作要求。
	着装符合要求，个人防护规范。
	物品准备：PDA、皮肤消毒液、卷尺、记号笔。
	患者准备：嘱患者平卧，放松四肢，充分暴露受检部位。
评估	评估患者年龄、病情、意识状态、营养状况、心理状态、配合程度（根据患者情况口述汇报）。 评估操作环境：环境清洁，温、湿度适宜。
核对	携用物至患者床旁，使用标准化核对流程。核对患者姓名、住院号。
解释	向患者（清醒）或患者家属（昏迷患者）解释操作目的、方法、注意事项和配合要点，询问既往史及外伤史，询问大小便。
视诊	1. 评估关节形态与姿势：观察患者的步态与姿势，有无畸形。 2. 评估关节局部情况：观察患者关节周围皮肤的颜色与完整性，观察肌肉有无萎缩与肿胀（评估下肢水肿：按压胫骨前缘、外踝、内踝）。
触诊	评估关节周围压痛及包块，以及包块的部位、硬度、大小、活动度、与邻近组织关系及有无波动感。检查双下肢足背动脉搏动（足背动脉位于内、外踝背侧连线上，踇长伸肌腱与二趾长伸肌腱之间，以并拢的示指、中指和环指指腹触摸5～10秒）。
动诊	评估关节活动，包括主动活动（肌力检查）、被动活动和异常活动，并评估活动与疼痛的关系。

续表

操作步骤	内容
量诊	测量四肢长度和周径（主要有下肢长度：髂前上棘至内踝下缘；大腿长度：股骨大转子至膝关节外侧间隙；小腿长度：膝关节内侧间隙至内踝下缘；大腿周径：测髌骨上缘上 10cm 处；小腿周径：测髌骨下缘下 10cm 处）。
特殊试验评估	1. 肩关节：杜加斯（Dugas）征。 2. 膝关节：抽屉试验、拉赫曼试验、浮髌试验。 3. 髋关节：4 字试验、托马斯（Tomas）征。
询问及告知	询问感觉，告知患者注意事项。
整理	协助患者舒适体位，整理床单位。
操作后处理	整理用物，洗手。

【注意事项】

1. 体检室应光线充足，被检查者应充分暴露身体躯干及肢体。检查女性患者时，要有其家属或女工作人员伴随。

2. 检查下肢疾病，应先让患者行走，观察患者的姿势和步态，然后按照望、触、动、量的顺序进行。应根据患者主诉先检查健侧，后检查患侧；先检查患部远端，再检查患部局部。

3. 人体具有双侧对称性，在检查患侧时应注意与健侧比较，细致观察两者的长度、粗细、活动范围及异常改变等外形。

4. 应先了解患部的主动活动幅度、力量、范围及疼痛点，然后再检查患部被动活动范围、压痛点、感觉及生理病理反射等情况。

5. 开始检查时动作应轻柔、缓慢，手法应由轻至重，逐渐加大检查按压力度。在冬季，检查者的双手应先温暖，以免冰冷的手刺激患者，引起身体肌肉痉挛。

【相关知识】

1. 关节形态与姿势

（1）正常上肢双肩对称，呈弧形。肘关节轻度外翻。正常双下肢等长，双腿可伸直。双脚并拢时，膝、踝可靠拢；站立时足掌、足跟可着地。

（2）肩关节弧形轮廓消失，肩峰突出，呈方肩畸形，可见于肩关节脱位、三角肌萎缩。

（3）膝内翻：双脚内踝部靠拢时两膝向外分离。膝外翻：两膝靠拢时，两内踝分离。可见于佝偻病、大骨节病。

（4）异常步态有鸭步步态，可见于先天性髋关节脱位。

（5）患肢短缩、内收外展旋转畸形，可见于股骨颈骨折。

2. 关节活动

（1）主动运动：包括肌力检查。肌力是指肌肉运动时的最大收缩力。检查时，嘱患者用力做肢体伸屈动作，护士分别从相反的方向给予阻力，测试患者对抗阻力的克服力量，注意两侧肢体的对比。肌力的记录采用 0 ～ 5 级的 6 级分级法。

（2）被动运动：包括沿肢体纵轴的牵拉，挤压活动及侧方牵拉活动，观察有无疼痛及异常活动。

（3）异常活动：关节运动范围减小，见于肌肉痉挛或关节相关联的软组织挛缩。关节运动范围超常，见于关节囊破坏，关节囊及支持韧带过度松弛和断裂。

3. 特殊试验评估

（1）杜加斯征：正常人将手放在对侧肩上，肘能贴胸壁；肩关节前脱位时伤侧手放在对侧肩上，肘

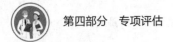

不能贴胸壁。

（2）抽屉试验：患者仰卧位，屈膝 90°，胫骨保持中立位，患者尽可能地放松腘绳肌，减少腘绳肌收缩限制胫骨前移，当患者足够放松后，检查者双手抓住胫骨近端，两个拇指置于前方关节线水平，对胫骨施加向前的力。如果胫骨前移增加，意味着前抽屉试验阳性。

（3）拉赫曼试验：患者平卧位，屈膝 30°，检查者一手抓握大腿远端的前外侧以稳定股骨，另一手抓握于胫骨后方施加向前的力量，使胫骨向前方移位。检查者能够感觉到和看到胫骨相对于股骨前移，则为阳性。

（4）浮髌试验：患者仰卧，伸膝，放松股四头肌，检查者一手虎口对着髌上囊，向下压，将膝关节内液体压入髌骨下，一手轻压髌骨后快速放开，可觉察到髌骨浮起，为阳性。

（5）托马斯征：又称髋关节屈曲挛缩试验，患者仰卧位，充分使健侧屈膝屈髋，并使腰部贴于床面，若患肢自动抬高离开床面则为阳性。

【制度与依据】

1. 冯延冰. 实用临床骨科疾病诊疗实践 [M]. 北京：科学技术文献出版社，2018.

2. 裴福星. 骨科临床检查法 [M].2 版. 北京：人民卫生出版社，2019.

3. 孙玉梅，张立力. 健康评估 [M]. 北京：人民卫生出版社，2017.

（王婷婷）

第十二章　循环系统评估

【名词定义】

循环系统　由心脏、血管和调节血液循环的神经 – 体液组成。其主要功能是为全身各器官组织运输血液，通过血液将氧、营养物质等供给组织，并将组织产生的代谢废物运走，以保证人体新陈代谢的正常进行，维持生命活动。此外，循环系统还具有内分泌功能。心率、心律、动脉血压、中心静脉压的监测是评估循环系统的常用手段。

【目的】

了解患者循环系统状态，识别存在的和潜在的问题。

【操作流程】

循环系统评估操作流程见表 4-12-1。

表 4-12-1　循环系统评估操作步骤与内容

操作步骤	内容
基本要求	衣帽整洁，符合要求，仪表大方，举止端庄，语言亲切，态度和蔼。
准备	修剪指甲，洗手。
	向患者（清醒）或患者家属（昏迷患者）解释，询问既往史。
	嘱患者放松，正常呼吸。
	围帘遮挡，患者取平卧位，穿病员服。
操作程序	1. 评估心前区外形：解开患者上衣，评估患者心前区外形，心尖搏动的强弱及范围。
	2. 评估心率、心律：听诊心率时间应 > 30 秒。如有心律不齐，需听诊 1 分钟。
	3. 评估颈静脉充盈度：正常成人去枕平卧位时颈静脉充盈度不超过锁骨上缘至下颌角的下 2/3 以内，而坐位或半坐位（上身与水平面成 45°）时，颈静脉常不显露，亦看不到颈静脉搏动。
	4. 评估周围动脉搏动：检查桡动脉、足背动脉搏动，主要包括脉率、脉律、紧张度与动脉壁状态、强弱和波形。
	5. 评估水肿情况： （1）观察患者有无水肿情况及水肿波及的范围：双下肢、颜面部或全身性水肿。 （2）观察是否为凹陷性水肿。如为凹陷性水肿，评估水肿的程度。评估时指压水肿处，观察皮肤的凹陷程度和恢复情况。
	6. 评估动脉血压 （1）测量血压，观察血压是否处于正常范围。 （2）患有某些特殊心血管疾病者，分别测量左右上肢血压。
	7. 评估循环系统其他相关指标：如果患者存在血容量不足或心功能不全，还可监测动脉血压、中心静脉压、尿量、颈静脉充盈情况、皮肤的温度和湿度、呼吸困难与发绀程度，指脉搏氧饱和度、心功能以及活动能力等。必要时询问患者有无胸痛、胸闷，评估疼痛部位、性质、时间、有无放射，有无伴随症状如大汗、恶心、乏力、头晕等，缓解方式；询问有无诱因、日常用药情况、既往史、手术史等。
整理用物	整理听诊器，并用 75% 的乙醇消毒，洗手，记录。

【相关知识】

1. 心功能不全

（1）交替脉是左心衰的特征性体征。

（2）颈静脉征或颈静脉怒张是右心衰的主要体征。

（3）急性心力衰竭临床表现：端坐呼吸，咳粉红色泡沫痰，有窒息感而极度烦躁不安、恐惧。面色灰白或发绀，大汗，皮肤湿冷，尿量显著减少。早期血压可一过性升高，如不能及时纠正，血压可持续下降直至休克。心率增快，两肺布满湿啰音和哮鸣音，心尖区舒张期奔马律。治疗：适用于有低氧血症的患者，保证有开放的气道，鼻导管高流量给氧。病情严重者应采用面罩呼吸机持续加压（CPAP）或双水平气道正压（BiPAP）给氧。

2. 高血压

（1）高血压急症：指原发性或继发性高血压患者，在某些诱因作用下，血压突然和显著升高（一般超过 180/120mmHg），同时伴有进行性心、脑、肾等重要靶器官功能不全的表现。

（2）高血压脑病：是高血压急症的一种表现。血压极度升高突破了脑血流自动调节范围，表现为严重头痛、恶心、呕吐及嗜睡、癫痫发作和昏迷。

3. 急性心肌梗死

（1）血清心肌蛋白及心肌酶测定是诊断心肌梗死的敏感指标。

（2）急性心肌梗死最早出现和最突出的症状是心前区剧烈疼痛。

（3）心电图检查是急性心肌梗死最有意义的辅助检查。非 ST 段抬高型心肌梗死心电图有 ST 段压低或一过性 ST 段抬高、T 波低平或倒置。ST 段抬高型心肌梗死心电图表现为 ST 段弓背向上型抬高伴或不伴病理性 Q 波、R 波减低。

（4）心肌钙蛋白 T（cTnT）是诊断心肌梗死最特异和敏感的首选指标。

【制度与依据】

1. 孙玉梅, 张立力. 健康评估 [M].5 版. 北京：人民卫生出版社, 2021

2. 尤黎明, 吴瑛. 内科护理学 [M].7 版. 北京：人民卫生出版社, 2022.

（孙文磊）

第十三章　呼吸系统评估

【要求】

患者视病情或检查需要采取坐位或卧位，尽可能暴露整个胸部，按视诊、触诊、叩诊和听诊的顺序，一般先检查前胸部及侧胸部，然后再检查背部，注意两侧对比。

【意义】

进一步验证问诊中所获得的有临床意义的症状，发现患者存在的体征。体征作为客观资料的重要组成部分，可为确认护理诊断提供客观依据。

【操作流程】

呼吸系统评估操作流程见表 4-13-1。

表 4-13-1　呼吸系统评估操作步骤与内容

操作步骤	内容
准备	环境符合操作要求。
	取下腕表，修剪指甲。
	用物准备：听诊器。
	患者准备： 1. 向患者及家属解释呼吸系统评估的目的及过程。 2. 协助患者平卧位，询问大小便。
保护患者隐私	拉围帘，保护患者隐私。
一般情况	1. 询问患者有无咳嗽、咳痰，痰的颜色、性质、量，能否自主咳痰，有无胸闷、气急、胸痛。 2. 评估患者是否会行深呼吸并指导配合。
视诊	查看胸廓外形（有无鸡胸、漏斗胸，胸廓有无变形或隆起，有无脊柱畸形）、胸部皮肤以及呼吸形态（呼吸频率、深度与节律等）是否正常。
听诊	1. 听诊顺序由肺尖开始，按前胸部、侧胸部和背部的顺序进行。其中前胸部沿锁骨中线和腋前线，侧胸部沿腋中线和腋后线，背部应沿肩胛间区和肩胛线自上而下，左右交替逐一肋间隙进行。每个听诊部位至少听诊 1～2 个呼吸周期，注意左右、上下对称部位对比。 2. 背部听诊时查看背部、骶尾部皮肤有无压痛、压疮，皮肤有无伤口、糜烂。
叩诊	协助患者取仰卧位或坐位，按前胸、侧胸和背部的顺序进行叩诊。依次检查前胸、侧胸壁和背部，自上而下，并注意对称部位的比较。叩诊前胸时，患者胸部稍向前挺；叩诊侧胸时，患者双臂抱头；叩诊背部时，患者上身略前倾，头稍低，双手交叉抱肘，尽可能使肩胛骨移向外侧。可根据情况采用间接叩诊法或直接叩诊法，以前者常用。
触诊	1. 胸廓扩张度：主要测量患者在平静呼吸及深呼吸时两侧胸廓动度是否对称。因胸廓前下部呼吸时动度较大，因此常在此处进行胸廓扩张度的检查。 2. 有无胸壁压痛及皮下气肿。 3. 语音震颤：检查时，护士以两手掌或两手掌的尺侧缘轻置于患者胸壁对称部位，嘱患者用同等的强度重复发"yi"的长音，然后双手交叉重复一次，自上而下，先前胸后背部，边触诊边比较两侧相应部位语音震颤的异同，注意有无单侧、双侧或局部语音震颤的增强、减弱或消失。 4. 胸膜摩擦感：护士两手平置于患者的胸壁上，嘱患者做深呼吸运动，此时若两手有两层皮革相互摩擦的感觉，即为胸膜摩擦感，于胸廓的下前侧部或腋中线第 5、6 肋间最易触及。
整理用物	协助患者取舒适体位，整理床单位，洗手。

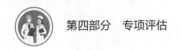

【注意事项】

参见"头颈部评估"章节。

【拓展知识】

1. 呼吸运动 呼吸运动（respiratory movement）是在中枢神经和神经反射的调节下，通过膈肌和肋间肌的收缩与松弛来完成的。血氧分压、二氧化碳分压及 pH 通过化学感受器发挥调节作用。此外，肺的牵张感受器也发挥调节作用。呼吸运动还可在一定程度上受意识的支配。

正常情况下，吸气为主动运动，此时肋间肌收缩，胸廓前部向上外方移动，同时膈肌收缩使横膈下降，腹壁向外隆起，胸廓容积增大，胸膜腔内负压增加，肺随之扩张，空气进入肺内；呼气为被动运动，此时肋间肌放松，肋骨因自身重力与弹性回位向下内方移动，同时膈肌松弛，腹壁回缩，胸廓容积缩小，胸膜腔内负压降低，肺随之回缩，肺内气体排出。

正常成年男性和儿童的呼吸以膈肌运动为主，胸廓下部及上腹部的运动幅度较大，形成腹式呼吸（diaphragmatic respiration）；成年女性呼吸则以肋间肌运动为主，形成胸式呼吸（thoracie respiration）。通常，两种呼吸运动不同程度同时存在。某些疾病可致呼吸运动改变或呼吸困难。

2. 呼吸频率和深度 呼吸频率与深度是肺部视诊的重要内容。正常成人静息状态下，呼吸频率为 12 ～ 20 次 / 分，呼吸与脉搏之比为 1 ：4。新生儿呼吸频率约 44 次 / 分，随年龄增长逐渐减慢。某些疾病可导致呼吸频率和深度的改变。

（1）呼吸过速（tachypnea）：呼吸频率超过 20 次 / 分。见于剧烈运动、发热、疼痛、贫血、甲状腺功能亢进及心力衰竭等。

（2）呼吸过缓（bradypnea）：呼吸频率低于 12 次 / 分。见于麻醉剂或镇静剂过量及颅内压增高等。

（3）呼吸浅快：见于肺炎、胸膜炎、胸腔积液、气胸、呼吸肌麻痹、严重鼓肠、腹腔积液和肥胖等。

（4）呼吸深大：也称库斯莫尔呼吸（Kussmaul respiration），表现为呼吸深大而节律规整。库斯莫尔呼吸的发生是由于细胞外液碳酸氢根不足，血 pH 降低，刺激呼吸中枢，通过深而大的呼吸使肺排出过多的二氧化碳以调节体内的酸碱平衡。主要见于糖尿病酮症酸中毒、尿毒症酸中毒。

3. 自然陷窝与解剖区域

（1）胸骨上窝（suprasternal fossa）：为胸骨柄上方的凹陷部，正常气管位于其后正中。

（2）锁骨上窝（supraclavicular fossa）：为左、右锁骨上方的凹陷部，相当于两肺上叶肺尖的上部。

（3）锁骨下窝（infraclavicular fossa）：为左、右锁骨下方的凹陷部，下界为第 3 肋骨下缘，相当于两肺尖的下部。

（4）腋窝（axillary fossa）：为左、右上肢内侧与胸壁相连的凹陷部。

（5）肩胛上区（suprascapular region）：为左、右肩胛冈上方的区域，其外上界为斜方肌的上缘，相当于上叶肺尖的下部。

（6）肩胛下区（infrascapular region）：为两肩胛下角连线与第 12 胸椎水平线之间的区域，后正中线将此区分为左、右两部分。

（7）肩胛间区（interscapular region）：两肩胛骨内缘之间的区域，后正中线将此分为左、右两部分。

4. 人工划线 在自然存在的骨性标志、自然陷窝和解剖区域的基础上，人为地界定了一些垂线作为补充，即所谓的人工划线。

（1）前正中线（anterior midline）：即胸骨中线，为胸骨正中的垂直线，以胸骨柄上缘中点为起点，向下通过剑突中央的垂直线。

（2）锁骨专线（midclavicular line）：即通过锁骨中点向下的垂直线，为通过左、右锁骨的肩峰端与胸骨端两者中点（锁骨中点）向下的垂直线。

（3）胸骨线（sternal line）：为沿左、右胸骨边缘与前正中线平行的垂直线。

（4）腋前线（anterior axillary line）：为通过左、右腋窝前皱襞沿前侧胸壁向下的垂直线。

（5）腋后线（posterior axillary line）：为通过左、右腋窝后皱襞沿后侧胸壁向下的垂直线。

（6）腋中线（midaxillary line）：自腋窝顶端于腋前线和腋后线之间中点向下的垂直线。

（7）肩胛线（scapular line）：为双臂自然下垂时通过左、右肩胛下角与后正中线平行的垂直线。

（8）后正中线（posterior midline）：即脊柱中线。为通过椎骨棘突，或沿脊柱正中下行的垂直线。

【制度与依据】

1. 孙玉梅, 张立力, 张彩虹. 健康评估 [M].5 版. 北京：人民卫生出版社, 2021.

2. 尤黎明, 吴瑛. 内科护理学 [M]. 北京：人民卫生出版社, 2022.

（甘　瑞）

第十四章　神经系统评估

【名词定义】

神经系统体格检查　神经科医生最重要的基本技能，检查获得的体征可为疾病的诊断提供重要的临床依据。神经系统体格检查的内容包括：脑神经、感觉功能、运动功能、神经反射。

进行神经系统检查前，首先应确定受检者的意识状态和精神状态，因为许多检查内容需要在受检者意识清晰的状态下完成。完成神经系统检查常需具备的检查工具有：叩诊锤、棉签、大头针、音叉、电筒以及嗅觉、味觉、失语测试用具等。

【适应证】

主要是中枢神经系统病变和周围神经系统病变的患者。

【意义】

通过体格检查可以进一步验证问诊中所获得的有临床意义的健康信息，并发现受检者可能存在的异常体征。体征作为客观资料的重要组成部分，可为确认护理诊断提供客观依据。

【操作流程】

神经系统评估操作流程见表4-14-1。

表4-14-1　神经系统评估操作步骤与内容

操作步骤		内容
准备		洗手、戴口罩。
		用物：PDA、体温枪（表）、血压计、疼痛评估卡、叩诊锤、棉签、大头针、音叉、钝脚分规、手电筒、瞳孔笔、嗅觉及味觉测试用具、弯盘、皮肤消毒剂等，物品放置有序。
		向受检者（清醒者）或受检者家属（昏迷受检者）作自我介绍。
		评估环境及受检者，解开约束具。
		询问睡眠情况，关注受检者及家属情绪，解释检查目的及配合要点。
		根据病情及检查需要，受检者取合适体位，坐位或平卧。
		测量生命体征（体温、脉搏、呼吸、血压、疼痛）。询问既往史、手术史。
评估意识障碍程度	评估睁眼反应（E）	1. 至受检者床旁，观察受检者能否自主睁眼。 2. 无自主睁眼可呼唤受检者的名字给予声音刺激睁眼。 3. 如果呼唤无反应，予以疼痛刺激睁眼，按压眶上缘或胸骨。 4. 任何刺激均无睁眼。
	评估语言反应（V）	如果受检者能被唤醒或刺激后唤醒，通过询问受检者，评估其时间、地点、定向力。询问受检者"知道现在在哪吗？""现在是几月？""***，是你什么人？"等。根据受检者回答情况评估受检者语言反应。
	评估运动反应（M）	1. 嘱受检者"握住我的手""松开""伸一根手指"等，观察其运动反应。 2. 不能完成遵嘱动作，予以疼痛刺激观察受检者反应。
评估12对颅神经	1. 嗅神经	询问受检者有无主观嗅觉障碍（如嗅觉减退、缺失、嗅幻觉等）。用手电筒检查鼻道是否通畅，嘱受检者闭目，用手指压闭一侧鼻孔，然后用日常生活中熟悉的有挥发性气味但无刺激性气味的液体或物品，如醋、香水、薄荷、牙膏、香皂、樟脑等，置于受检者一侧鼻孔，让受检者辨别不同味道。同法检查另一侧鼻孔。

操作步骤		内容
评估12对颅神经	2. 视神经	评估视力、视野。询问受检者视力情况。
		视力：检查远视力使用国际标准视力表检测双眼。受检者距视力表5m远，分别检查两眼，以能看清"1.0"行视标者为正常视力。如在1m处不能辨认"0.1"行视标者，改为"数手指"，记录为"数指/距离"。手指移近眼前5cm仍数不清者，改为指动检测，记录为"手动/距离"。不能看到眼前手动者，到暗室中用手电筒照被检眼，看到光亮，记录为"光感"，不能者，记录为"无光感"。检查近视力使用国际标准近距离视力表，在距视力表33cm处，能看清"1.0"行视标者为正常视力。
		粗略测定视野的方法：与受检者相对而坐，约1m距离，检查右眼时，遮住受检者左眼，同时遮住检查者右眼。在检查者与受检者中间距离处，检查者将手指分别自上、下、左、右等不同方向从外周逐渐向眼的中央部移动，嘱受检者在发现手指时立即示意。检查眼结膜有无充血、苍白，巩膜有无黄染。
	3. 动眼神经、滑车神经和外展神经	先询问受检者并观察是否有复视、斜视、震颤。
		检查外观：观察睑裂是否对侧、有无上睑下垂，眼球有无前突、内陷、斜视、眼震。
		检查眼球运动：检查者将示指置于受检者眼前30～40cm处，嘱头部固定，眼球随示指方向按照左→左上→左下及水平向右→右上→右下6个方向移动。
		评估瞳孔大小及反应：用左手拇指和示指将受检者双眼上睑上提，观察瞳孔大小、形状、位置是否对称（清醒受检者嘱其注视远处）。用手电筒快速从侧下直接照射瞳孔并观察其动态反应，观察瞳孔直接对光反射和间接对光反射。正常瞳孔直径一般为2.5～4mm，圆形，位置居中，两侧等大，直径>5mm为瞳孔散大，<2mm为瞳孔缩小。记录为"左：右=3/3"，"灵敏/迟钝"。
	4. 面神经	检查运动功能：先观察受检者两侧额纹、眼裂、鼻唇沟及口角是否对称，然后嘱受检者做皱额、闭眼、露齿、鼓腮和吹口哨动作，观察左右两侧是否对称。
		检查感觉功能：嘱受检者伸舌，将具有不同味感的溶液（盐、糖、醋等）用棉签涂于舌前部的一侧，受检者不能说话、缩舌和吞咽，用手指出纸上的咸、甜、酸三个字之一。每种味觉测试完成后，先用清水漱口，再测试下一种味觉，注意对比舌两侧的味觉。先检测可疑患侧再检测另一侧。
	5. 三叉神经	检查感觉功能：用针刺检查痛觉，棉絮检查触觉，盛冷、热水的玻璃试管检查温度觉。自上而下轻触前额至下颌，由内向外轻触口鼻部至面部周边区域，注意两侧及内外的对比，根据受检者的反应确定有无感觉过敏、减退或消失以及出现的区域。用音叉测试震动觉，两侧及内外对比。
		角膜反射：将一手示指置于受检者眼前约30cm处，引导其向内上方注视，另一手用细棉签纤维由受检者眼外侧，从视野外向内接近并迅速轻触受检者的角膜，注意避免触及睫毛、巩膜。正常可见该眼睑迅速闭合，称为直接角膜反射，如刺激一侧角膜，对侧也出现眼睑闭合反应，称为间接角膜反射。
		检查运动功能：首先观察两侧颞肌和咬肌有无萎缩，然后将双手置于受检者两侧下颌角上面咀嚼肌隆起处，让受检者做咀嚼动作，比较两侧咀嚼肌力量的强弱；再将手置于受检者的颏下，向上用力，嘱受检者做张口动作，感触张口时的肌力，观察张口时下颏有无偏斜。
	6. 位听神经	询问受检者有无眩晕，走路是否平稳，并进行听力测试。
		粗测法：嘱受检者闭目，用手堵住一侧耳郭及外耳道，持机械表或做捻指动作，自1m以外逐渐接近受检者耳部，直到听见声音为止。精准法需要使用规定的音叉或电子测听器。
	7. 舌咽神经、迷走神经、舌下神经	询问受检者声音是否嘶哑、有无吞咽困难、饮水是否呛咳。
		检查运动功能：嘱受检者张口发"啊"，观察软腭高度是否一致、对称，腭垂是否居中。嘱患者张口，观察舌在口腔中的位置、形态、有无肌纤维颤动。嘱受检者伸舌，观察舌头有无偏斜、舌肌萎缩。
		检查感觉及咽反射：嘱受检者张口，用棉签轻触两侧软腭和咽后壁，询问感觉。味觉检查方法同面神经。
	8. 副神经	观察胸锁乳突肌与斜方肌有无萎缩，检查者一手五指并拢放于受检者腮部，嘱受检者做对抗阻力转颈动作，以测试胸锁乳突肌的肌力；将两手放于受检者双肩向下按压，嘱其对抗阻力做耸肩动作，以测试斜方肌的肌力。

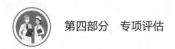

续表

操作步骤	内容
评估感觉功能（检查时嘱受检者闭目，避免主观或暗示作用）	1. 浅感觉 （1）触觉：用棉絮轻触受检者皮肤或黏膜，询问是否察觉及感受的程度，也可让受检者口头计数所察觉到的棉絮接触的次数。注意两侧对比性检查。 （2）痛觉：嘱受检者闭目，用大头针针尖均匀地轻刺受检者皮肤，两侧皮肤对称性检查，让受检者陈述感觉，判断有无感觉障碍及类型（正常、过敏、减退或消失）与范围。 （3）温度觉：用分别盛有5～10℃冷水和40～50°热水的试管交替接触受检者皮肤，让其报告"冷"或"热"。
	2. 深感觉 （1）运动觉：嘱受检者闭目，检查者用示指和拇指轻持受检者的手指或足趾两侧做被动屈或伸的动作，让受检者回答"向上"或"向下"，观察受检者反应是否正确。如有障碍可加大活动幅度。 （2）位置觉：嘱受检者闭目，检查者将受检者肢体移动至某种位置上，嘱描述该肢体位置或用对侧肢体模仿移动位置。 （3）振动觉：嘱受检者闭目，用震动的音叉放置在受检者的骨隆起处（如内踝、外踝、手指桡尺骨茎突、胫骨、膝盖等），询问受检者有无振动感，注意比较两侧有无差别，正常人有共鸣性振动感。
	3. 复合感觉（又称皮层感觉） （1）皮肤定位觉：嘱受检者闭目，检查者以手指或棉签轻触受检者体表某处皮肤，让受检者指出被触部位。 （2）两点辨别觉：嘱受检者闭目，以分开的钝脚分规同时轻触皮肤上的两点，如受检者能分辨为两点，则再逐步缩小双脚间距，直到受检者感觉为一点时测实际间距，两侧比较。 （3）实体觉：嘱受检者闭目，再嘱受检者用单手触摸熟悉的物体，如钢笔、钥匙、硬币等，并说出物体的名称。 （4）体表图形觉：嘱受检者闭目，以钝物在其皮肤上画方形、圆形、三角形等简单图形或写1到10等简单的字，观察其能否辨别。如有障碍，常为丘脑水平以上病变。
评估运动功能	1. 肌容积检查：观察和比较对称部位的肌肉容积，注意有无萎缩或假性肥大，还可用软尺测量肢体周径，以便左右比较和随访观察。
	2. 四肢肌力评估：嘱受检者做各关节的随意运动或维持某种姿势，观察运动的速度、幅度和耐久度，然后施以阻力与其对抗，判断其肌力的强弱。注意两侧肢体肌力的对比，并考虑右利手或左利手所致两侧肢体肌力的生理差异，尤其上肢。
	3. 肌张力：嘱受检者完全放松被检肢体，检查者通过触摸肌肉硬度，以及关节被动运动时的阻力进行判断。触摸肌肉坚实，做被动运动时阻力增加，关节活动范围小，提示肌张力增高；触摸肌肉松软，伸屈肢体时阻力降低，关节运动范围扩大可表现为关节过伸，提示肌张力降低。
	4. 不随意运动： （1）震颤：嘱受检者全身放松静止不动，观察身体某部位是否有节律性抖动。若安静时明显，活动时减轻，睡眠时消失则为静止性震颤；然后嘱受检者双上肢前伸，手指及手腕伸直维持一定姿势，腕关节突然屈曲，而后又迅速伸直至原来位置，为姿势性震颤；若在运动时出现，动作终末时愈加明显，休息时消失，为动作性震颤。 （2）手足搐搦：观察受检者手足肌肉是否呈紧张性痉挛，在上肢表现为腕部屈曲、手指伸展、指掌关节屈曲、拇指内收靠近掌心并与小指相对；在下肢表现为踝关节与趾关节皆呈屈曲状。 （3）舞蹈样运动：观察受检者是否有面部肌肉及肢体的快速、不规则、无目的、不对称的不自主运动，表现为"做鬼脸"、转颈、耸肩、手指间断性伸屈、摆手和伸臂等舞蹈样动作，常难以维持一定的姿势，睡眠时可减轻或消失。

操作步骤	内容
评估运动功能	5. 共济运动 （1）指鼻试验：嘱受检者手臂外旋、伸直，用示指触碰自己的鼻尖，先慢后快，先睁眼后闭眼，重复上述动作。 （2）跟 – 膝 – 胫试验：嘱受检者仰卧，嘱其高抬一侧下肢，然后将足跟置于对侧下肢的膝部，再沿胫骨前缘向下移动至足背，先睁眼后闭眼，重复进行。
评估神经反射	1. 浅反射 （1）角膜反射（同三叉神经检查）。 （2）腹壁反射：嘱受检者仰卧位，双膝稍屈曲、腹壁放松，然后用棉签杆分别沿肋缘下（上）、平脐（中）、腹股沟（下），由外向内、轻而快速地划过腹壁皮肤。 （3）提睾反射：嘱受检者仰卧，用棉签杆由下向上轻划股内侧近腹股沟处皮肤。 2. 深反射 （1）肱二头肌反射：嘱受检者取坐位或卧位，肘部半屈，坐位时检查者左手需托扶住受检者肘部，检查者将左手拇指或中指置于受检者肱二头肌肌腱上，右手持叩诊锤叩击置于肌腱上的左手指。 （2）肱三头肌反射：嘱受检者坐位或卧位，上臂外展，肘部半屈，检查者左手托扶受检者上臂，右手持叩诊锤直接叩击受检者鹰嘴上方的肱三头肌肌腱。 （3）膝腱反射：嘱受检者取坐位或仰卧位，坐位时，膝关节屈曲90°，小腿自然下垂；仰卧位时，检查者用左手在受检者腘窝处托起其双下肢，使膝关节屈曲约120°，右手持叩诊锤叩击髌骨下方股四头肌肌腱。 （4）跟腱反射：嘱受检者仰卧位，下肢外旋外展位，屈膝约90°，检查者用左手握住受检者足掌，使足背屈成直角，右手持叩诊锤叩击受检者的跟腱；卧位不能引出者，可嘱受检者跪位，双足自然下垂，或俯卧位，屈膝约90°，然后轻叩跟腱。 （5）Hoffmann（霍夫曼）征：嘱受检者手指微屈，检查者左手持握受检者腕部，右手中指及示指夹持受检者的中指并稍向上提，使其腕部轻度过伸，然后检查者以右手拇指快速弹刮受检者的中指指甲。 3. 病理反射 （1）Babinski（巴宾斯基）征：受检者仰卧位，双下肢伸直，检查者手持受检者踝部，用棉签杆沿足底外侧，由足跟向前划至小趾根部足掌时，再转向踇趾侧。 （2）Oppenheim（奥本海姆）征：检查者用拇指和示指从膝关节下起，沿受检者胫骨前缘用力由上向下滑压，直到踝关节上方。 （3）Gordon（戈登）征：用手挤压腓肠肌。 （4）Chaddock（查多克）征：在足外踝划向踇趾关节。 4. 脑膜刺激征 （1）颈强直：嘱受检者仰卧位，检查者一手置于其胸前，另一只手托扶其枕部做被动屈颈动作。 （2）Kernig（克尼格）征：嘱受检者仰卧位，检查者将一侧髋关节、膝关节屈曲成直角，然后用左手固定膝关节，右手将其小腿尽量上抬。 （3）Brudzinski（布鲁津斯基）征：嘱受检者仰卧位，下肢自然伸直，检查者一手置于受检者胸前以维持胸部位置不变，另一手托起受检者枕部，使其头部前屈。
评估生命体征	1. 观察有无收缩压增高，脉压增宽，随后血压下降。 2. 观察有无心率缓慢。 3. 观察呼吸次数、节律，呼吸比例的改变，及有无呼吸暂停现象。 4. 持续体温过高应考虑中枢性高热。 5. 清醒受检者，进行疼痛评分，意识不清或昏迷受检者根据有无疼痛表情、烦躁不安等症状判断是否存在疼痛。

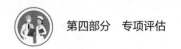

续表

操作步骤	内容
整理用物	整理床单位，洗手，记录，将异常症状、体征及时汇报医生处理。
整体评价	熟练程度，爱伤观念，语言表达能力，心理素质，应急能力等。

【注意事项】

1. 检查环境安静、舒适且具有私密性，室温适宜，最好以自然光线为照明。

2. 检查手法准确规范，动作轻柔，检查过程中要手脑并用，边检查边思考。

3. 按照一定的顺序进行检查，以避免重复或遗漏，同时避免受检者反复调整体位。可根据受检者的具体情况，调整检查顺序。对于急危重症患者，应先进行重点检查，且边检查边进行抢救处理。

4. 对于意识障碍患者，先评估 GCS 评分，再进行标准化核对。

5. 动眼神经、滑车神经、外展神经共同支配眼球运动，可同时检查。

6. 神经系统检查时需时刻意识到：轻微异常的体征和明显异常的体征具有同样的意义，某些体征出现与否，尽管意义不同，但均具有重要价值。

7. 根据病情变化，随时复查以发现新的体征，不断补充和修正检查结果，调整和完善护理诊断与相应的护理措施。

【拓展知识】

1. 意识　大脑功能活动的综合表现，是人对自身及外界环境进行认识和做出适宜反应的基础，包括觉醒状态与意识内容两个方面。意识障碍的常用分类：以觉醒度改变为主的意识状态和以意识内容改变为主的意识状态。

（1）以觉醒状态改变为主的意识障碍：①嗜睡：为程度最轻的意识障碍。患者处于持续睡眠状态，可被唤醒，醒后能正确回答问题和做出各种反应，当刺激停止后很快又入睡。②昏睡：是病理性的嗜睡状态。患者处于熟睡状态，一般的外界刺激不易唤醒，须经压迫眶上神经、摇动身体等强烈刺激方能被唤醒，但很快又入睡。醒时答话含糊或答非所问。③昏迷：为最严重的意识障碍，见表 4-14-2。

表 4-14-2　昏迷表现

昏迷程度	临床表现
轻度昏迷	1. 意识大部分丧失，无自主运动，对声、光刺激无反应，对疼痛刺激尚可出现痛苦表情或肢体退缩等防御反应。 2. 角膜反射、瞳孔对光反射、眼球运动和吞咽反射可存在。 3. 生命体征无明显异常。
中度昏迷	1. 对周围事物及各种刺激均无反应，对强烈疼痛刺激可有防御反应。 2. 角膜反射减弱、瞳孔对光反射迟钝、无眼球运动。 3. 可有生命体征轻度异常以及不同程度排便、排尿功能障碍。
重度昏迷	1. 意识完全丧失，全身肌肉松弛，对各种刺激全无反应。 2. 眼球固定、瞳孔散大，深、浅反射均消失。 3. 生命体征明显异常，排便、排尿失禁或出现去大脑强直。

（2）以意识内容改变为主的意识障碍：①意识模糊：为程度深于嗜睡的一种意识障碍。患者能保持简单的精神活动，但对时间、地点、人物的定向能力发生障碍。②谵妄：是一种以兴奋性增高为主的高级神经中枢急性功能失调状态，表现为意识模糊、定向力丧失、注意涣散、言语增多、思维不连贯，常

有错觉和幻觉。

2.GCS 意识障碍也可按格拉斯哥昏迷评分表（GCS）对意识障碍的程度进行测评。GCS评分项目包括睁眼反应、运动反应和语言反应。分测3个项目并予以计分，再将各项目分值相加求其总分，即可得到意识障碍程度的客观评分。GCS总分为3～15分，那些对语言指令没有反应或不能睁眼且GCS总分为8分或更低的情况被定义为昏迷。评估中应注意，运动反应的刺激部位以上肢为主，以最佳反应记分。

3.嗅神经 是感觉神经，检查时注意不能使用乙醇、氨水、甲醛溶液（福尔马林）等液体，其气味可直接刺激三叉神经末梢，影响检查结果。受检者无法嗅到气味，即为嗅觉缺失；能嗅到气味但无法辨别，为嗅觉减退。在排除鼻腔局部病变的前提下，嗅觉障碍常提示同侧嗅神经损害，见于颅前窝颅底骨折、占位性病变等。

4.动眼神经、滑车神经、展神经 为运动性神经，共同支配眼球运动，合称眼球运动神经，可同时检查。

5.瞳孔 为虹膜中央的孔洞，可反映中枢神经的一般功能状况，为危重患者的主要监测项目。瞳孔缩小由动眼神经的副交感神经纤维支配；瞳孔扩大由交感神经支配。检查时注意瞳孔的形状、大小，双侧是否等大、等圆，对光及集合反射是否正常等。常见有定位意义的瞳孔体征见表4-14-3。

表4-14-3 常见的有定位意义的瞳孔体征

图示（正常情况，光照情况）若为单侧，则左侧异常	瞳孔	直接对光反射	定位
◉ ◉ · ·	双侧瞳孔等大等圆	灵敏	
● ● ● ●	双侧瞳孔散大固定	消失	缺氧缺血脑病 药物中毒（巴比妥，阿托品，东莨菪碱） 阿片类药物戒断反应
● ◉ ● ◎	单侧瞳孔散大固定	消失	动眼神经麻痹（颞叶沟回疝，后交通动脉瘤）
⊙ ⊙ · · ⊙ ⊙ · ·	双侧瞳孔缩小；光反应尚存	灵敏	脑桥病变（针尖样小） 药物中毒（鸦片类或胆碱能药物） 间脑病变（代谢性昏迷）
⊙ ● · ●	单侧瞳孔缩小；光反应尚存	灵敏	Horner综合征
◉ ◉ ◉ ◉	双侧瞳孔直径正常但固定	消失或异常	中脑病变

（1）瞳孔形状与大小：正常瞳孔圆形，双侧等大，直径一般为2.5～4mm，婴幼儿及老年人较小，青少年较大；光亮处较小，兴奋或在暗处较大。交感神经兴奋时，如疼痛、惊恐等情况下，瞳孔较大；副交感神经兴奋时，如深呼吸、脑力劳动等情况下，瞳孔较小。①瞳孔形态改变，青光眼或眼内肿瘤时瞳孔呈椭圆形；虹膜粘连时形状可不规则。②瞳孔缩小，见于虹膜炎症，有机磷农药中毒，毛果芸香碱、吗啡和氯丙嗪等药物反应。③瞳孔扩大，见于外伤、颈交感神经受刺激、青光眼绝对期、视神经萎缩，以及阿托品、颠茄、可卡因等药物反应。④双侧瞳孔大小不等，见于脑外伤、脑肿瘤、脑疝等颅内病变；双侧瞳孔大小不等且变化不定，可能是中枢神经和虹膜的神经支配障碍。

（2）瞳孔对光反射：包括直接对光反射和间接对光反射。正常情况下，当瞳孔受到光线刺激后立即缩小，移开光源后瞳孔迅速复原。直接受到光线刺激一侧瞳孔的反应，称为直接对光反射；另一侧瞳孔也会出现同样的反应，称为间接对光反射。①瞳孔对光反射迟钝或消失，见于昏迷患者。②双侧瞳孔散大伴对光反射消失，是濒死状态的表现。③双侧瞳孔不等伴对光反射减弱或消失，是中脑功能损害的表现。

6. 面神经麻痹 一侧面神经周围性（核性或核下性）损害时，病灶侧额纹变浅、皱眉不能、闭眼无力、鼻唇沟变浅，微笑或示齿时口角向健侧歪斜，鼓腮或吹口哨时病灶侧漏气，见于面神经炎、脑干肿瘤等。一侧面神经中枢性（核上的皮质脑干束或皮质运动区）损害时，皱眉和闭眼无明显影响，仅出现病灶对侧下部面肌瘫痪，表现为鼻唇沟变浅、口角下垂，常见于脑血管病。原因是上部面肌（额肌、皱眉肌、眼轮匝肌）受双侧皮质脑干束支配，下部面肌（颊肌、颊肌、口轮匝肌等）受对侧皮质脑干束支配。

7. 肌力 主动运动时肌肉产生的最大收缩力。

（1）肌力的记录常采用 Lovett 0 ～ 5 级的六级肌力分级法，见表4-14-4。

表4-14-4 肌力分级

级别	肌肉表现
0 级	肌肉无任何收缩（完全瘫痪）。
1 级	肌肉可轻微收缩，但不能活动关节，仅在触摸肌肉时感觉到。
2 级	肌肉收缩可引起关节活动，但不能对抗地心引力，肢体不能抬离床面。
3 级	肢体能抬离床面，但不能对抗阻力。
4 级	肢体能对抗阻力，但较正常差。
5 级	正常肌力。

（2）肌力减退或丧失称为瘫痪，肌肉瘫痪的不同临床特点，常对病变部位有提示意义（图4-14-1）。①单瘫：单一肢体瘫痪，多见于脊髓灰质炎等。②偏瘫：一侧上、下肢瘫痪，常伴有同侧中枢性面瘫和舌瘫，多见于一侧脑出血、脑梗死、脑肿瘤等。③交叉瘫：病灶侧脑神经麻痹和对侧肢体瘫痪，多见于脑干肿瘤、炎症和血管病变等。④截瘫：双下肢瘫痪，多见于脊髓胸腰段外伤、炎症、肿瘤等所致的脊髓横贯性损伤。⑤四肢瘫（quadriplegia）：四肢均瘫痪，多见于高颈段脊髓病变（如外伤、炎症、肿瘤等）和周围神经病变（如吉兰－巴雷综合征）等。

8. 共济运动 是指机体完成任一动作时，依赖某组肌群协调一致的运动。正常的随意运动需要大脑皮质、小脑、前庭系统、深感觉、锥体外系的共同参与。当动作协调发生障碍，造成动作笨拙，以至不能顺利完成时，称为共济失调。检查时首先观察受检者穿衣、系纽扣、取物、写字、步态等准确性，以及言语是否流畅。小脑性共济失调者，走路时步基加宽、左右摇摆、不能沿直线前进，蹒跚而行，称为"醉酒步态"；还可出现吟诗样语言或爆发样语言等构音障碍。前庭性共济失调者，由于平衡障碍，患者站立及行走时身体向病灶侧倾倒，摇晃不稳，不能沿直线行走。

9. 反射 最简单、最基本的神经活动，是机体对刺激的非自主反应。神经反射包括生理反射和病理反射。根据刺激部位不同，生理反射又分为浅反射和深反射。神经反射是通过反射弧完成的，反射弧的组成包括：感受器→传入神经元（感觉神经元）→中间神经元→传出神经元（脊髓前角细胞或脑干运动神经元）→周围神经（运动纤维）→效应器官（肌肉、分泌腺等）。反射弧中任何一个环节病变，均可使反射减弱或消失。反射检查结果可分为亢进（＋＋＋＋）、增强（＋＋＋）、正常（＋＋）、减弱（＋）和消失（0）。

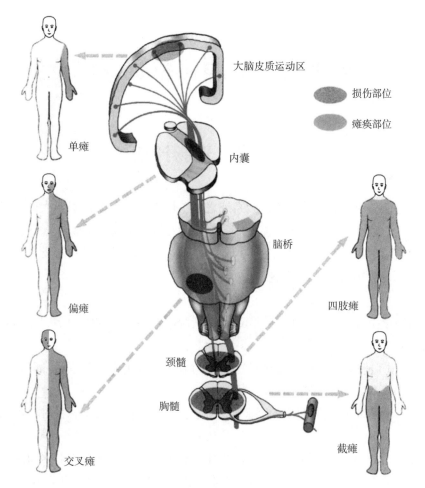

图 4-14-1　锥体束不同部位损伤的瘫痪形式

【制度与依据】

1. 孙玉梅, 张立力. 健康评估 [M].5 版. 北京: 人民卫生出版社, 2021.

2. 贾建平, 陈生弟. 神经病学 [M].8 版. 北京: 人民卫生出版社, 2018.

3. 万学红, 卢雪峰. 诊断学 [M].9 版. 北京: 人民卫生出版社, 2018.

（仲竞飞）

第十五章 消化系统评估

第一节 胃肠评估

【名词定义】

消化系统（digestive system） 是人体九大系统之一，由消化道和消化腺两大部分组成。消化道包括口腔、咽、食管、胃、小肠（十二指肠、空肠、回肠）和大肠（盲肠、结肠、直肠、肛管）等；消化腺包括口腔腺、肝、胰腺以及消化管壁上的许多小腺体，其主要功能是分泌消化液。消化系统基本功能是食物的消化和吸收，供机体所需的物质和能量。

1. 腹部外形

（1）正常腹部外形：营养良好的青壮年和运动员平卧时，前腹壁大致处于肋缘与耻骨联合同一平面或略为低凹，为腹部平坦。

（2）腹部膨隆：平卧时，前腹壁明显隆凸于肋缘与耻骨联合平面。全腹膨隆时，需测量腹围，观察膨隆程度和变化。

（3）腹部凹陷：平卧时，前腹壁明显低于肋缘与耻骨联合平面。见于恶性肿瘤、结核等慢性消耗性疾病所致的恶病质。

2. 肠鸣音 当肠道蠕动时，肠管内气体和液体随之流动，互相碰撞，产生柔和的、多变的水泡音，称为肠鸣音（bowel sound）。正常肠鸣音约每分钟4～5次，其频率、声响和音调变异较大。

（1）肠鸣音活跃或亢进：肠鸣音达每分钟10次以上，音调响亮、高亢，甚至呈金属音，见于机械性肠梗阻。

（2）肠鸣音减弱：肠鸣音次数明显少于正常或数分钟才能听到1次。

（3）肠鸣音消失：持续听诊3～5分钟未听到肠鸣音，见于麻痹性肠梗阻。

（4）振水音：患者仰卧，将听诊器置于患者上腹部，用双手扶着患者腰部，左右摇晃，听有无液体、气体撞击的声音。振水音意义：空腹或餐后6～8小时以上仍有此音，则提示幽门梗阻或胃扩张。

3. 腹壁紧张度 腹壁病变者全腹腹壁紧张度增加或局部腹壁紧张度增加，甚至出现板样强直，称板状腹。见于弥散性腹膜炎等。

（1）压痛：由浅入深触压腹部引起的疼痛，称为腹部压痛（abdominal tenderness）。正常腹部触压时不会引起疼痛，深按压时仅有一种压迫感，真正的压痛多来自腹壁和腹腔内病变，如阑尾炎早期压痛常在上腹部，以后才转至右下腹。

（2）反跳痛：评估者将手触诊腹部出现压痛后，手指按压在原处稍停片刻，使压痛感稍趋于稳定，然后迅速将手抬起，如果被检查者感觉腹痛骤然加重，并伴有痛苦表情或呻吟，称为反跳痛。反跳痛是腹膜壁层受炎症累及的征象，见于急、慢性腹膜炎。腹膜炎患者腹肌紧张、压痛常与反跳痛并存，称为腹膜刺激征（peritoneal irritation sign），也称腹膜炎三联征。

4. 液波震颤 嘱患者平卧，用一手掌面轻贴患者一侧腹壁，另一只手4指并拢稍屈曲，用指端叩击对侧腹壁，手掌有被液体冲击的感觉。用于判断患者有无腹水。

5. 胆囊触痛与Murphy征阳性 有时胆囊有炎症，但尚未肿大或虽已肿大而未达肋缘下，此时，虽不能触及胆囊，但可探测胆囊触痛。护士将左手掌平置于患者的右肋缘部位，以拇指指腹勾压于右肋缘与腹直肌外缘交界处（胆囊点），然后，嘱患者缓慢深吸气，吸气过程中有炎症的胆囊下移碰到用力按压的拇指时，即可引起疼痛，此为胆囊触痛；若因剧烈疼痛而致吸气中止，称为 Murphy 征阳性。

6. 麦氏点　沿盲肠的三条结肠带向顶端追踪可寻到阑尾基底部。其体表投影约在脐与右髂前上棘连线的中外 1/3 交界处，称为麦氏点。

7. 移动性浊音　腹腔积液的患者仰卧时，液体因重力作用积聚于腹腔低处，含气的肠管漂浮其上，故腹中部叩诊呈鼓音，两侧腹部呈浊音。改取侧卧位后，液体流向下侧腹部，肠管上浮，下侧腹部叩诊由鼓音转为浊音。这种因体位不同而出现浊音区变动的现象，称为移动性浊音（shifting dullness）。正常人无移动性浊音。若出现移动性浊音，提示腹腔内游离腹水达 1000ml 以上。

8. 标准体重测定　国际上常用的人的体重计算公式。标准体重 =［身高（cm）-100］× 0.9（kg），体重较标准低 15% 提示有营养不良；体重较标准高 50% 提示有重度肥胖。

【操作流程】

消化系统评估评分流程见表 4-15-1。

表 4-15-1　消化系统评估操作步骤与内容

操作步骤	内容
准备	洗手、戴口罩。
	衣帽整洁，符合要求，仪表大方，举止端庄，语言亲切，态度和蔼。
	嘱患者放松，正常呼吸。围帘遮挡，患者排尿后取低枕仰卧位，穿着病员服。
评估	1. 了解患者病情，评估意识、自理情况、合作及耐受程度。
	2. 评估操作环境：环境清洁，温湿度适宜。
	3. 向患者（清醒）或患者家属（昏迷患者）解释，询问既往史。
核对、解释	1. 备齐用物携至患者床旁。
	2. 核对患者床号、姓名，向患者解释查体目的、过程和注意事项。
评估腹部外形	1. 充分暴露全腹，时间不宜过长，以免腹部受凉引起不适。病房光线充足而柔和。
	2. 站于患者右侧，按一定顺序作全面观察，通常自上而下，评估腹部是否对称，有无膨隆或凹陷，以及局部隆起等，有腹水或包块时，还应测量腹围大小。有时为查出细小隆起或蠕动波，眼睛需降低至腹平面，自侧面呈切线方向观察。
	3. 观察腹部切口、敷料有无渗血渗液，引流管固定情况，引流液颜色、量、性质。
评估肠鸣音	1. 评估患者肛门排气、排便情况。
	2. 听诊肠鸣音：将已温暖的听诊器置于腹壁上，有步骤地在四个区域听诊，通过脐画一水平线与垂直线，两线相交将腹部划为四区：左右上腹和左右下腹。对于腹部伤口纱布覆盖患者，则需避开纱布覆盖位置。听诊肠鸣音时间 > 1 分钟（亢奋或减弱时听取 3～5 分钟）。
	3. 听诊血管杂音（嗡鸣音）、振水音。
评估腹部体征	1. 患者两手自然置于身体两侧，两腿屈膝稍分开，以使腹肌松弛，做张口平静腹式呼吸。
	2. 评估者站于患者右侧，评估时手掌保持温暖（评估腹部有切口或引流管的患者时，戴手套），检查者先以全手掌放于腹壁上部，使患者适应片刻，并感受腹肌紧张度。将右手四指并拢，掌指关节伸直，与肋缘大致平行地放在右侧腹部肝下缘的下方。患者呼气时，手指压向腹壁深部，吸气时，手指缓慢抬起，朝肋缘向上迎触下移的肝缘。如此反复进行，手指逐渐向肋缘移动，需在右锁骨中线上及前正中线上，直至触及肝缘及肋缘，判断肝脏有无肿大。边触诊边观察患者反应与表情，对精神紧张或有痛苦者给予安慰和解释。
	3. 若腹部出现明显包块，勿强行挤压，可先探及包块大小和质地。

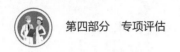
续表

操作步骤	内容
叩诊评估	1. 指导患者两腿屈曲稍分开。 2. 肝脏叩诊：用间接叩诊法，叩诊肝上界和肝下界。 3. 脾脏叩诊：轻叩法，在左腋中线上进行叩诊。 4. 移动性浊音：沿着脐水平线由中心向两侧依次叩诊，当叩诊音由鼓音变成浊音时，让患者侧过身来，扳指不动，叩诊同样的位置，由浊音再次变为鼓音，说明阳性，反之则是阴性。同样的方法再来验证另一侧。
营养评估	1. 评估营养状态：营养不良和重度肥胖。 2. 评估引起营养失调的潜在因素：消化道出血、胰腺炎、拟行食管手术、拟行喉部手术、肠瘘、清流 / 禁食＞ 5 天、血清蛋白＜ 50g/L、限制蛋白质＜ 20g/d。 3. 某些疾病需要特殊的饮食指导，如糖尿病、痛风、尿毒症等。 4. 对进食患者，了解其饮食和食欲，有无恶心、呕吐、腹胀、腹痛等不适。有营养支持治疗（肠内和肠外营养）的患者，向其宣教目的和注意事项。
核对	再次查对，并询问感觉。
宣教	向患者及家属进行相关知识的健康教育，说明有关注意事项，将呼叫器置于患者易取处，告知患者如有不适及时反映。
整理	整理用物，正确处理用物，洗手、记录。

【制度与依据】

1. 孙玉梅，张立力，张彩虹 . 健康评估 [M].5 版 . 北京：人民卫生出版社，2021.

2. 柏树令，丁文龙 . 系统解剖学 [M].9 版 . 北京：人民卫生出版社，2021.

（任丽平）

第二节 胰、脾评估

【名词定义】

1. 胰（pancreas） 人体第二大消化腺，由外分泌部和内分泌部组成。胰的外分泌部（腺细胞）能分泌胰液，内含多种消化酶（胰蛋白酶、脂肪酶及淀粉酶等），有分解和消化蛋白质、脂肪和糖类等作用；其内分泌部即胰岛，散在于胰实质内，胰尾部较多，能分泌胰岛素，调节血糖浓度。

胰是一个狭长的腺体，质地柔软，呈灰红色，长 17 ～ 20cm，宽 3 ～ 5cm，厚 1.5 ～ 2.5cm，重 82 ～ 117g。位于腹上区和左季肋区，横置于第 1 ～ 2 腰椎体前方，并紧贴于腹后壁。胰的前面隔网膜囊与胃相邻，后方有下腔静脉、胆总管、肝门静脉和腹主动脉等重要结构，其右端被十二指肠环抱，左端达脾门。胰的上缘约平脐上 10cm，下缘约相当于脐上 5cm 处。由于胰的位置较深，前方有胃、横结肠和大网膜等遮盖，故胰病变时，在早期腹壁体征往往不明显，从而增加了诊断的难度。

2. 脾（spleen） 人体最大的淋巴器官，具有储血、造血、清除衰老红细胞和进行免疫应答的功能。

脾位于左季肋部，胃底与膈之间，第 11 肋与第 9 肋的深面，长轴与第 10 肋一致。正常时，肋弓下触不到脾，脾的位置可随呼吸和体位不同而变化，站立时比平卧时低 2.5cm。

【操作流程】

胰、脾评估操作流程见表 4-15-1。

【注意事项】

1. 胰位置较深，不易触及，可结合影像学检查。病变在胰头者，压痛在右上腹；病变在胰尾者，压痛在左上腹；病变累及全胰腺者，全上腹有压痛。

2. 检查脾脏：左手掌置于左下腹第 7 ～ 10 肋处，右手掌自脐部开始，两手配合，随呼吸运动沿肋弓方向触诊，判断有无肿大；脾脏肿大分为轻、中、高三度。轻度肿大：肋缘下不超过 2cm；中度肿大：肋缘下 2cm 至脐水平线；高度肿大：超过脐水平线或前正中线。

【制度与依据】

1. 孙玉梅，张立力，张彩虹 . 健康评估 [M].5 版 . 北京：人民卫生出版社，2021.
2. 柏树令，丁文龙 . 系统解剖学 [M].9 版 . 北京：人民卫生出版社，2021.

（翟　娜）

第三节　肝脏、胆囊评估

【名词定义】

1. 肝脏（liver）　人体内最大的腺体，也是人体内最大的实质性器官。我国成年人肝的重量男性为 1230 ～ 1450g，女性为 1100 ～ 1300g，约占体重的 1/50 ～ 1/40。胎儿和新生儿的肝相对较大，重量可达体重的 1/20，其体积可占腹腔容积的一半以上。肝脏的长（左右径）× 宽（上下径）× 厚（前后径）约为 258mm×152mm×58mm。肝脏的血液供应十分丰富，故活体的肝呈棕红色，肝的质地柔软而脆弱，易受外力冲击而破裂，发生腹腔内大出血。

肝脏的功能极为复杂，它是机体新陈代谢最活跃的器官，不仅参与蛋白质、脂类、糖类和维生素等物质的合成转化与分解，而且还参与激素、药物等物质的转化和解毒。肝脏还具有分泌胆汁、吞噬、防御以及在胚胎时期造血等重要功能。

肝脏的大部分位于右季肋区，小部分位于腹上区和左季肋区。除腹上区外均被肋骨、肋软骨所遮盖。肝脏的位置随呼吸和体位的不同而变化，立位和吸气时下降，卧位和呼气时回升。在前正中线其下界突出于剑突下 2 ～ 3cm，而与腹前壁相接触，故在此可触及肝脏下缘。在深吸气时，肝脏下缘下降，于右肋弓下缘亦可触及。

2. 胆囊　是位于右方肋骨下肝脏后方的梨形囊袋构造，有浓缩和储存胆汁之用。胆囊分底、体、颈、管四部，颈部连胆囊管。胆囊位于肝脏下面，正常胆囊长 8 ～ 12cm，宽 3 ～ 5cm，容积为 30 ～ 60ml。

【操作流程】

肝脏、胆囊评估操作流程见表 4–15–1。

【注意事项】

1. 视诊　检查前嘱受检者排空膀胱，检查时光线应适宜。受检者取低枕仰卧位，双手置于身体两侧，充分暴露腹部，上自剑突，下至耻骨联合，注意遮盖其他部位及保暖。检查者站于受检者右侧，按一定顺序自上而下进行全面视诊。当观察腹部体表细小隆起、蠕动波和搏动时，检查者应将视线降低至腹平面，从侧面沿切线方向加以观察。视诊的主要内容有腹部外形、呼吸运动、腹壁静脉、腹部皮肤、胃肠型与蠕动波及疝等。

健康成年人平卧位时，前腹壁处于或略低于肋缘至耻骨联合的平面，称为腹部平坦，坐起时脐以下部分稍前凸。肥胖者及小儿平卧位时，前腹壁稍高于肋缘至耻骨联合的平面，称为腹部饱满。消瘦者平卧位时，前腹壁稍低于肋缘至耻骨联合的平面，称为腹部低平。

（1）腹部膨隆：平卧位时前腹壁明显高于肋缘至耻骨联合的平面，外形呈凸起状，称为腹部膨隆（abdominal protuberance）。根据膨隆范围可分为全腹膨隆和局部膨隆。

① 全腹膨隆：除因肥胖、腹壁皮下脂肪明显增多、脐部凹陷外，腹部弥漫性膨隆多因腹腔内容物增多引起，一般无腹壁增厚，脐部凸出严重者可引起脐疝。全腹膨隆的原因常见于以下情况：a. 腹

水，又称为腹腔积液。大量腹水者仰卧位时，液体下沉于腹腔两侧，致腹部外形宽而扁，称为蛙腹（frog belly）。变换体位时，腹形随之明显改变。腹水多见于肝硬化门脉高压症、心力衰竭、缩窄性心包炎、肾病综合征、结核性腹膜炎、腹膜转移癌等。b. 腹膜炎症或肿瘤浸润时，因腹肌紧张致脐部较突出，腹部外形常呈尖凸状，称为尖腹（apical belly）。c. 腹内积气，多在胃肠道内，多见于肠梗阻或肠麻痹。大量积气可引起全腹膨隆，腹部呈球形，两腰部膨出不明显，变换体位时，腹形无明显改变。腹腔内积气称为气腹（pneumoperitoneum），多见于胃肠穿孔或治疗性人工气腹，前者常伴有不同程度的腹膜炎。d. 腹腔巨大包块，以巨大卵巢囊肿最常见，生理情况下可见于足月妊娠。为观察全腹膨隆的程度及其变化情况，需在同等条件下定期测量腹围并记录。测量时，嘱受检者排尿后平卧，用软尺在脐水平绕腹一周，测得的周长为脐周腹围，简称腹围（abdominal perimeter）；也可经腹部最膨隆处绕腹一周，测得的周长为最大腹围。腹围通常以厘米（cm）为单位。

② 局部膨隆：常因脏器肿大、腹内肿瘤、炎性包块、腹壁上的肿物或疝等所致。视诊时应注意膨隆的部位、外形、是否随呼吸或体位改变而移动以及有无搏动等。

（2）腹部凹陷：仰卧位时前腹壁明显低于肋缘至耻骨联合的平面，称为腹部凹陷（abdominal concavity），可分为全腹凹陷和局部凹陷。

① 全腹凹陷：多见于消瘦和脱水者。严重者前腹壁凹陷几乎贴近脊柱，肋弓、髂嵴和耻骨联合显露，全腹外形呈舟状，称为舟状腹（scaphoid abdomen），为恶病质的表现，多见于结核病、恶性肿瘤等慢性消耗性疾病。吸气时出现全腹凹陷，多见于膈肌麻痹和上呼吸道梗阻。

② 局部凹陷：较少见，多因腹部手术或外伤后瘢痕收缩引起。受检者立位或增加腹压时，凹陷更加明显。

2. 触诊　触诊是腹部检查的主要方法。触诊时，受检者取仰卧位，头垫低枕，双手自然置于身体两侧，双腿屈起并稍分开，以放松腹肌，嘱其做平静腹式呼吸。检查者立于受检者右侧，面向受检者，前臂尽量与受检者腹平面在同一水平。先全腹触诊，后脏器触诊。部分受检者因紧张、敏感或怕痒致触诊时腹肌紧张，会影响触诊效果。触诊前检查者可先将全手掌置于受检者腹壁上，待其适应片刻，再进行触诊，并一边触诊一边与受检者交谈，以分散其注意力。全腹触诊时，先浅触诊，后深触诊。一般自左下腹开始，沿逆时针方向至右下腹，再至脐部，依次检查腹部各区。有明确病变者，应先触诊健康部位，再逐渐移向病变区域，以免造成受检者错误的感受。注意边触诊边观察受检者的反应和表情。浅触诊时，用手指掌面轻触腹壁，使腹壁压陷1cm，用于判断腹壁的紧张度、浅表的压痛、包块、搏动和腹壁上的肿物，如皮下脂肪瘤、结节等。深触诊应使腹壁下陷至少在2cm以上，甚至达4～5cm以上，包括深压触诊、滑动触诊和双手触诊等。其中，深压触诊用于探查腹腔深部病变的压痛和反跳痛；滑动触诊在被触及的脏器或肿块上做上下、左右的滑动触摸，以感知脏器或肿块的形态与大小。双手触诊常用于肝、脾、肾和腹腔内肿块的检查。

（1）腹壁紧张度：正常人腹壁有一定张力，因年龄、性别和职业而异，一般触之柔软，较易压陷，称腹壁柔软。有些人因为怕痒或者发笑可致腹肌痉挛，称为肌卫增强，属正常现象。某些病理情况可致腹壁紧张度增加或减弱。

① 腹壁紧张度增加：a. 全腹壁紧张度增加：多见于腹腔内容物增加，如腹内积气、腹水或巨大腹腔肿块等，表现为腹壁张力增加，但无腹肌痉挛，无压痛。如腹壁明显紧张，触之硬如木板，称板状腹（board-like rigidity），见于急性胃肠道穿孔或脏器破裂所致的急性弥漫性腹膜炎，为炎症刺激引起腹肌痉挛的表现。腹壁柔韧而具抵抗力，不易压陷，称为揉面感或柔韧感（dough kneading sensation），见于结核性腹膜炎、癌性腹膜炎及其他慢性病变等。b. 局部腹壁紧张度增加：常见于腹腔脏器炎症波及腹膜所致，如急性胆囊炎可致右上腹壁紧张，急性胰腺炎可致上腹或左上腹腹壁紧张，急性阑尾炎可致

右下腹壁紧张。

②腹壁紧张度减弱：多因腹肌张力减弱或消失所致。全腹壁松弛无力，失去弹性，多见于慢性消耗性疾病、大量放腹水后、严重脱水或年老体弱者。局部腹壁松弛无力，失去弹性，见于局部的腹肌瘫痪或缺陷，如腹壁疝。

（2）压痛与反跳痛：正常腹部触摸时不引起疼痛，深压时仅有一种压迫感。

①压痛：由浅入深触压腹部引起的疼痛，称为腹部压痛（abdominal tenderness），由腹腔脏器炎症、肿瘤、淤血、破裂、扭转以及腹膜受刺激等所致。压痛的部位常提示相关脏器发生病变，如右上腹压痛多见于肝胆疾病，左上腹压痛多见于胃部疾病，右下腹压痛多见于盲肠、阑尾、女性右侧卵巢以及男性右侧精索病变等。局限于一点的压痛称为压痛点，一些位置较固定的压痛点，常反映特定的疾病。例如，位于右锁骨中线与肋缘交界处的胆囊压痛点为胆囊病变的标志，位于脐与右髂前上棘连线中、外 1/3 交界处的麦氏点（McBurney point）压痛为阑尾病变的标志。

②反跳痛：触诊腹部出现压痛后，压于原处稍停片刻，待压痛感觉趋于稳定后，迅速将手抬起，若受检者感觉疼痛骤然加重，并伴有痛苦表情或呻吟，称为反跳痛（rebound tenderness）。反跳痛是腹膜壁层受炎症累及的征象，多见于急、慢性腹膜炎。腹膜炎患者腹肌紧张、压痛常与反跳痛并存，称为腹膜刺激征（peritoneal irritation sign），也称腹膜炎三联征。

（3）肝脏触诊：肝脏触诊时，除保持腹壁放松外，应嘱受检者做深而均匀的腹式呼吸，以使肝脏随膈肌运动而上下移动。触诊时，最敏感的触诊部位为示指前端指腹，非指尖部位。

①可用单手或双手触诊法。a. 单手触诊法：较为常用。检查者将右手平放于右锁骨中线上估计肝下缘的下方，四指并拢，掌指关节伸直，示指前端的桡侧与肋缘平行或示指与中指的指端指向肋缘，紧密配合受检者的呼吸运动进行触诊。受检者深呼气时，腹壁松弛下陷，指端随之压向深部；深吸气时，腹壁隆起，手指缓慢抬起，指端朝肋缘向上迎触随膈肌下移的肝缘。如此反复，自下而上逐渐触向肋缘，直到触及肝缘或肋缘为止。以同样的方法于前正中线上触诊肝左叶（图 4-15-1）。b. 双手触诊法：检查者右手位置同单手法，左手手掌置于受检者右腰部，将肝脏向上托起，拇指张开置于右季肋部，限制右下胸扩张，以增加膈肌下移的幅度，使吸气时下移的肝脏更易被触及（图 4-15-2）。c. 钩指触诊法：适用于儿童和腹壁较薄软者。检查者站于受检者右肩旁，面向足趾，将右手掌放在右前胸下部，右手除拇指外第 2～5 指并拢并弯曲成钩状，嘱受检者做腹式呼吸运动，检查者随着受检者深吸气进一步屈曲指关节，以便于手指触及下移肝脏的下缘。

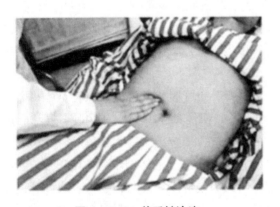

图 4-15-1　单手触诊法

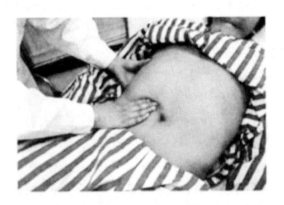

图 4-15-2　双手触诊法

②肝脏触诊注意事项：a. 吸气时手指上抬的速度一定要落后于腹壁的抬起，便于触及随膈肌下移的肝脏；b. 检查腹肌发达者时，检查者右手宜置于腹直肌外缘稍外处向上触诊，否则肝缘被腹直肌掩盖而

不能触及，或者将腹直肌肌腱误以为是肝缘；c.肝脏明显肿大但未能触及时，提示可能触诊起始的位置过高，始终在肝脏上面触诊，应下移起始部位，重新触诊。

③触及肝脏时，应注意其大小、质地、边缘与表面状态、有无压痛等。

a.大小：正常人在右锁骨中线肋缘下一般触不到肝脏，少数可触及，但其下缘于深吸气末肋下不超过1cm，剑突下不超过3cm。超出上述标准，且肝上界正常或升高，提示肝大。弥漫性肝肿大多见于肝炎、脂肪肝、白血病、血吸虫病等；局限性肝肿大多见于肝脓肿、肝肿瘤及肝囊肿等。肝脏缩小见于急性重型肝炎、门脉性肝硬化晚期。

b.质地：一般将肝脏质地分为质软、质韧和质硬三级。正常肝脏质软，如触口唇；质韧者，如触鼻尖，见于慢性肝炎及肝淤血；急性肝炎及脂肪肝者质地稍韧；肝硬化质硬，肝癌者质地最坚硬，如触前额。肝脓肿或囊肿有液体时呈囊性感，大而表浅者可能触到波动感。

c.边缘与表面状态：正常肝脏表面光滑、边缘整齐、厚薄一致。肝脏边缘钝圆，见于肝淤血、脂肪肝；肝脏表面高低不平呈大结节状，边缘厚薄不一，见于肝癌；肝脏表面呈不均匀的结节状，边缘锐薄不整齐，见于肝硬化。

d.压痛：正常肝脏无压痛。肝炎或肝淤血时，可因肝包膜有炎症反应或受到牵拉而有压痛，叩击时可有叩击痛。当右心衰竭引起肝脏淤血、肿大时，用手压迫肿大的肝脏，使回心血量增加，已充血的右心房不能接受回心血液而使颈静脉压上升，表现为颈静脉怒张更明显，称为肝－颈静脉回流征（hepatojugular reflux sign）阳性。若有颈静脉怒张明显者，应抬高床头，使其充盈水平降低至颈根部，以便于观察压迫肝脏后的变化。

3. 叩诊

（1）肝上、下界叩诊：采用间接叩诊法，嘱受检者平静呼吸，检查者先沿右锁骨中线由肺清音区向下叩诊，叩至清音转为浊音时，即为肝上界，此处相当于被肺覆盖的肝脏顶部，又称肝相对浊音界。由腹部鼓音区沿右锁骨中线向上叩诊，由鼓音转为浊音时，即为肝下界。由于肝脏下缘薄，且与胃肠道重叠，叩得的肝下界比实际肝下界高1～2cm。若肝缘明显增厚，则两者接近。因此，临床上采用触诊确定肝下界。肝上、下界之间的距离称为肝上下径，为9～11cm。匀称体型者的肝上界位于右锁骨中线第5肋间，下界位于右季肋下缘；瘦长体型者可下移一个肋间；矮胖体型者则可上移一个肋间。肝浊音界上移可见于各种原因导致右肺容积缩小或腹腔内容物增多，如右肺纤维化、右下肺不张、右肺切除术后、腹部巨大肿物、大量腹水及气腹鼓肠等。肝浊音界下移则主要见于肺气肿、右侧张力性气胸等导致膈肌下移的情况。肝浊音界扩大可见于肝癌、肝脓肿、病毒性肝炎、肝淤血及多囊肝等，也可见于膈下脓肿，因其导致膈肌上移、肝脏下移所致，而肝脏本身并无肿大。肝浊音界缩小可见于肝硬化、急性重型或亚急性重型肝炎、胃肠胀气等。肝浊音界消失，代之以鼓音，多见于急性胃肠道穿孔，因膈下大量气体聚积所致。

（2）肝区叩击痛：采用捶叩法，检查者左手掌平置于受检者肋肝区，右手握拳以轻至中等力量叩击左手背，检查有无肝区叩击痛。正常人肝区无叩击痛。叩击痛阳性见于肝炎、肝脓肿、肝癌、肝淤血等。

（3）移动性浊音检查：是发现腹腔内有无积液的重要方法。腹水者，液体因重力作用积聚于腹腔低处，故此处叩诊为浊音，而含气的肠管漂浮其上，所处部位叩诊为鼓音。检查时，受检者取仰卧位，自腹中部脐水平向右侧叩诊，由鼓音变为浊音时，叩诊板指固定不动，嘱受检者左侧卧位，稍停留片刻，再度叩诊，若呈鼓音，提示浊音区发生改变，向左侧继续叩诊，由鼓音变为浊音时，叩诊板指固定不动，嘱受检者右侧卧位后稍停留片刻，再度叩诊，以核实浊音是否随体位而变动。这种因体位不同而出现浊音区变动的现象，称为移动性浊音（shifting dullness）。正常人无移动性浊音。若出现移动性浊音，提

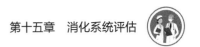

示腹腔内游离腹水达 1000ml 以上。

【制度与依据】

1. 孙玉梅, 张立力, 张彩虹. 健康评估 [M].5 版. 北京：人民卫生出版社, 2021.

2. 柏树令, 丁文龙. 系统解剖学 [M].9 版. 北京：人民卫生出版社, 2021.

（高 莹）

第十六章　泌尿系统评估

【名词定义】

泌尿系统（urinary system）　由肾、输尿管、膀胱和尿道组成。其主要功能是排出机体新陈代谢过程中产生的废物和多余的水，保持机体内环境的平衡和稳定。肾生成尿液，输尿管输送尿液至膀胱，膀胱储存尿液，尿液经尿道排出体外。

（1）肾（kidney）：实质性器官，左、右各一，位于腹后壁，形似蚕豆。肾长约 10cm（8～14cm）、宽约 6cm（5～7cm）、厚约 4cm（3～5cm），重量 134～148g。因受肝脏挤压，右肾低于左肾 1～2cm。肾分内、外侧两缘，前、后两面及上、下两端。肾的前面凸向前外侧，后面较平，紧贴腹后壁。上端宽而薄，下端窄而厚。内侧缘中部的凹陷称肾门，为肾的血管、神经、淋巴管及肾盂出入的门户。

肾位于脊柱两侧，腹膜后间隙内，为腹膜外位器官。肾的高度：左肾在第 11 胸椎椎体下缘至第 2～3 腰椎椎间盘之间；右肾在第 12 胸椎椎体上缘至第 3 腰椎椎体上缘之间。两肾上端相距较近，距正中线平均 3.8cm；下端相距较远，距正中线平均 7.2cm。左、右两侧的第 12 肋分别斜过左肾后面中部和右肾后面上部。肾门的体表投影位于竖脊肌外侧缘与第 12 肋的夹角处，称肾区，肾病患者触压或叩击该处可引起疼痛。

左肾前上部与胃底后面毗邻，中部与胰尾和脾血管接触，下部邻接空肠和结肠左曲。右肾前上部与肝毗邻，下部与结肠右曲相接触，内侧缘与十二指肠降部相邻。两肾后面的上 1/3 与膈相邻，下部自内侧向外侧分别与腰大肌、腰方肌及腹横肌相毗邻。

（2）输尿管（ureter）：位于腹膜外的肌性管道。平第 2 腰椎上缘起自肾盂末端，终于膀胱。长 20～30cm，管径平均 0.5～1.0cm，最窄处口径只有 0.2～0.3cm。全长可分为输尿管腹部、输尿管盆部和输尿管壁内部。

输尿管全程有 3 处狭窄：①上狭窄：位于肾盂输尿管移行处；②中狭窄：位于小骨盆上口，输尿管跨过髂血管处；③下狭窄：位于输尿管的壁内部。狭窄处口径只有 0.2～0.3cm。

（3）膀胱（urinary bladder）：储存尿液的肌性囊状器官，其形状、大小、位置和壁的厚度随尿液充盈程度而异。通常正常成人的膀胱容量平均为 350～500ml，超过 500ml 时，因膀胱壁张力过大而产生疼痛。膀胱的最大容量为 800ml，新生儿膀胱容量约为成人的 1/10，女性的容量小于男性，老年人因膀胱肌张力低而容量增大。

空虚的膀胱呈三棱锥体形，分尖、体、底和颈四部。膀胱尖朝向前上方，膀胱的后面朝向后下方，呈三角形，称膀胱底。膀胱尖与底之间为膀胱体。膀胱的最下部称膀胱颈，男性与前列腺底、女性与盆膈相毗邻。

膀胱前方为耻骨联合，二者之间称膀胱前隙或耻骨后间隙。男性膀胱的后方与精囊、输精管壶腹和直肠相毗邻；女性膀胱的后方与子宫和阴道相毗邻。膀胱空虚时全部位于盆腔内，充盈时膀胱腹膜返折线可上移至耻骨联合上方。新生儿膀胱的位置高于成年人，尿道内口在耻骨联合上缘水平。老年人的膀胱位置较低。

【目的】

通过体格检查可以进一步验证问诊中所获得的有临床意义的健康信息，并发现受检者可能存在的异常体征。体征作为客观资料的重要组成部分，可为确认护理诊断提供客观依据。

【操作流程】

泌尿系统评估操作流程见表4-16-1。

表 4-16-1　泌尿系统评估操作步骤与内容

操作步骤	内容
准备	洗手、戴口罩。
	衣帽整洁，符合要求，仪表大方，举止端庄，语言亲切，态度和蔼。
	嘱患者放松，正常呼吸。围帘遮挡，患者排尿后取低枕仰卧位，穿着病员服。
评估	1.了解患者病情，评估意识、自理情况、合作及耐受程度。 2.评估操作环境：环境清洁，温湿度适宜。 3.向患者（清醒）或患者家属（昏迷患者）解释，询问既往史、手术史，近期小便颜色、次数、量及气味。
核对、解释	1.备齐用物携至患者床旁。 2.核对患者床号、姓名，向患者解释查体目的、过程和注意事项。
视诊评估	1.充分暴露全腹，上至剑突，下至耻骨联合，应注意保暖，暴露时间不宜过长，以免腹部受凉引起不适。光线宜充足而柔和，从前侧方射入视野。 2.位于患者右侧，按一定顺序自上而下地观察腰腹部，评估腰腹部外形是否对称，有无全腹或局部的膨隆或凹陷，有时为查出细小隆起，检查者应将视线降低至腹平面，从侧面呈切线方向进行观察。 3.观察腰腹部切口、敷料有无渗血渗液，引流管固定情况，引流液颜色、量、性质。
触诊评估	1.患者排尿后取低枕仰卧位，两手自然置于身体两侧，两腿屈膝稍分开，以使腹肌松弛，做张口缓慢腹式呼吸。 2.卧位触诊右肾时，检查者站于患者右侧，以左手掌托起其右腰部，右手掌平放在右上腹部，手指方向大致平行于右肋缘进行深部触诊右肾。触诊左肾时，左手越过患者腹前方从后面托起左腰部，右手掌横置于患者左上腹部，依前法触诊左肾。 3.上输尿管压痛、中输尿管压痛。 4.膀胱触诊：检查者以右手自脐开始向耻骨方向触摸。
叩诊评估	1.肋脊角叩击痛：患者取坐位或侧卧位，检查者将左手掌平放在患者肋脊角处（肾区），右手握拳用由轻到中等的力量叩击左手背。叩诊时询问患者感受。 2.膀胱叩诊：患者取屈膝仰卧位，采用间接叩诊法，叩诊在耻骨联合上方进行，通常从上往下，由鼓音转为浊音。
核对	再次查对，并询问感觉。
宣教	向患者及家属进行相关知识的健康教育，说明有关注意事项，将呼叫器置于患者易取处，告知患者如有不适及时反映。
整理	整理用物，正确处理用物，洗手、记录。

【相关知识】

1.视诊　检查前嘱患者排空膀胱，取低枕仰卧位，两手自然置于身体两侧，充分暴露腹部，上自剑突，下至耻骨联合，注意遮盖其他部位及保暖，暴露时间不宜过长。光线宜充足而柔和，从前侧方射入视野。检查者站于患者右侧，按一定顺序自上而下进行全面视诊，评估腰腹部是否对称，有无全腹或局部的膨隆或凹陷，有时为查出细小隆起，检查者应将视线降低至腹平面，从侧面呈切线方向进行观察。观察腰腹部切口，敷料有无渗血渗液，引流管固定情况，引流液颜色、量、性质。

健康成年人平卧位时，前腹壁处于或略低于肋缘至耻骨联合的平面，称为腹部平坦，坐起时脐以下部分稍前凸。

（1）腰部膨隆：见于多囊肾、巨大肾上腺肿瘤、肾盂大量积水或积脓。

（2）下腹部膨隆：见于子宫增大（妊娠、子宫肌瘤等）、膀胱胀大，后者排尿后可以消失。

2. 触诊　患者排尿后取低枕仰卧位，两手自然置于身体两侧，两腿屈膝稍分开，以使腹肌松弛，作张口缓慢腹式呼吸。

（1）卧位触诊右肾时，检查者站于患者右侧，以左手掌托起其右腰部，右手掌平放在右上腹部，手指方向大致平行于右肋缘进行深部触诊右肾。触诊左肾时，左手越过患者腹前方从后面托起左腰部，右手掌横置于患者左上腹部，依前法触诊左肾。①正常人肾脏一般不易触及，有时可触及右肾下极。身材瘦长者、肾下垂、游走肾或肾脏代偿性增大时，肾脏较易触到。②肾脏肿大见于肾盂积水或积脓、肾肿瘤、多囊肾等。

（2）上输尿管压痛，在脐水平线腹直肌外缘；中输尿管压痛，在髂前上棘水平线腹直肌外缘。此两点出现压痛，提示输尿管结石、结核或化脓性炎症。

（3）膀胱触诊：检查者以右手自脐开始向耻骨方向触摸。①正常膀胱空虚时隐于盆腔内，不易触到。②膀胱积尿充盈胀大时，越出耻骨上缘，在下腹中部可触到。触及肿块后应详查其性质，以鉴别其为膀胱、子宫或其他肿物。膀胱胀大多为积尿所致，呈扁圆形或圆形，触之囊性感，不能用手推移。按压时憋胀有尿意，排尿或导尿后缩小或消失。

3. 叩诊

（1）肋脊角叩击痛：患者取坐位或侧卧位，检查者将左手掌平放在患者肋脊角处（肾区），右手握拳用由轻到中等的力量叩击左手背。叩诊时询问患者感受。肋脊角即第 12 肋骨与脊柱构成的夹角，正常时无叩击痛，叩击痛主要用于检查肾脏病变，多见于肾小球肾炎、肾盂肾炎、肾结石、肾结核及肾周围炎。

（2）膀胱叩诊：患者取屈膝仰卧位，采用间接叩诊法，叩诊在耻骨联合上方进行，通常从上往下，由鼓音转为浊音。①膀胱空虚时，因耻骨上方有肠管存在，叩诊呈鼓音，叩不出膀胱的轮廓。②膀胱内有尿液充盈时，耻骨上方叩诊呈圆形浊音区。女性在妊娠时子宫增大，子宫肌瘤或卵巢囊肿时，在该区叩诊也呈浊音，应予以鉴别。

【制度与依据】

1. 万学红，卢雪峰 . 诊断学 [M].9 版 . 北京：人民卫生出版社，2019.

2. 丁文龙，刘学政 . 系统解剖学 [M].9 版 . 北京：人民卫生出版社，2021.

（章渝昕）

第十七章　乳腺评估

【要求】

乳房检查时，应有良好的照明，受检者充分暴露胸部，先视诊后触诊。受检者可取坐位或仰卧位，丰满和下垂乳房仰卧位检查效果更佳。若取坐位，先两臂下垂，然后双臂高举过头或双手叉腰；若取仰卧位，应在肩下放一小枕抬高肩部，手臂置于枕后，使乳房能较对称地位于胸壁上，以方便检查。除检查乳房外，还应包括引流乳房部位的淋巴结。

【适应证】

20 岁以上的妇女，特别是高危人群每月进行一次乳房自我检查。术后患者也应每月自查 1 次，以便早期发现复发征象。检查时间最好选在月经周期的第 7～10 天，或月经结束后 2～3 天，已经绝经的女性应选择每个月固定的 1 天检查。40 岁以上女性或乳腺癌术后患者每年还应行钼靶 X 线检查。

【目的】

定期的乳房自我检查（breast self-examination）有助于及早发现乳房的病变。

【操作流程】

乳腺评估操作流程见表 4-17-1。

表 4-17-1　乳腺评估操作步骤与内容

操作步骤	内容
准备	1. 环境符合操作要求。 2. 着装符合要求，个人防护规范。 3. 物品准备：纱布、手套等。 4. 患者准备：取舒适体位。
评估	评估患者局部皮肤、肢体活动度。
乳房视诊	1. 观察两侧乳房的大小、外形及对称性。 2. 观察乳房皮肤，重点观察乳房皮肤有无红肿、下陷、溃疡、皮疹、瘢痕和色素沉着等。 3. 观察乳头大小、位置、两侧是否对称，有无乳头回缩及分泌物。 4. 观察腋窝和锁骨上窝有无红肿、溃疡、瘢痕和肿块。
乳房及淋巴结触诊	1. 从乳房外上象限开始检查，由浅入深触诊四个象限，依次为外上、外下、内下、内上象限，触诊重点为乳房有无红、肿、热、痛和包块。 2. 检查乳头。重点检查乳头有无硬结、弹性消失和分泌物。 3. 检查腋窝、锁骨上窝及颈部的淋巴结。
整理、宣教	1. 询问感觉，告知患者注意事项。 2. 协助患者舒适体位，整理床单位。 3. 整理用物，洗手。

【相关知识】

1. 视诊　正常儿童及男子乳房（breast）一般不明显，乳头位置大约位于锁骨中线第 4 肋间隙处，乳头和乳晕颜色较深。正常女性乳房在青春期逐渐增大，呈半球形，乳头也逐渐长大呈圆柱形。妊娠及哺乳期乳房明显增大，乳晕扩大，颜色加深，乳房皮肤可见浅表静脉扩张。乳房视诊的主要内容有：

（1）对称性（symmetry）：正常女性坐位时两侧乳房基本对称，也有轻度不对称者，主要因两侧乳房发育程度不完全相同所致。一侧乳房明显增大见于先天畸形、囊肿形成、炎症或肿瘤等；一侧乳房明显缩小多因发育不全所致。

（2）皮肤改变：重点观察乳房皮肤有无红肿、下陷、溃疡、皮疹、瘢痕和色素沉着等。①皮肤发红或溃疡：乳房皮肤发红提示局部炎症或乳癌累及浅表淋巴管引起的癌性淋巴管炎。前者常伴有局部肿、热、痛；后者局部皮肤呈深红色，不伴疼痛，发展快，面积多超过一个象限。乳房溃疡常提示皮肤及皮下组织破坏，为乳癌晚期的典型表现，也可继发于外伤、感染或放射性损伤。乳房瘘管形成提示乳腺结核或脓肿。②乳房水肿：常见于乳腺癌或炎症。癌症引起的水肿为癌细胞浸润阻塞乳房淋巴管所致的淋巴水肿。此时，因毛囊及毛囊孔明显下陷，所以局部皮肤外观呈"橘皮"或"猪皮"样。炎症所致的水肿，由于炎性刺激使毛细血管通透性增加，血浆渗出至血管外，并进入细胞间隙，常伴有皮肤发红。③皮肤回缩：多见于外伤、炎症、乳腺癌早期。外伤或炎症可使局部脂肪坏死，成纤维细胞增生，造成受累区乳房表层和深层之间悬韧带纤维缩短，呈现皮肤回缩。如无明确的外伤病史，皮肤回缩常提示恶性肿瘤存在，特别是当尚未触及局部肿块、无皮肤固定和溃疡等晚期乳癌表现的患者，轻度的皮肤回缩，常为早期乳腺癌的征象。为能发现乳房皮肤回缩现象，可嘱受检者做双臂上举、双手叉腰、身体前倾等可使胸肌收缩、乳房悬韧带拉紧的上肢动作或姿势变换。

（3）乳头（nipple）：注意观察两侧乳头的位置、大小是否对称以及有无乳头内陷（nipple inversion）。乳头回缩，如系自幼发生，为发育异常；如为近期发生则可能为病理性改变，如乳腺癌或炎性病变。乳头出现分泌物提示乳腺导管有病变，分泌物可呈浆液性、黄色、绿色或血性。血性分泌物最常见于导管内乳头状瘤所引起，但亦见于乳腺癌及乳管炎患者。妊娠期女性的乳头及其活动度均增大。肾上腺皮质功能减退时乳晕可出现明显色素沉着。

（4）腋窝和锁骨上窝：是乳房淋巴引流最重要的区域，也是乳房视诊必不可少的部分，注意详细观察腋窝和锁骨上窝有无包块、红肿、溃疡、瘘管和瘢痕等。

2. 乳房触诊　乳房的上界是第2或第3肋骨，下界是第6或第7肋骨，内界起自胸骨缘，外界止于腋前线。为便于描述和记录，以乳头为中心做一垂直线和水平线，可将乳房分为外上、外下、内下、内上4个象限，在外上象限上有一突出部分为乳房尾部。触诊乳房时，检查者的手指和手掌应平置于乳房上，用指腹轻施压力，以旋转或来回滑动的方式进行触诊，先健侧后患侧。检查左侧乳房时，自外上象限开始，然后沿顺时针方向由浅入深触诊直至4个象限检查完毕，最后检查乳头。以同样方法沿逆时针方向检查右侧乳房。触诊时，应着重注意乳房有无红、肿、热、痛和包块，乳头有无硬结、弹性消失和分泌物等。

正常乳房呈模糊的颗粒感和柔韧感，触诊有弹性。皮下脂肪组织的多少，可影响乳房触诊的感觉。青年人乳房柔韧，质地均匀一致；老年人乳房多松弛，有结节感。月经期乳房小叶充血，触诊有紧绷感；妊娠期乳房增大并有柔韧感；哺乳期呈结节感。触诊时必须注意下列征象：

（1）硬度（consistency）和弹性（elasticity）：硬度增加和弹性消失，提示皮下组织存在病变，如炎症或新生物浸润等。此外，还应注意乳头的硬度和弹性，当乳晕下有癌肿存在时，该区域皮肤的弹性常消失。

（2）压痛（tenderness）：乳房的某一区域压痛可见于炎症性病变、乳腺增生。月经期乳房亦较敏感，而恶性病变则甚少出现压痛。

（3）包块（masses）：如有包块存在应注意部位、大小、外形、硬度、压痛和活动度等特征。①部位（location）：必须指明包块的确切部位。一般包块的定位方法是以乳头为中心，按时钟钟点的方位和轴向予以描述。此外，还应记录包块与乳头间的距离，使包块的定位确切无误。②大小（size）：触诊时注意观察包块的长度、宽度和厚度，以作为日后比较包块有无增大或缩小及其程度的依据。③外形（shape）：应注意包块的外形是否规则、边缘是否清楚以及有无与周围组织粘连固定。良性肿瘤表面大多光滑规整；恶性肿瘤则凸凹不平，边缘多固定。乳房炎性病变时，也可出现不规则的外形。④硬度（consistency）：包块的软、硬度必须明确叙述。一般可描述为柔软、质韧、中等硬度及坚硬等。良性肿瘤多呈中等硬度、表面光滑及形态较规则；恶性肿瘤多质地坚硬伴表面不规则。⑤压痛（tenderness）：必须确定包块是否具有压痛及其程度。一般炎性病变常表现为中度至重度压痛，而大多数恶性病变压痛则不明显。⑥活动度（mobility）：注意触诊的包块是否可以自由移动，若包块固定不动或只能向某一方向移动时，应明确包块是固定于皮肤、乳腺周围组织还是固定于深部结构。良性病变的包块一般活动度较大；炎性病变的包块相对比较固定。早期的恶性包块可活动，至病程晚期，其他结构被癌肿侵犯时，固定度会明显增加。

3.浅表淋巴结触诊 乳房触诊后，还应仔细触诊腋窝、锁骨上窝及颈部的淋巴结有无肿大或其他异常，因其为乳房炎症或恶性肿瘤扩散和转移所在。淋巴结分布于全身，一般检查只能发现身体各部浅表淋巴结的变化。正常淋巴结较小，直径多在 0.2～0.5cm，质地柔软，表面光滑，无压痛，与毗邻组织无粘连，因此不易被触及，也无压痛。浅表淋巴结以组群分布，一个组群的淋巴结收集一定区域的淋巴液，局部炎症或肿瘤可引起相应区域的淋巴结肿大。触及肿大的淋巴结时应注意其部位、大小、数目、硬度、有无压痛、活动度、界限是否清楚，以及局部皮肤有无红肿、瘢痕和瘘管等，同时寻找引起淋巴结肿大的原发病灶。

（1）局部淋巴结肿大：①非特异性淋巴结炎：由引流区域的急、慢性炎症所引起，如急性化脓性扁桃体炎、齿龈炎可致颈淋巴结肿大，胸壁、乳腺炎症可致腋窝淋巴结肿大，会阴部、臀部、小腿炎症可致腹股沟淋巴结肿大。急性炎症初始，肿大的淋巴结质地柔软、有压痛、表面光滑、无粘连。慢性炎症时淋巴结质地较硬。②淋巴结结核：肿大的淋巴结常见于颈部，呈多发性，质地较硬，大小不等，可互相粘连，或与周围组织粘连，晚期破溃后形成瘘管，愈合后形成瘢痕。③恶性肿瘤淋巴结转移：恶性肿瘤转移所致的肿大淋巴结质地坚硬，表面光滑，与周围组织粘连，不易推动，一般无压痛。肺癌多向右侧锁骨上或腋窝淋巴结群转移；胃癌、食管癌多向左侧锁骨上淋巴结群转移，称为Virchow淋巴结，为胃癌、食管癌转移的标志。④单纯性淋巴结炎：为淋巴结本身的急性炎症。肿大的淋巴结有疼痛，呈中等硬度，有触痛，多发生于颈部淋巴结。

（2）全身淋巴结肿大：淋巴结肿大的部位遍布全身，大小不等，无粘连。多见于淋巴瘤、白血病和传染性单核细胞增多症等。

【制度与依据】

1.李乐之，路潜.外科护理学[M].7版.北京：人民卫生出版社,2021.

2.孙玉梅，张立力，张彩虹.健康评估[M].5版.北京：人民卫生出版社,2021.

3.万学红，卢雪峰.诊断学[M].9版.北京：人民卫生出版社,2018.

（刘洪梅）

第十八章　压力性损伤风险评估

【名词定义】

1. 压力性损伤（PI）　由于强烈和（或）长期存在的压力或压力联合剪切力导致的皮肤和（或）皮下组织的局部损伤。通常位于骨隆突处，也可能与医疗器械或其他物体有关。

2. 医疗器械相关性压力性损伤　在使用医疗器械期间获得的压力性损伤，损伤部位、形状通常与医疗器械形状一致。这一类损伤可使用压力性损伤的分级系统进行分期。

3. 黏膜压力性损伤　由于体位或使用医疗器具导致相应部位黏膜出现的压力性损伤。如由于俯卧位时口唇受压所致的口唇黏膜压力性损伤，鼻腔插管引起的鼻黏膜压力性损伤等。由于这一类损伤组织的解剖特点，无法进行分期。

【操作流程】

压力性损伤风险评估操作流程见表 4-18-1。

表 4-18-1　压力性损伤风险评估操作步骤与内容

操作步骤	内容
准备	洗手、戴口罩。
	衣帽整洁，符合要求，仪表大方，举止端庄，语言亲切，态度和蔼。
	向患者（清醒）或患者家属（昏迷患者）解释方法并指导配合。
	围帘遮挡，协助患者取合适卧位。查看并抚触患者的枕后、双耳、后背、骶尾部、左右髂部、双膝内外侧、双足内外踝、足跟、足缘以及趾端的皮肤情况。
	使用 Braden 评分表，评估压力性损伤危险因素。
评估感知（包括感觉和知觉）	评估方法： 1. 呼唤患者名字，判断患者意识程度。 2. 如果呼唤患者无反应，给予疼痛刺激，方法：用手指沿眶骨缘压迫等。
	评估标准： 4分，不受限：对言语指挥反应良好，无感觉障碍，感觉或表达疼痛不适的能力没有受限。 3分，轻度受限：对言语指挥有反应，但不是总能表达不适感。或1～2个肢体感觉疼痛或不适的能力受限。 2分，非常受限：只对疼痛刺激有反应，能通过呻吟和烦躁的方式表达机体不适。或者机体一半以上的部位对疼痛或不适感觉障碍。 1分，完全受限：由于知觉减退或使用镇静剂而对疼痛刺激没有反应（没有呻吟、退缩或紧握），或者绝大部分机体对疼痛的感觉受限。
评估潮湿	评估方法： 1. 询问患者或照顾者皮肤受潮湿影响的情况：次数、程度，包括当日更换衣服和床单、护理垫的情况。 2. 询问导致皮肤潮湿的各种因素，例如出汗、小便、伤口渗出液、冲洗液等。
	评估标准： 4分，很少潮湿：通常皮肤是干的，只要按常规换床单即可。 3分，偶尔潮湿：皮肤偶尔潮湿，每天需要额外更换一次床单。 2分，经常潮湿：皮肤经常但不总是处于潮湿状态，每班至少更换床单一次。 1分，持久潮湿：皮肤持续暴露在汗液或尿液等引起的潮湿中，每当移动患者或给患者翻身时就可发现患者的皮肤是湿的。

续表

操作步骤	内容
评估活动能力	评估方法：询问患者站立或行走的时间、次数以及能力（是否需要协助）。
	评估标准： 4分，经常步行：醒着的时候每天至少可以在室外行走两次，室内至少每2小时行走一次。 3分，偶尔步行：白天在帮助或无需帮助的情况下偶尔可以短距离行走。每天大部分时间在床上或椅子上度过。 2分，局限于椅：行走能力严重受限或没有行走能力。不能承受自身的重量和（或）在帮助下坐椅或轮椅。 1分，卧床不起：活动范围限制在床上。
评估移动能力	评估方法：观察患者能够改变躯体位置的能力，对于意识清醒的患者可请患者翻身，观察其对身体的控制力。
	评估标准： 4分，不受限：能独立完成大幅度的体位调整。 3分，轻度受限：能经常独立改变躯体或肢体位置，但变动幅度不大。 2分，严重受限：偶尔能轻微地移动躯体或四肢，无法凭自己的能力独立完成经常的或显著的躯体位置改变。 1分，完全受限：没有帮助的情况下不能完成轻微的躯体或四肢的位置变动。
评估营养	评估方法：询问患者或照顾者进食量、次数、饮食种类等。
	评估标准： 4分，营养丰富：每餐能摄入绝大部分食物，从不拒绝用餐，在两餐间偶尔进食，不需要额外补充营养。通常食用4份或4份以上的蛋白质（肉或豆、奶制品）。 3分，营养充足：一般能吃完每餐的1/2以上，每日吃四餐含肉或奶制品的食物，偶尔拒绝吃一餐，但通常会接受补充食物；或管饲或全胃肠外营养（TPN）能达到绝大部分的营养所需。 2分，可能缺乏：很少吃完送来的正餐，一般来说只能吃完送过来的1/2，偶尔食用液体营养补充品，每天吃3份蛋白质（肉或豆、奶制品），偶尔能进行每日规定量外的补充或者摄入量略低于理想的液体量或者管饲食物的量。 1分，非常缺乏：从未吃完送来的正餐，很少吃超过送来的1/3，每天吃两份或两份以下蛋白质（肉、蛋、奶制品等），没有补充每日规定量以外的液体。或者禁食和（或）进清流质或超过5天静脉输液。
剪切力和摩擦力	评估方法：观察患者半卧在床或椅子上的体位姿势。
	评估标准： 3分，无明显问题：能凭自己的能力在床上或椅子上移动。在移动时可将自己完全抬起，总是能在床上或椅子上保持良好的姿势。 2分，潜在的问题：躯体移动乏力或者需要一些帮助，在移动过程中，皮肤在一定程度上会碰到床单、椅子、约束带或其他设施。在床上或椅子上可保持相对好的位置，偶尔会滑落。 1分，有此问题：移动时需要中度到极大的帮助，不可能做到完全抬空而不碰到床单，在床上或椅子上时常滑落。需要大力帮助下重新摆体位。痉挛或躁动不安，持续受到摩擦。
整理	整理床单位，协助患者卧位舒适，洗手。

【拓展知识】

1. 分期　NPUAP于2016年4月将压力性损伤分期的罗马数字改为阿拉伯数字，将可疑深部组织损伤（SDTI）改为深部组织损伤（DTI）。具体分期如下：

（1）1期压力性损伤：局部皮肤完好，但出现指压不变白的红斑，深色皮肤表现可能不同，甚至不易察觉。在皮肤出现指压不变白的红斑前，可能先有皮肤温度、硬度、感觉的改变。此期的颜色改变不包括紫色或栗色变化，因为这些颜色变化提示可能存在深部组织损伤。

（2）2期压力性损伤：部分皮层缺失伴随真皮层暴露。伤口床可表现为完整的或破损的浆液性水疱，创面呈粉色或红色，无腐肉、焦痂。该分期需要与失禁相关性皮炎、皱褶处皮炎以及医疗粘胶相关性皮肤损伤或者创伤伤口（皮肤撕脱伤、烧伤、擦伤）等相鉴别。

（3）3 期压力性损伤：全层皮肤和组织缺失，皮下脂肪可能呈现，但骨骼、肌腱或肌肉未见外露。腐肉可能存在，但不会遮挡组织缺损的深度；潜行和窦道也可能存在。此期压力性损伤的深度因解剖位置不同而各异，鼻、耳、枕部及足踝因缺乏皮下组织，3 期压力性损伤可能较表浅；相比之下，有显著脂肪的区域可以形成非常深的 3 期压力性损伤。

（4）4 期压力性损伤：全层皮肤和组织缺失，可见骨 / 肌腱外露或直接触及，可延伸到肌肉和（或）支撑结构（如筋膜、肌腱或关节囊）而可能导致骨髓炎的发生。此期压力性损伤的深度因解剖位置不同而各异，鼻、耳、枕部及足踝因缺乏皮下组织，故可能较表浅。

（5）不可分期压力性损伤：全层皮肤和组织缺失，由于被腐肉和（或）焦痂掩盖，不能确认组织缺失的程度。直至腐肉和（或）焦痂能够充分去除，伤口基底外露，才能准确分期。缺血肢端或足跟的稳定型焦痂（干燥，黏附稳固，完好而无发红或波动）可作为"人体的自然（生物）覆盖物"，不应去除。

（6）深部组织损伤：由于潜在的软组织受压力和（或）剪切力损伤，局部区域的皮肤颜色改变为紫色、暗紫色或深红色或有血疱形成。与邻近的组织相比，这些受损区域的软组织可能有疼痛，触诊有硬块或绵软感、发热或冰凉。在深肤色人种中，深部组织损伤可能难以察觉。疼痛和温度变化通常先于颜色改变出现，伤口可能会被薄痂覆盖。即使有最佳的治疗，也可能迅速发展至多层组织暴露，清创后才能准确分期。该分期应与血管创伤、神经性伤口或皮肤病相鉴别。

2. 处理方法

（1）1 期压力性损伤：重点是局部减压和减小摩擦力，可采用每 1 ～ 2 小时翻身结合粘贴泡沫敷料或水胶体敷料，每班交接局部皮肤状况，有无好转、加重恶化。可每 3 ～ 5 日更换一次敷料，评价效果，若红斑变淡、消退，说明好转，继续使用原减压方案；若颜色加深或出现水疱，说明加重恶化，需要调整减压方案和敷料。

（2）2 期压力性损伤：对张力较小的水疱，可以粘贴敷料减压，使水疱自行吸收；对张力较大的水疱，在无菌操作下用注射器抽取疱液，再粘贴泡沫敷料减压和吸收渗液，可每 3 天更换一次。如果水疱破溃，暴露出红色伤口，使用 0.9% 氯化钠注射液或灭菌用水清洗后，粘贴泡沫敷料减压和吸收渗液，营造湿性愈合的环境，可隔日更换一次。

（3）3、4 期压力性损伤：①清洁伤口及其周围：选用 0.9% 氯化钠注射液，清除表面的组织碎片和敷料残留物，每次更换敷料时需要清洁伤口，可以减少伤口微生物计数。②清除坏死组织：3、4 期压力性损伤通常覆盖较多坏死组织，要先评估患者的全身和局部情况后，再决定使用何种清创方法。③伤口渗液处理：根据渗液量选择恰当的敷料，做好渗液的管理。④抗感染治疗：对有感染或高度怀疑感染、严重定植或细菌生物膜生长的压力性损伤先行伤口分泌液或组织的细菌培养和药敏试验，根据培养与药敏结果选择合适的抗生素治疗。局部使用适合组织的、有一定效力的外用杀菌剂，以控制细菌生物负荷。⑤潜行和窦道的处理：在伤口评估时，如果发现有潜行或窦道，一定要仔细评估潜行的范围及窦道的深度，在肛门附近的伤口要检查是否有瘘管的存在。根据潜行和窦道深度及渗出情况选择合适的敷料填充或引流，填充敷料要接触到潜行或窦道的基底部，但填充时不要太紧而对伤口产生压力。⑥足跟部压力性损伤的处理：由于足跟部缺乏皮下脂肪的特殊性，对稳定的干痂不建议清创，注意局部减压，如使用与足跟部位形状和大小适合的泡沫敷料。

（4）不可分期压力性损伤：一般覆盖有焦痂或坏死组织，若患者病情许可，应先清除伤口内焦痂和坏死组织，再确定分期。

（5）深部组织损伤：皮肤完整时采用与 1 期压力性损伤类似的方法局部减压，待坏死组织界限分明时实施自溶清创结合保守性锐器清创，分次逐步清创坏死或是活组织再准确分期，按分期处理。

【制度与依据】

1. 李秀华. 伤口造口失禁专科护理 [M]. 北京 : 人民卫生出版社, 2018.

2. 丁炎明. 伤口护理学 [M]. 北京 : 人民卫生出版社, 2017.

（高　伟）

第十九章　Morse 跌倒风险评估

【名词定义】

1. 跌倒　指患者在医疗机构任何场所，未预见性地倒于地面或倒于比初始位置更低的地方，可伴或不伴有外伤。所有无帮助及有帮助的跌倒均应包含在内，无论其由生理原因（如晕厥）或是环境原因（如地板较滑）造成。若患者是从一张较低的床上滚落至垫子（地面）上也应视其为跌倒并上报。

2. 跌倒伤害　指患者跌倒后造成不同程度的伤害甚至死亡。

【适应证】

青少年（≥ 14 岁）、成人使用"Morse 跌倒风险评估量表（2008 版）"进行评估。

【禁忌证】

儿童（≤ 14 岁）不适用于该量表的评估。

【评估流程】

Morse 跌倒风险评估操作流程见表 4-19-1。

表 4-19-1　Morse 跌倒风险评估操作步骤与内容

操作步骤		内容
准备		洗手、戴口罩。
		衣帽整洁，符合要求，仪表大方，举止端庄，语言亲切，态度和蔼。
		向患者（清醒）或患者家属（昏迷患者）解释方法并指导配合。
评估内容	近 3 个月有无跌倒	1. 如果患者神志清楚，语言表达能力好，理解能力好，详细询问患者近 3 个月有无跌倒的情况发生，有无外伤，及当时的具体情况。 2. 如果患者神志不清楚，无法用语言进行表达，存在理解能力差，听力差或阿尔茨海默病等情况，护士要详细询问熟悉患者情况的家属，患者近 3 个月有无跌倒的情况发生，有无外伤，如有，请描述当时的具体情况。 无：0 分；有：25 分。
	多于一个疾病诊断	1. 查看医生入院记录中的诊断，诊断数量列出 2 个及以上，评估为"多于一个疾病诊断"；只有一个诊断下面附有其他诊断，评估为"一个诊断"。 2. 如果医生的入院记录未完成，护士可以主动询问患者的既往病史，既往病史会列出患者的诊断；比如患者因"脑梗死"入院，既往有高血压病、糖尿病、心脏病史等，就可以确定患者至少有 2 个诊断。 3. 无法确定患者是否有 2 个以上诊断，可以暂时评估一个诊断，下次评估时诊断会在系统中显示，根据具体情况再进行评估。 无：0 分；有：15 分。
	辅助行走	1. 患者行走时是否有家属陪伴。 2. 评估时护士要认真查看患者情况，是否使用相应的辅助器械，行走时是否需要依扶家具，如床、橱柜、墙面、走廊扶手等。 无 / 完全卧床 / 有他人扶助 / 使用轮椅、平车：0 分；行走时使用拐杖、手杖、助行器：15 分；依扶家具行走：30 分；

续表

操作步骤		内容
评估内容	药物治疗	1. 药物治疗包括口服、肌肉注射、静脉注射、静脉输液药物。 2. 所有的易致跌倒药物要评估（高风险患者不用再次评估）。 3. 外用的药物比如膏剂、雾化吸入等可以不用评估。 无：0分；有：20分。
	步态	1. 评估时护士要让患者行走一段距离再评估。 2. 患者患有消耗性的疾病、进食差、腹泻、高热等评估为虚弱无力，询问患者对自身状况的感受。 3. 患者因为自身残疾或疾病导致下肢无力、行走不稳、蹒跚步态、身体向一侧歪斜等评估为行走障碍。 正常/完全卧床/无：0分；虚弱无力：10分；行走障碍：20分。
	认知状态	提问患者："没有别人协助时，您能自己去厕所吗？"等实际问题。 1. 患者神志清楚，精神状态良好，能认识到跌倒的危险性和跌倒带来的不良后果，依从性好，能正确评估自己的能力。 2. 高龄患者（建议超过70岁）、意识不清、烦躁、失语、不听从护士的劝告等，高估自己的能力或忘记自己受限制： （1）患者身体弱，执意下床活动。 （2）患者自己有防跌倒意识，但拒绝他人帮扶。 （3）有潜在的平衡障碍，但自己认为无活动危险。 （4）病人非常自信，漠视护士的评估提醒。 能正确评估自己的能力：0分；高估自己的能力/忘记自己受限制：15分。
整理		整理床单位，协助患者卧位舒适，洗手，记录。

【拓展知识】

1. 跌倒伤害分级　跌倒对患者造成的影响，根据NDNQI做出的分级定义如下：

（1）跌倒无伤害（0级）：跌倒后，评估无损伤症状或体征。

（2）跌倒轻度伤害（1级）：患者跌倒导致青肿、擦伤、疼痛，需要冰敷、包扎、伤口清洁、肢体抬高、局部用药等。

（3）跌倒中度伤害（2级）：患者跌倒导致肌肉或关节损伤，需要缝合、使用皮肤胶、夹板固定等。

（4）跌倒重度伤害（3级）：患者跌倒导致骨折、神经或内部损伤，需要手术、石膏、牵引等。

（5）跌倒死亡：患者因跌倒受伤而死亡（而不是由引起跌倒的生理事件本身而导致的死亡）。

2. 跌倒评估时机

（1）在患者入院时、转科时，应进行跌倒风险评估。

（2）住院期间出现病情变化、使用高跌倒风险药物、跌倒后、跌倒高风险患者出院前，应再次评估。

3. 跌倒风险级别　见表4-19-2。

表4-19-2　跌倒风险级别及干预措施

风险级别	量表得分	干预措施
低风险	0～24	基础护理措施
中风险	25～45	标准预防措施
高风险	＞45	高风险预防措施

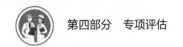

4.跌倒预防措施　见表4-19-3、表4-19-4和表4-19-5。

表4-19-3　跌倒低风险基础护理措施

1	保持病区地面清洁干燥，告知卫生间防滑措施（淋浴时有人陪伴），鼓励使用卫生间扶手。
2	提供足够的照明，夜晚开地灯，及时清除病房、床旁、通道及卫生间障碍。
3	病床高度合适，将日常物品放于患者易取处。
4	穿舒适的鞋及衣裤，为患者提供步态技巧指导。
5	应用平车、轮椅时使用护栏及安全带。
6	锁定病床、轮椅、担架床和坐便椅。

表4-19-4　跌倒中风险标准预防措施

1	执行基础护理措施。
2	教会患者/家属使用床头灯及呼叫器，放于可及处。
3	患者活动时有人陪伴，指导患者渐进坐起、渐进下床的方法。
4	向患者和家属提供跌倒预防宣教，评估并记录患者和家属对宣教的接受情况。

表4-19-5　跌倒高风险预防措施

1	执行基础护理及标准预防措施。
2	高风险患者应在床头和手腕带放置防跌倒警示标识。
3	尽量将患者安置在距离护士站较近的病房，加强对患者的夜间巡视。
4	通知医生患者的高风险情况并进行有针对性的治疗。
5	将两侧床栏全部抬起，在患者下床活动需要协助时要呼叫求助。
6	如患者神志障碍，必要时限制患者活动，适当约束，家属参与照护。
7	加强营养，定期协助患者排尿、排便。

【制度与依据】

1.Morse跌倒风险评估量表.2008版.

2.美国医疗机构评审国际联合委员会.美国医疗机构评审国际联合委员会医院评审标准[M].6版.北京：中国协和医科大学出版社,2017.

3.三级综合医院评审标准(2011年版).卫医管发〔2011〕33号.

4.中华护理学会.中华护理学会团体标准(T/CNAS 18-2020).成人住院患者跌倒风险评估及预防[S],2021.

5.山东省护理质量控制中心.《ZDYJ-005山东省住院患者跌倒风险评估与护理指导意见》.2021.

6.么莉.护理质量指标监测基本数据集实施指南（2022版）[M].北京：科学技术文献出版社,2022.

（辛葱郁）

第二十章　ICU 非语言交流患者疼痛评估量表（CPOT）评估

【名词定义】

ICU 非语言交流患者疼痛评估量表（CPOT）评估　对不能言语交流的危重症患者，使用有效的疼痛行为评估量表，危重症患者疼痛观察工具（CPOT）进行疼痛评估。通常分为 5 部分，有面部表情、肢体活动、肌肉紧张程度、辅助呼吸，以及活动时的疼痛情况。

【适应证】

1. 用于重症监护患者。

2. 术后的患者，需要术后监护的患者。

3. 重度创伤的患者。

【目的】

疼痛的患者需要根据他对疼痛的具体描述来进行具体的评估，目的主要是根据患者疼痛的主观感觉或相关疼痛的评分，可以采用针对性的治疗方案。评估的最终目的是明确疼痛的原因、性质、严重程度以及疼痛对患者的影响。

【操作流程】

ICU 非语言交流患者疼痛评估量表（CPOT）评估操作流程见表 4-20-1。

表 4-20-1　ICU 非语言交流患者疼痛评估量表（CPOT）评估操作步骤与内容

操作步骤	内容
操作前准备	仪表端庄，服装整洁，态度严肃。
评估环境	环境清洁，温湿度适宜。
患者评估	评估患者年龄、病情、意识状态、心理状态、配合程度（根据患者情况口述汇报）。
核对	至患者床旁，使用标准化核对流程。
解释	向患者（清醒）或患者家属（昏迷患者）解释操作目的、方法、注意事项和配合要点。
摆放体位	患者卧位合适。解开约束具。
评估面部表情	0 分：自然放松 表现为放松平静，未观察到肌肉紧张（无特殊面部表情）。 1 分：紧张 表现出皱眉、眉毛放低，眼眶紧绷、提肌收缩和耸鼻等面部动作。 2 分：脸部扭曲、表情痛苦 以上所有面部变化加上眉头紧锁、眼睑闭合、紧咬气管插管、面部扭曲等面部动作。

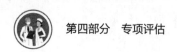

续表

操作步骤	内容
评估身体运动	0分：无运动 患者处于正常体位、没有动作或不动。 1分：保护性身体动作 患者缓慢谨慎地移动、轻抚或以碰触式抚摸疼痛部位；通过运动寻求关注。 2分：烦躁不安 患者拉拽气管导管，试图坐起，运动肢体或猛烈摇动，在床上翻来覆去，不遵从指挥；或者攻击工作人员，试图翻越床栏、焦躁不安的情况。
评估肌肉紧张度	0分：放松 表现为被动运动无抵抗，放松平静。 1分：紧张和肌肉僵硬 对患者进行被动运动，如患者对被动运动有抵抗，表现为强直。 2分：非常紧张或僵硬 患者对被动运动强烈抵抗阻力非常大，无法完成被动运动及肢体伸缩运动。
评估人机同步	0分：耐受呼吸机的机械通气 患者呼吸顺畅，对呼吸机耐受，无报警发生，舒适地接受机械通气。 1分：咳嗽，但可以耐受 患者偶有咳嗽，触发呼吸机报警，报警可自行停止，也可耐受。 2分：呼吸机对抗 患者频繁咳嗽、呼吸机频繁报警，人机对抗、不同步；机械通气阻断，频繁报警。
评估发声	0分：正常腔调讲话或不发声 询问患者问题，患者正确回答问题为正常腔调或者不发声。 1分：叹息、呻吟 患者发出叹息、呻吟声。 2分：喊叫、哭泣 患者喊叫、哭泣或呜咽。
宣教	询问感觉，告知患者注意事项。
整理	1.协助患者舒适体位，整理床单位。 2.整理用物、洗手。

【注意事项】

1.适用于无法表达或带人工气道患者，但具有躯体运动功能、行为可以观察到的患者。

2.入院时首次评估（8小时内完成）。0分：可不继续评估；1～3分（轻度疼痛）：每天评估1次（10：00）；4～6分（中度疼痛）：每天评估2次（10：00、14：00）；7～10分（重度疼痛）：每天评估3次（10：00、14：00、18：00）；评分频次以上一次疼痛评分为准。

3.术后使用镇痛泵患者：每天至少评估一次，患者有疼痛时按照相应要求进行疼痛评估。

4.出现暴发性疼痛立即评估。

5.用药后评估时点：口服后60分钟；皮下及肌内注射后30分钟；静脉用药后15分钟。特殊药物按照药物说明书进行效果评价。

6.每班系统评估疼痛评分，PCA泵试用期间Q4H评估患者疼痛评分。

7.评分≥4分，护士需要报告医生，医生评估后采取干预措施。

8.当患者报告疼痛，干预后再评估的时间：

（1）使用镇痛药物后至少 1 小时内，护士要对患者进行疼痛评估。

（2）按照药物给药途径及时再评估：静脉注射给药后 15 分钟；皮下注射及肌内注射 30 分钟；给予非药物干预措施 30 分钟后给予评估。

（3）疼痛评估结果理想，恢复常规评估。

【制度与依据】

1. 孙玉梅 , 张立力 . 健康评估 [M].4 版 . 北京 : 人民卫生出版社 ,2017

2. 中华医学会重症医学分会 . 中国成人 ICU 镇痛和镇静治疗指南 [J]. 中华重症医学电子杂志 ,2018,4(2): 90–113.

3. 桂莉 , 金静芳 . 急危重症护理学 [M]. 5 版 . 北京 : 人民卫生出版社 ,2022.

（李　丽）

第二十一章　格拉斯哥（GCS）昏迷量表评估

【名词定义】

格拉斯哥昏迷评分法（Glasgow Coma Scale，GCS）　医学上评估患者昏迷程度的方法，是英国格拉斯哥大学神经外科教授 Graham Teasdale 与 Bryan J. Jennett 在 1974 年发明的测评昏迷的方法。

【适应证】

主要用于临床上出现昏迷的患者，为判断昏迷程度的常用量表。临床上多用于评估脑血管意外，比如脑出血、脑梗死、蛛网膜腔出血等昏迷程度，也可用于判断外伤后引起的昏迷程度，从而判断患者预后。

【禁忌证】

1. 饮酒　乙醇对脑及神经系统有麻醉作用，可使人反应迟钝，对光、声刺激反应时间延长，反射动作的时间也相应延长，感觉器官和运动器官如眼、手、脚之间的配合功能发生障碍等，在进行 GCS 判定时影响其准确性。对一些脑外伤、脑血管病患者要注意询问有无饮酒。

2. 癫痫　颅脑疾病的患者往往伴有癫痫发作，特别是处于癫痫持续状态时，患者在发作间歇期仍然呈昏迷状态。应注意与原发病所致昏迷相鉴别。

3. 使用镇静剂　烦躁不安、情绪激动、睡眠障碍的患者常使用镇静剂，如地西泮、苯巴比妥或冬眠合剂，不宜进行 GCS 评定，预估药物影响消失时再评估。

【目的】

应用于各种原因引起的昏迷患者客观的表达患者的意思状态。

【操作流程】

格拉斯哥（GCS）昏迷量表评估操作流程见表 4-21-1。

【注意事项】

1. 在进行 GCS 评分时，要注意计分反映的是患者的实际情况，评分时快速检查同时记录结果，要注意评判时以最好的反应来计算分值。

2. 给予疼痛刺激时要注意，刺激要由轻到重，避免不必要的痛苦；可以重复刺激，但不可以一次刺激持续时间太长。评估进行疼痛刺激时最好一次完成，避免反复刺激。

表 4-21-1　格拉斯哥（GCS）昏迷量表评估操作步骤与内容

操作步骤	内容
操作前准备	仪表端庄，服装整洁，态度严肃。
	用物：手电筒。
评估环境	环境清洁，温湿度适宜。
患者评估	评估患者年龄、病情、意识状态、心理状态、配合程度（根据患者情况口述汇报）。
核对	至患者床旁，使用标准化核对流程。
解释	向患者（清醒）或患者家属（昏迷患者）解释操作目的、方法、注意事项和配合要点，询问大小便。
摆放体位	患者卧位合适。解开约束具。

操作步骤	内容
睁眼反应（E）	1. 呼唤患者名字 2. 如果呼唤患者无反应，给予疼痛刺激，方法：周围疼痛刺激（指压法）。 评估标准： 4分（自主睁眼）：当操作者靠近患者时，患者自发睁开眼睛，术者不应说话、不应接触患者，评4分。 3分（呼唤睁眼）：当操作者靠近患者时，患者不能自发睁开眼睛，操作者可以正常音量呼唤患者姓名或询问问题，患者此时可睁开眼睛，不能接触患者，评3分；如果呼唤后患者没有反应，操作者提高音量再次呼唤患者，如此时患者可以睁眼，评3分。 2分（疼痛睁眼）：如果患者仍不睁眼，操作者先轻拍或摇晃患者，如此时睁开眼睛，评2分；如患者此时不睁眼，可以给予适当的疼痛刺激，患者可睁眼，评2分。 1分（不睁眼）：对任何刺激没有反应，不睁眼，评1分。 C：闭眼（closed）的缩写，因眼肌麻痹，眼睑肿胀不能睁开；想睁睁不开。
言语反应（V）	5分（回答正确）：操作者对患者进行提问，比如：你是谁？你在哪？你为什么在这儿？现在是哪一年几月份？如回答完全正确，评5分。 4分（回答错误）：可应答，但有答非所问的情形：定向能力障碍，有答错情况，评4分。 3分（语无伦次）：患者完全不能进行对话，只能说短句或单个字，回答断断续续，或者重复一个问题，评3分。 2分（只能发声）：患者表达不清楚，或操作者听不懂，患者总是在呻吟叹息或喃喃而语，对疼痛刺激仅能发出无意义叫声，评2分。 1分（不能发声）：对操作者提出的问题，没有语言反应。 T：气管插管或气管切开。 D：平素有言语障碍史。
运动反应（M）	6分（遵嘱运动）：按指令完成2次不同的动作（完成一套指令动作：如睁眼、闭眼或握手、松手）。 5分（刺痛定位）：如患者不能完成，给予患者疼痛刺激（压迫眼眶和挤捏斜方肌），能对疼痛定位，并尝试用手拨开，评5分。如观察患者自行取下氧气面罩，或自行拔胃管等动作，评5分。 4分（躲避刺激）：如对疼痛刺激有躲避或者患者想拔管路但够不到，评4分。 3分（刺激肢曲）：如患者对疼痛刺激表现为异常的屈曲，评3分。 2分（刺激肢伸）：如患者对疼痛刺激表现为异常的伸展，评2分。 1分（不能活动）：如患者对疼痛刺激无任何反应，评1分。
宣教	询问感觉，告知患者注意事项。
整理	1. 协助患者舒适体位，整理床单位。 2. 整理用物、洗手。

　　3.睁眼反应评分注意事项：持续性植物状态的人自发睁眼，使评分不能反映其实际病情，但我们只能按看到的进行评分。疼痛刺激睁眼评分时采取周围性疼痛刺激，刺激要由轻到重，避免不必要的痛苦，可以重复刺激，但不可以一次刺激持续时间太长。

　　4.肢体运动评分

　　（1）去皮质：典型体征：上肢屈曲，下肢伸直。"屈肘，肩部内收，腿及踝部伸直"。

　　（2）去大脑：典型体征：角弓反张，四肢强直，肌张力增高。"伸肘，肩及前臂内旋，下肢伸直"。

　　5.定向力好的标准：时间、地点、人物定向都完好。

　　6.GCS计分方法只在伤后初期应用，特别适宜于急诊患者的伤情评估。

　　7.GCS评分法没有包括瞳孔大小、对光反应、眼球运动及其他脑干反应，也没有生命体征的观察及对感觉成分的检查，而这些对中枢神经系统功能有着重要的意义。故临床上除记分之外还要对这些指标

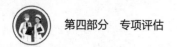

做详细记录。

昏迷程度判定：

格拉斯哥昏迷评分法最高分为 15 分，表示意识清楚；12 ～ 14 分为轻度意识障碍；9 ～ 11 分为中度意识障碍；8 分以下为昏迷；13 ～ 15 分为轻型，9 ～ 12 分为中型，3 ～ 8 分为重型。分数越低则意识障碍越重。选评判时的最好反应计分。注意运动评分左侧右侧可能不同，用较高的分数进行评分。

8. 记录方式为 E_V_M_，字母中间用数字表示，如：E3V3M5=GCS11

ECV5M6，C 是闭眼的缩写。E4VTM6，T 是气管切开或气管插管的缩写。

【制度与依据】

1. 尤黎明，吴瑛 . 内科护理学 [M].7 版 . 北京：人民卫生出版社，2021.

2. 王吉耀 . 内科学 [M].6 版 . 北京：人民卫生出版社，2005.

3.Teasdale G，Jennett B.Assessment of coma and impaired conciousness. A practial scale[J]. Lancet, 1974, 2(7872): 81-84.

（李　丽）

第二十二章　腹部皮瓣断蒂后肩关节活动度评估

【名词定义】

1. 关节活动度（ROM）　关节运动时所通过的运动弧，常以度数表示，亦称为关节活动范围。即关节的远端向着或离开关节的近端运动，远端骨所达到的新位置与开始位置间的夹角。

2. 关节角度器　两臂在半圆仪圆心位置用铆钉固定，称为轴心。固定臂与移动臂以轴心为轴，可自由转动，随着关节远端肢体的移动，在量角器刻度盘上读出关节活动度。如图4-22-1。

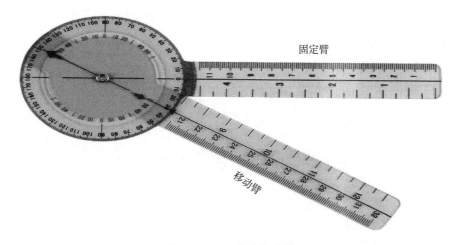

图4-22-1　关节角度器

【适应证】

当关节水肿、疼痛、长期制动、肌肉挛缩、短缩，关节囊及周围组织的炎症及粘连、皮肤瘢痕等发生时，影响了关节的运动功能，均需进行ROM测量。

【禁忌证】

1. 关节脱位或骨折未愈合。

2. 肌腱、韧带、肌肉手术早期。

3. 骨化性肌炎。

【目的】

了解患者术后肩关节受限程度、分析受限原因，为制定相应的康复锻炼提供依据。

【操作说明】

腹部皮瓣断蒂后肩关节活动度评估见表4-22-1。

表4-22-1　腹部皮瓣断蒂后肩关节活动度评估

运动	关节角度器放置方法			正常值
	轴心	固定臂	移动臂	
外展	肩峰	躯干纵轴平行	肱骨长轴	0 ～ 180°
内收	肩峰	躯干纵轴平行	肱骨长轴	0 ～ 75°

续表

运动	关节角度器放置方法			正常值
	轴心	固定臂	移动臂	
前屈	肩峰	腋中线平行	肱骨长轴	0 ～ 180°
后伸	肩峰	腋中线平行	肱骨长轴	0 ～ 60°
外展前屈	肩峰	头颈与肩峰连线	肱骨长轴	0 ～ 135°
外展后伸	肩峰	头颈与肩峰连线	肱骨长轴	0 ～ 30°

【注意事项】

腹部皮瓣断蒂术后患侧肩关节活动度检查，要注意其运动方式、幅度，有无疼痛、受限，尤其注意其肩胛骨的动态，避免肩胛骨一起参与活动而造成的假象活动度。

【结果判定】

断蒂 24 ～ 48 小时后，测量患侧肩关节的活动度，判定优、良、差，以关节活动范围达正常范围的 80% 为优，中间为良，＜ 50% 为差。①肩关节前屈活动范围为 0 ～ 180°，以 ≥ 145° 为优，90 ～ 144° 为良，＜ 90° 为差；②肩关节外展活动度为 0 ～ 180°，以 ≥ 145° 为优，90 ～ 144° 为良，＜ 90° 为差。

【并发症及处理】

1. 肌肉拉伤

（1）原因：动作不协调、用力过猛、超过自身可活动范围。

（2）临床表现：疼痛、肿胀、肌肉紧绷。

（3）预防：① 评估前做好准备活动。② 以患者耐受程度为准，勿用力过大过猛。

（4）处理：制动、镇痛、防止肿胀，早期可给予冷敷，严重者给予弹力绷带固定。

2. 疼痛

（1）原因：制动时间长、关节僵硬，或出现肌肉拉伤。

（2）临床表现：局部出现疼痛感。

（3）预防：严格掌握适应证，以患者自身耐受度为标准。

（4）处理：严密观察疼痛变化，及时进行对症处理。

【制度与依据】

1. 王岩, 刘辉 . 骨关节功能解剖学 [M].7 版 . 北京：中国科学技术出版社，2010.

2. 郑彩娥 . 实用康复护理学 [M]. 北京：人民卫生出版社，2018.

3. 苏食药监 (准) 字 2012 第 1100165 号，肢体角度尺使用说明书 .

（马　利）